Frau [illegible]

mit [illegible]lichen [illegible] für

die [illegible] [illegible] Mit.

[illegible]

20. II 91 [illegible]mann

Thomas Wuppermann

Varizen, Ulcus cruris und Thrombose

Begründet von Karl Sigg

Fünfte, völlig neu bearbeitete Auflage

Mit Beiträgen von
M. Barthels, M. Földi, H. Fröhlich, W. Goor
Ch. Hentschel, D. Hentschel, S. Kubik, D. Lubach
P. Nissen, V. Seydewitz, J. Staubesand, W. Stegmann
R. Stemmer, H. Strosche

Mit 213 Abbildungen

Springer-Verlag
Berlin Heidelberg New York Tokyo

Professor Dr. med. THOMAS WUPPERMANN
Max-Ratschow-Klinik
Heidelberger Landstraße 379
6100 Darmstadt-Eberstadt

1.–4. Auflage: K. SIGG: Varizen, Ulcus cruris und Thrombose

ISBN 3-540-12372-5 5. Auflage Springer-Verlag Berlin Heidelberg New York Tokyo
ISBN 0-387-12372-5 5th edition Springer-Verlag New York Toyko Heidelberg Berlin

ISBN 3-540-07373-6 4. Auflage Springer-Verlag Berlin Heidelberg New York
ISBN 0-387-07373-6 4th edition Springer-Verlag New York Heidelberg Berlin

CIP-Kurztitelaufnahme der Deutschen Bibliothek
Wuppermann, Thomas:
Varizen, Ulcus cruris und Thrombose
Thomas Wuppermann. Begr. von Karl Sigg
Unter Mitarb. von M. Barthels... – 5., völlig neubearb. Aufl. –
Berlin ; Heidelberg ; New York ; Tokyo: Springer, 1986.
ISBN 3-540-12372-5 (Berlin...)
ISBN 0-387-12372-5 (New York...)
NE: Sigg, Karl: Varizen, Ulcus cruris und Thrombose

Satz, Druck und Bindearbeiten: Universtitätsdruckerei H. Stürtz AG, Würzburg
2119/3130-543210

Meinen klinischen Lehrern gewidmet

Klaus Alexander, *Hannover*
Rudolf Marx, *München*
Karl Sigg, *Binningen/Basel*

Vorwort

> Wo sich der Intellecktuelle bemüht, Bücher zu erzeugn;
> begnügt sich „der Karackter“ mit 1 Uniform!
>
> ARNO SCHMIDT
> in „Kaff auch Mare Crisium“

Die Neufassung des bekannten Siggschen Werkes ist bei gleichem Titel ein völlig anderes Buch geworden. Dies liegt nicht nur an den zahlreichen neuen Erkenntnissen auf dem Gebiet venöser und arterieller Gefäßerkrankungen, welche Korrekturen an alt bewährten Lehrmeinungen erforderten. Nicht minder beruht es auf der Einstellung der Autoren zur Bedeutung des wissenschaftlichen Fortschritts für unsere heutige Medizin.

Wir ließen uns von der Hoffnung leiten, auf dem schmalen Grat zwischen Wissenschaft und praktischer Heilkunst nie völlig die Balance zu verlieren, um für die tägliche ärztliche Praxis hilfreich sein zu können.

Der andere der beiden Leitgedanken dieses Buchs war es, Diagnostik und Therapie der Erkrankung der Beinvenen als integrierten Bestandteil der Lehre von den Gefäßkrankheiten auf neuerem Stand zusammenzufassen.

Ein Vorwort ohne Danksagung ist der Lektüre unwert:

Mein Dank gilt zum einen der Langmut des Springer-Verlages, zum anderen aber allen meinen Mitarbeiterinnen und Mitarbeitern, deren Unterstützung dieses Buch erst möglich gemacht hat.

Besonders danke ich meinem über 80jährigen Vater und Kollegen für die Korrektur aller Druckfahnen und die Erstellung des Sachverzeichnisses.

Hannover und Darmstadt
April 1986

THOMAS WUPPERMANN

Inhaltsverzeichnis

Mitarbeiterverzeichnis

BARTHELS, MONIKA, Prof. Dr., Medizinische Hochschule, Departement für Innere Medizin, Konstanty-Gutschow-Straße, 3000 Hannover 61

FÖLDI, M., Prof. Dr., Klinik für Lymphologie und Phlebologie, Haus am Kurpark, 7821 Feldberg 1 (Altglashütten)

FRÖHLICH, H., Priv. Doz. Dr., Robert-Koch-Krankenhaus, 3007 Gehrden 1

GOOR, W., Dr., Hofwiesenstraße 370, CH-8050 Zürich

HENTSCHEL, CH., Dr., 1000 Berlin 45, Potsdamer Straße 35

HENTSCHEL, DOROTHEA, Dr., (†)

KUBIK, S., Prof. Dr., Anatomisches Institut der Universität Zürich, Winterthurer Straße 190, CH-8057 Zürich

LUBACH, D., Priv.-Doz. Dr., Hautklinik Linden, Ricklinger Straße 5, 3000 Hannover 91

NISSEN, P., Priv.-Doz. Dr., Medizinische Klinik I, Zweckverband Krankenhaus, 4970 Bad Oeynhausen

SEYDEWITZ, V., Dr., Anatomisches Institut der Albert-Ludwigs-Universität, Albertstraße 17, 7800 Freiburg

STAUBESAND, J., Prof. Dr., Anatomisches Institut der Albert-Ludwigs-Universität, Albertstraße 17, 7800 Freiburg

STEGMANN, W., Dr., Heilanstalt für Beinleiden, Bürgerweide 4, 2000 Hamburg 26

STEMMER, R., Dr., 8, Rue August Lamey, F-6700 Strasbourg

STROSCHE, H., Dr., Chirurgische Klinik, Marienhospital, 4690 Herne

WUPPERMANN, TH., Prof. Dr., Max-Ratschow-Klinik, Heidelberger Landstraße 379, 6100 Darmstadt-Eberstadt

1 Anatomie der Beinvenen

S. Kubik

1.1 Allgemeines

Die Venen der unteren Extremität bilden, ähnlich wie die Venen aller anderen Körpergebiete, ein oberflächliches und ein tiefes System. Die beiden durch die Fascia superficialis voneinander getrennten Systeme sind in ihrem ganzen Verlauf durch Vv. perforantes miteinander verbunden (Abb. 1.1). Aus dem polygonalen Netz der *oberflächlichen oder subkutanen Venen* wird das Blut durch 2 Sammelstämme, die V. saphena magna und parva abgeleitet. Die *tiefen Venen* sind *„Begleitvenen"* der Arterien. Sie werden gleich benannt wie die zugehörigen Arterien, mit denen sie in einer gemeinsamen Gefäßscheide eingeschlossen verlaufen. Außer den Aa. femorales (communis, superficialis und profunda) und der A. poplitea werden alle anderen Arterienstämme und Äste von paarigen Venen begleitet. Die 2–3 Vv. comitantes sind strickleiterartig miteinander verbunden und bilden stellenweise ein periarterielles Geflecht (Abb. 1.1). Die meisten Begleitvenen vereinigen sich vor ihrer Einmündung in die Sammelstämme. Separate Einmündungen kommen selten vor.

Für die Verbindungen zwischen oberflächlichem und tiefem System werden im deutschen Sprachbereich die Bezeichnungen *Vv. perforantes* und *communicantes*, in der englischen Literatur die Ausdrücke „communicating" und „perforating veins", „perforating vessels" bzw. „tributaries" oder „perforators" meist synonym gebraucht. Nach der Definition von May [76] und Kubik [52] sind die Vv. perforantes und communicantes unterschiedliche Verbindungsformen. Aus diesem Grunde sollten diejenigen Gefäße, welche das oberflächliche System nach Perforation der Faszie mit den tiefen Venen verbinden, als *Vv. perforantes*, die Anastomosen zwischen zwei in der gleichen Ebene (oberflächlich oder tief) gelegenen Stämmen dagegen als *Vv. communicantes* benannt werden. Die klinisch wichtigen Perforansvenen sollten mit dem Eigennamen des ersten Beschreibers versehen werden.

Nach Le Dentu [21] unterscheidet man *direkte und indirekte* Vv. perforantes. Erstere verbinden die oberflächlichen und tiefen Venen auf direktem Weg, letztere via Muskelvenen (Abb. 1.1). Im Gegensatz zu den zahlreichen kleinen und unregelmäßig verteilten indirekten Perforansvenen sind die direkten Vv. perforantes breit und relativ konstant in ihrer Lage. Anhand der Klappenstellung haben bereits Houzé [45], Le Dentu [21], Braune [15] und Müller [88] festgestellt, daß die distal vom Tibiotarsalgelenk gelegenen Vv. perforantes Blut aus der Tiefe zur Oberfläche leiten, diejenigen des Unter- und Oberschenkels hingegen umgekehrt.

Trotz der örtlichen Verschiedenheiten können an allen Venen 3 *Wandschichten*, Intima, Media und Adventitia unterschieden werden.

Die *Intima* besteht aus Endothel und aus subendothelialem Bindegewebe, welches bei den größeren Venen mit Längsmuskelbündeln ausgestattet ist. Spezielle Strukturelemente der Intima stellen die Klappen dar (s.S. 7). Eine unterschiedlich starke, vollständige oder unvollständige Lamina elastica interna ist nur in den mittelgroßen und großen Venen zu finden.

Die *Mediastruktur* variiert je nach Größe der Venen. Kleine Venen haben eine lockere zirkuläre Muskelschicht, dazwischen feine elastische Fasern. Parallel mit dem Kaliber nimmt die Dicke der Ringmuskelschicht zu, im äußeren Bereich der Media treten Längsmuskelzüge auf. Verschiedene Autoren teilen die Längsmuskulatur der Adventitia zu. Im Gegensatz zur kompakten Media der Arterien ist die Muskulatur der Venen in mehr oder weniger scharf gesonderten Bündeln oder geflechtartig angeordnet. Der Oberfläche der Muskelschichten lagern elastische Fasernetze an, in welchen die längliche Faserverlaufsrichtung dominiert. Die Wände aller Venen enthalten reichlich kollagene Fasern, deren Spiralzüge stark gewellt sind. Die Entwellung der Faserbündel gestattet eine Erweiterung, die Entspiralisierung eine gewisse Verlängerung der Gefäße.

Die oberflächlichen Venenstämme (Vv. saphenae) haben eine starke, dominante Media; deshalb können sie sich kontrahieren und gegen Druckerhöhung Widerstand leisten. Die Seitenäste sind schwächer gebaut, deshalb dilatieren sie bei andauerndem hohem Druck und verlaufen geschlängelt, lange bevor der Hauptstamm ähnliche Veränderungen zeigt.

Die Media der großen tiefen Stämme (V. femoralis, V. poplitea) ist arterienähnlich stark. Sie enthält mehr kollagene und elastische Fasern als Muskulatur, deshalb ist ihre Kontraktilität beschränkt. Sie sind verhältnismäßig starr und werden durch die Gefäßscheide und die umgebende Muskulatur geschützt.

Die Struktur des epifaszialen und des subfaszialen Abschnitts der Vv. perforantes ist unterschiedlich. Erstere ist den oberflächlichen, letztere den tiefen Venen ähnlich [96].

Die bei den muskulösen Venen gut entwickelte *Adventitia* besteht aus lockerem Bindegewebe und enthält die Vasa vasorum, Nervenfaserbündel und Lymphgefäße. Die sich kreuzenden kollagenen Fasern bilden ein Netzwerk mit quadratischem bis rhombischem Muster, in dem der Faserverlauf vom Binnendruck und der Zugspannung abhängig ist. Ihr kleiner Steigungswinkel (20–30°) läßt bei Zu- oder Abnahme der Gefäßlänge den Inhalt fast unverändert, deshalb wird das Volumen eines gegebenen Gefäßabschnitts durch die Gliedmaßenbewegung nicht wesentlich beeinflußt. Die Adventitia ist nicht, wie lange angenommen wurde, ein Schutz gegen Längsdehnung, sondern eine Sicherung des gleichmäßigen Blutstroms. Bei dieser Funktion spielt auch die Verspannung der Wände zur Nachbarschaft eine wichtige Rolle. Da die Befestigungspunkte weit außerhalb der eigentlichen Gefäßwand liegen, hört nach von Kügelgen [54] das mechanische und funktionelle System „Vene“ erst weit außerhalb der Adventitia auf. Die Venenscheide wird zur Umgebung hinfixiert. Viele Autoren betrachten sie als lamellär verdichtete äußere Schicht der Adventitia. Adventitia und Gefäßscheide sind durch eine kapilläre Spalte voneinander getrennt. Dieser, von Brockmann [16] als perivaskuläre Spalte bezeichnete Komplementärraum, wird durch ein Netzwerk feinster Bindegewebsfasern (Haltebänder) überbrückt und enthält Flüssigkeit, welche bei der Verschiebung der Venen in ihrer Scheide

1 Subkutanfett
2 subkutane Pseudofaszie
3 Verspannungssystem
4 Venenscheide
5 oberflächliche Venen
6 Ramus communicans
7 direkte V. perforans
8 indirekte V. perforans
9 Fascia superficialis
10 Muskel
11 Muskelvene
12 tiefe Begleitvenen
13 Arterie
14 Gefäßscheide des Gefäßstrangs
15 Verspannungslamellen

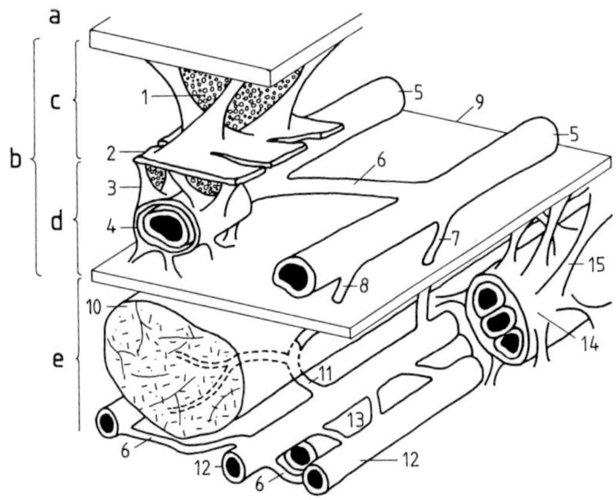

Abb. 1.1. Schematische Darstellung von Gliederung und Einbau der Extremitätenvenen. *a* Haut, *b* Subkutis, *c* subkutane Schicht, *d* epifasziale Schicht, *e* subfasziale Schicht

als Schmiere funktioniert. Die Haltebänder bilden halbe Spiraltouren, welche wie die Lamellen einer Irisblende angeordnet sind. Die täuschende gitterförmige Anordnung entsteht durch die Aufeinanderprojektion der Spiraltouren. Die Venen sind innerhalb der Gefäßscheide und diese wiederum in den Faszienräumen verschiebbar.

Die *Verspannungssysteme* der oberflächlichen und der tiefen Venen sind unterschiedlich.

Das Subkutangewebe wird durch ein geschichtetes, grobmaschiges Lamellensystem (subkutane Pseudofaszie nach Kubik und May [53]) in eine subkutane und eine epifasziale Schicht geteilt (Abb. 1.1). Die subkutane Schicht umfaßt etwa 75% des subkutanen Fettgewebes, führt die Gefäßäste zur Haut und dient als erste Verschiebeschicht. Die größeren subkutanen Venen sind in der epifaszialen Schicht durch ein dreidimensionales Netzwerk von Verspannungslamellen schwebend aufgehängt. Wesentlicher als die Befestigung ist bei den Hautvenen die ausholende Beweglichkeit und die gleichzeitig gewährleistete Sicherung gegen Zerrungen [33]. Die Zwischenräume der Spannlamellen sind mit Fettläppchen ausgefüllt, welche bei der Spannung der Lamellen als druckelastische Hypomochlien funktionieren. Aus dem Zusammenfluß der Verspannungslamellen entsteht um die Venenstämme herum eine Scheide (Abb. 1.1 und 1.2a), an deren Wand die Adventitia durch Haltebänder fixiert ist. Die Scheide der oberflächlichen Venen scheint eher eine Tunnelbildung im subkutanen Bindegewebe zu sein als eine Adventitiaschicht. Die Verspannungslamellen fixieren die Scheide zur subkutanen Pseudofaszie und zur Fascia superficialis hin (Abb. 1.1). Von verschiedenen Autoren, welche die Pseudofaszie als Fascia superficialis betrachten, werden die Vv. saphenae als subfasziale Gefäße beschrieben. Nach Lanz et al. [61] bilden die Verspannungslamellen mit der Gefäßachse im Knochenschaftbereich einen Winkel von 30°, in Gelenknähe von mehr als 45°. Daraus folgt, daß der „Querschnittlüftungswert" der oberflächlichen Venen im Schaftbereich klein, im Gelenkbereich hingegen groß ist. Die Abwechslung der Strekken soll stromfördernd wirken, ähnlich der arteriovenösen Koppelung bei den tiefen Venen.

Die tiefen Venen sind zusammen mit den begleitenden Arterien in ein doppeltes röhrenförmiges Hüllsystem eingelagert. Die innere Hülle wird durch die gemeinsame Scheide des Gefäßstrangs, die äußere durch einen Faszienraum gebildet (Abb. 1.2b). Die äußere Schicht der Gefäßscheide besteht nach Lanz et al. [61] und Goerttler [39] aus zirkulären, sich im spitzen Winkel überkreuzenden Fasern. Die in Achterform angeordneten inneren Fasern bilden Trennwände zwischen Arterien und Venen, welche bei den Femoral- und Poplitealgefäßen besonders gut ausgebildet sind (Abb. 1.2c). Die Funktion einer solchen Schicht ist fraglich, da sie eher einschnürend als erweiternd wirken könnte. Der Einbau der Venen und Arterien in die Scheide erfolgt nach dem gleichen Prinzip wie bei den oberflächlichen Venen, nämlich mit Hilfe eines kapillären perivenösen bzw. periarteriellen Raumes, welcher durch ein dichtes Netzwerk von meist spiralig angeordneten Fasern überbrückt wird (Abb. 1.2c). Mit den jeweiligen Wänden des Faszienraums ist die Gefäßscheide durch starke ab- und aufsteigende Faserlamellen, in die Tiefe hingegen nur durch feine Faserzüge verbunden (Abb. 1.2b). Wegen der gemeinsamen Scheide wirkt der Verspannungsapparat nicht allein auf die Vene, sondern auf den ganzen Gefäßstrang. Ein veneneigenes Verspannungssystem gibt es nur innerhalb der Gefäßscheide (Abb. 1.2c).

Über die *Wirkung der Muskelkontraktionen auf die Zirkulation* sind die Angaben widersprüchlich. Braune [15] und Schulze [103] stellten fest, daß die Erweiterung der Faszienräume bei Muskelkontraktion auf die Venen übertragen wird und zu einem Druckabfall führt, welcher das Einströmen des Blutes aus der Peripherie erleichtert. Braune [15] bezeichnete diese Muskel-Faszien-Systeme als „Saugherzen". In den Modellversuchen von van der Molen u. Stolk [85] waren dagegen die tiefen Venen bei der Erschlaffung der Muskeln erweitert und nahmen Flüssigkeit durch Perforansvenen aus den oberflächlichen Gefäßen auf. Es ist vorstellbar, daß der von Braune [15] beschriebene Mechanismus im Oberschenkelbereich, wo der M. sartorius die Fasziendecke heben und dadurch den Faszienraum erweitern kann, wirksam ist, der von van der Molen u. Stolk [86] angegebene hingegen nur im Unterschenkelbereich.

An dieser Stelle muß noch die Funktion der Gefäßscheide bei der sog. *arteriovenösen Koppelung* erwähnt werden. Schade u. Hepp [103] fanden in Modellversuchen, bei denen Arterie und Vene in einer festen zylindrischen Scheide eingeschlossen waren, daß die Pulsation der Arterie auf die Vene übertragen wird und hierdurch den Blutrückstrom fördert. Von Lanz et al. [61] und Goerttler [39] schlossen sich dieser Auffassung an und sahen in der gemeinsamen Gefäßscheide das morphologische Substrat für die Pulsübertragung. Schades [99] Vorstellung wurde von Schoop [101, 102] widerlegt. Er fand für eine pulsatorische Förderung des venösen Rückstroms unter normalen Bedingungen keinen Hinweis. Die Existenz einer wirksamen geschlossenen Gefäßscheide konnte in der Wadenregion histologisch nicht nachgewiesen werden [105].

Einen zweiten und anscheinend effizienteren Beförderungsmechanismus stellt die sog. *Wadenmuskelpumpe* („venous pump") dar. Die Kontraktion der in die starke Faszienloge eingeschlossenen Wadenmuskulatur kann dank Klappenstellung und Klappenreichtum Blut aus den tiefen Venen zum Herzen hin aus-

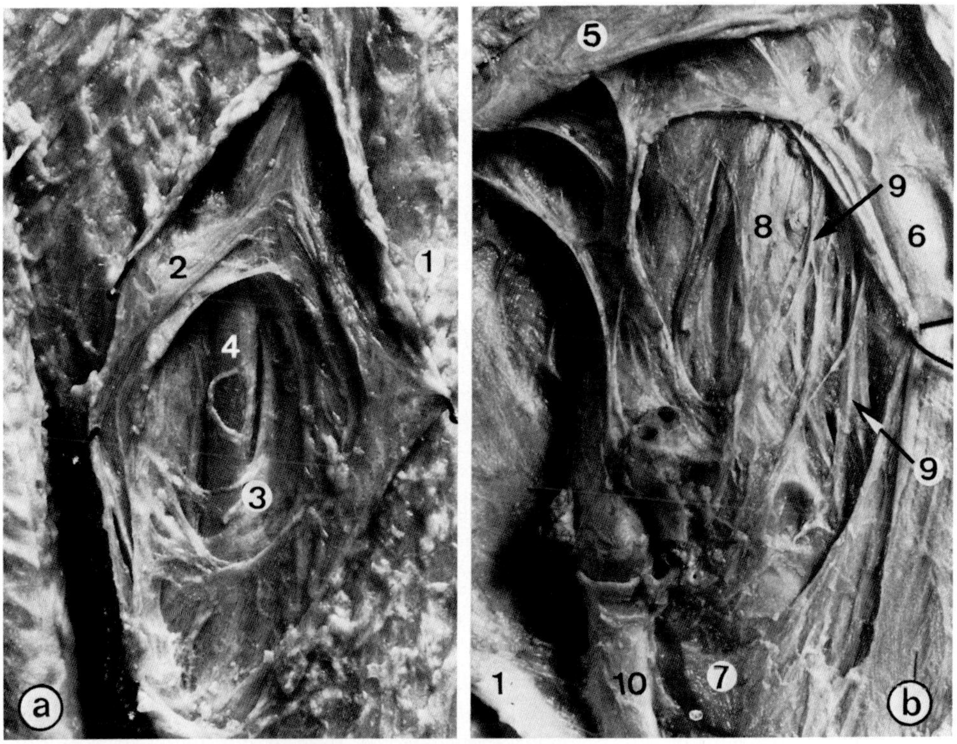

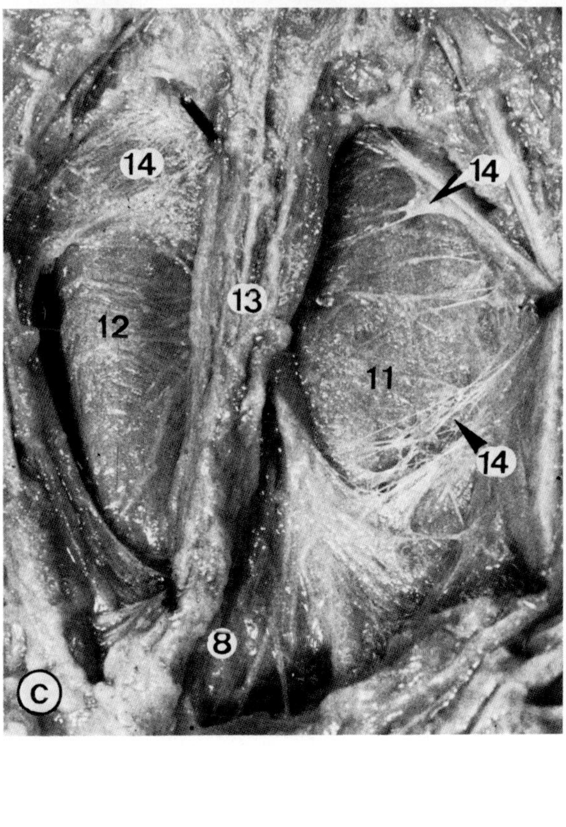

Abb. 1.2. a Hüllschichten der V. saphena magna. **b** Verspannungsapparat der Gefäßscheide in der Subinguinalregion (Faszientrichter eröffnet). **c** Verspannungsfasern zwischen Gefäßscheide und Adventitia

1 subkutane Pseudofaszie
2 epifasziales Lamellensystem
3 Venenscheide
4 Adventitia
5 Leistenband
6 Fascia lata
7 unterer Rand des Hiatus saphenus
8 gemeinsame Gefäßscheide der A. und V. femoralis communis
9 Verspannungsbänder der Gefäßscheide
10 V. saphena magna
11 V. femoralis
12 A. femoralis
13 intervaskuläres Septum
14 in die Adventitia einstrahlende Haltebündel

pressen. Der Blutabfluß aus den tiefen Venenstämmen wird v.a. durch die Entleerung der Muskelvenen gefördert. Zur Feststellung der Suffizienz- oder Insuffizienz solcher Wadenvenen, die annähernd „normal" erscheinen, bedarf es der phleboskopischen Kontrolle der Strömungsrichtung. Die Prüfung der Muskelpumpe ist deshalb ein unentbehrlicher Bestandteil der funktionellen Phlebographie [78].

Vasa vasorum: Die große Variationsbreite des Venenbaues [54] drückt sich auch in ihrer Gefäßversorgung aus [58]. Von der Vaskularisation der äußeren Wandhälfte bis zur gefäßlosen Wand kommen alle Übergänge vor. Dicke, muskelstarke Venen (Vv. saphenae) besitzen ein bis in das äußere Wanddrittel reichendes Kapillarnetz. Ihre dünnen Wandabschnitte (Klappensinus) sind ähnlich wie viele Begleitvenen und kleine Venen gefäßfrei. Die oberflächlichen Venen besitzen nach Rickenbacher [96] 4- bis 5mal mehr Vasa vasorum als die tiefen. Der von den Vasa vasorum ernährte Wandanteil läßt sich an den Venen nicht genau bestimmen. Da die Sauerstoffspannung im Venenblut schwankt, aber niemals Null ist, kann die Ernährung vom Lumen aus nicht ausgeschlossen werden. Die kritische Schnittdicke (Abstand zweier Kapillaren) ist bei den Venen größer als bei den parenchymatösen Organen. Ihre Bradytrophie hängt wahrscheinlich mit ihrem hohen Kollagengehalt zusammen.

Die *Innervation der Venen* kann wie folgt zusammengefaßt werden [18, 34, 62, 70, 72, 84, 92, 110, 121, 122]:

(1) Die Venen erhalten weniger Nervenäste als die muskelstärkeren Arterien.
(2) Kleine Venen sind relativ reichlicher innerviert als die größeren Stämme.
(3) Die oberflächlichen Venen erhalten ihre Innervation aus ihren Satellitennerven; die V. saphena magna aus dem Ramus genitalis des N. genitofemoralis, einem N. cutaneus femoris anterior und dem N. saphenus, die V. saphena parva aus dem N. cutaneus femoris posterior, dem N. cutaneus surae medialis und dem N. suralis.
(4) Die Innervation der tiefen Venen erfolgt aus den gleichen Quellen wie die der begleitenden Arterienstämme (Abb. 1.3b). Nur die aortennahen Gefäßabschnitte (A. und V. iliaca communis) werden durch direkte Äste des Truncus sympathicus innerviert. Die peripheren Arterien und ihre Begleitvenen erhalten in bestimmten Abständen Nervenäste aus den benachbarten Nerven.

Die vasomotorischen Fasern für die A. und V. iliaca externa und Aa. und Vv. femorales stammen aus den 2–3 lumbalen Grenzstrangganglien und erreichen ihr Innervationsgebiet via N. genitofemoralis, N. femoralis und N. obturatorius. Zu A. und V. poplitea und zu den Unterschenkel- und Fußgefäßen führen der N. ischiadicus und seine Äste, vasomotorische Fasern aus den 3–4 lumbalen und 1–2 sakralen Grenzstrangganglien. Die Vv. tibiales anteriores und dorsales pedis erhalten ihre Innervation aus dem N. fibularis profundus, die Vv. tibiales posteriores aus dem N. tibialis, die Vv. plantares mediales und laterales aus den gleichnamigen Nerven (Abb. 1.3b).

(5) Die proximalen und distalen Abschnitte der Gefäße sind reichlicher innerviert als ihr Mittelabschnitt.
(6) Die Gefäße des Fußbereichs erhalten relativ wenig Rami vasculares.
(7) Die Rami vasculares führen vasomotorische und sensorische Fasern zu den perivaskulären Geflechten. Die sensorischen, v.a. Schmerzfasern, erreichen das Rückenmark teils via Spinalnerven, teils durch die Rami communicantes des Grenzstrangs (Abb. 1.3a).

Altersveränderungen führen zur Wandverdickung der Venen, deren Ausmaß weitgehend vom Blutdruck abhängig ist. Die Dicke der Muskulatur in der Media

1 Seitenhorn
2 Radix anterior
3 R. communicans albus
4 Ganglion trunci sympathici
5 R. communicans griseus
6 Rr. vasculares
7 Plexus perivascularis
8 R. anterior
9 R. posterior
10 N. spinalis
11 Ganglion spinale
12 Radix posterior
13 Hinterhorn

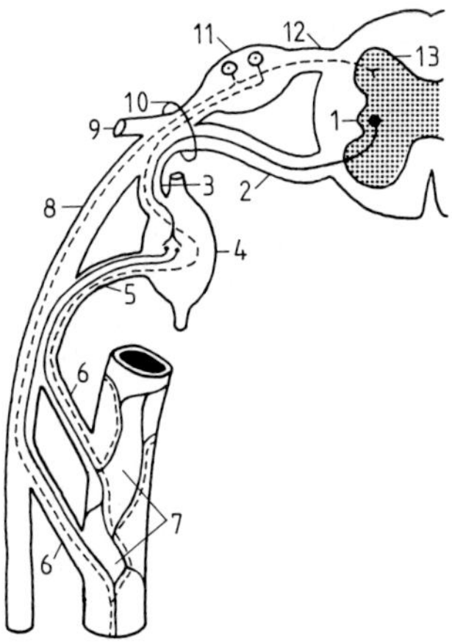

a

Abb. 1.3. a Verlauf der vasomotorischen (*ausgezogene Linie*) und der sensorischen Fasern (*gestrichelte Linie*)

b Ursprung der Rr. vasculares

1 Truncus sympathicus
2 Plexus mesentericus inferior
3 Plexus hypogastricus superior
4 Vasa iliaca communia
5 Vasa iliaca externa
6 N. genitofemoralis
7 N. femoralis
8 N. obturatorius
9 N. ischiadicus
10 Vasa femoralia
11 Vasa poplitea
12 N. peronaeus communis
13 N. peronaeus profundus
14 Vasa tibialia anteriora
15 N. tibialis
16 Truncus tibiofibularis
17 Vasa fibularia
18 Vasa tibialia posteriora
19 A. u. N. plantaris medialis
20 A. dorsalis pedis
21 A. u. N. plantaris lateralis

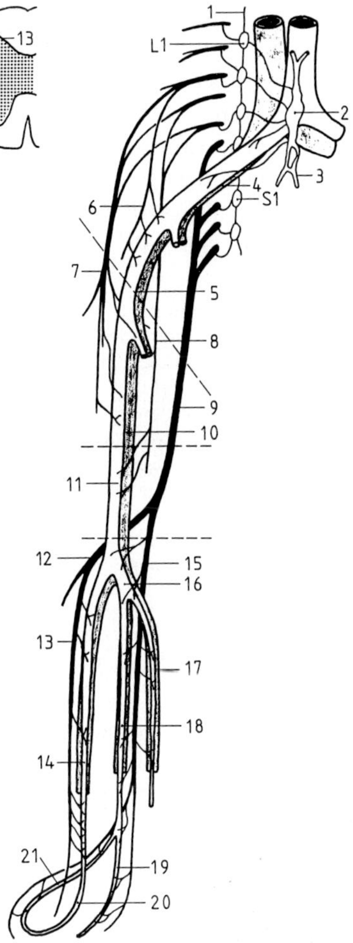

b

und Adventitia wächst in den ersten 3 Jahrzehnten, danach wird sie oft reduziert, während die kollagenen und elastischen Fasern zunehmen. Auch in der Längsmuskulatur der Intima vermehren sich vielfach die Muskelzellen.

Die Zirkulationsrichtung wird in den Venen durch *Klappen* bestimmt, die auch noch in Ästen von weniger als 1 mm Durchmesser zu finden sind [24, 110]. Es handelt sich um paarige Taschenklappen. Ihr derbes, aus schräg sich überkreuzenden Kollagenfasern bestehendes Skelett verhindert eine Dehnung. Dagegen ist die Venenwand im Bereich der Klappensinus dehnbar. Die beim Fetus noch hohe Zahl der Klappen wird von Geburt an durch fortschreitende Atrophie auf etwa 19% des ursprünglichen Bestandes im hohen Alter reduziert [4, 48, 59, 61, 94]. Nach Powell u. Lynn [93] ist es keineswegs sicher, daß es im hohen Alter weniger Klappen gibt als am Anfang des Erwachsenenalters. Nach Sappey [97], Houzé [45], Müller [87], Kania [47] und Ludbrook [70] gibt es in den tiefen Venen, nach Melzl [83] hingegen in den epifaszialen Venen mehr Klappen. Mit Ausnahme der V. cava inferior sind alle Becken- und Extremitätenvenen mit einer variablen Zahl von Klappen ausgerüstet. Ihre Zahl nimmt vom Zentrum gegen die Peripherie zu. Dies hängt jedoch nicht mit der aufrechten Haltung zusammen [118]. Kampmeier u. Birch [46] sowie Franklin [32] haben nachgewiesen, daß die Hauptfunktion der Klappen nicht die Bekämpfung des Gravitationseffekts ist, sondern der Schutz von Venulen und Kapillaren gegen plötzliche, übermäßige Drucksteigerung während der Muskelfunktion.

Die Behauptung von Bardeleben [5], daß die gelenknahen Venen klappenlos sind, wurde von Klotz [48] und Friedrich [35] widerlegt. Nach Melzl [83] ist die Klappenzahl in diesen Gebieten sogar erhöht. Die Angaben von Fabricius [30] und Houzé [45], wonach die Öffnungsspalten aufeinanderfolgender Klappen gegeneinander um 90° verdreht sind wie bei den Knospen eines Pflanzenzweigs wurden von May u. Nissl [77] an den tiefen Beinvenen phlebographisch bestätigt. Edwards [25] Untersuchungen zeigten, daß der Querschnitt der Venen in Klappenhöhe elliptisch ist. Bei den Hautvenen liegt der größte Druchmesser immer parallel zur Hautoberfläche, womit durch Druck der Verschluß verbessert wird.

In den Venenstämmen liegen die Klappen meist unterhalb der Einmündung eines Seitenasts, in den Ästen meist vor ihrer Einmündungsstelle. Der durchschnittliche Klappenabstand beträgt bei den oberflächlichen Unterschenkelvenen 4 cm, bei den tiefen 2 cm.

Über den *Klappenbestand der Vv. perforantes* gibt es unterschiedliche Meinungen. Nach Giagomini [36], Berntsen [12], Barrow [6] und Foote [31] sind sie klappenlos, nach Pirner [90] besitzen sie hingegen immer Klappen. Raivio [94] fand in 75% der Perforansvenen 1–2 subfaszial gelegene Klappen. Eine Klappe liegt immer bei der Verbindungsstelle mit den tiefen Venen, eine etwaige zweite dicht unterhalb der Faszienperforation. Als konstant klappenlos werden von allen Autoren nur die dorsalen Perforansvenen des Malleolargebiets, die Vv. perforantes dorsi pedis tibiales et fibulares hingegen nur von Askar u. Shamel [3] dargestellt.

Das kongenitale Fehlen der Klappen in allen Extremitätenvenen wurde von Ludin [71] als ein dominant vererbbares Syndrom beschrieben.

1.2 Topographische Gliederung der Venen

Für die Beschreibung der Venen folgen wir aus praktischen Gründen der topographischen Gliederung der Extremität: Fuß-, Unterschenkel-, Knie- und Oberschenkelregion. Bei den tiefen, regional benannten Venen ist eine solche Einteilung normal. Für die detaillierte Beschreibung teilen wir auch die langen oberflächlichen Vv. saphenae in regionale Teilstücke auf. An dieser Stelle möchten wir nur ihren Gesamtverlauf kurz schildern und einige die Gesamtstrecke betreffende Angaben erwähnen.

Die *V. saphena magna* (Abb. 1.4a) entsteht aus dem Zusammenfluß des Arcus venosus dorsalis pedis und der Großzehenvenen und verläuft an der Dorsalseite des medialen Fußrands nach hinten. Sie steigt vor dem Malleolus medialis, wo sie stets gut sicht- und tastbar ist, an der medialen Seite des Unterschenkels auf. In der Knieregion bildet sie hinter dem Condylus medialis tibiae und femoris

Abb. 1.4. a Schema der V. saphena magna und ihrer Äste. *Gestrichelt* Trigonum femorale. (Modifiziert nach May [77])

1 V. saphena magna
2 Arcus venosus dorsalis pedis
3 Großzehenvenen
4 Vv. communicantes marginales mediales
5 Malleolus medialis
6 R. posterior
7 Anastomose zur V. saphena parva
8 R. anterior
9 Condylus medialis tibiae
10 Condylus medialis femoris
11 M. sartorius
12 V. saphena accessoria medialis
13 V. circumflexa femoris medialis superficialis
14 V. femoralis communis
15 Vv. pudendae externae
16 V. epigastrica superficialis
17 V. circumflexa ilium superficialis
18 Hiatus saphenus
19 V. saphena accessoria lateralis
20 R. femoralis nervi genitofemoralis
21 N. cutaneus femoris anterior
22 N. saphenus

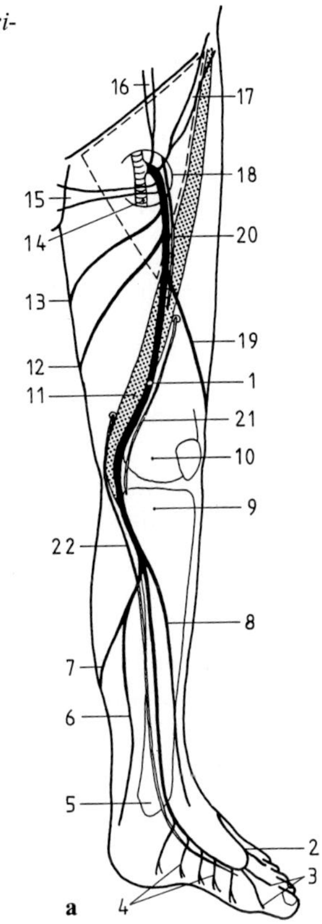

a

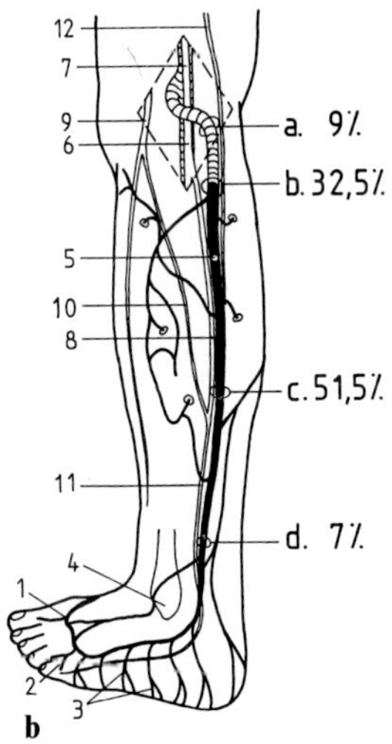

b

1 Arcus venosus dorsalis pedis
2 Kleinzehenvenen
3 Vv. communicantes marginales laterales
4 Malleolus lateralis
5 V. saphena parva
6 V. poplitea
7 N. tibialis
8 N. cutaneus surae medialis
9 N. cutaneus surae lateralis
10 R. communicans fibularis
11 N. suralis
12 N. cutaneus femoris posterior

b Schema der V. saphena parva (nach [79]) mit Angabe der Perforationsstellen an der Fascia cruris (nach [87]). *a* Kniekehle, *b* proximales Drittel, *c* mittleres Drittel, *d* distales Drittel des Unterschenkels; *eingerahmt* Fossa poplitea.

einen nach hinten konvexen Bogen. Dem Vorderrand des M. sartorius folgend gelangt sie zuerst auf die mediale, nachher auf die vordere Fläche des Oberschenkels. Nach Überkreuzung des M. sartorius tritt sie in das Trigonum femorale ein, wo sie beim Hiatus saphenus die Fascia lata durchbohrt und in die V. femoralis mündet. Im Durchschnitt beträgt die Länge der V. saphena magna 78 cm (73–84 cm), die Durchmesser in Malleolarhöhe betragen 4–5 mm, bei der Einmündung 6–7 mm. Ihre Wanddicke variiert zwischen 150–800 µm. Ein sehr schmaler (1–2 mm Durchmesser) oder ein vollständig gedoppelter Stamm kommt als Variante selten vor. Die V. saphena magna wird von Lymphgefäßen und Nerven begleitet. 4–5 Lymphstämme verlaufen der ganzen Länge entlang und münden in die Nodi lymphatici inguinales superficiales. Der Ramus femoralis des N. genitofemoralis und ein N. cutaneus femoris anterior sind im Oberschenkelabschnitt benachbart, der N. saphenus begleitet die Vene von der Knieregion abwärts (Abb. 1.4a).

Im Unter- und Oberschenkelgebiet liegt die V. saphena magna in der epifaszialen Schicht der Subkutis, bedeckt von einer Pseudofaszie. Im Kniebereich befindet sie sich in 50% der Fälle oberflächlicher, in der subkutanen Schicht.

Ihr normalerweise unsichtbarer Verlauf kommt auch in ihrem Namen zum Ausdruck, welcher arabischer Abstammung ist und „die Verborgene“ heißt. Das griechische Analogon würde umgekehrt manifest oder gut sichtbar heißen. Die deutsche Benennung „Rosenvene“ stammt von der volkstümlichen Bezeichnung der monatlichen Blutung „Rose“, weil bei Menstruationsbeschwerden früher diese Vene zum Aderlaß benutzt wurde. Die Franzosen nennen sie „veine de la femme“, wegen ihrer manchmal varikösen Entartung während der Schwangerschaft.

Die *V. saphena parva* (Abb. 1.4b) nimmt ihren Ursprung aus der Vereinigung von Arcus venosus dorsalis pedis und Kleinzehenvenen am lateralen Fußrückenrand. Sie zieht unter und hinter dem Malleolus lateralis zur Wadenmitte, gelangt in variabler Höhe unter die Fascia cruris und mündet mit einer S-förmigen Einmündungsschlinge in die V. poplitea. Im Durchschnitt beträgt die Länge der V. saphena parva 55 cm, der Durchmesser (in der Mitte des Gastrocnemiusbauchs bei mäßiger Füllung) 4 mm, und die Wanddicke 280 μm.

Beide Vv. saphenae sind mit *Klappen* ausgestattet, von denen eine konstant in der Nähe der Einmündungsstelle liegt. In der *V. saphena magna* gibt es nach Poirier u. Charpy [91] und Paturet [88] 12, nach Klotz [48] 6–25, nach Kampmeier u. Birch [46] 6–14 Klappen. Nach Poirier u. Charpy sind die Klappen in den einzelnen Abschnitten etwa gleichmäßig verteilt. Nach Kampmeier u. Birch beträgt der Klappenabstand im Oberschenkelbereich 6,6 cm, nach May [77] 8,8 cm in den normalen und 16,8 cm in den varikösen Venen. Letztere Autoren vermuten, daß die bei der Geburt festgelegte Zahl und Abstände der Klappen bei der Varizenbildung ein Auslösungsfaktor sein kann. Dodd u. Cokkett [23] und Warwick [115] fanden „große Klappen“ (stark, weiß, mit gut ausgebildetem Sinus) bei der Einmündung der V. saphena magna in die V. femoralis, und 10–20 „gewöhnliche Klappen“ (dünn, kaum sichtbar) verteilt auf der ganzen Venenstrecke. Nach Beesly u. Johnston [11] gibt es unterhalb des Knies 6–8, nach Warren (zit. in [23]) 3–7 (im Durchschnitt 4,5) Klappen in der V. saphena magna.

In der *V. saphena parva* gibt es nach Poirier [91] 11–13 Klappen, von denen 2–3 im Fuß-, 9–10 im Wadenabschnitt liegen. Dodd u. Cockett [23] fanden eine große Mündungsklappe und 6–12 gewöhnliche Klappen im Wadenabschnitt. Nach Kosinski [50] gibt es in 60% der Fälle 7–11 Klappen, in den übrigen entweder weniger (4) oder mehr (13).

Die Kollateralen und die großen Seitenäste der Vv. saphenae sowie die Verbindungsäste zwischen ihnen stellen verstärkte Teilabschnitte des subkutanen Venennetzes dar. Aus diesem Grund sind sie meist inkonstant und variabel in ihrer Länge und Lage.

1.2.1 Venen des Fußes

Fußrücken

Das weitmaschige Netzwerk der *oberflächlichen Venen des Fußrückens* liegt epifaszial und wird von den Hautnervenstämmen (Nn. cutanei dorsi pedis) überkreuzt. Es nimmt Blut nicht nur aus dem Fußrücken auf, sondern auch aus den Zehen, aus der Fußsohle und via Vv. perforantes aus den tiefen Schichten. Die netzartigen Anastomosen erklären den raschen Blutabfluß („venous hurry"), welchen man bei der Venographie beobachten kann [3]. Die einzelnen Elemente des dorsalen Venensystems sind in Abb. 1.5 schematisch dargestellt.

Die *Stammvenen des Fußrückens*, der Arcus venosus dorsalis pedis und die Anfangsteile der Vv. saphenae bilden eine große Arkade. Innerhalb der Arkade sind die Venen geflechtartig, außerhalb davon radiär angeordnet.

Der meist gut abgrenzbare *Arcus venosus dorsalis pedis* liegt im Metatarsalbereich in variabler Höhe und kann in einzelnen Fällen verdoppelt erscheinen. Er stellt eine Anastomosenkette dar, deren Glieder die Vv. metatarseae dorsales untereinander und mit den Vv. saphenae verbinden.

Die *Fußabschnitte der Vv. saphenae* reichen vom Ursprung bis zu den Malleolen. Sie werden von Cruveilhier [19] V. dorsalis pedis interna bzw. externa,

1 V. saphena magna und N. saphenus
2 Vv. perforantes centrales mediales
3 Vv. perforantes dorsi pedis tibiales
4 V. dorsalis pedis
5 Vv. communicantes marginales mediales
6 Plexus venosus dorsalis pedis
7 V. perforans interossea proximalis
8 Arcus venosus dorsalis pedis
9 Verdoppelung des Arcus venosus
10 V. communicans marginalis anterior
11 Vv. metatarseae dorsales profundae
12 V. perforans interossea distalis
13 V. interdigitalis
14 Vv. digitales dorsales pedis
15 Arcus periungualis
16 Plexus subungualis
17 V. metatarsea dorsalis superficialis
18 Vv. communicantes marginales laterales
19 Vv. perforantes centrales laterales
20 Vv. perforantes dorsi pedis fibulares
21 Anastomose der Vv. metatarseae laterales und der Vv. arcuatae
22 V. saphena parva und N. cutaneus dorsi pedis lateralis
23 Abflußvenen des Plexus venosus dorsalis pedis
24 Verbindungen des Plexus venosus dorsalis pedis mit dem tiefen System

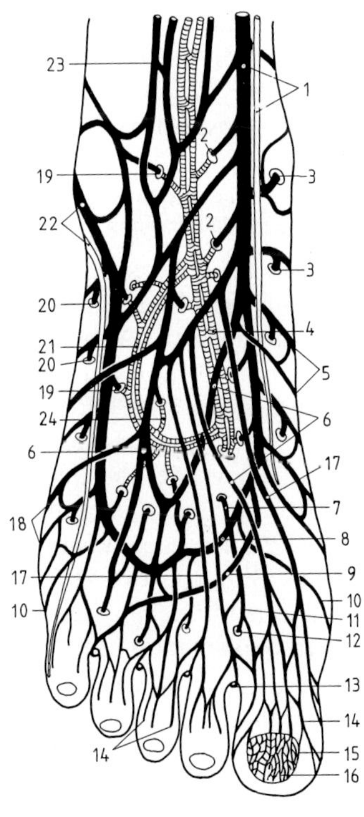

Abb. 1.5. Venen des Fußrückens. Oberflächliche Venen *schwarz*, tiefe Venen *gestrichelt*, Vv. perforantes mit *Kreisen* markiert

von Lejars [63], Askar u. Shamel [3] und von May [75] V. marginalis medialis et lateralis genannt. Die Vereinigung des Arcus venosus dorsalis pedis mit den Groß- bzw. Kleinzehenvenen bildet die Ursprünge der V. saphena magna bzw. parva. Zu diesen sog. oberflächlichen Wurzeln rechnen einige Autoren auch eine tiefe, nämlich eine aus der V. plantaris medialis bzw. lateralis stammende V. perforans. Der Fußabschnitt der V. saphena magna ist vom N. saphenus, die V. saphena parva vom N. cutaneus dorsi pedis lateralis (Endabschnitt des N. suralis) begleitet.

Die von den Stammvenen gebildete Arkade nimmt Blut aus 4 Gebieten auf: (1) aus den Zehen durch die Vv. metatarseae dorsales superficiales, (2) aus dem Rete venosum plantare durch die Vv. interdigitales und collaterales marginales mediales, (3) aus den tiefen Schichten durch die Vv. metatarseae dorsales profundae, (4) aus dem Plexus venosus dorsalis pedis. Die aus den Gebieten 1–3 stammenden Venen sind radiäre Seitenäste der Venenarkade.

Die *Vv. metatarseae dorsales superficiales* entstehen aus der Vereinigung der *Vv. digitales dorsales und laterales*. Einzelne von ihnen überbrücken den Arcus venosus und münden in den Plexus venosus dorsalis.

Die *Vv. interdigitales* entspringen meist Y-förmig aus dem Arcus venosus plantaris subcutaneus und münden in die Vv. metatarseae oder direkt in den Arcus dorsalis.

Die *Vv. communicantes marginales mediales et laterales* entspringen aus dem Rete plantare, biegen um den medialen bzw. lateralen Fußrand auf den Fußrükken und münden vereinigt mit den Vv. perforantes dorsi pedis tibiales et fibulares in die V. saphena magna bzw. parva. Wegen der gemeinsamen Mündung betrachtet Raivio [94] die Vv. communicantes als oberflächliche Äste der Perforansvenen. Einzelne Äste überbrücken die Vv. saphenae und münden in den Plexus venosus dorsalis.

Die *Vv. metatarseae dorsales profundae* sind dünne, schwer darstellbare Äste. Sie drainieren das Periost und die Interossealmuskulatur und stehen durch Vv. perforantes interosseae dorsales mit den Plantarvenen in Verbindung.

Der aus längsgerichteten Maschen aufgebaute *Plexus venosus dorsalis pedis* liegt im Tarsalbereich etwas oberflächlicher als die ihn umrahmende Arkade der Stammvenen (Abb. 1.5).

Er nimmt Blut v.a. aus dem kutanen Venenplexus auf, welchen Raivio [94] als die dritte, oberflächlichste Venenschicht des Fußrückens betrachtet. Die Hauptkomponenten des Geflechts bilden die von den Zehen kommenden und die Venenarkade überquerenden Vv. metatarseae dorsales superficiales. Als akzessorische Äste dienen die von der Fußsohle aufsteigenden und die Vv. saphenae überquerenden Vv. marginales, sowie die zentralen Perforansvenen. Da der Plexus Blut von den Zehen und der Fußsohle direkt aufnimmt und es in die Unterschenkelvenen weiterleitet, dient er als entlastende Kollaterale für die distalen Saphenaabschnitte.

Eine besondere praktische Bedeutung haben die langen und geraden Vv. metatarseae dorsales superficiales, welche sich von den Zehengrundgelenken, den Arcus venosus überquerend, bis zum Sprunggelenk erstrecken. Nach den ausführlichen anatomischen und klinischen Untersuchungen von Wyss u. Butz [123], sind die von der Großzehe stammenden Venen konstant vorhanden, während sie etwas weniger häufig von der 2. und 3. Zehe ausgehen. Wegen ihres konstanten Kalibers (1–1,5 mm) und weil sie langstreckig klappenfrei sind (bis zu 5 cm) können sie in der rekonstruktiven Mikrochirurgie der Gefäße als Interponate, insbesondere zur Rekonstruktion von Fingerarterien, verwendet werden. Da sich das Kaliber von distal nach proximal kaum ändert, können selbst klappenhaltige Abschnitte nach Umkehrung der Flußrichtung als Arterienersatz verwendet werden.

Fußsohle

Die *oberflächlichen Venen der Planta pedis* bilden ein dichtes, feinmaschiges Geflecht, das *Rete venosum plantare*, welches von Bourceret [14] und Lejars [63] als „vaskuläre Sohle" („semelle veineuse") bezeichnet wurde (Abb. 1.6a). Durch die Stellung der Klappen wird das Blut aus dem Rete in 4 Richtungen abgeleitet. Das Thenar- und Hypothenargebiet werden durch die Marginalvenen in die Vv. saphenae drainiert. Die beidseitigen Marginalvenen sind stellenweise

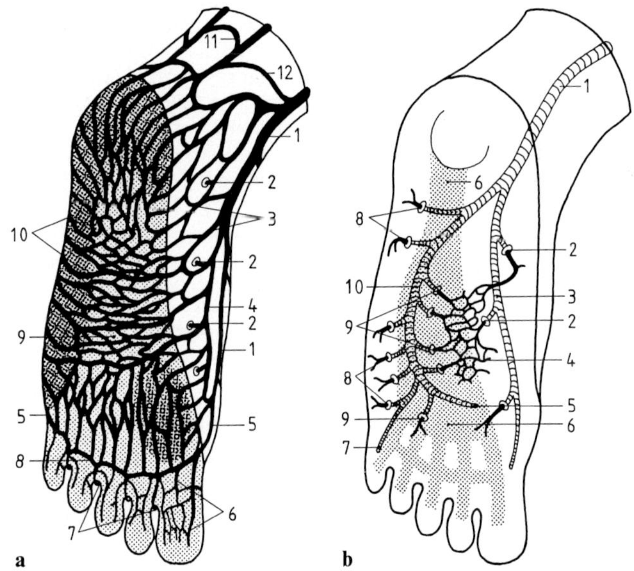

Abb. 1.6a, b. Fußsohle
a Oberflächliche Venen der Planta pedis (Fußsohle grau, stark belastete Stellen *dunkelgrau*)

1 V. saphena magna
2 Vv. perforantes dorsi pedis tibiales
3 Vv. communicantes marginales mediales
4 V. marginalis medialis
5 V. communicans marginalis anterior
6 Vv. digitales plantares
7 V. interdigitalis
8 Arcus venosus plantaris subcutaneus
9 Rete venosum plantare
10 Vv. communicantes marginales laterales
11 Arcus retrotendineus
12 Arcus retromalleolaris

b Tiefe Venen und Vv. perforantes der Planta pedis. (Modifiziert nach Askar u. Shamel [3])

1 V. tibialis posterior
2 Vv. perforantes plantares mediales
3 V. plantaris medialis
4 Rete venosum plantare
5 Arcus venosus plantaris profundus
6 Aponeurosis plantaris
7 R. superficialis (V. plantaris lateralis)
8 Vv. perforantes plantares laterales
9 Vv. perforantes plantares intermediae
10 V. plantaris lateralis
(*1*, *3*, *5*, *10* sind paarige Begleitvenen)

durch stärkere, die Planta pedis überquerende Anastomosen miteinander verbunden. Die hinteren, im Fersenbereich aufsteigenden Venen folgen der Achillessehne und münden mittels seitlicher Arkaden in die Vv. saphenae. Die vorderen Maschen des Rete venosum plantare münden in den *Arcus venosus plantaris subcutaneus*. Aus dieser in der Schwimmfalte gelegenen Arkade, welche auch die Vv. digitales plantares aufnimmt, wird das Blut durch die *Vv. interdigitales* und durch die vordersten Vv. marginales in den Arcus dorsalis geleitet. Die Vv. marginales verbinden die Endabschnitte des Arcus plantaris superficialis mit denen des Arcus dorsalis und bilden einen Venenkreis um den Metatarsus. Die an stark belasteten Stellen (Ferse, lateraler Fußrand) liegenden sind dünner als die des weniger belasteten medialen Fußrandes und der Interdigitalräume. Daraus ist zu erklären, daß die Hauptabflußwege der Fußsohle die Vv. communicantes marginales, der Arcus plantaris subcutaneus und die Interdigitalvenen sind.

Das Rete venosum ist in das gekammerte Subkutanfett der Fußsohle eingebaut. Im mittleren Abschnitt des Geflechts sind die Maschen wegen der transversalen Spannung quer, in seinen vorderen und hinteren Partien hingegen längsgerichtet. Die einzelnen Äste sind durch Bindegewebsfasern an den Kammerwänden befestigt. Die radiäre Aufhängung sorgt dafür, daß sie bei jeder Deformation der Kammern, d.h. auch bei Belastung der Fußsohle offen gehalten werden. Le Dentu [21] hat als erster erkannt, daß das plantare Venengeflecht bei der Bewegung als Pumpwerk funktioniert. Beim Auftreten wird es wie ein Schwamm ausgepreßt und beim Abheben wieder gefüllt.

Tiefe Venen

Die tiefen Venen (Vv. dorsales pedis, Vv. plantares mediales et laterales) sind mit Ausnahme der Vv. digitales propriae paarige Begleitvenen der Arterien. Sie sind dadurch charakterisiert, daß (1) der Abfluß durch die Vv. tibiales anteriores et posteriores erfolgt, (2) die Vv. tarseae laterales in 20% der Fälle mit den Vv. peronaeae anastomosieren [3] und (3) die plantaren und dorsalen Venen durch die Spatia interossea mittels Perforansvenen verbunden sind.

Venae perforantes

Die Vv. perforantes des Fußes leiten das Blut aus den tiefen in die oberflächlichen Venen.

Die *Perforansvenen des Fußrückens* (Abb. 1.7) bilden eine tibiale, eine fibulare und eine zentrale Gruppe. Die Vv. perforantes tibiales et fibulares münden von außen her, die Vv. perforantes centrales hingegen von innen her in die Vv. saphenae.

Die *Vv. perforantes dorsi pedis tibiales* entspringen aus der V. plantaris medialis, steigen zwischen den Thenarmuskeln auf, perforieren am lateralen Rand des M. abductor hallucis die Fascia dorsalis pedis und münden von lateral in die V. saphena magna (Abb. 1.7).

Die *Vv. perforantes dorsi pedis fibulares* entspringen aus der V. plantaris lateralis, werden am Innenrand des M. abductor digiti V. oberflächlich und münden

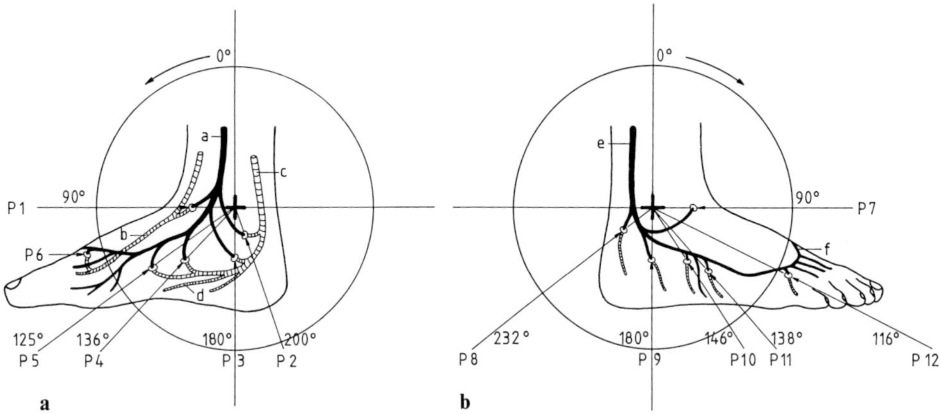

Abb. 1.7a, b. Lagebestimmung der Vv. perforantes. **a** Mediale Ansicht, **b** laterale Ansicht. (Nach Kuster et al. [56])

P_1-P_6 Vv. perforantes dorsi pedis tibiales,
P_7-P_{12} Vv. perforantes dorsi pedis fibulares

a V. saphena magna
b V. dorsalis pedis
c V. tibialis posterior
d V. plantaris medialis
e V. saphena parva
f Arcus venosus dorsalis pedis
\+ Malleolenspitze

in die V. saphena parva. Kurz nach der Perforation der Fußrückenfaszie nehmen die beidseitigen Vv. communicantes die Vv. communicantes marginales auf (Abb. 1.5, 1.7a). Die tibialen und fibularen Perforansvenen werden von Raivio [94] als Vv. communicantes marginales, von Askar u. Shamel [3] als „saphenoplantar communicating veins" bezeichnet. Nach Raivio [94] gibt es tibial 4–6, fibular 6–10, nach Askar u. Shamel [3] tibial 6–7, fibular 7–8 Vv. perforantes. Exakt lokalisiert wurden diese Venen von Kuster et al. [56]. Sie bezeichnen die einzelnen Äste als Perforator und numerieren sie durchgehend von 1–12. Die Angaben über die Abstände der Perforationsstellen von den Malleolenspitzen, über die Winkel, welche die Venen mit einer durch die Malleolenspitze gezogenen Vertikalen bilden, über Durchmesser und über die Häufigkeit des Vorkommens der einzelnen Perforatoren sind in Tabelle 1.1 zusammengefaßt und in Abb. 1.7 dargestellt. Ergänzend zu Tabelle 1.1 muß noch folgendes erwähnt werden:

(1) Die Perforatoren 1 und 7 verbinden die V. dorsalis pedis bzw. die V. metatarsea lateralis mit der V. saphena magna bzw. parva. Perforator 1 unterkreuzt die Sehne des M. tibialis anterior und des M. extensor hallucis longus, Perforator 7 die Sehnen des M. extensor digitorum longus. Nach unserer Einteilung gehören diese beiden Perforatoren zur zentralen Gruppe.
(2) Die Perforatoren 2–5 entsprechen den Vv. perforantes dorsi pedis tibiales, die Perforatoren 8–12 den Vv. perforantes dorsi pedis fibulares.
(3) Die Perforatoren 4, 5 und 6 können doppelt angelegt sein.

Die *Vv. perforantes centrales mediales* verbinden die V. dorsalis pedis mit der V. saphena magna, die *Vv. perforantes centrales laterales* die V. tarsea fibula-

Tabelle 1.1. Venae perforantes am Fuß

V. perforans	Perforationsstelle an der Faszie		Häufigkeit des Vorkommens (%)	Durchmesser (mm)	Klappen		
	Abstand von der Malleolenspitze (cm)	Winkel zur Malleolenspitzenvertikale (°)			Keine	Meist kleine	1, seltener 2
V.p. medialis (tibialis)							
Perforator 1	2,6	90	Konstant	2	+		
2	2,8	200	33	1,3			+
3	3,4	180	Konstant	1,8			+
4	5,3	136	Konstant	1,4			+
5	7,6	125	60	1,3			+
6	11		Konstant	1,6		+	
V.p. lateralis (fibularis)							
Perforator 7	2,6	90	66	1			
8	2,8	232	50	1,2			+
9	4,4	180	60	1,2			+
10	3,4	146	66	1,2		+	
11	6,1	138	Konstant	1,5		+	
12	9,2	116	33	0,9		+	

ris und tarsale Äste der V. peronaea mit der V. saphena parva (Abb. 1.5). Die stärksten in der Malleolargegend gelegenen Glieder dieser Gruppen entsprechen den Perforatoren 1 und 7 von Kuster et al. [56]. Askar u. Shamel [3] bezeichnen die zentralen Perforansvenen als „medial and lateral short dorsal communications". Nach Kuster et al. gibt es in 30% der Fälle auch aus der V. dorsalis pedis zum Plexus dorsalis führende Perforansvenen.

Vier *Vv. perforantes interosseae proximales* durchstoßen die Spatia interossea bei den Basen, und 4 *Vv. perforantes interosseae distales* bei den Köpfchen der Metatarsalknochen. Erstere verbinden den Arcus venosus plantaris profundus mit dem Plexus dorsalis, letztere die Vv. metatarseae plantares mit dem Arcus dorsalis (Abb. 1.5).

Die *Vv. perforantes plantares* verbinden die tiefen Plantarvenen mit dem Rete plantare (Abb. 1.6b). Askar u. Shamel [3] unterscheiden eine mediale, laterale und intermediäre Gefäßgruppe.

Drei *Vv. perforantes plantares mediales* entspringen aus der V. plantaris medialis, folgen dem Septum intermusculare mediale und treten durch die Thenarfaszie entlang dem Sulcus plantaris medialis in die Subkutanschicht über. Die 4–5 *Vv. perforantes laterales* und die 6–8 *Vv. perforantes intermediae* entspringen aus der V. plantaris lateralis. Erstere steigen lateral vom Septum intermusculare auf und durchbohren die Hypothenarfaszie entlang dem Sulcus plantaris lateralis, letztere folgen der medialen Seite des Intermuskularseptums und perforieren die Plantaraponeurose nahe an seinem lateralen Rand (Abb. 1.6b).

1.2.2. Venen des Unterschenkels und der Knieregion

Oberflächliche Venen

Die *V. saphena magna* (V.s.m.; Abb. 1.8) tritt vor dem Malleolus medialis in der Mulde zwischen Malleolusrand und M. tibialis anterior in das Unterschenkelgebiet ein. Da die Vene hier stets gut sicht- und tastbar ist, eignet sich diese Stelle am besten für Punktionen. Distal am Unterschenkel kreuzt die V.s.m. die Vorderfläche der Tibia und steigt anschließend zwischen dem medialen Tibiarand und der Wadenmuskulatur auf. In der Knieregion biegt sie nach hinten und verläuft in der Furche zwischen dem Condylus medialis femoris und dem Vorderrand des M. sartorius. Hier gesellen sich die aus dem Adduktorenkanal durch die Lamina vastoadductoria heraustretende A. genus descendens und der N. saphenus zur Vene. Letzterer verläuft vor oder hinter der Vene distalwärts. Hinter dem Knie ist die V.s.m. mit dem ventromedialen Lymphgefäßbündel benachbart, deshalb sollte sie in dieser Region nicht von einem Querschnitt aus aufgesucht werden.

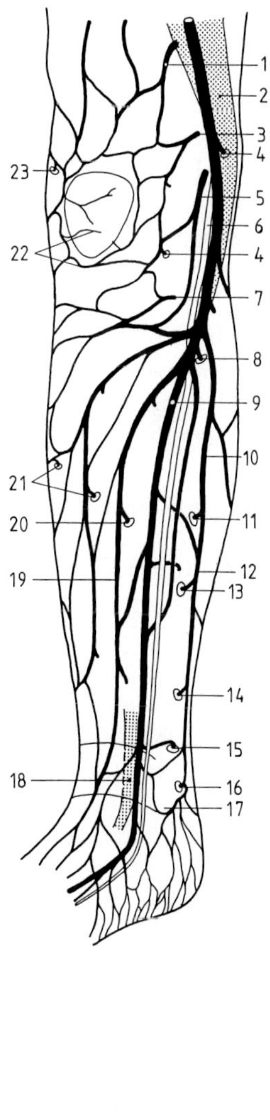

Abb. 1.8. Oberflächliche Venen des Unterschenkels und der Regio genus anterior

1 Endast der V. subsartoria
2 M. sartorius
3 V. genus superior medialis
4 V. perforans genu medialis
5 V. genus descendens
6 N. saphenus
7 V. genus inferior medialis
8 Boyd-Vene
9 V. saphena magna
10 partielle Verdoppelung (Inselbildung)
11 24-cm-Perforansvene
12 R. posterior ("posterior arch vein")
13 Cockett-Vene III (Soleuspunkt)
14 Cockett-Vene II
15 V. perforans medialis anterioris
16 Cockett-Vene I
17 Malleolus medialis
18 M. tibialis anterior
19 R. anterior
20 V. perforans lateralis anterior
21 Vv. perforantes laterales intermedii
22 Plexus genicularis
23 V. perforans genu lateralis

Als *Äste der V. saphena magna* figurieren:

- afferente Äste aus dem subkutanen Venennetz,
- Kollateralen,
- Verbindungen zur V. saphena parva,
- zu den tiefen Venen führende Perforansäste.

Die größeren subkutanen Seitenäste sind der R. anterior und posterior. Der *R. anterior* (nach May [76]; „anterior vein of the leg" nach Dodd u. Cockett [23]) geht vom Fußrückengeflecht aus und mündet unterhalb des Knies in die V.s.m. In der Mitte des Unterschenkels gibt er eine starke Perforansvene ab (Abb. 1.8). Der *R. posterior* (nach May [76]; V. saphena minor nach Loder zit. nach [91]) entspringt hinter dem medialen Knöchel aus den Fußrücken- und Fersenvenen, steigt parallel zur V.s.m. auf und mündet in diese in Kniehöhe. Er verbindet arkadenförmig die medialen Knöchelperforantes und wurde deshalb von Dodd u. Cockett [23] „hintere Bogenvene" benannt (Abb. 1.8, 1.16).

Eine *Kollateralvene* kann am Hinterrand der V.s.m. vom Knöchel bis zur Unterschenkelmitte oder bis zum Knie aufsteigen. Einige Autoren halten diese Kollaterale für den R. posterior (Abb. 1.8).

Über Verbindungen zur V. saphena parva s. S. 21, über Vv. perforantes S. 26.

Die *V. saphena parva* (V.s.p.) betritt hinter dem Malleolus lateralis die Wadenregion. Daraus, daß die V.s.p. hinter, die V.s.m. hingegen vor dem Talokruralgelenk liegt, folgt, daß sie bei der Gelenkbewegung abwechselnd gestreckt bzw. entspannt werden und sich so funktionell gegenseitig ersetzen können. Vom lateralen Knöchel steigt die V.s.p. am Außenrand der Achillessehne bis zur Wadenmitte auf und verläuft weiter in der Mittellinie zwischen den beiden Gastrocnemiusköpfen. Die vorerst epifasziale Vene wird gewöhnlich in der Wadenmitte subfaszial. Sie durchbohrt die Fascia cruris superficialis nicht gleich, sondern verläuft eine Strecke lang intrafaszial (Abb. 1.9). Die von Mosmann u. Hartwell [86] beobachteten Varianten der Höhe des Fasziendurchtritts sind aus Abb. 1.4b zu entnehmen. Die Durchtrittshöhe kann bei Varikose eine Rolle spielen, denn häufig ist die Vene nur distal vom Faszieneintritt varikös entartet, proximal davon hingegen suffizient. Die Faszie kann eine ähnliche Stütze wie ein Gummistrumpf bilden [78].

Im Bereich der Fossa poplitea liegt die V.s.p. zwischen der starken Fascia poplitea superficialis und der dünnen Fascia poplitea profunda (sive intermuscularis, Abb. 1.9). Letztere spannt sich zwischen Gastrocnemiuskopf, Caput breve des M. biceps femoris und M. semimembranosus aus. Vor ihrer Einmündung in die V. poplitea bohrt die V.s.p. die tiefe Kniefaszie durch. Wegen der Stärke der oberflächlichen Faszie bleibt der popliteale Abschnitt der V.s.p. sogar bei merklicher variköser Erweiterung unsichtbar.

Der Wadenabschnitt der V.s.p. wird von 2–3 zu den Nodi lymphatici poplitei superficiales aufsteigenden Lymphstämmen (dorsolaterales Bündel), von der A. venae saphenae parvae und von Nerven begleitet. Die dünne Begleitarterie entstammt der A. poplitea oder der A. suralis medialis. Bis zum Ende ihrer intrafaszialen Strecke wird die V.s.p. vom N. cutaneus femoris posterior begleitet. In diesem Abschnitt liegt der N. cutaneus surae medialis hinter der Vene in einem separaten Faszienkanal. Nach dem Austritt aus der Faszie vereinigt

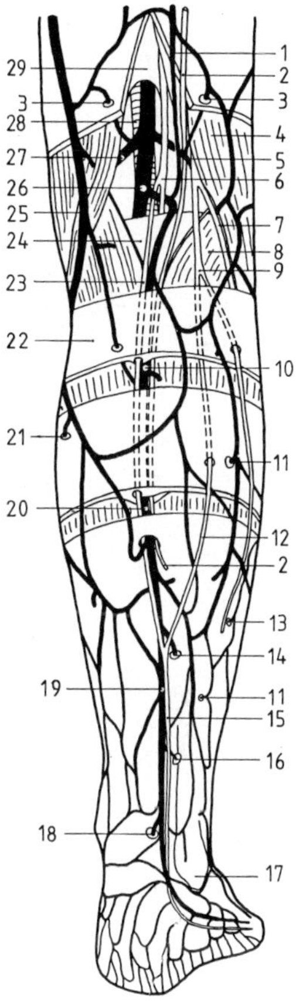

Abb. 1.9. Oberflächliche Venen der Wade, Topographie der Fossa poplitea

1 V. femoralis posterior
2 N. cutaneus femoris posterior
3 V. perforans genu posterior
4 M. biceps femoris
5 V. genu superior lateralis
6 N. tibialis
7 N. peronaeus communis
8 Caput laterale musculi gastrocnemii
9 N. cutaneus surae lateralis
10 V. saphena parva (subfaszialer Abschnitt)
11 V. perforans lateralis posterior
12 R. communicans fibularis
13 V. perforans lateralis intermedia posterior
14 12-cm-Perforansvene
15 N. suralis
16 V. perforans posterior
17 Malleolus lateralis
18 Bassi-Perforansvene
19 V. saphena parva (epifaszialer Teil)
20 intrafaszialer Teil der V. saphena parva
21 V. perforans medialis posterior
22 Fascia cruris
23 N. cutaneus surae medialis
24 Fascia poplitea profunda
25 V. saphena magna
26 V. poplitea
27 V. genus superior medialis
28 A. poplitea
29 Hiatus canalis adductorii

er sich mit dem R. communicans fibularis (hinterer Ast des N. cutaneus surae lateralis) zum N. suralis (Abb. 1.9). Dieser liegt vorerst lateral von der Vene, unterkreuzt sie hinter dem Knöchel und verläuft am Fußrücken ebenfalls seitlich von ihr.

Die V. saphena parva mündet meist von dorsal und lateral her mit einer S-förmigen Schleife in die V. poplitea (Abb. 1.12). Die den Nodi lymphatici poplitei superficiales benachbarte Mündungsschleife liegt nach Cibor u. Cencora [17] zu 63,5% lateral, zu 36,5% medial vom N. tibialis. Bei der oberflächlichen Lage dieses Nervs mündet die V.s.p. ziemlich geradlinig von unten und dorsal her in die V. poplitea. Je tiefer (d.h. näher zur V. poplitea) der Nerv liegt, desto ausgeprägter wird die S-förmige Schleife. Sie ist von der Gastrocnemiusvene, mit der sie zu 31,9% gemeinsam in die V. poplitea mündet, phlebographisch oft schwer unterscheidbar.

Die *Einmündungsstelle und -höhe der V. saphena parva* ist sehr variabel. Die auf die Gelenklinie bezogenen Höhenvariationen der Einmündungsstellen sind nach Angaben von Haeger [42] und May [75] in Abb. 1.10 dargestellt. Dodd u. Cockett [23] beziehen die Einmündungshöhe auf die Kniefalte und geben einen von 2,5 cm unterhalb bis 10 cm oberhalb der Hautfalte reichenden Varia-

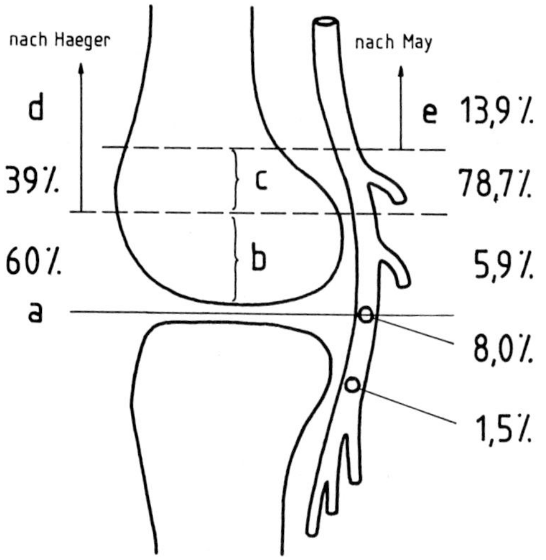

Abb. 1.10. Variationen der Einmündungshöhe der V. saphena parva

a Gelenkhöhe
b 1–3 cm über der Gelenkspalte
c 3–5 cm über der Gelenkspalte
d höher als 3 cm
e höher als 5 cm, bis zu 14 cm

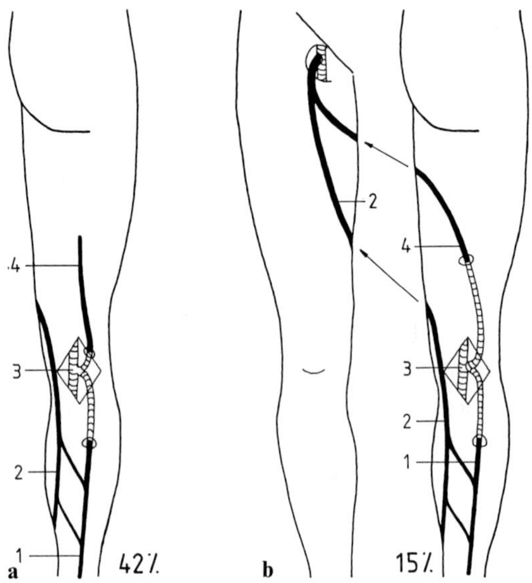

Abb. 1.11. Varianten der normalen Einmündung der V. saphena parva. (Nach Kosinski [50])

1 V. saphena parva
2 V. saphena magna
3 V. poplitea
4 V. femoralis posterior (**a**)
V. femoropoplitea (**b**)

tionsbereich an. Nach Kosinski [50] gibt es eine normale Mündung in die V. poplitea in 57% der Fälle, davon geht in 15% nur ein Ast in die V. poplitea, der andere steigt auf dem Oberschenkel auf und mündet in die V. saphena magna (Abb. 1.11). Bei hoher Einmündung (33%) steigt die V.s.p. auf dem Oberschenkel auf und mündet zu 13,7% in eine Muskelvene (Abb. 1.12a), zu 12,9% in die V. saphena magna (Abb. 1.12b), oder sie mündet mit einem Ast in eine Muskelvene, mit einem anderen in die V. saphena magna (6,4%, Abb. 1.12c). Bei tiefer Einmündung (9,7%) geht die V.s.p. zu 8,1% auf Kniehöhe in die V. saphena magna über (Abb. 1.12d) oder mündet als „mid-calf

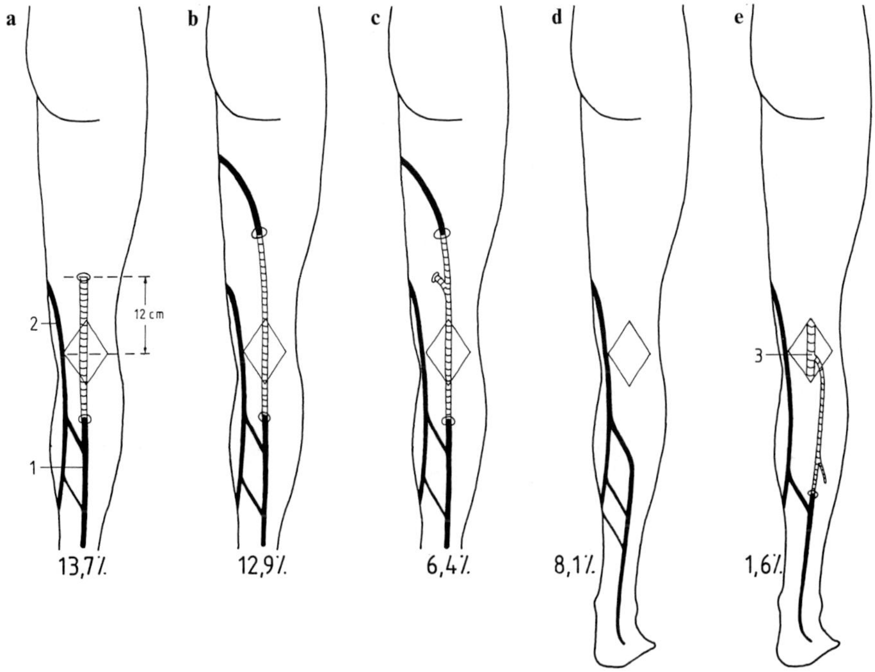

Abb. 1.12a–e. Einmündungsvarianten der V. saphena parva. Hohe (**a–c**) und tiefe Mündung (**d, e**). (Nach Kosinski [50]).

1 V. saphena parva *2* V. saphena magna *3* V. poplitea

indirect perforating vein" in die V. gastrocnemia (1,6%, Abb. 1.12e). Die Einmündung der V.s.p. in eine V. genus superior oder in die V. femoralis superficialis sind seltenere Varianten.

Unter den *Ästen der V. saphena parva* können zuführende Seitenäste, abführende Vv. perforantes und Verbindungsäste zur V. saphena magna unterschieden werden. Die Seitenäste sind meist klein und führen Blut aus dem Subkutangeflecht der Wade und der Knieregion in die V.s.p. Die Stärke und die Lage der an der Hinterfläche des Oberschenkels aufsteigenden V. femoralis posterior (Abb. 1.18) ist sehr variabel.

Die Perforansäste verbinden die V.s.p. mit Muskelvenen (s.S. 25). Die stärksten und konstantesten sind die sog. „lateral ankle perforating veins" im unteren Drittel des Unterschenkels (Bassi- und 12-cm-Perforansvene, Abb. 1.9 und 1.16).

In der Wadenregion gibt es 3 *Verbindungsäste zwischen V. saphena parva und magna*: einer im unteren Drittel, einer in Wadenmitte und einer dicht unterhalb des Knies (Abb. 1.12). Der stärkste und konstanteste Verbindungsast ist der obere, der schwächste und inkonstanteste der untere. Bei tiefer Einmündung ist die V.s.p. entweder durch den oberen (Abb. 1.12d) oder durch den mittleren Verbindungsast ersetzt (Abb. 1.12e). Die zahlreichen, von der V.s.p. über die Achillessehne zum R. posterior der V.s.m. ziehenden Verbindungen (Abb. 1.12) sind klinische deshalb wichtig, weil sich durch diese die Folgen einer Parvainkompetenz auf beide Knöchelregionen ausbreiten können [23].

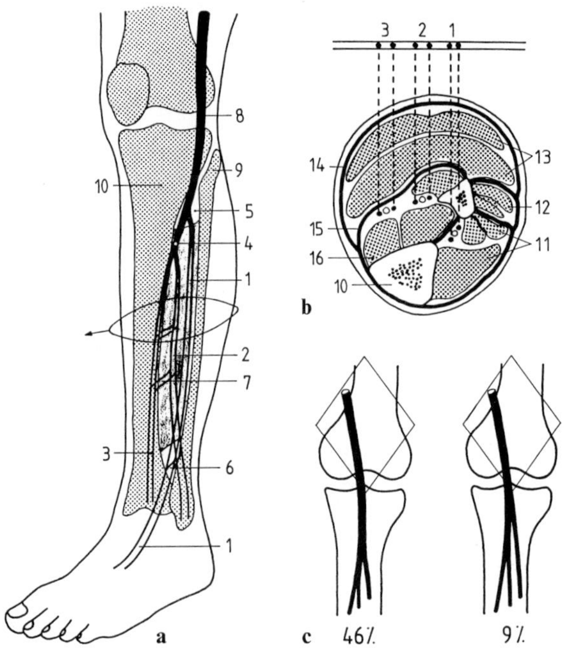

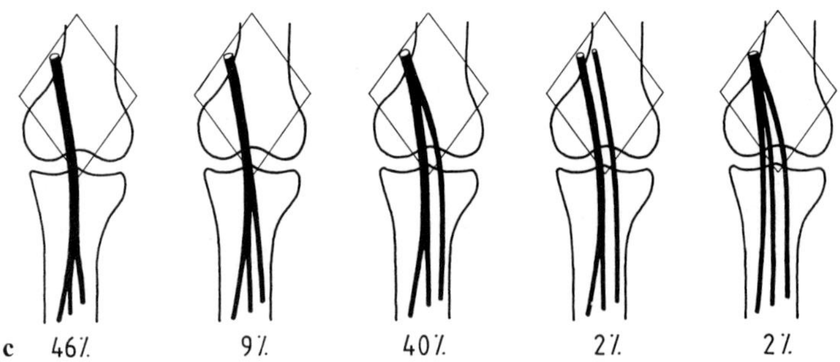

Abb. 1.13a–c. Tiefe Venen des Unterschenkels und der Knieregion. **a** Position der Venenstämme im Röntgenbild (linkes Bein nach innen rotiert). **b** Querschitt (*unten*), Projektion der Venen in der Filmebene (*oben*). **c** Variationen der Vereinigungshöhe der Unterschenkelvenen

1 Vv. tibiales anteriores
2 Vv. peronaeae
3 Vv. tibiales posteriores
4 Truncus tibiofibularis
5 obere Öffnung der Membrana interossea
6 untere Öffnung der Membrana interossea mit Anastomosenast
7 Anastomosenäste
8 V. poplitea
9 Fibula
10 Tibia
11 Extensorengruppe
12 Peronaeusmuskeln
13 oberflächliche Flexoren
14 Fascia cruris superficialis
15 Fascia cruris profunda
16 tiefe Flexoren

Tiefe Venen

Die Begleitvenen der Arterien sind paarig, nur ihr Mündungsabschnitt ist unpaar.

Die *Vv. tibiales anteriores* sind die Fortsetzung der Vv. dorsales pedis. Sie verlaufen an der Vorderseite der Membrana interossea, bedeckt von den Extensoren (Abb. 1.13b). Am Unterrand des M. popliteus, nahe am Fibulahals, treten sie durch die Membrana interossea und vereinigen sich mit dem Truncus tibiofibularis zur V. poplitea (Abb. 1.13a). Am unteren Ende der Membrana interossea anastomosieren sie entlang dem R. perforans arteriae fibularis mit den Vv. peronaeae und über 3–4 sprossenleiterartig verteilte Äste mit den Vv. tibiales posteriores (Abb. 1.13a). Etwa in der Unterschenkelmitte nimmt die V. tibialis anterior eine starke, aus dem R. anterior venae saphenae magnae stammende V. perforans auf (Abb. 1.8).

Die *Vv. tibiales posteriores* entstehen aus dem Zusammenfluß der Vv. plantares mediales et laterales, steigen in der tiefen Wadenloge auf und vereinigen sich mit den Vv. peronaeae zum Truncus tibiofibularis. In der Wadenloge liegen sie auf dem M. tibialis posterior, bedeckt durch die Fascia cruris profunda (Abb. 1.13b und 1.14). Sie nehmen Muskelvenen und Perforansvenen aus der V. saphena magna und deren R. posterior auf.

Die *Vv. peronaeae* sind in ihrer unteren Hälfte durch den M. flexor hallucis longus bedeckt und mit der Membrana interossea benachbart. In diesen Abschnitt mündet der gemeinsame Stamm einer starken lateralen Perforans- und einer Soleusvene. In der oberen Hälfte der Wade treten die Vv. peronaeae unter dem M. flexor hallucis longus aus und gelangen in die tiefe Flexorenloge (Abb. 1.14). Durch die Aufnahme mehrerer starker lateraler Soleusvenen nimmt ihr Kaliber stark zu; ihr Durchmesser (7–8 mm) übersteigt den der V. tibialis posterior (4–5 mm).

Die Topographie der Vv. tibiales posteriores und fibulares ist wegen des operativen Zugangs zu den Wadenarterien von praktischer Bedeutung. Nach den Untersuchungen von Schwarzenbach [104] sind die A. tibialis posterior und die A. fibularis in ihrer oberen Hälfte nur von 2 Venen begleitet, und die Querverbindung der Venen unterkreuzen die Arterien, wodurch diese relativ gut zugänglich sind. Die untere Hälfte der beiden Arterien ist hingegen durch ein Venengeflecht umhüllt, welches aus 3–4 länglichen Begleitvenen besteht, deren Querverbindungen die Arterien ringartig umfassen.

Der *Truncus tibiofibularis* entsteht dicht unterhalb der Soleusarkade aus der Vereinigung der V. tibialis posterior und der V. fibularis (Abb. 1.13a und 1.14). Am besten werden die tiefen Unterschenkelvenen an Aufnahmen mit leichter Innenrotation des Beines dargestellt, weil ihr größter Anteil in das Spatium interosseum projiziert wird (Abb. 1.13a). In der Knöchelregion bilden sich die Vv. peronaeae lateral von den Vv. tibiales anteriores ab. Von hier ziehen sie in leichtem Bogen auf- und medianwärts, kreuzen die Vv. tibiales anteriores und liegen im Unterschenkelbereich auf dem a.-p.-Bild und auf allen Aufnahmen der verschiedenen Drehebenen zwischen den Vv. tibiales anteriores und posteriores (Abb. 1.13a). Die Kreuzungsstelle der Vv. peronaeae und der Vv. tibiales anteriores liegt bei a.-p.-Aufnahmen etwa daumenbreit über dem Knöchel, bei Innenrotation des Beines rückt sie nach proximal vor (Abb. 1.13a).

Die *V. poplitea* wird durch die Vereinigung des Truncus tibiofibularis und der V. tibialis anterior gebildet. Die Vereinigungsstelle liegt in der Fossa poplitea in 9% der Fälle auf Höhe der Gelenkspalte, in 46% unterhalb davon (Abb. 1.13c) [49, 75, 117]. Dieser Variabilität zufolge gibt es nur in 55% der Fälle einen Venenstamm in der Kniekehle. In 40% finden sich 2 Stämme, die sich am oberen Ende der Fossa poplitea zur V. femoralis vereinigen, in 2% bleibt die Vereinigung aus, und die V. femoralis wird doppelläufig, und in 2%, wenn die Ausbildung des Truncus tibiofibularis oberhalb der Gelenkspalte erfolgt oder ausbleibt, gibt es 3 Venenstämme in der Fossa poplitea (Abb. 1.13c). Zusammen mit den Gastrocnemiusvenen können sie in phlebographischen Bildern ein unentwirrbares Geflecht bilden [75].

Die V. poplitea kreuzt die A. poplitea in einer halben Spiraltour. Im unteren Bereich der Fossa poplitea liegt sie medial, etwas dorsal der Arterie, im Mittelbereich über der Arterie (Abbindungsstelle) und beim Hiatus canalis adductorii lateral davon. Die beiden Gefäße sind von einer starken gemeinsamen Scheide umhüllt und deshalb schwer trennbar. Neben der Vene liegen die tiefen poplitealen Lymphknoten, darüber der N. tibialis (Abb. 1.14).

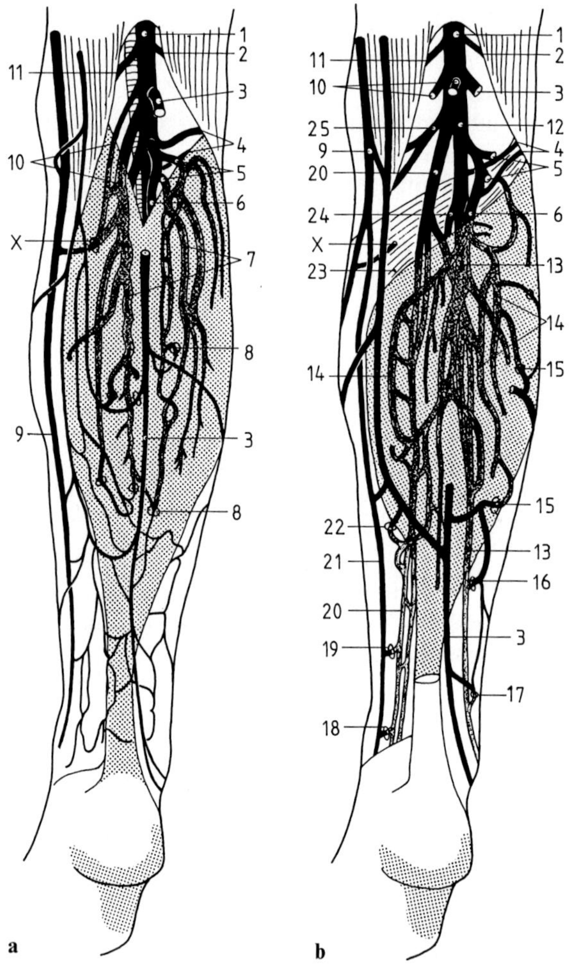

1 V. poplitea
2 V. genus superior lateralis
3 V. saphena parva
4 Vv. genus inferiores laterales
5 Vv. gastrocnemii laterales
6 Soleusvene
7 intramuskuläre Längsstämme
8 Vv. perforantes
9 V. saphena magna
10 Vv. gastrocnemii mediales
11 V. genus superior medialis
12 Truncus tibiofibularis
13 V. peronaea
14 Muskelvenen im Soleus
15 Vv. perforantes
16 12-cm-Perforansvene
17 Bassi-Perforansvene
18 Cockett-Vene I
19 Cockett-Vene II
20 V. tibialis posterior
21 R. posterior venae saphenae magnae
22 Cockett-Vene III
23 M. popliteus
24 V. tibialis anterior
25 V. genu inferior medialis
X Verbindung zwischen Vv. gastrocnemiae und V. saphena magna

Abb. 1.14a, b. Tiefe Venen der Wadenregion: Äste der V. poplitea. **a** Anordnung der Gastrocnemiusvenen. **b** Anordnung der Soleusvenen (schematisierte Darstellungen nach einem Injektionspräparat von Sidler und Lang)

Die *Seitenäste der V. poplitea* sind die Vv. genus superiores, mediae und inferiores sowie die Vv. gastrocnemii, in 57% der Fälle die V. saphena parva (Abb. 1.14). Außer der V. poplitea begleiten noch 2 kleine Venen die A. femoralis. Nach Langer [60] gehen diese vom Truncus tibiofibularis (die laterale) bzw. der V. genus inferior medialis aus und münden in das obere Ende der V. poplitea. Nach eigenen Beobachtungen steigen die kleinen Begleitvenen entlang der A. femoralis superficialis bis zur Vereinigung von V. femoralis superficialis und profunda (s. Abb. 1.22). Dicht übereinanderliegende Queranastomosen der kleinen Begleitvenen bilden um die A. poplitea herum ein periarterielles Geflecht (Abb. 1.14 und 1.22). Die V. poplitea kann mit der V. femoralis profunda anastomosieren durch eine Venenarkade, welche den Stamm oder eine V. genus superior mit der letzten V. perforans femoris profunda verbindet (s. Abb. 1.22 und 1.23).

Über die *Klappenzahl in den tiefen Venen* gibt es folgende Angaben:
V. tibialis anterior: durchschnittlich 11
V. tibialis posterior: 8–20, im Durchschnitt 16

V. peronaea: 8–10
Truncus tibiofibularis: 2
V. poplitea: nach Houzé [45] und May [75] 1–3, nach Cruveilhier [19] 4, nach Bardeleben [4] 1.

Am oberen Ende der V. poplitea, direkt unterhalb des Hiatus canalis adductorii, findet sich in 96% der Fälle eine Klappe. Houzé fand in der V. tibialis posterior und der V. peronaea 3–4 mm lange membranöse Brücken, welche die Gefäße in 2 Räume teilen.

Die besonders klappenreichen *Muskelvenen* (Vv. gastrocnemii und solei) bilden eine funktionelle Einheit und somit eine eigene Gruppe innerhalb des tiefen Muskelsystems. Ihre wichtigste Funktion ist die Mitwirkung bei der Wadenmuskelpumpe (s.S. 4), deshalb werden sie von Bauer [8] „venöses Herz" des Beines genannt. Wegen ihrer Verbindungen mit den oberflächlichen Venen wurden sie von Linton [68, 69] als indirekte Vv. perforantes betrachtet. Nach den Untersuchungen von Sidler [105] ist eine solche Kategorisierung nur für einen Teil der Muskelvenen zutreffend. Gullmo [41] und May [78] fanden in den Muskelvenen nach dem 3. Dezennium immer Anzeichen einer zunehmenden Degeneration.

Beide Gastrocnemiusköpfe sind mit paarigen Venen ausgestattet. Sie sind dadurch charakterisiert, daß sie sich nicht nur proximal, sondern auch nach distal zu einem Stamm vereinigen [41]. Die proximalen Stämme, die *Vv. gastrocnemii*, treten ventral aus dem Muskel aus und münden in einem spitzen Winkel ohne Schleifenbildung von medial bzw. lateral in die V. poplitea (Abb. 1.14 und 1.16b). Am seitlichen Phlebographiebild verlaufen die in der Muskulatur oberflächlich gelegenen Gastrocnemiusvenen annähernd parallel zur V. saphena parva, von der sie sich durch ihre dicht stehenden, regelmäßig angeordneten Klappen unterscheiden. Die Vv. gastrocnemii sind durch Perforansvenen mit der V. saphena parva und mit dem R. posterior der V. saphena magna verbunden (s. Abb. 1.16b). Die Eintrittsstellen der Gastrocnemiusperforantes befinden sich nach Gullmo [41] an der unteren und vor allem in der medialen Kontur des Wadenmuskels. Die Eintrittsstelle am medialen Gastrocnemiusrand bezeichnete er als *„Gastrocnemiuspunkt oder Gastrocnemius-Blow-out"*. May [76] dagegen gibt die Abgangsstelle derjenigen V. perforans, welche die V. saphena parva bei ihrem Faszieneintritt abgibt, als Gastrocnemiuspunkt an (s. Abb. 1.16b). Er führt die Teilinsuffizienz des unteren Saphenaabschnitts auf die Insuffizienz dieser Perforansvene zurück und empfiehlt deshalb die Untersuchung des Gastrocnemiuspunkts.

Die *Soleusvenen* bilden nach Kwakye [57] 3 intramuskuläre Längsstämme, von denen der laterale und der mittlere in den proximalen Teil der V. peronea, der mediale proximal und distal in die V. tibialis posterior mündet. Durch Anastomosen oder das Fehlen eines Stammes können zahlreiche Varianten entstehen. Dodd u. Cockett [23] beschreiben die Muskelvenen als breite, klappenlose „Venensinus" und betrachten sie als Ausgangspunkt der sog. Wadenthrombose. Sidler [105] fand an Injektionspräparaten auch mehrere kräftige, miteinander anastomosierende Längsstämme, die eine Art intramuskuläres Geflecht bilden. Der Abfluß aus diesem Geflecht erfolgt jedoch nicht nach proximal und distal, wie Kwakye [57] angibt, sondern durch zahlreiche, segmental angeordnete Seitenäste, wie Dodd u. Cockett [23] es beschrieben haben (Abb. 1.14). Sidler [105] fand 5 in die V. tibialis posterior und 7 in die V. peronaea mündende Soleusvenen. Aus dem oberen Muskelabschnitt gehen kleine Äste zu den Vv. gastrocnemii. Einige Perforansvenen stehen mit dem intramuskulären, andere mit dem extramuskulären Abschnitt der Soleusvenen in Verbindung. Gullmo [41] vertritt die Meinung, daß es sich bei den als „Venensinus“ angegebenen weiten Venen um Muskelvarizen, d.h. um pathologische Veränderungen handelt. Die Lumenweite der intramuskulären Venen variiert an anatomischen Präparaten. Ob es sich bei den weiten Venen um Varianten oder um verschiedene Grade der Varizenbildung handelt, ist schwer zu entscheiden.

Hinsichtlich der postthrombotischen Ulzera ist v.a. der venöse Abfluß der unteren Soleushälfte von klinischer Bedeutung. Im unteren Drittel der Wade nimmt die V. tibialis posterior die beiden untersten Soleusvenen und die Vv. perforantes von der inneren Retromalleolarregion, d.h. von dem sog. Ulzerations- bzw. Indurationsgebiet auf. Diese anatomische Situation erklärt, daß

1) eine Thrombose sich aus den Muskelvenen nach außen, via Vv. perforantes und/oder aufwärts in die V. tibialis posterior ausbreiten kann,

2) die Folgeerscheinungen der tiefen Thrombose auf der inneren Malleolarregion und auf der Innenseite der Wade lokalisiert sind [23].

Venae perforantes

Die Vv. perforantes wurden von van Limborgh et al. [67] in 3 Hauptgruppen eingeteilt: Vv. perforantes mediales, laterales und posteriores. Durch die Unterteilung der medialen Hauptgruppe in 3 und der lateralen in 4 Untergruppen ergeben sich insgesamt 8 Perforansgruppen für den Unterschenkel (Tabelle 1.2). In der Knieregion werden 3 Gruppen: mediale, laterale und hintere Vv. perforantes angenommen.

Dazu muß bemerkt werden, daß eine strenge Einteilung den realen Verhältnissen nicht in jeder Hinsicht gerecht werden kann. So können z.B. die Cockett-Perforansvenen im Limborgh-Schema nicht kompromißlos untergebracht werden. Teilt man sie, wie Limborgh in die mi-Gruppe ein, dann stimmt die Definition nicht, wonach die Cockett-Venen vom R. posterior der V. saphena magna abgehen. Reiht man sie, wie May [76] in die mp-Gruppe, so stimmt wiederum ihre Einmündungsstelle nicht, weil Limborghs mp-Perforantes nicht in die V. tibialis posterior sondern in Muskelvenen münden.

Diese Kontroversen sind dadurch entstanden daß Limborgh am Querschnitt des Unterschenkels (Abb. 1.15d) die V. saphena magna zu weit hinten plaziert und vor dieser noch eine Vene (Abgangsstamm von ma) angenommen hat. Legt man die V. saphena magna auf die Tibia – wie sie im Mittelbereich des Unterschenkels liegt – und den R. posterior zwischen Tibia und Soleusrand (Abb. 1.15e), so ergeben sich zwei mit der V. tibialis posterior verbundene Perforansgruppen, die wir als ma und mp bezeichnen. Die Cockett-Perforantes rechnen wir ähnlich wie May [76] zur mp-Gruppe und bemerken, daß sie in die V. tibialis posterior münden. Nur die *Cockett*-Vene III kann aufgeteilt in die

Tabelle 1.2. Venae perforantes am Unterschenkel und Knie

Vv. perforantes	Abkürzung	Zahl	Durchschnittl. Zahl	Abgang	Mündung
Unterschenkel					
mediales					
anteriores	ma	1–6	4	R. anterior V.s.m.	Vv. tibiales posteriores
posteriores	mp	3–6	5	R. posterior V.s.m. oder ein Ast der V.s.p.	Distal: V. tibialis posterior Proximal: Muskelvenen oder aufgezweigt in beide
laterales					
anteriores	la	2–5	4	Vordere Äste der V.s.m.	Vv. tibiales anteriores
intermediae					
anteriores	lia	5–10	7		
posteriores	lip	4–10	6	Laterale Äste der Vv. saphenae	Vv. peronaeae
posteriores	lp	2–5	4		Muskelvenen
posteriores	p	2–8	6	V.s.p.	Muskelvenen
Knieregion					
genus mediales	gm	2–6	5	V.s.m.	V. poplitea oder ihre Äste
genus laterales	gl	2–6	4	Venengeflecht an der Außenseite des Knies	
genus posteriores	gp	2–7	4	V.s.p., V. femoropoplitea und Seitenäste	

V. tibialis posterior und in eine Muskelvene münden. Auch die Befunde von Sidler [105] unterstützen eine solche Einteilung, wonach die Vv. perforantes häufiger von einem Nebenast als von einem Venenstamm ausgehen. Die von uns modifizierte Einteilung der Unterschenkel- und Knieperforantes ist in Tabelle 1.2 zusammengefaßt und in Abb. 1.15 schematisch dargestellt. Ersetzt man Limborghs ma-Stamm, den wir an Präparaten nicht finden konnten, durch die V. saphena magna und läßt folglich die mi-Gruppe aus, so wird auch die von Limborgh zu hoch angegebene Zahl der Perforantes reduziert. Sidler fand maximal so viele Perforantes, wie bei Limborgh als Minimalzahl angegeben wird.

Für die *klinische Einteilung der Vv. perforantes* stützen wir uns auf die vorgeschlagenen Richtlinien von May [76] und auf die Originalbeschreibungen der betreffenden Autoren. Danach gibt es an der medialen Seite des Unterschenkels folgende Vv. perforantes: Cockett I, 6–7 cm über der Fußsohle, Cockett II, 13,5 cm, Cockett III, 18,5 cm, und eine sog. 24-cm-Perforansvene; sie befinden sich alle auf der *Linton-Linie* (eine 1 Querfinger hinter dem Malleolus medialis gezogene senkrechte Linie; Abb. 1.16a).

Von der Malleolusspitze aus gemessen werden die Abstände jeweils um 6 cm reduziert. Die Cockett-Venen gehen zwischen M. soleus bzw. Achillessehne und

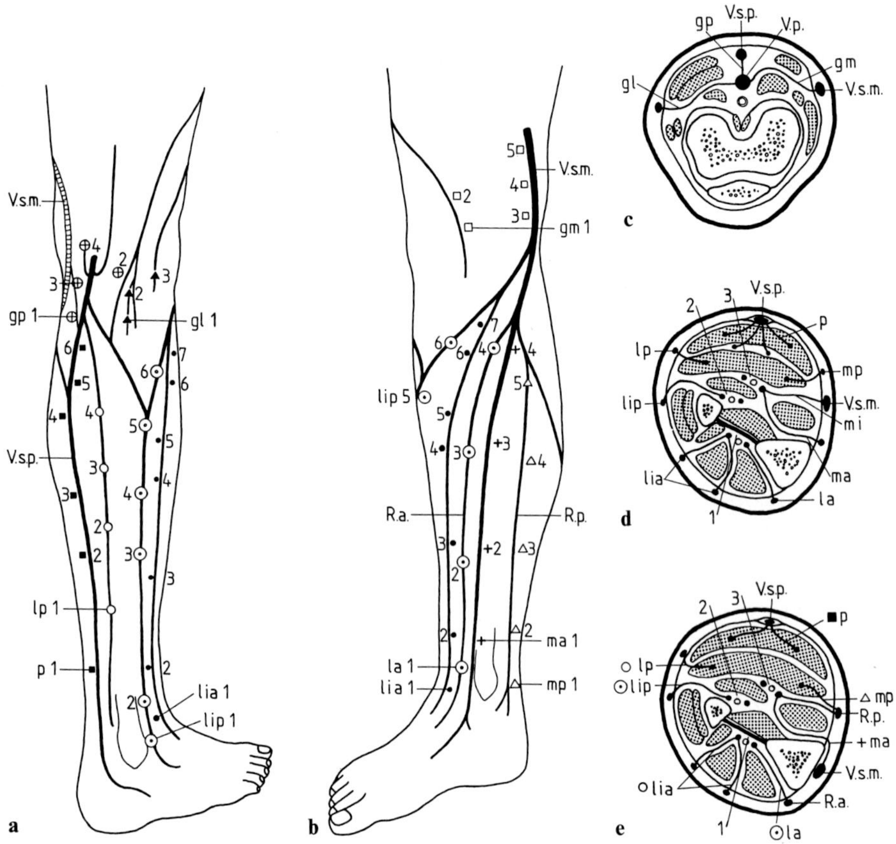

Abb. 1.15 a–e. Lokalisation der Unterschenkel- und der Knieperforansvenen. **a** Dorsolaterale Sicht. **b** Ventromediale Sicht. **c** Querschnitt auf Höhe des Kniegelenks. **d** Querschnitt im mittleren Drittel des Unterschenkels (nach van Limborgh [66]). **e** Modifizierter Querschnitt

ma	Vv. perforantes (Vv. p.) mediales anteriores +	*lp*	Vv. p. laterales posteriores ○
ma 4	Boyd-Perforansvene	*p*	V. p. posteriores ■
mi	Vv. p. mediales intermediae	*gm*	Vv. p. genus mediales □
mp	Vv. p. mediales posteriores △	*gl*	Vv. p. genus laterales
mp 1–3	Cockett-Perforansvenen	*gp*	Vv. p. genus posteriores ⊕
la	Vv. p. laterales anteriores	*V.s.m.*	V. saphena magna
lia	Vv. p. laterales intermediae anteriores ●	*V.s.p.*	V. saphena parva
lip	Vv. p. laterales intermediae posteriores ⊙	*V.p.*	V. poplitea
1	Vv. tibiales anteriores	*R.a.*	R. anterior venae saphenae magnae
2	Vv. peronaeae	*R.p.*	R. posterior venae saphenae magnae
3	Vv. tibiales posteriores		

den tiefen Flexoren direkt in die Vv. tibiales posteriores. Die Eintrittsstelle der Cockett-Vene III wird von Gullmo als „Soleuspunkt“ bezeichnet (Abb. 1.16). Die Boyd-Perforansvene geht von der V. saphena magna 2,5 cm unterhalb des Tibiaplateaus oder auf Höhe der Tuberositas tibiae ab (Abb. 1.16a). Auf der

1 V. saphena magna
2 R. anterior
3 R. posterior ("posterior arch vein")
4 Cockett-Vene I
5 Cockett-Vene II
6 Cockett-Vene III, Soleuspunkt
7 24-cm-Perforansvene
8 Boyd-Perforansvene
9 Tibiaplateau
10 V. poplitea
11 Vv. gastrocnemii
12a Subfaszialer Abschnitt der V. saphena parva
12b Epifaszialer Abschnitt der V. saphena parva
13 Gastrocnemiuspunkt nach May
14 Gastrocnemiuspunkt nach Gullmo (Austrittsstelle derjenigen Perforansvene, welche insuffizient wird)
15 12-cm-Perforansvene
16 Bassi-Perforansvene
17 Proximale Kante des Tuber calcanei
a Linton-Linie
b Meßhöhe von der Fußsohle aus
c Meßhöhe von der Malleolusspitze aus (Brunner)

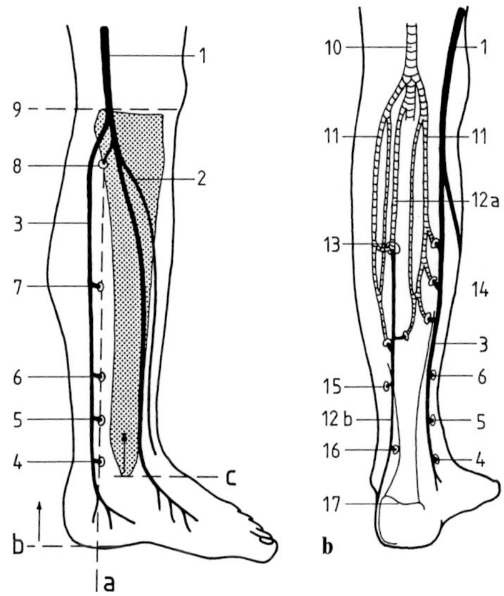

a **b**

Abb. 1.16a, b. Vv. perforantes. **a** Mediale, **b** hintere Ansicht des linken Unterschenkels

lateralen Seite des Unterschenkels befinden sich 5 cm oberhalb der proximalen Kante des Tuber calcanei die Bassi-Perforansvene, und darüber die sog. 12-cm-Perforansvene (Abb. 1.16b). Der Gastrocnemiuspunkt von May befindet sich in der Wadenmittellinie, der von Gullmo am medialen Gastrocnemiusrand (s.S. 25 und Abb. 1.16b).

1.2.3 Venen des Oberschenkels

Oberflächliche Venen

Die V. saphena magna und ihre Äste sind die oberflächlichen Venen des Oberschenkels. Das subkutane Venennetz wird v.a. von den Seitenästen der V. saphena magna drainiert, der Hauptstamm selber dient als Überleitungsrohr und führt Blut aus dem Fuß- und Unterschenkelbereich in die V. femoralis communis.

Die *V. saphena magna* tritt variierend vor, über oder hinter dem M. sartorius in die vordere Femoralregion ein, steigt nach Überkreuzung des M. sartorius, des M. adductor longus und des Trigonum femorale mediale zum Hiatus saphenus auf, durchbohrt dort die Fascia cribrosa und mündet in die V. femoralis communis (Abb. 1.4). Sie wird von 3–4 Lymphkollektoren des ventromedialen Bündels begleitet. Der obere Venenabschnitt ist mit dem R. femoralis des N. genitofemoralis, der untere Abschnitt mit 1–2 Nn. cutanei femoris anteriores benachbart (Abb. 1.4 und 1.21). Der *Hiatus saphenus* stellt variierend eine kleine rundliche bis länglich lanzettenförmige Öffnung dar. Seine Länge variiert zwischen 1,5 und 8,5 cm, die Breite zwischen 1,5 und 3,5 cm. Die durchschnittliche Länge beträgt 4,6, die Weite 2,8 cm [2, 20, 44]. Der Abstand der Saphenaeinmündung vom Lig. inguinale variiert nach Poirier u. Charpy [91] zwischen 1 und 7 cm (1 cm in 1,6%, 2,5–3,5 cm in 24%, 4–5 cm in 72%, 7 cm in 1,6% der Fälle). Die Einmündungshöhe ist meist beidseits symmetrisch. Bei Asymmetrie mündet die linke Saphena etwa 0,5–1,5 cm höher. Die klinische Landmarke der saphenofemoralen Verbindung liegt etwa 2,5–3 cm lateral und unterhalb des Tuberculum pubicum. Die von hier zum Tuberculum adductorium gezogene Linie markiert die Verlaufsrichtung der V. saphena magna (s. Abb. 1.21 b). Beim Aufsuchen der Einmündungsstelle ist es ratsam, sich nach dem angegebenen Knochenpunkt und nicht nach der Hüftfalte zu orientieren, da die Einmündung bei mageren Personen unterhalb, bei korpulenten dagegen oberhalb dieser Hautfalte liegt.

Der Oberschenkelabschnitt der V. saphena magna liegt auf der Fascia lata, bedeckt von der subkutanen Fettschicht, ist in einen Bindegewebstunnel eingebaut und verspannt. Der noch epifaszial gelegene Endabschnitt des Saphenastammes, welcher die Seitenäste aufnimmt, wird von Matti [74] und Hilty [44] als *Confluens venosus subinguinalis* bezeichnet. Dieser leicht erweiterte sog. „saphenous bulb" wird durch ein besonderes Verspannungssystem fixiert [53]. Es besteht aus starken bindegewebigen Längszügen, welche vom Lig. inguinale absteigen, in die Adventitia einstrahlen und aus den radiär angeordneten Seitenästen, die von Lanz et al. [61] als „oberflächenparalleler Lüftungsstern" bezeichnet sind. Der subfasziale kurze einmündungsfreie Endabschnitt der V.s.m. wird von Hilty [44] als *Truncus saphenus subinguinalis* bezeichnet und als eine V. perforans prima aufgefaßt. Er mündet trichterförmig erweitert mit einem Winkel von 30–40° in die V. femoralis communis. Beim Fasziendurchtritt ist die Venenwand zirkulär an der Fascia cribriformis befestigt, darunter von einer Verlängerung der Femoralisscheide umhüllt.

Der Oberschenkelabschnitt der V.s.m. ist in 27% der Fälle doppelläufig. Die Verdoppelung betrifft meist nur eine gewisse Strecke (Inselbildung), seltener die Gesamtlänge (6%), wobei der Nebenast gewöhnlich dünner und oberflächlicher ist als der Hauptstamm (Abb. 1.17 a). Eine klinisch wichtige Variante ist die *tiefe Einmündung („low termination")* der V.s.m. In solchen Fällen münden bei der normalen Einmündungsstelle die proximalen Äste in die V. femoralis, die V.s.m. hingegen 3–5 cm distalwärts davon (Abb. 1.17 b). Eine solche Einmündung entsteht, wenn die nächstgelegene V. perforans zum Mündungsteil der V.s.m. wird und der normale Endabschnitt obliteriert [13]. Beim Übersehen einer solchen Situation kann anstatt der Saphena aus Versehen die V. femoralis ligiert werden. Bei *hoher Einmündung* überquert die Saphena das Leistenband und vereinigt sich mit einer Bauchdeckenvene. Siegelbauer [106] betrachtet diese Einmündungsart als eine atavistische Variante, da sie einen phylogenetisch älteren Abflußweg darstellt.

Die *Äste der V. saphena magna* bilden eine proximale und eine distale Gruppe (Abb. 1.17 a).

Die *Äste der proximalen Gruppe*, V. circumflexa ilium superficialis, V. epigastrica superficialis, Vv. pudendae externae, sind mit Ausnahme der V. tegumen-

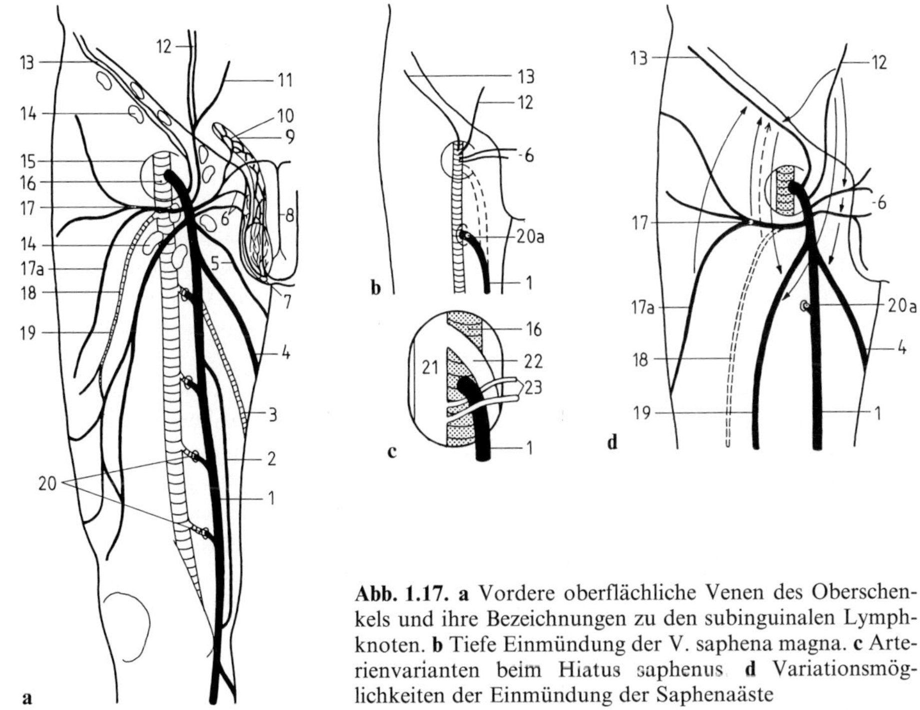

Abb. 1.17. a Vordere oberflächliche Venen des Oberschenkels und ihre Bezeichnungen zu den subinguinalen Lymphknoten. **b** Tiefe Einmündung der V. saphena magna. **c** Arterienvarianten beim Hiatus saphenus. **d** Variationsmöglichkeiten der Einmündung der Saphenaäste

1 V. saphena magna
2 Inselbildung durch partielle Verdoppelung
3 V. femoropoplitea
4 V. saphena accessoria medialis
5 V. circumflexa femoris medialis superficialis
6 Vv. pudendae externae
7 Anastomose mit Hodenvenen
8 V. dorsalis penis superficialis
9 Plexus pampiniformis
10 V. funicularis
11 V. tegumentosa
12 Vv. epigastricae superficiales
13 V. circumflexa ilium superficialis
14 Nodi lymphatici inguinales superficiales
15 Hiatus saphenus
16 V. femoralis communis
17 V. circumflexa femoris lateralis superficialis
17a R. ascendens
18 V. saphena accessoria lateralis secunda
19 V. saphena accessoria lateralis prima
20 Vv. perforantes
20a V. perforantis prima
21 A. femoralis superficialis
22 A. femoralis profunda oder circumflexa medialis
23 Aa. pudendae externae

tosa paarige Begleitvenen der gleichnamigen Arterien. Alle proximalen Äste sind konstant und münden einzeln oder mit Nachbarästen vereinigt in die V. saphena magna, seltener in die V. femoralis (Abb. 1.17a). Bardeleben [5], Pernkopf [89], Spalteholz [108] und Rauber u. Kopsch [95] beschreiben sie als Äste der V. femoralis, nach Hilty hingegen sind sie es in keinem Fall. Die V. epigastrica superficialis und die medial davon gelegene *V. tegumentosa* stehen durch das oberflächliche Venennetz der vorderen Bauchwand mit der V. thoracoepigastrica und durch Perforansvenen des Nabelbereichs mit den Vv. parumbilicales in Verbindung. Dieses Anastomosennetz verbindet die V. axillaris und femoralis einerseits untereinander, andererseits mit der Pfortader (s. Abb. 1.29).

Die 1–2 *Vv. pudendae externae* erhalten Äste aus Bauchhaut, Skrotum bzw. Schamlippen (Vv. scrotales, labiales anteriores) und von Penis bzw. Klitoris (V. dorsalis penis, V. clitoridis superficialis). Letztere kann direkt in die V. saphena magna (69% links, 10% rechts, 10% beidseits), in die V. femoralis (7%), oder in die V. epigastrica superficialis münden (3,3%). Präsymphyseal, über der Peniswurzel, welche als Confluens venosus für die Abdominal- und Genitalvenen gilt, anastomosieren die Vv. pudendae externae mit der Gegenseite, mit den Vv. perineales superficiales, V. deferentialis bzw. V. ligamenti rotundi (Abb. 1.17a). Durch diese Wege wird die V. femoralis mit der Gegenseite, mit der V. iliaca interna (via Vv. perineales – V. pudenda interna und V. ligamenti rotundi – Plexus uterinus) und mit der V. cava inferior (via V. funicularis – V. testicularis) verbunden (s. Abb. 1.22 und 1.28).

Die *Venen der distalen Astgruppe* sind in ihrer Zahl und Lokalisation sehr variabel, deshalb sind sie sehr unterschiedlich beschrieben und benannt worden. Im Subkutangeflecht können verschiedene Äste in verschiedenen Kombinationen sich zu größeren Stämmen entwickeln. Die möglichen Äste sind: die V. circumflexa femoris superficialis medialis und lateralis, die V. saphena accessoria medialis und lateralis und unter Umständen die V. femoropoplitea (Abb. 1.17a).

Vena circumflexa femoris superficialis medialis und lateralis sind Grenzvenen zwischen der proximalen und distalen Astgruppe. Als selbständige Venen erscheinen sie selten, meist gehören sie zur Astgruppe der Vv. saphenae accessoriae (Abb. 1.17).

Die klinische Literatur unterscheidet eine V. saphena accessoria medialis und lateralis. Die Bezeichnungen sind nicht einheitlich. Es kommen folgende Synonyme vor: für die V. saphena accessoria lateralis: V. saphena anterior, V. circumflexa lateralis, V. femoralis superficialis lateralis sive externa, V. anterolateralis. Für die V. saphena accessoria medialis: V. circumflexa medialis, V. femoralis superficialis interna, V. cutanea femoralis interna, V. saphena posterior, V. posterolateralis. Die Anatomiebücher geben anhand der Nomina Anatomica nur allgemein eine V. saphena accessoria an. Tandler [112] und Warwick [115] beschreiben unter diesem Namen die laterale, Rauber u. Kopsch [95], Spalteholz [108] und Siegelbauer [106] dagegen die mediale V. saphena accessoria.

Die *V. saphena accessoria lateralis* entspringt aus dem suprapatellaren Venenplexus, verläuft an der ventrolateralen Seite des Oberschenkels, nimmt vordere und laterale Äste auf und mündet separat oder vereinigt mit der V. circumflexa ilium superficialis in die V. saphena magna. Sie kommt nach Hilty [44] in 71%, nach Daseler et al. [20] in 92% der Fälle vor (Abb. 1.17a).

Hilty bezeichnet die in die V. saphena magna mündende Vene als V. saphena accessoria lateralis prima, diejenige, welche in die V. circumflexa femoris oder V. circumflexa ilium superficialis mündet, als V. accessoria secunda, bemerkt aber, daß die letztere vom R. descendens der V. circumflexa femoris lateralis nicht unterscheidbar ist (Abb. 1.17a).

Die *V. saphena accessoria medialis* entspringt an der dorsomedialen Fläche des Oberschenkels, biegt um den medialen Schenkelrand und mündet in die V. saphena magna (Abb. 1.17). Sie kommt nach Daseler et al. [20] in 8%, nach Hilty [44] in 11% und nach Kosinski [50] in 20% der Fälle vor.

Aus der engen Nachbarschaft der Einmündungen und der radiären Anordnung der Saphenaäste ergibt sich in der Subinguinalregion ein sternförmiges Venenbild „étoile veineuse superficielle“ [89]. Die Astzahl ist bei der Einmündung sehr variabel (Abb. 1.17d). Sie kann reduziert sein, wenn 2 oder mehr

Venen gemeinsam einmünden oder weil in der unteren Astgruppe von den beschriebenen 5 möglichen Ästen praktisch höchstens 3 existieren [44]. Zusätzliche Seitenäste können hingegen die Gesamtzahl bis auf 12 erhöhen [75]. Die Variationen der Saphenaäste wurden von Glasser [38] Daseler et al. [20], Mansberger et al. [73] und von Hilty [44] untersucht. Alle möglichen Varianten aufzuführen ist sinnlos, man kann nur ein „Idealbild" mit allen möglichen Ästen zeigen und dabei betonen, daß es nach dem Prinzip „tot varietates quot individua", keine typischen oder atypischen Fälle gibt. Deshalb muß bei Varizenoperationen die vorliegende Situation genau geprüft werden, weil das Übersehen eines Astes zu einem Rezidiv in der Leistenregion führen kann [75].

Außer den Venenvarianten müssen bei Operationen auch einige Arterienvarianten berücksichtigt werden. Eine oder beide der gewöhnlich unter der V. saphena magna gelegenen Aa. pudendae externae können die Saphenamündung überkreuzen und verdecken (Abb. 1.17c), oder manchmal Y-förmig in die Zange nehmen (s. Abb. 1.21a). Im Hiatus saphenus kann eine hoch entspringende A. femoralis profunda oder A. circumflexa femoris medialis die V. femoralis communis direkt oberhalb der Saphenamündung überkreuzen (Abb. 1.17c). Ein solcher oberflächlicher Arterienstamm ist leicht verletzlich und mit der A. femoralis superficialis verwechselbar.

Enge Beziehungen hat der subinguinale Venenstern auch zu den oberflächlichen inguinalen Lymphknoten (Abb. 1.17a). Die V. saphena magna und die Vv. saphenae accessoriae sind den Nodi lymphatici inguinales inferiores, die Vv. pudendae externae und epigastrica superficialis den Nodi lymphatici inguinales superomediales benachbart. Die V. circumflexa ilium superficialis verläuft zwischen oder entlang der superolateralen Knotenkette. Ein neben oder über der Saphenamündung gelegener Zentralknoten kommt selten vor (15%).

Die meisten oberflächlichen Venen enthalten *Klappen*. Klappenlos sind nach Kania [47] nur die Anastomosen größerer Stämme (V. saphena magna – V. saphena parva), deshalb ist darin ein Blutstrom in beiden Richtungen möglich. Die Verbindungen zwischen ungleichwertigen Stämmen führen Blut immer in den stärkeren Stamm. Die Bauchwand- und Genitalvenen sind reichlich mit Klappen versehen, die zur V. saphena magna hinweisen. Über Klappen der V. saphena magna s. S. 10.

Der oberflächliche dorsale *Venenstamm* des Oberschenkels, die *V. femoralis posterior*, ist sehr variabel. Ihre Varianten bzw. die Varianten ihres Stammgefäßes, der V. saphena parva, wurden von Kosinski [50], Stolic [111], May [75], Schobinger [100] und Gillot [37] untersucht. Eine V. femoralis posterior kommt in 90–95% der Fälle vor und stellt bei popliteealer Einmündung einen aufsteigenden Ast der V. saphena parva (Abb. 1.18a–e), bei hoher Einmündung hingegen die Fortsetzung des Stammes dar (Abb. 1.18f, g). Sie kann entweder subkutan oder subfascial liegen, deshalb wird sie von Paturet [88] als V. subcutanea femoris posterior, von Stolic [111] dagegen als V. subaponeurotica femoris posterior bezeichnet. Da es sich hier nur um Lagevarianten desselben Stammes handelt, ist es zweckmäßiger, sie einfach V. femoralis posterior zu nennen und ihre jeweilige Lage (subkutan, subfaszial) von Fall zu Fall anzugeben. Die oft verwendete Bezeichnung V. femoropoplitea kann nicht als Synonym für den Stamm verwendet werden, weil sie meist nur ein Seitenast ist.

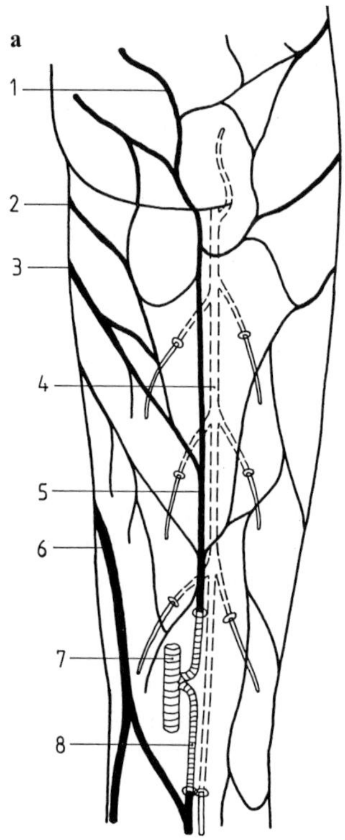

Abb. 1.18 a–g. Hintere oberflächliche Venen des Oberschenkels. **a** Subcutane, **b** subfasciale V. femoralis posterior, **d, e** V. femoropoplitea, **f, g** hohe Einmündung der V. saphena parva

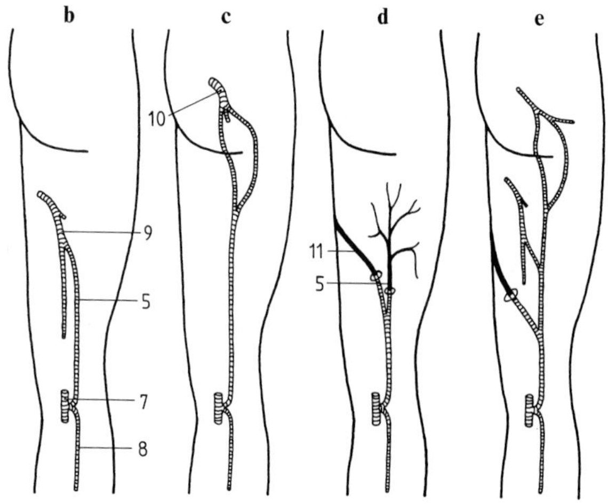

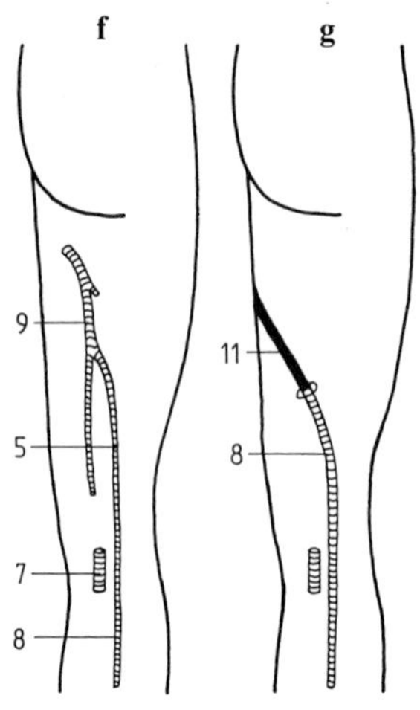

1 Vv. cutaneae glutaeae
2 V. circumflexa femoris medialis superficialis
3 V. saphena accessoria medialis
4 N. cutaneus femoris posterior
5 V. femoralis posterior
6 V. saphena magna
7 V. poplitea
8 V. saphena parva
9 V. femoralis profunda
10 V. glutaea inferior
11 V. femoropoplitaea

Bei subkutanem Verlauf endet die V. femoralis posterior im oberflächlichen Venennetz des Oberschenkels und der Glutäalregion (Abb. 1.18 a), bei subfaszialem Verlauf mündet sie durch eine V. perforans in die V. profunda femoris (Abb. 1.18 b) oder via V. ischiadica und V. glutaea inferior in die V. iliaca interna (Abb. 1.18 c). Letztere Variante ist entwicklungsgeschichtlich bedingt. Die V. saphena parva geht aus der postaxialen Vene der Extremitätenknospe hervor.

Sie erscheint als erste Vene und mündet via V. ischiadica und V. glutaea in die V. iliaca interna. Nach Ausbildung des poplitealen Anschlusses wird der proximale Venenabschnitt auf eine aufsteigende Kollaterale („postaxial vein of the thigh", V. femoralis posterior) reduziert.

Eine *V. femoropoplitea* (Giacomini-Vene) gibt es nur etwa in einem Drittel der Fälle. Sie zweigt von der V. femoralis posterior ab (Abb. 1.18d, e), oder sie bildet, wenn diese fehlt, die Fortsetzung der V. saphena parva (Abb. 1.18f, g). Schräg aufsteigend wendet sie sich nach medial-vorn und endet entweder epifaszial in der V. saphena magna, oder subfaszial in der V. femoralis superficialis.

Erstere kann den Platz der V. saphena accessoria medialis einnehmen, letztere liegt etwas distaler (Abb. 1.17a). Bei komplexer Einmündung gibt die V. femoralis posterior mehrere Äste ab, von denen einer immer eine *Giacomini-Vene* ist [37] (Abb. 1.18e). Bei hoher Einmündung der V. saphena parva (Abb. 1.18f, g) wird ihr Oberschenkelanteil je nach Lage und Endigung entweder V. femoralis posterior (Abb. 1.18f) oder V. femoropoplitea (Abb. 1.18g) genannt. Nur in seltenen Fällen (0,9% nach [75]) ist die V. femoralis posterior ein Ast der V. poplitea.

Die V. femoralis posterior und die V. femoropoplitea enthalten 2–4 Klappen und führen Blut immer in proximaler Richtung, nicht nach distal, wie einige Anatomiebücher angeben [95, 108, 112]. Bei Klappeninsuffizienz oder bei Avalvulie ist eine begrenzte distale Strömung oder eine Pendelströmung möglich.

Beide hinteren Venenstämme können sowohl partiell als auch auf ihrer ganzen Länge epi- oder subfaszial verlaufen. Endet ein Stamm nach subfaszialem Verlauf in einer epifaszialen Vene oder umgekehrt, so verhält er sich wie eine V. perforans. Seitenäste der Venenstämme sind die kleinen Subkutanvenen, welche die Regio femoris posterior drainieren, sowie Muskeläste aus der ischiokruralen Muskulatur.

System der lateralen Beinvenen

Neben dem Saphenasystem gibt es ein von Albanese et al. [1] in Varikosefällen beschriebenes „lateral subdermic system". Das komplette System ist X-förmig, mit dem Kreuzungspunkt an der lateralen Seite des Knies (Abb. 1.19). Wenn es inkomplett ist, zeigt es ein aufrecht oder auf dem Kopf stehendes Y oder eine S-Form. Bei der X-Form steigt der hintere Oberschenkelast entlang dem M. biceps femoris bis zur Glutäalfalte, der vordere Ast über dem Quadrizeps zur unteren Spitze des Trigonum femorale auf. Der hintere Unterschenkelast folgt den Mm. fibulares, der vordere dem M. extensor digitorum longus und brevis bis zur 3.–4. Interdigitalspalte. Das laterale subdermische System ist durch Vv. perforantes mit den tiefen Venen wie folgt verbunden:

(1) der hintere Oberschenkelast mit der V. glutaea inferior und mit der V. profunda femoris;
(2) der vordere Oberschenkelast mit Quadrizepsästen der V. circumflexa femoris lateralis, seltener durch eine höher gelegene Perforansvene mit der V. femoralis superficialis;
(3) die Kreuzungsstelle via Vv. genus laterales mit der V. poplitea;
(4) der hintere Unterschenkelast mit den Vv. peronaeae;
(5) der vordere Unterschenkelast mit der V. tibialis anterior;
(6) am Fußrücken mit den tiefen Tarsal- und Metatarsalvenen und durch die 3–4 Interdigitalspalten mit dem Arcus venosus plantaris (Abb. 1.19).

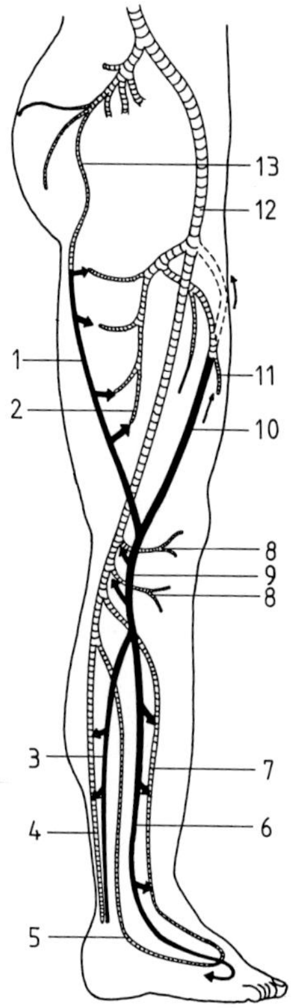

Abb. 1.19. Schema der lateralen Beinvenen und ihrer Verbindungen. (Nach Albanese et al. [1])

1 Hinterer Oberschenkelast
2 V. profunda femoris
3 Hinterer Unterschenkelast
4 V. peronaea
5 Arcus venosus plantaris
6 Vorderer Unterschenkelast
7 V. tibialis anterior
8 Vv. genus
9 Kreuzungsstelle
10 Vorderer Oberschenkelast
11 Quadrizepsvenen
12 V. femoralis communis
13 V. glutaea inferior

Das oberflächliche laterale System ist nach Albanese et al. [1] eine kongenitale Variante, welche dann entsteht, wenn das primäre subdermale System nicht vom sekundären Saphenasystem abgelöst wird.

Tiefe Oberschenkelvenen

Die tiefen Oberschenkelvenen sind in 3 Schichten angeordnet (Abb. 1.20). Die Gefäße der vorderen Schicht, die V. femoralis superficialis und communis dienen v.a. als Ableitungswege, deshalb wird diese Schicht „plan de passage“ genannt. Zur mittleren oder nutritiven Schicht gehören die Begleitvenen der nutritiven Arterien, die Vv. circumflexae femoris und der Stamm der V. profunda femoris. Die hintere Schicht besteht aus den Vv. perforantes profundae und aus ihrer Anastomosenkette. Sie ist teils eine nutritive, teils eine supplementäre Drainageschicht bei Ausfall der Hauptableitungswege. Die Venen der vorderen und mittleren Schicht gehören zur vorderen, die der hinteren Schicht zur dorsalen Oberschenkelregion.

Tiefe Venen der vorderen Oberschenkelregion. Die *V. femoralis superficialis* ist die Fortsetzung der V. poplitea. Sie vereinigt sich 2–7 cm unterhalb des Leisten-

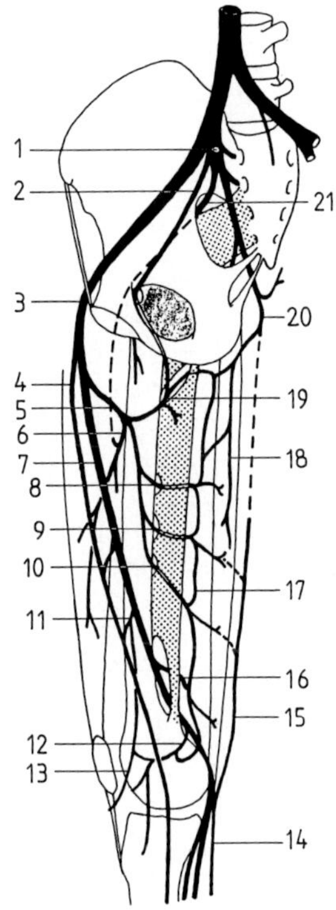

Abb. 1.20. Venenschichten des Oberschenkels: Kollateralwege

1 V. iliaca interna
2 V. obturatoria
3 V. femoralis communis
4 V. saphena magna
5 V. profunda femoris
6 V. circumflexa femoris lateralis
7 V. femoralis superficialis
8 V. perforans profunda prima
9 V. perforans profunda secunda
10 V. perforans profunda tertia
11 mid-Hunter canal perforator
12 V. genus descendens
13 Plexus genicularis
14 V. saphena parva
15 V. femoralis posterior
16 V. perforans profunda quarta
17 Anastomosenkette der Vv. perforantes
18 V. ischiadica
19 V. circumflexa femoris medialis
20 V. glutaea inferior
21 V. glutaea superior

bandes mit der V. profunda femoris zur V. femoralis communis (Abb. 1.20–1.22). In den Anatomiebüchern werden V. femoralis communis und superficialis zusammen V. femoralis genannt. Der einheitliche Stamm von V. femoralis communis und superficialis ist gemeinsam mit dem entsprechenden Arterienstamm in einem Faszientrichter eingelagert (Abb. 1.21 b). Die untere Hälfte des Trichters, der schlauchförmige Trichterhals, wird vom Canalis adductorius gebildet. In diesem Abschnitt liegen die Gefäße tief zwischen den Extensoren und Adduktoren. Die obere Trichterhälfte ist ein flachgedrückter dreieckiger Raum, dessen Wände das oberflächliche und das tiefe Blatt der Fascia lata bilden. Hier sind die Gefäße nur vom oberflächlichen Faszienblatt bedeckt und deshalb leicht zugänglich (Abb. 1.21 b). Die V. femoralis superficialis windet sich in einer von lateral nach medial gerichteten Schraube um die Arterie aufwärts. Im unteren Drittel des Hunter-Kanals verläuft sie hinter und lateral, weiter oben ganz hinter der Arterie und gelangt auf Höhe des Hiatus saphenus auf deren mediale Seite. Die V. femoralis communis steigt in der gleichen Position auf und geht durch die Lacuna vasorum in die V. iliaca externa über (Abb. 1.21 a). Die Lacuna vasorum dient wie das Foramen ischiadicum majus als Hilus vasculosus für die untere Extremität. Die A. und V. femoralis sind in ihrer ganzen Länge von einer gemeinsamen Gefäßscheide umschlossen, innerhalb der Scheide jedoch durch ein sagittales Septum voneinander getrennt (Abb. 1.21 c). Proximal setzt sich die Gefäßscheide auf A. und V. iliaca externa, distal auf A. und V. poplitea

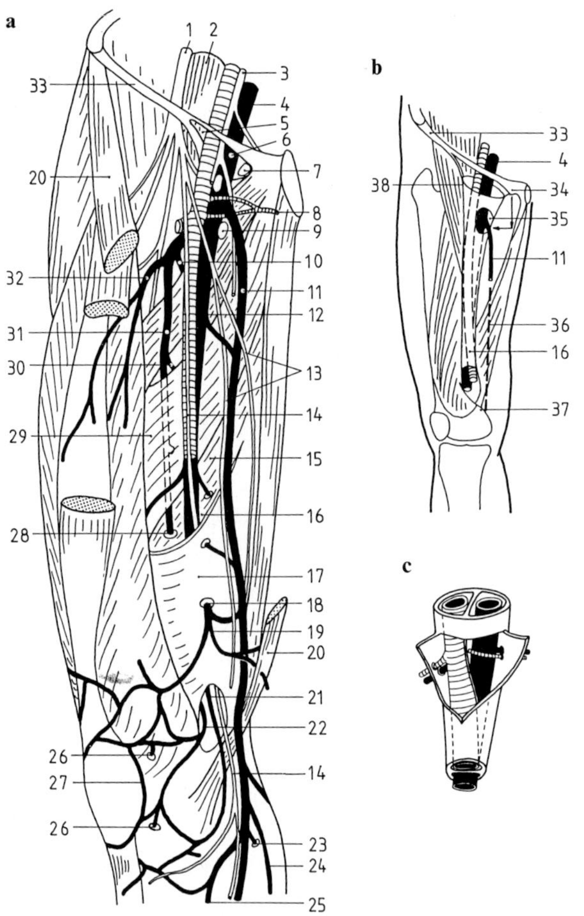

Abb. 1.21. a Tiefe Venen der vorderen Femoral- und Knieregion. **b** Subinguinaler Faszientrichter und Adduktorenkanal, Lokalisation des Hiatus saphenus (*Pfeile*), Verlaufslinie der V. saphena magna (*gestrichelte Linie*). **c** Bau der Gefäßscheide

1 N. femoralis
2 M. psoas major
3 N. genitofemoralis
4 V. iliaca externa
5 Lacuna vasorum
6 V. femoralis communis
7 Rosenmüller-Lymphknoten
8 Aa. pudendae externae
9 Nodus lymphaticus inguinalis profundus
10 V. circumflexa femoris medialis
11 V. saphena magna
12 V. femoralis superficialis
13 Nn. cutanei femoris anteriores
14 N. saphenus
15 M. adductor magnus
16 Adduktorenkanal
17 Lamina vastoadductoria
18 "mid-Hunter-canal perforator"
19 V. subsartoria
20 M. sartorius
21 V. genus descendens
22 V. genus superior medialis
23 Boyd-Perforansvene
24 R. posterior venae saphenae magnae
25 R. anterior venae saphenae
26 Vv. perforantes genus mediales
27 Plexus genicularis
28 V. perforans profunda III
29 M. adductor longus
30 V. perforans profunda I
31 V. profunda femoris
32 V. circumflexa femoris lateralis
33 Leistenband
34 Tuberculum pubicum
35 Hiatus saphenus
36 Verlaufslinie der V. saphena magna
37 Tuberculum adductorium
38 subinguinaler Faszientrichter

fort. Über der Gefäßscheide steigen Lymphgefäße zu den tiefen inguinalen Lymphknoten auf. Letztere bilden eine Kette entlang der A. und V. femoralis communis. Der oberste, der Rosenmüller-Knoten liegt im Anulus femoralis medial der V. femoralis communis (Abb. 1.21). Wegen der Vergrößerung dieses Knotens oder wegen einer hier heraustretenden Schenkelhernie kann die Vene eingeengt werden. Auf der V. femoralis communis steigt der R. femoralis des N. genitofemoralis ab, auf der V. femoralis superficialis der N. saphenus. Letzterer verläßt meist gemeinsam mit A. und V. genus descendens den Hunter-Kanal, steigt unter dem M. sartorius ab, durchbohrt hinter dem Condylus medialis femoris die Fascia und gesellt sich zur V. saphena magna (Abb. 1.21).

Äste der V. femoralis superficialis und communis: Die V. femoralis superficialis dient v.a. als Ableitungsweg für die tiefen Fuß-, Unterschenkel- und Knievenen sowie die V. saphena parva. Aus diesem Grund nimmt sie abgesehen von einigen kleinen Muskelvenen und Vv. perforantes nur 3 größere Seitenäste auf: die Begleitvenen der A. genus descendens, der unteren Arterie des M. vastus medialis und der inkonstanten A. perforans quarta. Die V. femoralis communis nimmt gewöhnlich nur die V. saphena magna auf, oberflächliche Bauchwand- und Genitalvenen hingegen nur selten (s.S. 45).

Einläufig ist die V. femoralis superficialis in 62,3% der Fälle, doppelläufig wegen der Aufgabelung der V. poplitea in 21%, Fortsetzung einer doppelläufigen V. poplitea in 2,7%, inselförmig in 2–3 Äste aufgeteilt in 13,7%. Außer der V. femoralis begleiten 2 kleine Satellitenvenen die A. femoralis. Sie entspringen variierend aus V. poplitea, Truncus tibiofibularis. V. genus inferior und münden in die V. femoralis superficialis, kurz bevor diese sich mit der tiefen Femoralvene vereinigt (s.S. 36). Die Satellitenvenen sind strickleiterartig untereinander und mit dem Femoralisstamm verbunden (Abb. 1.22). Besonders viele Verbindungsäste gibt es im Canalis adductorius, wo sie eine Art periarterielles Geflecht bilden. Nach Bardeleben [5] hat die A. femoralis immer 2 Begleitvenen, von denen gewöhnlich die hintere stark ausgebildet ist. Wird die vordere stärker, so spricht man von oberflächlicher Lage der V. femoralis.

Die *V. profunda femoris* ist eine einfache Begleitvene. Sie entsteht aus der Vereinigung der 2. und 3. V. perforans profunda, steigt zwischen dem M. adductor magnus und longus auf und vereinigt sich 2–7 cm unterhalb des Leistenbandes mit der V. femoralis superficialis (Abb. 1.22). Sie nimmt im oberen Drittel des Oberschenkels die V. perforans profunda I und kurz vor ihrer Endigung die Vv. circumflexae femoris medialis und lateralis auf. Eine der letzteren oder beide können separat oder vereinigt auch in die V. femoralis superficialis oder communis münden. Die Vv. circumflexae nehmen alle Muskeläste aus den Extensoren und Adduktoren auf, deshalb sind sie die stärksten Seitenäste. Eine gelegentlich sehr starke V. circumflexa medialis kann mit dem Profundastamm verwechselt werden. Zwei Äste dieser Vene, die dorsale Muskeln drainieren, verhalten sich ähnlich wie die Vv. perforantes profundae (s. Abb. 1.23). Deshalb wird von Paturet [88] die V. circumflexa medialis als die eigentliche V. perforans I betrachtet. Die Vv. circumflexae anastomosieren mit V. glutaea inferior, V. obturatoria und V. ischiadica und bilden so eine wichtige homolaterale Kollaterale zwischen V. femoralis und V. iliaca interna (Abb. 1.22). Die Verbindungen zwischen V. circumflexa medialis und V. glutaea bzw. V. ischiadica werden von Braune [15] Circulus venosus obturatorius bzw. ischiadicus genannt.

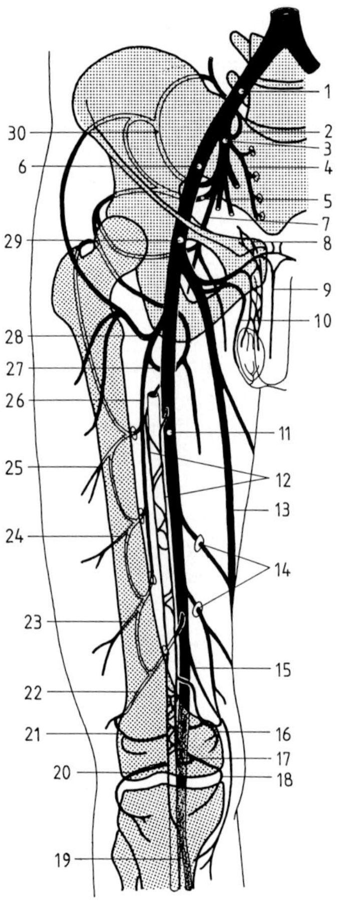

Abb. 1.22. Anastomosen zwischen V. poplitea, V. femoralis, V. iliaca interna und V. saphena magna

1 V. iliaca communis
2 V. iliolumbalis
3 V. iliaca interna
4 V. sacralis lateralis
5 V. glutaea inferior
6 V. iliaca externa
7 V. obturatoria
8 Plexus pampiniformis
9 V. dorsalis penis superficialis
10 Vv. pudendae externae
11 V. femoralis superficialis
12 Satellitenvenen der A. femoralis
13 V. saphena magna
14 Perforansvenen im Adduktorenkanal
15 V. genus descendens
16 V. genus superior medialis
17 V. poplitea
18 V. genus inferior medialis
19 Truncus tibiofibularis
20 V. genus inferior lateralis
21 V. genus superior lateralis
22 V. perforans quarta
23 V. perforans profunda III
24 V. perforans profunda II
25 V. perforans profunda I
26 V. profunda femoris
27 V. circumflexa femoris medialis
28 V. circumflexa femoris lateralis
29 V. femoralis communis
30 V. glutaea superior

Tiefe Venen der hinteren Femoralregion (Abb. 1.23). Die hintere Femoralregion enthält eine Reihe segmental angeordneter Venen; eine der V. femoralis vergleichbare Längsvene bildet nur die Anastomosenkette der Vv. perforantes und die V. ischiadica (Abb. 1.20).

Die *Vv. perforantes profundae* I–III sind Begleitvenen der gleichnamigen Arterien und führen Blut aus den ischiokruralen Muskeln ab. Die Venenstämme treten durch den M. adductor magnus in die vordere Femoralregion über und nehmen dort noch Muskeläste auf, bevor sie in die V. profunda femoris einmünden. Auf- und absteigende Äste der Perforansstämme bilden in der hinteren Femoralregion eine längsgerichtete Anastomosenkette, welche die Perforansvenen untereinander und mit der V. poplitea bzw. V. ischiadica verbindet (s. unten). Als Variante kann die inkonstante V. perforans II fehlen und eine zusätzliche V. perforans IV vorhanden sein. Letztere drainiert den poplitealen Abschnitt des M. semimembranosus, tritt durch den Hiatus canalis adductorii und mündet in die V. femoralis superficialis (Abb. 1.23).

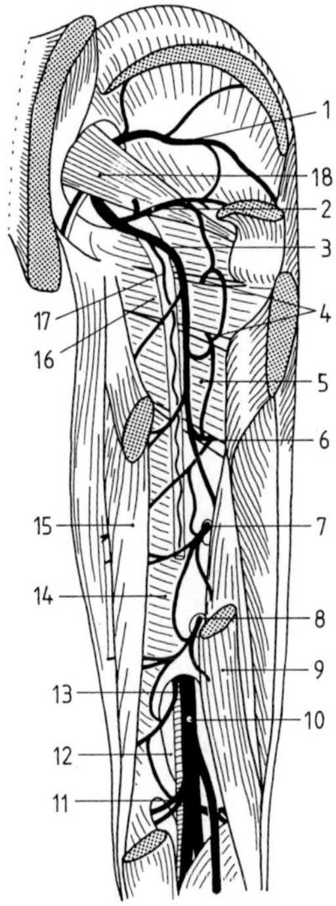

Abb. 1.23. Tiefe Venen der hinteren Femoralregion

1 V. glutaea superior
2 V. glutaea inferior
3 V. ischiadica
4 V. circumflexa femoris medialis
5 M. adductor brevis
6 V. perforans profunda I
7 V. perforans profunda II
8 V. perforans profunda III
9 M. biceps femoris
10 V. poplitea
11 V. genus superior medialis
12 Hiatus canalis adductorii
13 V. perforans profunda IV
14 M. adductor magnus
15 Mm. semitendinosus und semimembranosus
16 M. quadratus femoris
17 V. comitans nervi ischiadici
18 M. piriformis

Die *V. ischiadica* entsteht im oberen Drittel des Oberschenkels aus der Vereinigung von Muskelästen mit Anastomosenästen aus den Vv. perforantes und der V. circumflexa femoris medialis (Abb. 1.23). Der Venenstamm steigt entlang dem N. ischiadicus als Begleitvene der gleichnamigen Arterie auf und vereinigt sich vor dem Foramen ischiadicum majus mit der V. glutaea inferior. Vor der Vereinigung nimmt er die oft stark geschlängelt verlaufende *V. comitans nervi ischiadici* auf.

Kollateralen in der hinteren Femoralregion. Die Perforansarkaden und die V. ischiadica bilden eine durchgehende Längsanastomose in der hinteren Femoralloge, welche unten direkt oder via Vv. genus mediales mit der V. poplitea, oben via V. glutaea inferior mit der V. iliaca interna verbunden ist. Durch diesen Anastomosenstamm kann Blut aus der V. poplitea in die V. profunda femoris (via Vv. perforantes und V. circumflexa femoris medialis) und in die V. iliaca interna gelangen (Abb. 1.20 und 1.23).

Alle tiefen Venen sind wie üblich mit *Klappen* ausgerüstet. Die Zahl und Lokalisation der Klappen der Femoralvenen wurde von Friedrich [35], Hesse u. Schaak [43], Eger u. Casper [26], Eger u. Wagner [27], Powell u. Lynn [94], Basmajian [7] und von Dodd u. Cockett [23] untersucht. Im Femoralisstamm (V. femoralis communis und superficialis) gibt es 1–8, im Durchschnitt 3–4 Klappen. Sie befinden sich im ersten (zwischen Lig. inguinale und Saphenamündung) und im dritten Abschnitt des Stammes (zwischen Einmündung der V. femoralis profunda und Hiatus canalis adductorii). Über die prozentuale

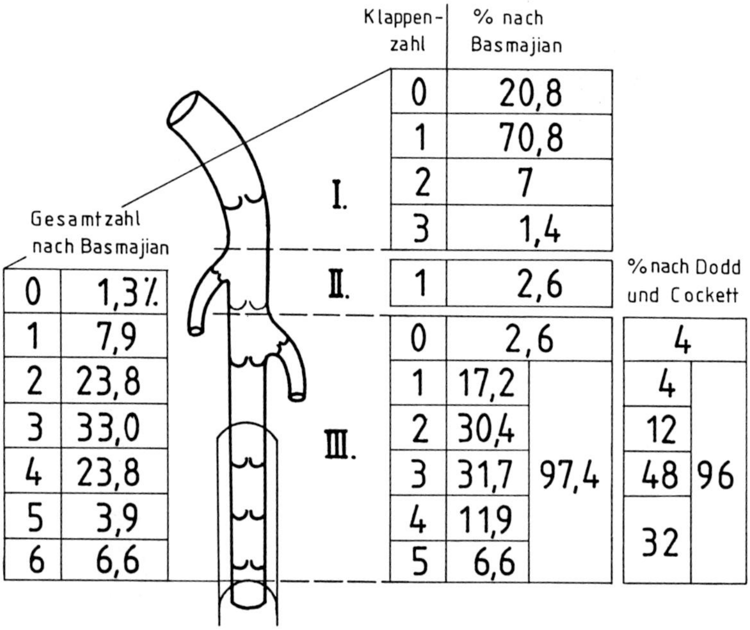

Abb. 1.24. Klappenverteilung und Varianten der Klappenzahl in der V. femoralis (Erklärung im Text)

Tabelle 1.3. Venae perforantes am Oberschenkel

Vv. perforantes	Abkürzung	Zahl	Häufigste Zahl	Abgang aus	Mündung
Femorales					
mediales					
anteriores	fma	1–4	3	V. saphena accessoria und ihren Ästen	Muskelvenen
intermediae	fmi	4–8	7	V. saphena magna	V. femoralis superficialis
posteriores	fmp	1–5	3	dorsaler Ast der V. saphena magna	V. femoralis superficialis
laterales					
anteriores	fla	6–12	10	Subkutanes Venengeflecht	Muskelvenen
posteriores	flp	3–9	8	Subkutanes Venengeflecht	Muskelvenen
posteriores	fp	3–7	5	V. femoropoplitea	V. femoralis profunda oder V. perforans profunda
Glutaeae					
superiores	gs	4–6	5	Subkutane Venen	V. glutaea superior
inferiores	gi	4–7	5	Subkutane Venen	V. glutaea inferior
Perineales	p		2	Subkutane Venen	V. pudenda interior
V. perforans inguinalis	i		1	V. circumflexa ilium superficialis	V. circumflexa ilium profunda

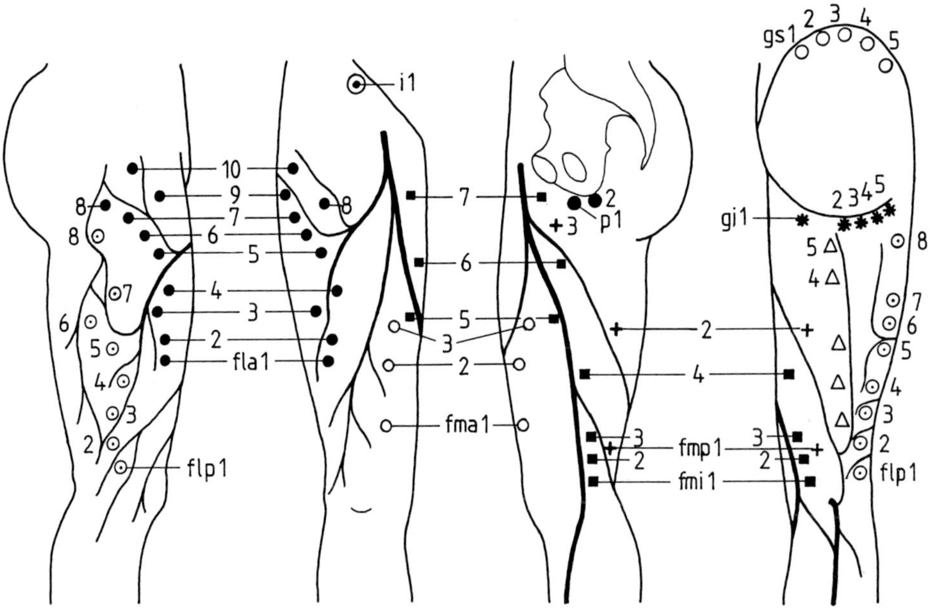

Abb. 1.25a–d. Lokalisation der Vv. perforantes femorales, glutaeae, perineales and inguinales. **a** Außenseite, **b** Vorderseite, **c** Innenseite, **d** Rückseite (Nach Limborgh [66])

fma Vv. perforantes (Vv. p.) femorales mediales anteriores ○
fmi Vv. p. femorales mediales intermediae ■
fmp Vv. p. femorales mediales posteriores +
fla Vv. p. femorales laterales anteriores ●
flp Vv. p. femorales laterales posteriores ⊙
fp Vv. p. femorales posteriores △
gs Vv. p. glutaeae superiores O
gi Vv. p. glutaeae inferiores ∗
p Vv. p. perineales ●
i V. perforans inguinalis

Verteilung der Varianten orientiert Abb. 1.24. Die oberhalb der Saphenamündung gelegene Klappe fehlt nach Basmajian in 20%, nach Dodd u. Cockett in 27%, nach Eger u. Wagner in 36% der Fälle. Ihr Fehlen wird jedoch in 12,5% der Fälle durch eine Klappe der V. iliaca externa kompensiert. Die frühere Theorie, wonach in solchen Fällen der erhöhte hydrostatische Druck in der V. saphena magna zur Varizenbildung führt, wurde von Basmajian nicht bestätigt. Im Gegensatz zu Friedrichs Beschreibung gibt es nur sehr selten (2,6%) eine Klappe über der Einmündung der V. profunda femoris. Die konstanteste Femoralisklappe liegt dicht unterhalb der Einmündung der V. profunda femoris (90–93%). Die V. profunda femoris selber enthält außer der konstanten Mündungsklappe 1–5 Klappen.

Venae perforantes

Die Perforansvenen des Oberschenkels teilt van Limborgh [66] in 3 Hauptgruppen ein: Vv. perforantes femorales mediales, laterales und posteriores. Durch

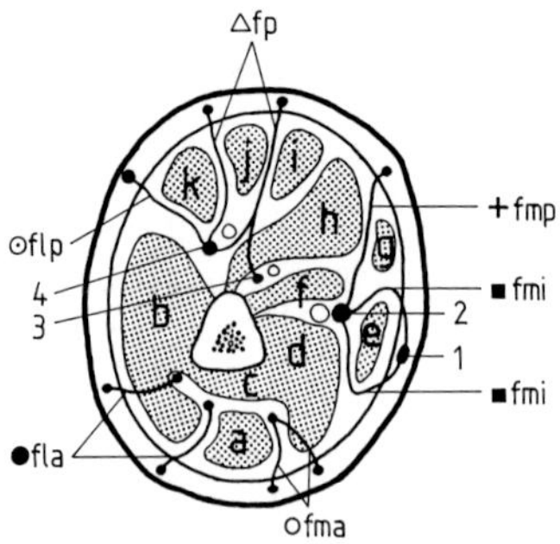

a M. rectus fermoris
b M. vastus lateralis
c M. vastus intermedius
d M. vastus medialis
e M. sartorius
f M. adductor longus
g M. gracilis
h M. adductor magnus
i M. semimembranosus
j M. semitendinosus
k M. biceps femoris

1 V. saphena magna
2 V. femoralis superficialis
3 V. profunda femoris
4 V. perforans profunda

Bezeichnung der Vv. perforantes s. Abb. 1.25

Abb. 1.26. Querschnitt im mittleren Drittel des Oberschenkels mit Position der Vv. perforantes (nach Limborgh [66])

die Unterteilung der medialen Hauptgruppe in 3, und der lateralen in 2 Untergruppen, ergeben sich 6 Perforansreihen. Klinisch am wichtigsten ist die Dodd-Venengruppe. Dazu gehören die auf Höhe des Adduktorenkanals gelegenen ersten 2–3 Vv. perforantes mediales intermediae (fmi 1–3) und die Vv. perforantes mediales posteriores (fmp 1–3), welche nach Varizenausschaltung oft zu Rezidiven führen. Dem gegenüber sind die beiden lateralen Gruppen (fla, flp) selten von klinischer Bedeutung. Besonders wichtig ist nach Sherman [108] die etwa 16–20 cm oberhalb des Patellarrands gelegene sog. „mid-Hunter-canal perforator vein". Sie hat 3 Äste. Ein Ast steht in direkter Verbindung mit der V. saphena magna, der zweite, die *V. subsartoria*, drainiert M. sartorius und M. gracilis und kann auch mit der V. saphena magna verbunden sein. Der dritte Ast anastomosiert via Plexus genicularis mit den Vv. genus mediales und mit der V. saphena parva (Abb. 1.21). Die Inguinalregion besitzt nur eine, die Perinealregion 2 Perforansvenen; die Gesäßregion hingegen 2 aus je 5 Venen bestehende Gruppen. Die Gruppierung, Anzahl, Ursprung und Einmündung der Oberschenkel-, Gesäß-, Damm- und Inguinalperforantes sind in Tabelle 1.3 zusammengefaßt, ihre Lokalisation auf Abb. 1.25 und 1.26 schematisch dargestellt.

1.2.4 Beckenvenen

Das Blut aus den unteren Extremitäten wird durch die Vv. iliacae externae und communes (äußere Beckenvenen) in die untere Hohlvene geleitet. Die Äste dieser Hauptstrombahn bilden zusammen mit dem angeschlossenen Astsystem der Vv. iliacae internae ein ausgedehntes Anastomosennetz, durch welches Verschlüsse der Hauptstämme weitgehend kompensiert werden können.

Unter dem Leistenband, durch die Lacuna vasorum (vaskulärer Extremitätenhilus) setzt sich die V. femoralis communis in die 12–14 mm breite V. iliaca externa fort. Letztere steigt medial von der gleichnamigen Arterie an der Innenseite des M. psoas major auf und vereinigt sich beim Iliosakralgelenk mit der V. iliaca interna zur V. iliaca communis. Der Endabschnitt der linken V. iliaca externa wird von der A. iliaca interna sinistra rechtwinklig überkreuzt. Der End-

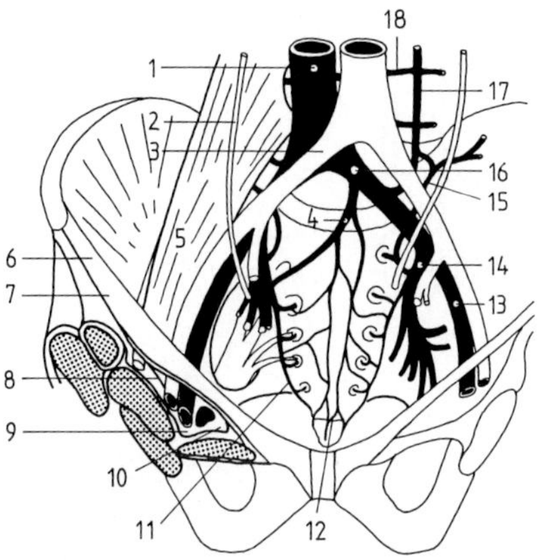

Abb. 1.27. Topographie der Beckenvenenstämme: Plexus praesacralis

1 V. cava inferior
2 Ureter
3 A. iliaca communis dextra
4 V. sacralis mediana
5 M. psoas major
6 Lig. inguinale
7 Fascia lata
8 Lacuna musculorum
9 Lacuna vasorum
10 Anulus femoralis mit Rosenmüller-Lymphknoten
11 V. sacralis lateralis
12 Plexus praesacralis
13 V. iliaca externa
14 V. iliaca interna
15 V. iliolumbalis
16 V. iliaca communis sinistra
17 V. lumbalis ascendens
18 V. lumbalis

abschnitt der rechten V. iliaca externa wird von der gleichnamigen Arterie spitzwinklig überkreuzt (Abb. 1.27).

Beim Innenrand des Leistenbandes münden die paarigen Vv. circumflexae ilium profundae, die Vv. epigastricae inferiores und die Vv. funiculares sowie ein Anastomosenast zur V. obturatoria in die V. iliaca externa (Abb. 1.28). Durch die Anastomosen dieser Seitenäste kann Blut aus der V. iliaca externa in die V. iliaca interna, die V. cava superior und in die V. portae geleitet werden.

Die Anastomosen der Vv. circumflexae ilium profundae mit der V. iliolumbalis bilden eine Kollaterale zwischen V. iliaca externa und interna (Abb. 1.28). Durch die Anastomosen der Vv. epigastricae inferiores mit den Vv. epigastricae superiores und den Vv. parumbilicales kann Blut aus der V. iliaca externa in die V. cava superior und in die V. portae geleitet werden (Abb. 1.29). Die Vv. funiculares anastomosieren bei ihrem Ursprung mit dem Plexus pampiniformis, welcher via V. testicularis zur V. cava inferior führt (Abb. 1.28).

Der 3–5 cm lange, 1 cm breite Stamm der *V. iliaca interna* liegt vor dem Iliosakralgelenk, von der gleichnamigen Arterie teilweise verdeckt (Abb. 1.27). Die parietalen Äste der V. iliaca interna bilden v.a. homolaterale, die viszeralen Äste dagegen kontralaterale Anastomosen zwischen den großen Venenstämmen.

Die Anastomosen zwischen den *Vv. gluteae* und den Vv. circumflexae femoris mediales et laterales führen Blut aus der V. profunda femoris in die V. iliaca interna. Die *V. obturatoria* verbindet die V. profunda femoris und V. iliaca externa und interna und stellt durch den Plexus retropubicus eine kontralaterale Verbindung her (Abb. 1.28).

Die *V. iliolumbalis* bildet durch ihre Anastomosen mit der V. lumbalis ascendens und der V. sacralis lateralis ein Glied der paravertebralen Venenkette, welche aus V. sacralis lateralis, V. lumbalis ascendens und V. azygos bzw. V. hemiazygos besteht. Über ihre Verbindung mit der V. circumflexa ilium profunda siehe V. iliaca externa (Abb. 1.28).

Die *viszeralen Venen* (Vv. vesicales, V. rectalis media, V. vaginalis, V. uterina) verbinden durch die Plexus vesicoprostaticus, rectalis und uterovaginalis, welche sie drainieren, die beidseitigen Vv. iliacae internae miteinander (Abb. 1.28 und

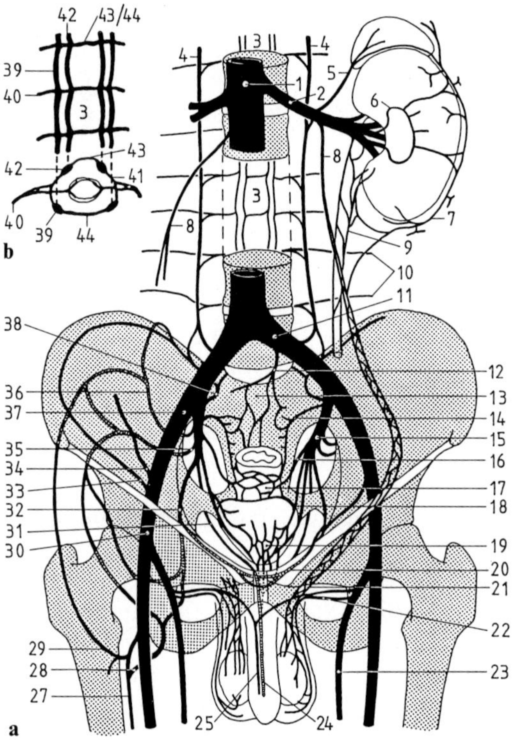

Abb. 1.28. a Schematische Darstellung der Kollateralen zwischen Bein- und Beckenvenen und der V. cava inferior: **b** Röntgenprojektion des Plexus venosus vertebralis internus

1 V. cava inferior
2 V. renalis sinistra
3 Plexus venosus vertebralis internus
4 V. lumbalis ascendens
5 V. suprarenalis
6 V. adiposa
7 Arcus venosus perirenalis
8 V. testicularis
9 Vv. urethrales
10 Vv. lumbales
11 V. iliaca communis
12 V. sacralis mediana
13 Plexus praesacralis
14 V. sacralis lateralis
15 V. iliaca interna
16 V. rectalis media
17 Plexus rectalis
18 Vv. vesicales
19 Plexus vesicoprostaticus
20 Plexus retropubicus
21 Plexus pampiniformis
22 Vv. pudendae externae
23 V. saphena magna
24 V. dorsalis penis profunda
25 V. dorsalis penis superficialis
26 V. femoralis superficialis
27 V. profunda femoris
28 V. circumflexa femoris medialis
29 V. circumflexa femoris lateralis
30 V. femoralis communis
31 V. pudenda interna
32 V. obturatoria
33 V. circumflexa ilium profunda
34 V. epigastrica inferior
35 V. glutaea inferior
36 V. glutaea superior
37 V. iliaca externa
38 V. iliolumbalis
39 Plexus longitudinalis anterior
40 V. intervertebralis
41 Tractus lateralis
42 Plexus longitudinalis posterior
43 Tractus posterior
44 Tractus anterior

1.30). Durch den Plexus rectalis anastomosiert die V. iliaca interna mit dem Portalsystem und via Plexus praesacralis mit dem Plexus venosus vertebralis internus. Die Vv. vesicales und Vv. uterinae können mit einem gemeinsamen Stamm (V. iliaca media nach Kownatzki [51]) in die V. iliaca externa münden.

Die *Vv. iliacae communes* entstehen am oberen Ende des Iliosakralgelenks aus dem Zusammenfluß von V. iliaca externa und interna. Nach schräg aufsteigendem Verlauf vereinigen sie sich auf der rechten Seite von L 5 oder des Diskus L 4–5 zur V. cava inferior. Die Länge der V. iliaca communis beträgt rechts 5,5 cm, links 7,5 cm. Die rechte Vene ist 16 mm breit, die linke etwas breiter. Die V. iliaca communis dextra liegt hinter, die linke kaudal von der gleichnamigen Arterie (Abb. 1.27). Der kaudale Abschnitt der linken Vene wird vom Ureter, ihr Mündungsabschnitt von der A. iliaca communis dextra überkreuzt. Die

Arterie drückt die Vene gegen das Promontorium. Daraus ergeben sich 2 Zonen am phlebographischen Bild: die schmälere „zone normalement invisible" [40] an der Kreuzungsstelle und anschließend eine breitere „Kontrastmittelverdünnungszone" [116]. Die beiden Zonen sind topographisch eng benachbart, decken sich jedoch nur teilweise.

Zwei anatomische Gegebenheiten der Iliakalgefäße sind klinisch wichtig:

(1) Die Arterien und die Venenstämme sind auch in diesem Gebiet durch Bindegewebsscheiden eng aneinandergefügt.

(2) Die linken äußeren Beckenvenen werden von 2 Arterien überkreuzt. Die V. iliaca communis sinistra wird von der A. iliaca communis dextra, die V. iliaca externa sinistra von der homolateralen A. iliaca interna überkreuzt (Abb. 1.27). An den Kreuzungsstellen besteht die Gefahr einer Kompression.

Jede V. iliaca communis steht mit der homolateralen *V. lumbalis ascendens* (V. azygos lumbalis) in Verbindung. Durch diese paravertebrale Anastomosenkette kann Blut aus den Vv. iliacae communes durch die Vv. lumbales in die höheren Abschnitte der V. cava inferior oder via V. azygos und Plexus venosus vertebralis in die V. cava superior und in die Halsvenen gelangen (Abb. 1.28 und 1.29). Die in die V. iliaca communis sinistra mündende *V. sacralis mediana* bildet Anastomosen mit den *Vv. sacrales laterales* (*Plexus sacralis anterior*) und ist dadurch mit dem Plexus rectalis verbunden (Abb. 1.27 und 1.28). Dieses Anastomosennetz funktioniert als Kollaterale zwischen V. iliaca communis, V. iliaca interna und dem sakralen Abschnitt des Plexus vertebralis.

Die entlang der rechten Seite der Lumbalwirbelsäule aufsteigende *V. cava inferior* ist etwa 22 cm lang. Ihr Durchmesser erhöht sich kranialwärts von 20 auf 30 mm. Ihre Einengung oder ihr Verschluß kann durch ein oberflächliches und ein tiefes Kollateralsystem kompensiert werden (Abb. 1.29).

Zum oberflächlichen Kollateralsystem der V. cava inferior gehören neben subkutanen und tiefen Brust- und Bauchwandvenen die Vv. parumbilicales und die *V. vesicoumbilicalis*, die alle in der Nabelgegend ausgedehnt anastomosieren. Die Anastomosen von V. epigastrica superficialis und V. thoracoepigastrica verbinden V. femoralis oder V. saphena magna mit der V. axillaris, diejenigen der V. epigastrica inferior mit der V. thoracica interna die V. iliaca externa mit der V. brachiocephalica. Durch die Parumbilikalvenen wird das Kavasystem mit dem Portalsystem verbunden. Die entlang dem Urachus absteigende V. vesicoumbilicalis verbindet die erwähnten Rumpfwand- und Parumbilikalvenen via Plexus vesicalis mit den Vv. iliacae internae. Die tiefen Kollateralen der V. cava inferior sind die Vv. lumbales ascendentes, Vv. azygos und der Plexus venosus vertebralis (Abb. 1.29).

Auch viszerale Äste, v.a. die Vv. ovaricae bzw. testiculares können einen Kollateralweg zwischen der V. cava inferior und der V. iliaca interna herstellen. Die 10–20 Ursprungsäste der V. testicularis bilden den Plexus pampiniformis. Im Leistenkanal reduziert sich die Astzahl auf 3–4, in Höhe des Iliosakralgelenks auf 2, welche sich vor der Einmündung zu einem Stamm vereinigen. Die rechte V. testicularis mündet mit einer Mündungsklappe versehen spitzwinklig in die V. cava inferior, die linke hingegen klappenlos und rechtwinklig in die V. renalis sinistra (Abb. 1.28). Das häufigere Vorkommen von Varizen links wird mit der unterschiedlichen Einmündungsart der beiden Venen begründet. Im Nierenkapselbereich stehen die Vv. testiculares auch mit dem Arcus venosus perirenalis und mit Nierenbeckenvenen in Verbindung (Abb. 1.28). In ihrem Ursprungsbereich anastomosieren sie via Vv. spermaticae externae und Vv. funiculares mit der homolateralen V. saphena magna und der V. iliaca externa, via V. dorsalis penis superficialis mit den kontralateralen Venenstämmen (Abb. 1.27 und 1.28). Ursprung,

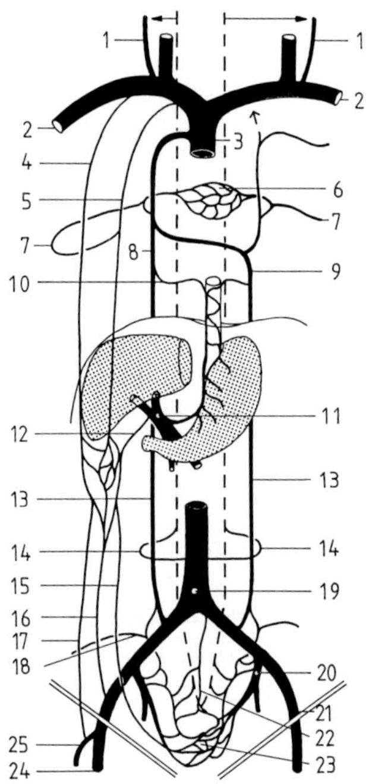

Abb. 1.29. Schematische Darstellung der Kollateralen zwischen V. cava superior, V. cava inferior, V. portae und den kontralateralen Beckenvenen

1 V. vertebralis
2 V. subclavia
3 V. cava superior
4 V. thoracoepigastrica
5 V. thoracica interna
6 Plexus venosus vertebralis (externus und internus)
7 V. intercostalis
8 V. azygos
9 V. hemiazygos
10 Vv. oesophageae
11 V. portae
12 V. parumbilicalis
13 V. lumbalis ascendens
14 V. lumbalis
15 V. vesicoumbilicalis
16 V. epigastrica inferior
17 V. epigastrica superficialis
18 V. iliolumbalis
19 V. cava inferior
20 V. iliaca interna
21 V. iliaca externa
22 Plexus praesacralis
23 Viszerale Venen
24 V. femoralis communis
25 V. saphena magna

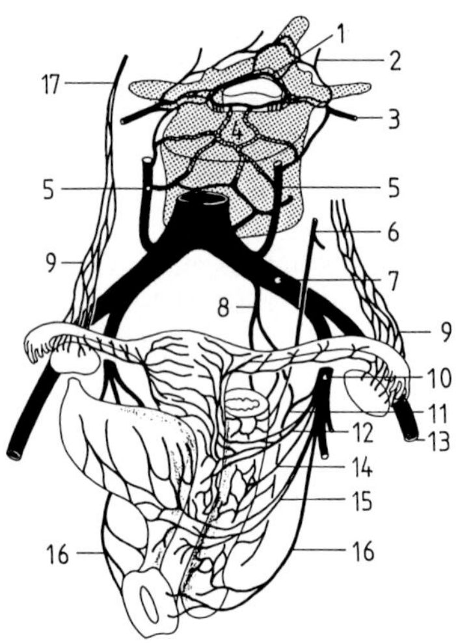

Abb. 1.30. Verbindungen der Vv. iliacae internae durch viszerale Venen, Vv. ovaricae, Plexus vertebrales

1 Plexus venosus vertebralis internus
2 Plexus venosus vertebralis externus
3 V. intervertebralis
4 Diploevenen
5 V. lumbalis ascendens
6 V. rectalis superior
7 V. iliaca communis
8 V. sacralis mediana
9 Plexus pampiniformis (ovaricus)
10 V. iliaca interna
11 V. sacralis lateralis
12 V. uterina
13 V. iliaca externa
14 V. rectalis media
15 Vv. vesicovaginales
16 V. pudenda interna
17 V. ovarica

Verlauf und Einmündung der Vv. ovaricae ist ähnlich wie bei den Testikularvenen. Die ausgedehnten Anastomosen ihres Initialabschnitts, des Plexus pampiniformis, mit den Venen der Tuben und des Fundus uteri stellen Verbindungen zwischen den Vv. iliacae internae und der V. cava inferior bzw. V. renalis sinistra dar (Abb. 1.30). Bei Verschluß der V. cava kann der erweiterte ovarielle Venenstrang die Dicke einer Dünndarmschlinge erreichen [55].

Der zweite viszerale Abflußweg verbindet via Vv. rectales, Plexus rectalis und V. mesenterica inferior die Vv. iliacae internae mit der Pfortader (Abb. 1.30). Nach phlebographischen

Abb. 1.31 a–c. Klappenverteilung in den Beckenvenen (nach Basmajian [7]) und Haupttypen des Beckenvenensporns (nach May u. Thurner [81]) (Erklärung im Text)

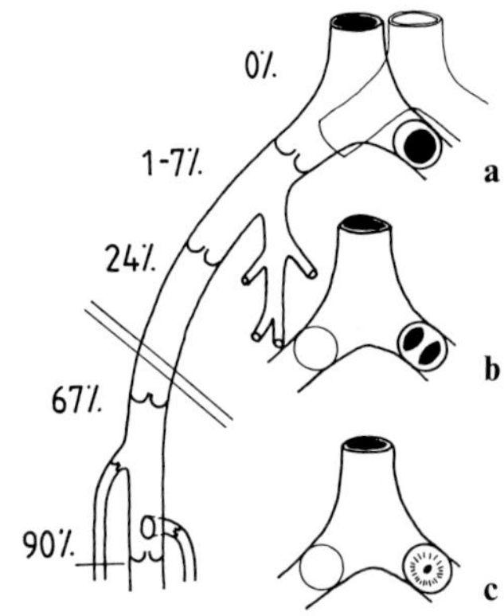

Beobachtungen tritt dieser Weg meist bei langdauernden und langstreckigen Verschlüssen der Beckenvenen oder des infrarenalen Kavaabschnittes in Funktion.

Die leistungsfähigsten Längskollateralen sind die para- und intravertebralen Venen. Darauf folgen die Testikular- bzw. Ovarialvenen. Die Förderleistung der Bauchwandkollateralen darf dagegen nicht sehr hoch eingeschätzt werden. Von den Queranastomosen werden die prä- und retropubischen Wege als erste eingesetzt.

Angaben über die *Klappen in den Beckenvenen* und in den Kollateralen der V. cava inferior sind in den Anatomiebüchern und in der Spezialarbeit von Basmajian [7] zu finden. Die V. iliaca externa enthält eine Klappe in 24% (18% rechts, 6% links), die V. iliaca communis in 1–7% der Fälle; die V. cava inferior ist hingegen klappenlos (Abb. 1.31). Die V. iliaca interna ist nach Rauber u. Kopsch [95] klappenlos, nach Houzé [45] besitzt sie in ca. 18% der Fälle eine Klappe. Ihre parietalen Äste sind bei ihrem Eintritt in das Becken mit 1–2 Klappen versehen. Die viszeralen Geflechte sind klappenlos, ihre abführenden Äste enthalten dagegen mehrere Klappen. Die Vv. uterovaginales enthalten meist keine Klappen, dafür eine trabekuläre Innenstruktur. Die V. azygos weist nur eine Klappe auf in ihrem Bogenabschnitt, etwa 2 cm vor ihrer Einmündung. Die V. hemiazygos und die Vv. lumbales ascendentes sind klappenlos.

Wegen des häufigeren Vorkommens von Bein- und Beckenvenenthrombosen auf der linken Seite hat bereits Virchow [114] ein linksseitiges zentrales Abflußhindernis vermutet. May u. Turner [80] fanden ähnlich wie frühere Untersucher 22, 28, 81] bei der Einmündungsstelle der V. iliaca communis sinistra, welche von der A. iliaca communis dextra überkreuzt wird, Intimaproliferationen, die sie als *Beckenvenensporn* bezeichneten. Durch die festgestellten 3 Sporntypen wird das Venenlumen in unterschiedlichem Grad eingeengt. Beim ersten Typ variiert die Sporngröße von einer leistenförmigen Wandverdickung bis zu einem die halbe Lichtung verschließenden Segel (Abb. 1.31 a). Beim zweiten Typ wird das Lumen durch eine oder mehrere Brücken in zwei oder mehrere Röhren aufgeteilt (zentraler Sporn, Abb. 1.31 b). Die schwerwiegendsten Auswirkungen haben die sog. Intimaadhäsionen, welche das Lumen beinahe vollständig verschließen (Abb. 1.31 c). Eine Spornbildung wurde bei Erwachsenen viel häufiger beobachtet (32,7% [81], 23,8% [28], 22% [80] als bei Säuglingen und Kleinkindern (4,7% [28]). Aus diesem Grunde nehmen May u. Turner [80] an, daß es sich hier um eine sekundäre Intimaproliferation handelt, welche als Reaktion auf die Arterienpulsation an der Stelle entstanden ist, wo die Vene gewissermaßen in die „Schere" zwischen Arterie und Wirbelsäule geraten ist. Die Ausbildung des Beckenvenensporns und das daraus resultierende Abflußhindernis wird heute bei der Genese der häufigeren linksseitigen Iliofemoralthrombose weitgehend anerkannt.

Literatur

1. Albanese AR, Albanese AM, Albanese EF (1969) Lateral subdermic varicose vein system of the legs. Its surgical treatment by the chiscling method. Vasc Surg 3:81
2. Anson BJ, McVay CB (1938) The fossa ovalis and related blood vessels. Anat Rec 72:399
3. Askar O, Shamel AA (1975) The veins of the foot. J Cardiovasc Surg 16:53
4. Bardeleben K von (1879) Über die Entwicklung der Extremitäten-Venen des Menschen. Jena Z Nat Wiss (Leipzig) 6:121
5. Bardeleben K von (1906) Lehrbuch der systematischen Anatomie des Menschen. III. Abt. Urban & Schwarzenberg, Berlin Wien
6. Barrow DW (1949) The clinical management of varicose veins. Hanish Hamilton, London
7. Basmajian IV (1952) The distribution of valves in the femoral external, iliac and common iliac veins and their relationship to varicose veins. Surg Gynecol Obstet 95:537
8. Bauer G (1960) Venous insufficiency in the leg. Nord Med 63:251
9. Bauer G, Arnoldi CC (1960) Flebografia dinamica intraossea. Angiologia 12:70
10. Bauer G, Arnoldi CC (1960) Dynamic intraosseus phlebography. Nord Med 63:253
11. Beesly L, Johnston TB (1939) Manual of surgical anatomy, 5th edn. Oxford University Press, London
12. Berntsen A (1927) Des varices du membre inférieur, spécialement au point de vue, de l'étiologie et du traitement chirurgical. Acta Chir Scand 62:61
13. Bevan PG, Green SH, Stammers FAR (1956) Low termination of the international saphenous vein. Br Med J I:610
14. Bourceret P (1885) Sur la circulation veineuse du pied. CR Acad Sci 381
15. Braune W (1971) Die Oberschenkelvene des Menschen. Hempel, Leipzig
16. Brockmann AW (1937) „Tunica externa" und Gefäßscheide der kleinen Arterien. Z Zellforsch 26:744
17. Cibor Z, Cencora A (1968) La veine saphène externe, données anatomiques. Phlebologie 21:257–265
18. Coates AE (1932) Observations on the distribution of the arterial branches of the peripheral nerves. J Anat 66:499
19. Cruveilhier J (1867) Traité d'anatomie descriptive, tome III/1. Baillière, Paris
20. Daseler EH, Anson BJ, Reimann AF, Beaton LE (1946) The saphenous venous tributaries and related structures in relation to the technique of high ligation: Based chiefly upon a study of 550 anatomical dissections. Surg Gynecol Obstet 82:53
21. Dentu Le (1867) Recherches anatomiques sur les veines du pied et de la jambe. Thèse Agrégat, Paris
22. Di Dio LJA (1949) Estudo anatomica de particularidades normais e patologicas da superficie interna da veia iliaca commun esquerda. Thesis Univ Sao Paolo, Brazil. Arq Chirurg Clin Sao Paolo 12:507
23. Dodd H, Cockett FB (1956) The pathology and surgery of the veins of the lower limb, chapter III. Livingstone, Edinburgh London, pp 28
24. Dzillas P (1949) Über das Vorkommen von Klappen in den kleinsten Venen beim Menschen. Z Anat Entw Gesch 114:309
25. Edwards EA (1936) The orientation of venous valves in relation to body surfaces. Anat Rec 64:369

26. Eger SA, Caspar SL (1943) Etiology of varicose veins from an anatomic aspect, based on a dissection of 38 adult cadavers. JAMA 123:148
27. Eger SA, Wagner FB (1949) Etiology of varicose veins. Postgrad Med 6:234
28. Ehrich WE, Krumbhaar EB (1943) A frequent obstructive anomaly of the mouth of the left common iliac vein. Am Heart J 26:737
25. Elze C, Braus H (1940) Lehrbuch der Anatomie des Menschen, Bd IV. Springer, Berlin
30. Fabricius ab Aquapendente (1603) De venarum ostiolis
31. Foote RR (1954) Varicose veins, 2nd edn. Butterworths, London
32. Franklin KJ (1937) A monograph on veins. Baillière-Tindall, London
33. Freerksen E (1938) Die Venen des menschlichen Handrückens. Z Anat Entwicklungsgesch 108:82
34. Frey (1876) Anatomische Untersuchung der Gefäßnerven der Extremitäten. Arch Anat Phys Wiss Med 662
35. Friedrich N (1882) Über das Verhalten der Klappen in den Cruralvenen, so wie über das Vorkommen von Klappen in den großen Venenstämmen des Unterleibes. Gegenbaurs Morphol Jahrb 7:323
36. Giacomini L (1873) Osservazioni anatomici per servire allo studio della circulazione venosa delle estremità inferiori. Accad Med, Torino
37. Gillot C (1975) Die intraoperative Phlebographie der V. saphena parva. Aktuel Probl Angiol 28:92
38. Glaser T (1943) An anatomic study of venous variations at the fossa ovalis. Arch Surg 46:289
39. Goerttler K (1953) Über den Einbau der großen Venen des menschlichen Unterschenkels. Z Anat Entwicklungsgesch 116:591
40. Guilhem P, Baux R (1954) La phlébographie pelvienne par voie veineuse, osseuse et utérine. Masson, Paris
41. Gullmo A (1964) Periphere Venen. In: Diethelm L, Olsson O, Strnad F, Victen H, Zuppinger A (Hrsg) Röntgendiagnostik des Herzens u. der Gefäße. (Handbuch der medizinischen Radiologie, Bd 10/3). Springer, Berlin Göttingen Heidelberg New York
42. Haeger K (1962) The surgical anatomy of the sapheno-femoral and the sapheno-popliteal junctions. J Cardiovasc Surg 6:482
43. Hesse E, Schaak W (1911) Die Klappenverhältnisse der Oberschenkelvene und der V. saphena magna in ihrer klinischen Bedeutung für die Operation der sapheno-femoralen Anastomosen bei Varicen. Virchow Arch [Pathol Anat] 205:145
44. Hilty H (1955) Die makroskopische Gefäßvariabilität im Mündungsgebiet der V. saphena magna des Menschen. Schwabe, Basel
45. Houzé de l'Aulnoit (1854) Recherches anatomiques et physiologiques sur les valvules des veines. Thèse, Paris
46. Kampmeier OF, Brich CLF (1927) The origin and development of the venous valves, with particular reference to the saphenous district. Am J Anat 38:451
47. Kania V (1949/50) Die venösen Strombahnen des Beines. Anat Anz 97:430
48. Klotz K (1887) Untersuchungen über die V. saphena magna beim Menschen, besonders rücksichtlich ihrer Klappenverhältnisse. Arch Anat Entwicklungsgesch 159
49. Kobak M, Lev M (1954) Anatomy of the deep venous system of the popliteal fossa and lower leg. Arch Surg 68:350
50. Kosinski C (1925/26) Observations on the superficial venous system of the lower extremity. J Anat 60:131
51. Kownatzki (1907) Die Venen des weiblichen Beckens und ihre praktisch-operative Bedeutung. Bergmann, Wiesbaden
52. Kubik S (1981) Diskussionsbemerkung. In: May R, Partsch H, Staubesand J (Hrsg) Venae perforantes. Urban & Schwarzenberg, München Wien Baltimore, S 35
53. Kubik S, May R (1979) Das Verspannungssystem der Venen in der Subinguinalregion. Aktuel Probl Angiol 38:51
54. Kügelgen A von (1951) Ueber den Wandbau der grossen Venen. Morphol Jb 91:447
55. Kundrat H (1886) Über Varicen des Oesophagus. Wien Med Presse 27:274
56. Kuster G, Lofgren EP, Hollinshead WH (1968) Anatomy of the veins of the foot. Surg Gynecol Obstet 127:817

57. Kwakye LB (1971/72) Gross anatomy of the soleus veins. Acta Morphol Neerl Scand 9:281
58. Lang J (1961) Über die Vaskularisation der Wand und des Einbaugewebes mittelgrosser Gefässe des Unterschenkels. Z Anat Entwicklungsgesch 122:482
59. Lang J, Wachsmuth W (Hrsg) (1972) Bein und Statik. In: Lanz Toon, Wachsmuth W (Hrsg) Praktische Anatomie, 2. Aufl., Bd 1/4. Springer, Berlin Heidelberg New York
60. Langer C von (1867) Über Duplizität der Schenkelvene. Wien Med Wochenschr 22:337
61. Lanz T von, Kressner A, Schwendemann R (1938) Der Einbau der oberflächlichen und der tiefen Venen am Bein, morphologisch und konstruktiv betrachtet. Z Anat Entwicklungsgesch 108:695
62. Lazorthes G (1949) Le système neurovasculaire. Masson, Paris
63. Lejars C (1890) Les veines de la plante du pied chez l'homme et les grands animaux. Arch Physiol XXII, Sér. V. II/1:89
64. Limborgh J van (1961) L'anatomie du système veineux de l'extrémité inférieure en relation avec la pathologie variqueuse. Folia Angiol 8:3
65. Limborgh J van (1963) La nomenclature des veines communicantes de l'extrémité inférieure. Rapport du comité de nomenclature de la Société Bénéluxienne des phlébologues. Selbstverl Anat Inst, Amsterdam
66. Limborgh J van (1965) Anatomie der Venae communicantes. Zentralbl Phlebol 4:268–271
67. Limborgh J van, Banga DA, Meijerink CJH, Luigies JHH (1961) Démonstration d'un modèle anatomique des veines de l'extrémité inférieure. Bull Soc Sci Méd Grand Duche Luxemb 98:247
68. Linton RR (1938) The communicating veins of the lower leg and the operative technic for their ligation. Ann Surg 107:582
69. Linton RR (1953) The post-thrombotic ulceration of the lower extremity: Its etiology and surgical treatment. Ann Surg 138:415
70. Ludbrook J (1966) Aspects of venous function in the lower limbs. Thomas, Springfield
71. Ludin A (1970) Congenital absence of valves in the veins. In: Molen HR van der (ed) Progrès cliniques et thérapeutiques dans le domaine de la phlébologie. Stenvert-Zoon, Apeldoorn/NL, pp 43
72. Malmejac J (1965) Örtliche Vasomotoren-Regulation. Zentralbl Phlebol 4:201
73. Mansberger AR, Yeager GH, Smelser RM, Brumback FM (1950) Sapheno-femoral junction anomalies. Surg Gynecol Obstet 91:533
74. Matti H (1914) Kombinierte Behandlung der Varicen der unteren Extremität. Korr Bl Schweiz Ärzte (Basel) 11/4:865
75. May R (1974) Chirurgie der Bein- und Beckenvenen. Thieme, Stuttgart
76. May R (1981) Die Nomenklatur der chirurgisch wichtigen Verbindungsvenen. In: May R, Partsch H, Staubesand J (Hrsg) Venae perforantes. Urban & Schwarzenberg, München, S 13
77. May R, Nissl R (1966) Phlebographische Studien zur Anatomie der Beckenvenen. ROEFO 104:171
78. May R, Nissl R (1968) Phlebographische Studien über die Venen der Kniekehle und der Wade. ROEFO 109:614
79. May R, Thurner J (1956) Ein Gefäßsporn in der V. iliaca communis sinistra als wahrscheinliche Ursache der überwiegend linksseitigen Beckenvenenthrombose. Z Kreislaufforsch 45:912
80. May R, Thurner J (1957) The cause of the predominantly sinistral occurrance of thrombosis of the pelvis veins. Angiology 8:419
81. McMurrich JP (1906) The valves of the iliac vein. Br Med J II:1699
82. McMurrich JP (1908) The occurrence of congenital adhesions in the common iliac veins and their relation to thrombosis of the femoral and iliac veins. Am J Med Sci 135:342
83. Melzl H (1937) Venenverbindungen, Klappenstellung und venöse Strombahn. Z Anat Entwicklungsgesch 107:159
84. Mitchell GA (1956) Cardiovascular innervation. Livingstone, Edinburgh
85. Molen HR van der, Stolk R (1970) A mechanical model visualizing the dynamic behaviour of the venous system of the lower leg. In: Molen HR van der (ed) Progrès cliniques et thérapeutiques dans le domaine de la phlébologie. Stenvert-Zoon, Apeldoorn/NL, pp 82

86. Moosmann DA, Hartwell SW Jr (1964) The surgical significance of the subfacial course of the lesser saphenous vein. Surg Gynecol Obstet 118:761
87. Müller P (1889) Die Venen des Fußes und Unterschenkels. In: Braune W (Hrsg) Das Venensystem des menschlichen Körpers. Veit, Leipzig
88. Paturet G (1951) Traité d'anatomie humaine, tome II. Masson, Paris, pp 1002
89. Pernkopf E (1941) Topographische Anatomie des Menschen, Bd 2/2. Urban & Schwarzenberg, München
90. Pirner F (1956) Über die Bedeutung, Form und Art der Klappen in den Vv. communicantes der unteren Extremität. Anat Anz 103:450
91. Poirier P, Charpy A (1920) Traité d'anatomie humaine, tome II. Masson, Paris
92. Potts LW (1914) The distribution of nerves to the arteries of the leg. Anat Anz 47:138
93. Powell T, Lynn RB (1951) The valves of the external iliac, femoral and upper third of the popliteal veins. Surg Gynecol Obstet 92:453
94. Raivio EVL (1948) Untersuchungen über die Venen der unteren Extremitäten, mit besonderer Berücksichtigung der gegenseitigen Verbindungen zwischen den oberflächlichen und tiefen Venen. Ann Med Exp Fenn 25 [Suppl 1] 1
95. Rauber A, Kopsch F (1941) Lehrbuch und Atlas der Anatomie des Menschen, Bd II, 16. Aufl. Thieme, Leipzig
96. Rickenbacher J (1981) Zum mikroskopischen Wandbau der Vv. perforantes. In: May R, Partsch H, Staubesand J (Hrsg) Venae perforantes. Urban & Schwarzenberg, München Wien Baltimore, pp 60
97. Sappey PC (1868) Traité d'anatomie descriptive, tome II. Delahaye, Paris
98. Schade H, Hepp O (1936) Die Pulsationsübertragung von der Arterie auf die Vene und ihre Bedeutung für den Blutkreislauf, I.–II. Teil. Z Kreislaufforsch 28:133
99. Schade H, Hepp O (1936) Die Pulsationsübertragung von der Arterie auf die Vene und ihre Bedeutung für den Blutkreislauf. III.–IV. Teil. Zentralbl Herz Gefäß Krankh 28:153
100. Schobinger RA, (1975) Bedeutung einer persistierenden V. femoropoplitea. Aktuel Probl Angiol 28:106
101. Schoop W (1966) Über pulsatorische Druckschwankungen in den Extremitätenvenen. Z Kreislaufforsch 55:937
102. Schoop W (1967) Über hämodynamische Beziehungen zwischen Arterien und Venen. Zentralbl Phlebol 6:237
103. Schulze W (1933) Über die anatomischen Bedingungen für die Metastasierung bei der Allgemeininfektion. Dtsch Z Chir 239:34
104. Schwarzenbach B v (1985) Die Topographie der Begleitvenen der A. tibialis posterior und der A. fibularis mit Berücksichtigung der operativen Zugänge in der Gefäßchirurgie. Inaugural Dissertation, Universität Zürich
105. Sidler F (1983) Untersuchungen über die Vv. perforantes und der Muskelvenen der Wadenregion und über den Einbau der tiefen Unterschenkelgefäße im Zusammenhang mit der arteriovenösen Koppelung. Inaugural Dissertation, Universität Zürich
106. Sieglbauer F (1944) Lehrbuch der normalen Anatomie des Menschen, 6. Aufl. Urban & Schwarzenberg, Wien
107. Sherman RS (1944) Varicose veins. Anatomic findings and an operative procedure based upon them. Ann Surg 120:772
108. Spalteholz W (1907) Handatlas der Anatomie des Menschen, 5. Aufl., Bd II. Hirzel, Leipzig
109. Staubesand J, Rulffs W (1958) Die Klappen kleiner Venen. Z Anat Entwicklungsgesch 120:392
110. Stöhr P Jr (1957) Mikroskopische Anatomie des vegetativen Nervensystems. Springer, Berlin Heidelberg New York (Handbuch der mikroskopischen Anatomie des Menschen, Bd 4/5)
111. Stoliç E (1970) La veine sous-aponéorotique postérieure de la cuisse (55. Congress, Nancy 22.–26. März 1970). Bull Assoc Anat (Nancy) 149:1016
112. Tandler J (1926) Lehrbuch der systematischen Anatomie, Bd III. Vogel, Leipzig
113. Van Cleave CD, Holman RL (1954) A preliminary study of the number and distribution of valves in normal and varicose veins. Am Surg 20:533
114. Virchow R (1851) Über die Erweiterung kleinerer Gefässe. Virchows Arch [Pathol Anat] 3:427

115. Warwick WT (1931) The rational treatment of varicose veins and varicocele. Faber & Faber, London
116. Weber J (1978) Phlebographie und Venendruckmessung im Abdomen und Becken. Witzstrock, Baden-Baden Köln New York
117. Williams AF (1953) The formation of the popliteal vein. Surg Gynecol Obstet 97:769
118. Williams AF (1954) A comparative study of the venous valves in the limbs. Surg Gynecol Obstet 99/2:676
119. Williams RL, Warwick R (1980) Gray's anatomy, 36th edn. Churchill Livingstone, Edinburgh London Melbourne New York
120. Wilmart L (1900/01) Contribution à l'étude descriptive et fonctionelle des veines. J Med Brux 43:526, 48:601, 5:56, 24:341
121. Woolard HH (1926) The innervation of blood vessels. Heart 13:319
122. Woolard HH, Weddel G (1935) The composition and distribution of vascular nerves in the extremities. J Anat 69:165

2 Physiologie und Pathophysiologie des venösen Rückstroms aus den Beinen

Th. Wuppermann

Der aufrechte Gang des Menschen ist nicht nur ästhetisch faszinierend und ein Wunder an Ökonomie der Bewegung [14], sondern er bietet auch der Kreislaufphysiologie eine Fülle überraschender Phänomene. Zwei Teilgebiete der Kreislaufphysiologie, nämlich die venöse Zirkulation und die Mikrozirkulation zusammen mit ihren Störungen werden im folgenden dargestellt.

Nach Einstrom und Verteilung in die Beinarterien und nach Erfüllung seiner Transportaufgaben für den Stoffwechsel im Kapillargebiet wird das Blut im Venensystem nicht nur einfach zum Herzen zurückgeleitet. Der Rückstrom des venösen Blutes zum Herzen ist vielmehr ein so komplexes Unterfangen, daß die Erforschung des venösen Rückflusses hinter der des arteriellen Einstroms und der Mikrozirkulation zurückliegt und immer noch als das „Aschenputtel der Zirkulationsphysiologie" bezeichnet werden muß.

Während im arteriellen Teil des Kreislaufs unabhängig von der jeweiligen Körperhaltung konstant etwa 15% des Blutvolumens verteilt sind [21], befinden sich die restlichen 85% im extraarteriellen System [5, 21], um in jeder Situation das Blutangebot zum Herzen kompensatorisch aufrecht zu erhalten. Der Füllungszustand und Druck in verschiedenen Regionen dieses sog. venösen Niederdrucksystems muß also stark variieren, um seine kompensatorischen Aufgaben jederzeit erfüllen zu können [5, 21–24, 61]. Auf die Bedeutung der Regulation des Venentonus durch zentralnervöse Zentren, intrakardiale Barorezeptoren und Rezeptoren in den peripheren Gefäßwänden kann hier nur am Rande hingewiesen werden.

2.1 Beinvenendrücke

Die Belastung der normalen Beinvenen beginnt mit dem Aufrichten. Durch die hydrostatische Drucksteigerung mit Aufbau eines arteriovenösen Druckgefälles von rund 180 mm Hg kommt es über einige Sekunden zu einer Verdoppelung der Durchblutung und somit zu einer zunehmenden Volumenauffüllung der Beinvenen, bis die vorbestehende arteriovenöse Druckdifferenz von rund 80 mm Hg wieder hergestellt ist [5]. Zusätzlich versackt beim Aufrichten venöses Blut zu fast gleichen Teilen aus Thorax und Abdomen [44, 45, 46] überwiegend in die tiefen Venen der Beine [41, 53]. Das Blutvolumen der Beine nimmt dabei um etwa 8% auf 28% des Gesamtvolumens zu, d.h. bei Normalpersonen im Durchschnitt um 350 ml [5, 21].

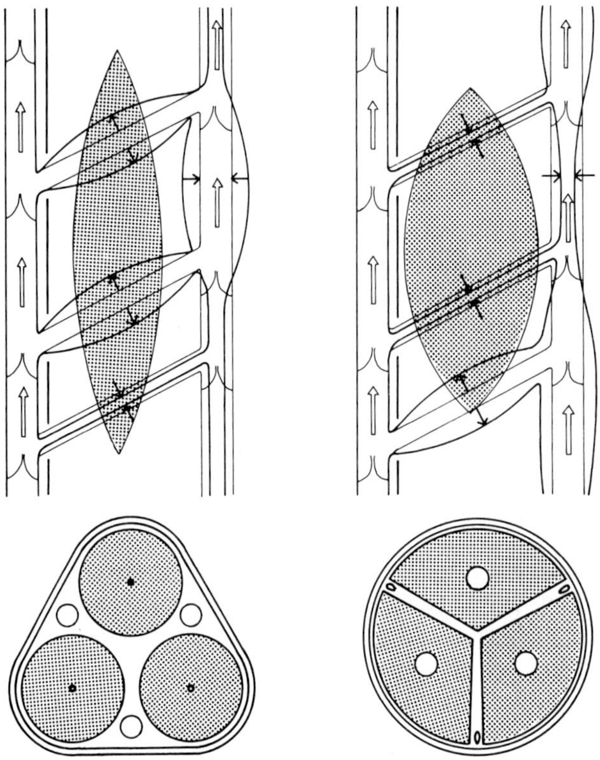

Abb. 2.1. Funktion der Wadenmuskelpumpe in Diastole (*links*) und Systole (*rechts*)

Diese vergrößerte druckabhängige venöse Kapazität kann in aufrechter Körperhaltung durch zahlreiche Faktoren beeinflußt werden [5, 21, 62]. Einer der wichtigsten ist die Elastizität der Venenwand [5, 7]. Bedeutungsvoll ist die Muskelarbeit, d.h. die Aktivität der peripheren Gelenk- und Muskelpumpe. Es bestehen hierzu mehrere Modellvorstellungen, die sich weitgehend ergänzen. Hervorgehoben seien die Untersuchungen von Arnoldi [2, 3, 4], Netzer [53] May [48] und Schneider u. Fischer [60]. Am klarsten stellt das Modell von Schneider u. Fischer die Funktionselemente der Muskelpumpe dar (Abb. 2.1): Die Pumpwirkungen von Kniegelenk, Wadenmuskulatur und Sprunggelenk sind eng miteinander verzahnt. Die Wadenmuskulatur ist gegliedert in mehrere Pumpeinheiten, die jeweils aus einem Muskel oder einer Gruppe von Muskeln mit synchroner Wirkung auf die Bewegung eines Gelenks bestehen. Mehrere Muskeln sind durch Faszien zu sich bei verschiedenen Bewegungsphasen synchron kontrahierenden Funktionseinheiten zusammengefaßt und haben gemeinsame arterielle Versorgung, venöse Drainage und Innervation. Keinesfalls kontrahieren sich alle Muskelgruppen der Wade gleichzeitig. Vielmehr entspringt die Reihenfolge der Aktivitätskette während des Gehzyklus einem programmierten Ablauf [14].

Die zu den einzelnen Muskeln funktionell in Bezug stehenden Venen werden als intrafasziales System in Leitvenen und Muskelvenen unterteilt, während das extrafasziale oberflächliche Venensystem die Haut drainiert. Beide Venensysteme sind durch die Faszie hindurch über Vv. perforantes miteinander verbunden. Erste zusammenfassende Darstellungen der Funktion der Wadenmuskelpumpe stammen aus serienphlebographischen Untersuchungen [1]. Sie zeigen in der Systole der Wadenmuskelpumpe an den Muskelvenen eine komplette, an den Leitvenen eine partielle Kompression sowie einen Verschluß der Perforansvenen. In der Diastole sind die Muskelvenen gefüllt, die Leitvenen abschnittsweise erweitert bzw. leicht komprimiert und die Vv. perforantes gefüllt.

Dem entsprechen folgende Veränderungen des venösen Blutflusses, des venösen Blutvolumens und des venösen Drucks. Der venöse Druck [2, 3, 4] ist beim Stehen in Ruhe im oberflächlichen und tiefen Venensystem praktisch identisch. Bei der Wadenmuskelsystole kommt es unter beträchtlicher intramuskulärer Druckentwicklung [27, 28] zu einem Druckanstieg im tiefen und oberflächlichen Venensystem, wobei der Anstieg im tiefen System ungefähr 70 mm Hg über dem des oberflächlichen Systems liegt [2, 3, 4]. Auch innerhalb einer Pumpeinheit kommt es zwischen Diastole und Systole zu Druckschwankungen um etwa 50 mm Hg [3]. Im oberflächlichen wie im tiefen Venensystem fällt in der Diastole der Druck deutlich unter den Ausgangsdruck ab, in den tiefen Venen sogar unter den Druck des oberflächlichen Systems. Bei einer Serie von Pumpaktionen kommt es in beiden Systemen zu einem gleich großen Abfall des venösen Mitteldrucks [49].

Durch den dichten Klappenbesatz der tiefen Venen wird der unter diesen Pumpaktionen entstehende Blutfluß herzwärts gleichgerichtet [36, 53, 58, 59]. Die Druckschwankungen in V. poplitea und V. femoralis dagegen sind sehr viel niedriger [2, 3], weshalb angenommen wird, daß keine nennenswerte direkte Pumpwirkung der Muskulatur auf diese Gefäße besteht [53], diese vielmehr als „venöser Windkessel“ dienen.

Neben der arteriovenösen kapillären Druckdifferenz [5, 21, 53, 57] und der Aktion der Waden- und Gelenkmuskelpumpe tritt im Bereich der Femoral- und Beckenvenen ein weiterer wichtiger Antrieb des Blutflusses hinzu: die Ventilebenenpumpe von Herz und Zwerchfell bei der Atmung [12].

Bei der Inspiration senkt sich das Zwerchfell, der intraabdominelle Druck steigt an und die V. cava abdominalis kollabiert, während in der V. cava thoracalis der Blutfluß beschleunigt wird. Infolge dieses Kavakolapses bei Druckanstieg im Abdomen kommt es zu einem Stillstand des Blutflusses in den Beckenvenen mit Verlangsamung in den Femoral- und Poplitealvenen. Bei Exspiration hebt sich das Zwerchfell, der intraabdominelle Druck sinkt und es erfolgt ein schwallartiger Zustrom von Blut aus den Femoral- und Beckenvenen in die V. cava abdominalis, so daß der Fluß in den Becken- und Femoralvenen beschleunigt wird, während er in der thorakalen V. cava abfällt. Diese atemsynchrone Druck- und Flußschwankung ist das dritte Glied in der Kette der Transportmechanismen des venösen Blutes zum Herzen.

2.2 Blutfluß

Betrachten wir nach dem Verhalten des Druckes nun den Blutfluß in dem komplexen Mechanismus der Waden- und Gelenkmuskelpumpe.

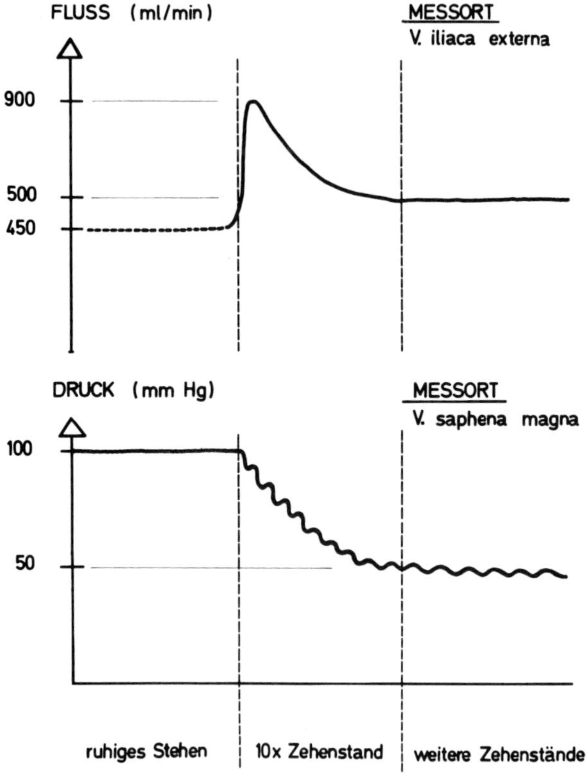

Abb. 2.2. Venöser Rückstrom und Druckabfall in normalen Beinvenen bei Bewegung

Der Fluß durch die fast 100 suffizienten Vv. perforantes im Bereich der sog. Wadenmuskelpumpe, welche die Haut drainieren, erfolgt weitgehend durch den Sog der tiefen Leitvenen in der Diastole [53, 60]. Beim intrafaszialen Abstrom in der Diastole durch die suffizienten Vv. perforantes kommt es zur Druck- und Volumenentlastung des oberflächlichen Systems am Unterschenkel. In der Systole werden die Perforansvenen durch die Muskelkontraktion [53, 60] und den Abschereffekt zu Faszie und Muskel [64] bzw. durch die Klappen verschlossen [2, 3, 53, 60].

Beginnt aus der Ruhe heraus eine Serie von Gehbewegungen, so läßt sich zeigen (Abb. 2.2), daß korreliert mit dem Druckabfall im oberflächlichen Venensystem der Blutabstrom aus dem Bein bei den ersten Aktionen der Wadenmuskelpumpe in Form einer initialen Volumenwelle steil zunimmt und sich nach 10 Schritten auf einen über dem Ruhefluß liegenden Mittelwert einspielt [38, 53]. Der schon länger bekannte Volumenverlust des Beines um ungefähr 200 ml beginnt also mit dem ersten Schritt [53, 54, 57] und ist vor Beginn der reaktiven Hyperämie abgeschlossen [18].

Der größte Anteil dieses Blutvolumens stammt aus dem Wadenmuskelplexus [41]. Die Muskelpumpe erbringt also die größte Förderleistung zu Beginn der Pumpaktion, bewirkt aber nur einen Teil der Gesamtabschöpfung. Synchron mit der Systole der Wadenmuskelpumpe leistet die Fußmuskelpumpe einen bedeutungsvollen Anteil am venösen Rückstrom, insbesondere für das oberflächliche Venensystem [38, 53, 60]. Sie wird in der Diastole durch den Sogmechanismus der Wadenmuskelpumpe über die Vv. perforantes verstärkt.

Über den Fluß in den Muskelvenen können bisher nur Hypothesen aufgestellt werden [15]. Flußmessungen in diesen Gefäßprovinzen sind bisher technisch nicht möglich.

2.3 Mikrozirkulation

Noch unvollständiger als zur venösen Hämodynamik ist unser bisheriges Wissen über die Vorgänge im Bereich der Mikrozirkulation mit Filtrations- und Rückresorptionsvorgängen im Interstitium, besonders der Proteine, sowie über den Lymphtransport, welcher für die Ödemverhinderung von zentraler Bedeutung ist (Abb. 2.3).

Bei der Erforschung der Filtrations- und Rückresorptionsvorgänge an den Kapillarschlingen haben sich unterschiedliche Mechanismen des endothelialen Transports für Gase, Flüssigkeit, Elektrolyte, Metaboliten und Proteinmoleküle gezeigt [25, 26, 29]. Morphologisch sind als Wege durch die Kapillarwand die intrazellulären endothelialen Fugen, Fenestrationen der Kapillarmembran und Vesikelketten zu unterscheiden [25], wobei die Diffusion von Wasser, Gasen und Elektrolyten entlang der gesamten Kapillarschlinge abläuft [26]. Im venulären Anteil der Kapillarschlinge erfolgt die transendotheliale Passage mit Hilfe von Trägermolekülen durch das Small-pore-System der Intrazellularspalten. Der Austritt großmolekulärer Substanzen aus der Kapillare wird durch das Large-pore-System der Vesikelketten und Fenestrationen bewerkstelligt. Die Durchläs-

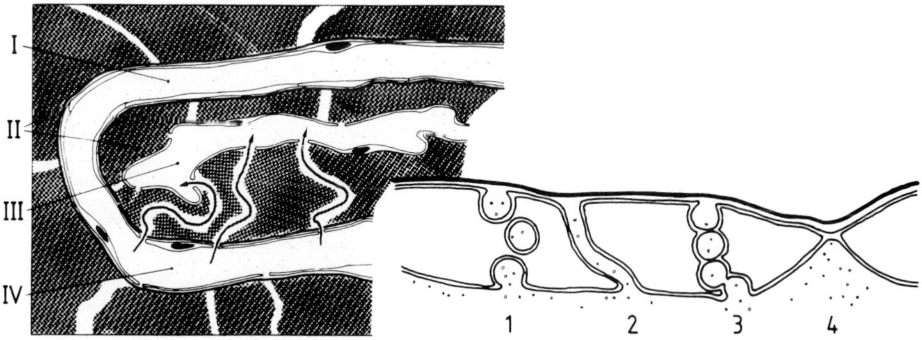

Abb. 2.3. Schema der Kapillarschlinge (*links*) und Kapillarendothel (*rechts*) mit Lymphkapillaren (*Mitte links*)

I zuführende Schlinge der Kapillare
II Interstitium mit prälymphatischen Gewebsspalten
III Lymphkapillare
IV abführende Schlinge der Kapillare

1 und *3* Vesikelketten der Kapillarwand
2 intrazelluläre endotheliale Fuge
4 Fenestration der Kapillarmembran

sigkeit dieses Porensystems wird durch einen endothelialen Film aus Glukosaminglykanen beeinflußt.

Nach Überwindung der Kapillarmembran werden im Interstitium die Austauschvorgänge von Plasmaproteinen, Elektrolytdiffusion, Wasser- und Metabolitentransport im wesentlichen durch den interstitiellen und Kapillardruck ausbalanciert [19, 29, 43].

Die Messung des interstitiellen Gewebedrucks gibt im Gegensatz zur Messung des Kapillardrucks immer noch Anlaß zur Diskussion. Wahrscheinlich ist, daß der interstitielle Druck im Gegensatz zur klassischen Starling-Hypothese nicht das Ausmaß des intrakapillären Drucks erreicht oder gar überschreitet [29, 43].

Als Beispiel für das Ausmaß der Transportvorgänge zwischen Kapillarlumen und Interstitium sei angeführt, daß sich ständig etwa die Hälfte des Gesamtalbumins im Interstitium außerhalb der Gefäße befindet [19]. Diese Plasmaproteine, welche im venolären Schenkel der Kapillarschlingen in das Interstitium filtrieren, werden nicht wie früher vermutet über die Kapillarschlingen wieder ins Gefäß zurücktransportiert. Dies geschieht vielmehr fast ausschließlich durch das Lymphgefäßsystem. Wasser, Gase und Elektrolyte dagegen verlassen das Interstitium überwiegend durch Rückdiffusion an den Kapillarschlingen.

Die Lymphgefäße sind also von zentraler Bedeutung für die extrakapilläre Zirkulation der Plasmaproteine durch den Interstitialraum [19]. Das Gewebe wird hierzu von einem Film interstitieller Flüssigkeit in prälymphatischen Gewebsspalten durchsickert, der nicht mit der Lymphe identisch ist. Der Proteingehalt der Lymphe ist etwa 3mal höher als jener der interstitiellen Flüssigkeit, schwankt jedoch stark in Abhängigkeit von der Flußgeschwindigkeit im Lymphgefäß. Die Transportleistung des Lymphgefäßsystems kann bei Bedarf auf das 10- bis 20fache der Norm ansteigen. Sie beruht auf rhythmischen Eigenkontraktionen der Lymphkapillaren sowie auf passiver Kompression durch die umgebende Muskulatur. In den Lymphknotenstationen erfolgt eine weitere Konzentration der Lymphe [56].

2.4 Funktionsstörungen des venösen Systems

Die experimentellen Befunde zur Pathophysiologie der chronischen venösen Insuffizienz sind noch sehr viel lückenhafter, als sie es schon beim normalen venösen System des Beines sind. Intensiv untersuchte Inseln in diesem bisher unvollständig belegten pathophysiologischen Mosaik sind die chronische Volumenzunahme des erkrankten Beines, Veränderungen des venösen Druckes bei der Aktion der Wadenmuskeln, Störungen des venösen Flusses in insuffizienten Vv. perforantes und Varizen sowie Aspekte der Ulkusgenese. Von einem geschlossenen Bild ist man jedoch noch weit entfernt.

Die Phlebographie hat als Schrittmacher erste Einblicke in die Störungen des venösen Funktionssystems des Beines vermittelt. Dieser ersten Erkenntnisstufe entstammen eine Reihe von Einteilungsschemata der chronischen venösen Insuffizienz [2, 3, 32, 33, 48, 49, 54, 55], die zwar didaktischen Wert besitzen, jedoch in der Einordnung von Einzelbefunden in das Schema zu weit gehen. Ein typisches Beispiel ist der immer wiederkehrende Versuch, die Perforansinsuffizienz nur den schweren Stadien der chronischen venösen Insuffizienz zuzuordnen.

Durch Messungen wurde als erstes die Volumenzunahme des chronisch venös insuffizienten Beines belegt. Plethysmographische Untersuchungen [5, 7, 16, 31, 60] haben eine deutlich erhöhte, druckabhängige venöse Kapazität bei Varizenträgern beobachtet, welche nicht nur in den oberflächlichen Varizen, sondern auch in den tiefen Venen zu lokalisieren ist [16, 60]. Diese erhöhte druckabhängige venöse Kapazität setzt sich zu einem größeren Teil aus vermehrter Blutfüllung der erweiterten Gefäße, zu einem kleineren Teil aus vermehrter Dehnbarkeit der betroffenen Gefäßwände zusammen. Der Hauptteil der Volumenzunahme wird am Unterschenkel gemessen [39]. Bei ausgeprägten Varizen dürfte der Großteil der Volumenzunahme beim Stehen wohl im oberflächlichen Venensystem zu suchen sein [52], während beim Gesunden das venöse Blutvolumen des Beines sich zum überwiegenden Teil in das tiefe Venensystem und nur zum geringeren Teil in das epifasziale Venensystem verteilt. Orthostatische Beschwerden beim Aufrichten können bei einem Teil der Varizenträger durch das erhöhte Gesamtblutvolumen ausgeglichen werden [52, 53]. Nuklearmedizinische und plethysmographische Untersuchungen haben gezeigt, daß bei dieser Volumenzunahme im venösen System die Aktivität der Muskelpumpe nur zu einer inkompletten Entleerung des Venensystems führt [39, 50, 55].

Die Veränderungen des venösen Blutflusses und -drucks in Varizen und insuffizienten Vv. perforantes gegenüber der Norm erwiesen sich als vielfältig. Bei Betätigung der Muskelpumpe kommt es je nach Schweregrad der Funktionsbeeinträchtigung zu einer Minderung des normalen Druckabfalls im oberflächlichen Venensystem bei primärer Varikose oder postthrombotischem Syndrom, wobei die Ursache dafür in einer Insuffizienz des tiefen Systems, einer Perforansinsuffizienz oder einer Insuffizienz des Oberflächensystems liegen kann. Meist sind alle 3 Ursachen kombiniert.

Die venöse Druckmessung unter Betätigung der Gelenkmuskelpumpe hat sich zum Abschätzen der venösen Leistungsreserve bewährt [2, 3, 8, 11, 17, 32, 34, 47, 48, 49, 53, 55, 60]. Plethysmographische Messungen [33, 55, 60] zeigen eine gute Korrelation zwischen der Minderung der Volumenänderung im Segment des maximalen Wadenumfangs und der Minderung der Drucksenkung im oberflächlichen Venensystem in Abhängigkeit vom Schweregrad der Erkrankung. Vergleichende Druckmessungen am tiefen und oberflächlichen System bei schweren postthrombotischen Veränderungen zeigen das Bild des „systolischen venösen Hochdrucks“ [2, 17] mit der tierexperimentell nachweisbaren Hautschädigung [37].

Flußmessungen am chronisch insuffizienten Venensystem ergeben folgende Befunde (Abb. 2.4).

In der insuffizienten V. saphena magna wird bei stärkerer primärer Varikose ein systolisch-diastolischer Pendelfluß gemessen, wobei ein nach peripher gerichteter Fluß überwiegt [8, 11, 53]. Ausgeprägt insuffiziente Knöchelperforansvenen [6] zeigen beim Stehen in Ruhe keinerlei Fluß. Bei Aktionen der Wadenmuskelpumpe dagegen bestehen Pendelflüsse zwischen tiefen und oberflächlichen

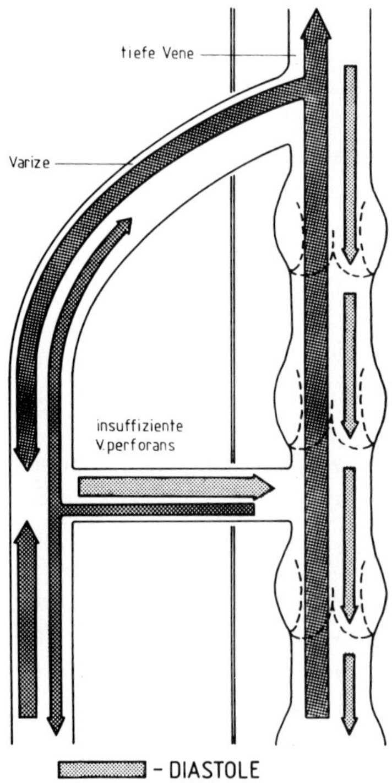

Abb. 2.4. Diastolischer und systolischer Pendelfluß bei chronischer venöser Insuffizienz im „Privatkreislauf“

Venensystemen, wobei in diesen Perforansvenen kurzdauernde Auswärtsflüsse von im Mittel 130 ml/min entstehen [8, 13]. Eigene morphometrische Untersuchungen zeigen, daß insuffiziente Vv. perforantes einer von der Tiefe zur Oberfläche hin gerichteten Düse entsprechen. Es bestehen zudem deutliche Unterschiede der Gefäßarchitektur zwischen insuffizienten Vv. perforantes am Knöchel und am proximalen Unterschenkel, welche auf Unterschiede im mündungsnahen Verschluß durch Faszienabscherung bei der Systole der Wadenmuskelpumpe hinweisen [64]. In den insuffizienten Knöchelperforansvenen gemessene Flüsse können deshalb nicht auf andere insuffiziente Perforansvenen übertragen werden. Dort sind nur Übertragungen von Druckwellen in eng umschriebenen Varizenarealen als eine Art Jetphänomen wirksam [64].

Der „Privatkreislauf“ mit Pendelflüssen zwischen oberflächlichem und tiefem Venensystem durch insuffiziente Perforans- und Saphenamündungen ist eine altbekannte klinische und pathophysiologische Entität.

Bei postthrombotischen Veränderungen am tiefen Venensystem sind in der oberflächlichen Varize 3 verschiedene Pendelflußtypen gemessen worden, während in der insuffizienten Knöchelperforansvene der gleiche Pendelfluß wie bei der primären Varikose nachgewiesen wird. In der V. poplitea werden bei Betätigung der Muskelpumpe gegenüber der Norm deutlich erniedrigte Pendelflüsse gemessen. Flüsse in einzelnen tiefen Unterschenkelvenen sind bisher weder bei Gesunden noch bei chronischer venöser Insuffizienz gemessen worden.

Bei extrem pathologischen Fluß- und Volumenveränderungen in den Vv. perforantes der Knöchelregion am tiefsten Punkt der Wadenmuskelpumpe kommt es aufgrund der bei jeder Systole wiederholten venösen Hypertension [3, 9, 11] bei chronischer Volumenüberlastung [8, 10, 11] zu Veränderungen der kapillären und lymphatischen Mikrozirkulation, welche den Boden für die Ulkusentstehung bereiten [40, 43, 51, 53, 60].

Bei Erhöhung des Drucks im Venensystem, z.B. nach einer tiefen Thrombose, kommt es zum chronischen Druckanstieg im venulären Schenkel aller vorgeschalteten Kapillarschlingen mit erweiterten Kapillarporen, so daß es über dieses Stretch-pore-Phänomen zum verstärkten Austritt von Proteinen und Wasser durch die geschädigte Kapillarmembran in das Interstitium mit nachfolgender Beschleunigung des Lymphabflusses kommt [19]. Ist die Reservetransportkapazität des Lymphsystems aufgebraucht, so bildet sich ein sichtbares Ödem. Die Zerstörung der Architektur der Hautgefäße konnte die Arbeitsgruppe um Leu [35, 63] elektronenmikroskopisch an erheblichen ultrastrukturellen Veränderungen der Gefäßwandstruktur der Hautkapillaren nachweisen, mit Erweiterung von Interzellularfugen, Zunahme der Zahl von Mikrovesikeln und Vesikelketten am venulären Schenkel der Kapillarschlinge und perikapillärer Ausbildung großer Ödemräume, Erythrozytenaustritt sowie erhöhter Phagozytosetätigkeit der Makrophagen an ausgetretenen Erythrozyten und am Kollagen.

Die Arbeitsgruppe um Bollinger wies bei der schweren chronischen venösen Insuffizienz im Bereich von Hautveränderungen fluoreszensmikroskopisch funktionelle Veränderungen nach im Sinne einer eindeutigen Abnahme der lymphatischen Draingagefunktion und erheblicher Veränderungen am Lymphkapillarnetz mit verstärkter Wanddurchlässigkeit für Makromoleküle entsprechend einer lymphatischen Mikroangiopathie [13, 30].

Mit nuklearmedizinischer Technik hat die Arbeitsgruppe um Mostbeck [40] einen gestörten subfaszialen Lymphabfluß und einen vermehrten Austritt von Eiweiß in das Interstitium bei der chronischen venösen Insuffizienz nachgewiesen.

Die transkutane Messung des Sauerstoffpartialdrucks zeigt bei der chronischen venösen Insuffizienz eine signifikante Erniedrigung [20]. Bei Vitalmikroskopie dieser Areale wurde eine Rarefizierung der Kapillaren und die Bildung von riesigen Kapillarknäueln mit perikapillärem Mikroödem nachgewiesen. Diese trophischen Störungen der Endstrombahn bei schwerster Erniedrigung des transdermal gemessenen Sauerstoffpartialdrucks auf nahezu Null sind im Gefolge einer chronischen venösen Insuffizienz die direkte Vorstufe der Ulkusbildung.

Zusammenfassend kann gesagt werden, daß phlebographische Befunde und experimentelle Messungen wegen der jahrelangen Entstehungszeit des Krankheitsbildes, wegen der erst seit kurzem verfügbaren meßtechnischen Möglichkeiten und wegen der hohen Variationsbreite der chronischen venösen Insuffizienz bisher nur einige der klinisch bedeutungsvollsten Faktoren dieser Gefäßerkrankung einigermaßen befriedigend erklären können. Ein großer Teil der Pathophysiologie der chronischen venösen Insuffizienz ist uns noch verborgen.

Literatur

1. Almen T, Nylander G (1962) Serial phlebography of the normal lower leg during muscular contraction and relaxation. Acta Radiol (Stockh) 57:264
2. Arnoldi CC (1964) The venous return from the lower leg in health and in chronic venous insufficiency. Acta Orthop Scand [Suppl] 64
3. Arnoldi CC (1972) Die Abhängigkeit des Venendruckes von der Muskeltätigkeit. In: Schneider KW (Hrsg) Die venöse Insuffizienz. Witzstrock, Baden-Baden, S 54
4. Arnoldi CC (1976) Physiologie und Pathophysiologie des venösen Rückstroms aus der unteren Extremität. In: Sigg K (Hrsg) Varizen. Ulcus cruris und Thrombose. Springer, Berlin Heidelberg New York, S 6
5. Barbey K, Brecht K (1965) Venentonus, Venenkapazität und ihre Messung. Med Welt 16:727
6. Bassi G (1976) Wann ist eine Vena perforans insuffizient? Vasa 5:256
7. Berg E van den, Barbey K (1976) Die druckabhängige venöse Kapazität. Z Kardiol 65:68
8. Bjordal R (1970) Simultaneous pressure and flow recordings in varicose veins of the lower extremity. Acta Chir Scand 136:309
9. Bjordal R (1971) Pressure patterns in the saphenous system in patients with venous leg ulcers. Acta Chir Scand 137:495
10. Bjordal R (1972) Circulation patterns in incompetent perforating veins in the calf and in the saphenous system in primary varicose veins. Acta Chir Scand 138:251
11. Bjordal R (1972) Blood circulation in varicose veins of the lower extremities. In: Schneider KW (Hrsg) Die venöse Insuffizienz. Witzstrock, Baden-Baden, S 27
13. Bollinger A, Jäger K, Geser A, Soier F, Seplias J (1982) Transcapillary and interstitial diffusion of Na-fluorescein in chronic venous insufficiency with white atrophy. Int J Microcirc Clin Exp 1:5
12. Bollinger A, Rutishauser W, Mahler F, Grüntzig A (1970) Zur Dynamik des Rückstroms aus der Vena femoralis. Z Kreislaufforsch 59:963
14. Carlsöö S (1972) How man moves. Kinesiological methods and studies. Heinemann, London
15. Clark C, Cotton LT (1968) Blood flow in deep veins of leg. Br J Surg 55:211
16. Eirikson E, Dahn J (1969) Plethysmographic studies of venous distensibility in patients with varicose veins. Acta Chir Scand [Suppl] 398:19
17. Fegan WG, Fitzgerald DE (1964) The results of simultaneous pressure recordings from the superficial and deep veins of the leg. Ir J Med Sci 88:363
18. Felix W, Bremer F-W (1957) Über den mechanischen Einfluß der Kontraktion auf die Durchblutung des Skelettmuskels. Z Biol 109:102
19. Földi M (1977) Physiology and pathophysiology of lymph flow: Lymphedema. (Ed Leo Clodius), Thieme, Stuttgart
20. Franzek UK (1983) Sauerstoffpartialdruck und Kapillarmorphologie bei Patienten mit chronisch venöser Insuffizienz. Phlebol Proktol 12:149
21. Gauer OH, Henry JP (1956) Beitrag zur Homöostase des extraarteriellen Kreislaufs: Volumenregulation als unabhängiger physiologischer Parameter. Klin Wochenschr 34:356–366
22. Guyton AC (1963) A concept of negative interstitial pressure based on pressures in implanted perforanted capsules. Circ Res 12:399
23. Guyton AC (1965) Venous return. In: Am Physiol Society (ed) The cardiovascular system: circulation. Williams & Williams, Bethesda (Maryland), Handbook of physiology, section 2, vol II 32:1099)
24. Guyton AC (1968) Regulation of cardiac output. Anaesthesiology 29:314
25. Hammersen F, Osterkamp-Baust U (1982) Die Schrankenfunktionen des Endothels. Der Versuch einer kritischen Standortbestimmung. Phlebol Proktol 11:1
26. Heinle H (1982) Stofftransport und Stoffaustausch in der Endstrombahn. Phlebol Proktol 11:9
27. Hellebrandt FA, Crigler EF, Keslo LEA (1939) Variations in intramuscular pressure during postural and phasic contraction of human muscle. Am J Physiol 126:247
28. Henderson Y, Oughterson AW, Greenberg LA, Searle CP (1935) Muscle tonus, intramuscular pressure and the venopressor mechanism. Am J Physiol 114:261

29. Intaglietta M, Zweifach BW (1974) Microcirculatory basis of fluid exchange. Adv Biol Med Phys 15:111
30. Isenring G, Franzeck UK, Bollinger A (1982) Lymphatische Mikroangiopathie bei chronisch-venöser Insuffizienz. Vasa 11:104
31. Kappert A (1971) Zur plethysmographischen Erfolgsbeurteilung von Venenoperationen. In: May R (Hrsg) Meßmethoden in der Venenchirurgie. Huber, Bern S 153
32. Kuiper JP (1966) Venous pressure determination (Direct method). Dermatologica 132: 206
33. Kriessmann A (1975) Periphere Phlebodynamometrie, Grundlagen, Technik, Leistungsbreite. Vasa [Suppl 4]
34. Kriessmann A, Amann M, Weiss HD, Rädler M (1973) Quantitative Differenzierung der peripheren venösen Insuffizienz. Vasa 2:12
35. Leu HJ, Wenner A, Spycher MA, Brunner U (1980) Ultrastrukturelle Veränderungen bei der Atrophie blanche. Vasa 9:142
36. Liebau G (1963) Über die funktionelle Bedeutung der Venenklappen. Z Kreislaufforsch 52:419
37. Limborgh J van, Boersma W (1971) Hautveränderungen nach experimenteller venöser Druckerhöhung beim Frosch. In: Leu H (Hrsg) Die Venenwand. Huber, Bern, S 94
38. Lippmann HJ (1972) Die Messung der Gefäßreserve und ihre klinische Bedeutung. In: Schneider KW (Hrsg) Die venöse Insuffizienz. Witzstrock, Baden-Baden, S. 43
39. Lofferer O, Mostbeck A, Partsch H (1970) Die Bestimmung des Blutvolumens des Unterschenkels mit einer nuklearmedizinischen Methode. In: Ehringer H, Deutsch E (Hrsg) Durchblutungsstörungen, Meßmethodik und Pharmakotherapie. Schattauer, Stuttgart, S 255
40. Lofferer O, Mostbeck A, Partsch H (1972) Untersuchungen zur Pathophysiologie des Ödems bei der chronisch venösen Insuffizienz. In: Schneider KW (Hrsg) Die venöse Insuffizienz. Witzstrock, Baden-Baden, S 213
41. Ludbrook J (1966) Aspects of venous function in the lower limbs. Thomas, Springfield
42. Ludbrook J (1972) The analysis of the venous system. Standartization of cardio-angiological methods. Huber, Bern
43. Mahler F (1976) Neue Aspekte zur Pathophysiologie des venösen Ödems. Vasa 5:178
44. Marées H de (1970) Veränderungen des Rumpfblutvolumens bei orthostatischer Kreislaufsofortregulation. Arztl Forsch 24:249
45. Marées H de, Pixberg HU (1970) Veränderungen des Rumpfblutvolumens bei orthostatischer Kreislaufregulation I. Arztl Forsch 24:221
46. Marées H de, Pixberg HU (1970) Veränderungen des Rumpfblutvolumens bei orthostatischer Kreislaufsofortregulation II. Arztl Forsch 24:228
47. Martin M, Völker D (1973) Druckabfall in Fußrückenvenen nach Belastung der Wadenmuskulatur. Zentralbl Kardiol 62:24
48. May R, Nissl R (1973) Die Phlebographie der unteren Extremität. Thieme, Stuttgart
49. Nachbur R (1971) Die periphere Venendruckmessung: Eine Methode zur Bestimmung der venösen Leistungsreserve der unteren Extremitäten. Zentralbl Phlebol 10:224
50. Netzer CO (1958) Die Strömungsverhältnisse beim postthrombotischen Syndrom. Zentralbl Chir 83:1698
51. Netzer CO (1963) Das chronisch venöse Rückstauungsödem an den unteren Gliedmaßen. Zentralbl Chir 88:1540
52. Netzer CO (1966) Gefäß- und Stromzeitvolumen varíköser Venen und ihre Beziehung zu den varikösen Folgekrankheiten. Bruns Beitr Klin Chir 212:222
53. Netzer CO (1971) Zur Physiologie und Pathophysiologie der Wadenmuskelpumpe. In: May R (Hrsg) Meßmethoden in der Venenchirurgie. Huber, Bern, S 31
54. Niederle P, Prerovsky J (1975) The relationship between venous pressure and volume in the lower extremity during exercise. Vasa 4:40
55. Niederle P, Prerovsky J (1976) The evaluation of venous muscle pump disorder in chronic venous insufficiency. Vasa 5:24
56. Pflug JJ, Knox P, Hadjis N (1982) Die Bedeutung des Lymphknotens für die Lymphdrainage des Beines. In: Stegmann W (Hrsg) Die Phlebologie und ihre Grenzgebiete. Hamburg, S 48

57. Rieckert H (1970) Die Hämodynamik des venösen Rückflusses aus der unteren Extremität. Arch Kreislaufforsch 62:293
58. Schlüter F (1961) Die Schließfähigkeit der Venenklappen unter dem Einfluß funktionell und morphologisch wirksamer Faktoren. Z Kreislaufforsch 50:1
59. Schlüter F (1962) Physiologie der Venen. Zentralbl Phlebol 1:72
60. Schneider W, Fischer H (1969) Die chronisch-venöse Insuffizienz. Enke, Stuttgart
61. Sjöstrand T (1953) Volume and distribution of blood and significance in regulating the circulation. Physiol Rev 33:202
62. Tschirdewahn B (1972) Probleme der Venenfunktionsmessung. In: Schneider KW (Hrsg) Die venöse Insuffizienz. Witzstrock, Baden-Baden S 38
63. Wenner A, Leu HJ, Spycher M, Brunner U (1980) Ultrastructural changes of capillaries in chronic venous insufficiency. Exp Cell Biol 48:1
64. Wuppermann Th, Mellmann J, Jarosch von Schweder W (1978) Morphometric characteristics of incompetend perforating veins in primary varicosis of the lower leg. Vasa 7:66

3 Varikose

3.1 Ätiologie. TH. WUPPERMANN

Zur Ätiologie der Varikose haben unterschiedliche Disziplinen ein ganzes Bündel möglicher Ursachen gesammelt. Aus Gründen der Übersichtlichkeit seien 2 Gruppen gebildet, nämlich die epidemiologischen Studien und die Ergebnisse biochemischer, histochemischer, histologischer und elektronenmikroskopischer Untersuchungen.

Die 3 aktuellsten epidemiologischen Studien, die Baseler [10], die Hannoveraner [9] und die Tübinger [3] Studie, kommen zu folgenden Befunden: Übereinstimmend wird als bedeutungsvollster Faktor das Alter, an zweiter Stelle die familiäre Disposition [3, 9, 10] anerkannt. Als wichtigster Realisationsfaktor ist eine langjährige stehende Tätigkeit belegt [9]. Weibliches Geschlecht und mehrfache Schwangerschaft können hinzukommen [3, 10]. Übergewicht und anatomische Varianten in der Ausflußbahn des linken Beines wurden als Ursachen der Varikose sicher ausgeschlossen [6, 9]. Schon aus epidemiologischer Sicht ist also eine multifaktorielle Genese der primären Varikose gesichert.

Strukturuntersuchungen der Venenwand haben in einem Geflecht aus zahlreichen Befunden biochemischer, histochemischer, histologischer und elektronenmikroskopischer Untersuchungen deutliche Veränderungen der Mediamuskelzellen und des Interstitiums der Varizenwand, eine Verminderung und Strukturveränderung von Kollagen [1, 4] bei gleichzeitiger Zunahme von Elastin und Proteoglykanen in der extrazellulären Matrix mit Folgen für Permeabilität und Wassergehalt der Venenwand [2, 4] zeigen können.

Gleichzeitig konnte eine Zunahme von Abbauprodukten der Proteoglykane im Serum von Varizenträgern nachgewiesen werden [5]. Der deutliche Anstieg der Serumspiegel an lysosomalen Enzymen, deren Substrat die extrazelluläre Matrix der Venenwand darstellt [4, 5, 7, 8], steht in Korrelation zum Schweregrad der Varikose [7] und dem Ausmaß der mechanisch geprüften Wandelastizität und Klappeninsuffizienz [8]. Der Umbau in der Matrix der Venenwand als Folge einer Zunahme lysosomaler Enzymaktivitäten führt zur initialen Störung, nämlich der Transformation der glatten Gefäßwandmuskelzelle.

Literatur

1. Bouvier CA, Grobety J (1977) Studies on normal and varicose human saphenous veins. In: Kappert A (ed) New trends in venous diseases. Huber, Bern, pp 220

2. Buddicke E (1975) Molekulare Organisation der extrazellulären Matrix des Gefäßbindegewebes. Phlebol Proktol 4:1
3. Fischer H (1981) Venenleiden. Eine repräsentative Untersuchung in der Bevölkerung der Bundesrepublik (Tübinger Studie). Urban & Schwarzenberg, München
4. Niebes P (1977) Biochemical studies of varicosis. In: Kapert A (ed) New trends in venous diseases. Huber, Bern, pp 233
5. Prerovský I, Mrhová O (1977) Determination of alkaline and acid phosphatase, mucoproteins, hexosamine and betaglucoronidase in the serum of young patients with primary varicose veins. In: Kappert A (ed) New trends in venous diseases. Huber, Bern, pp 251
6. Rudofsky G (1980) Untersuchungen zur Epidemiologie, Pathophysiologie, Diagnostik und Therapie venöser Erkrankungen. Vasa [Suppl 7]
7. Schlebusch H (1977) Laboratory findings in the serum of women with varicosis of different degrees of severity. In: Kappert A (ed) New trends in venous diseases. Huber, Bern, pp 257
8. Thulesius O, Gjöres JE, Eriksson O, Weywadt L, Berlin E (1977) Studies on venous wall elasticity, valvular function and lysosomal enzymes in primary venous insufficiency. In: Kappert A (ed) New trends in venous diseases. Huber, Bern, pp 242
9. Van den Berg E, van den Berg B, Barbey K (1981) Epidemiologie und Pathophysiologie der primären Varikosis (Hannover-Studie). Deutscher Angiologenkongreß, Frankfurt 1980. Witzstrock, Baden-Baden
10. Widmer LK (1978) Venenkrankheiten (Basler Studie III). Huber, Bern

3.2 Zur formalen Pathogenese der Varikose

J. Staubesand und V. Seydewitz

In einem durch experimentelle, elektronenmikroskopische, morphometrische und biochemische Befunde gestützten Konzept zur formalen Pathogenese der Varikose steht die glatte Muskelzelle im Mittelpunkt der Veränderungen (Abb. 3.1) [7, 11].

Morphologisch finden sich Intimadefekte [3a, 4] in Form von Endothelschäden bis hin zu Zelluntergängen, Bereiche mit einem Pseudoendothel aus Thrombozyten und – abhängig vom Schweregrad des jeweiligen Falles – mehr oder weniger ausgedehnte Parietalthromben aus Plättchen, Fibrin und Detritus.

Umbauvorgänge innerhalb der Media der erkrankten Venen stehen jedoch im Vordergrund [11]. Stammvarizen, retikuläre Varizen und Besenreiser können hierbei in einem quantitativ unterschiedlichen Ausmaß betroffen sein.

Die *glatte Muskelzelle* ist wegen ihrer Bedeutung für Synthese und Abbau von Interzellularsubstanz die zentrale Schaltstelle aller reaktiven Prozesse. Sie liegt in der Gefäßwand in 2 Funktionsformen vor: als kontraktile oder k-Muskelzelle und als metabolisch modifizierte oder m-Muskelzelle. Die k-Form (Abb. 3.2a) hat, wie aus ihrem Reichtum an kontraktilen Proteinen zu schließen ist, für den *Tonus*, der m-Typ entsprechend seinem ausgedehnten metabolischen Raum (Abb. 3.2b) für den *Stoffwechsel* die größere Bedeutung.

In der varikösen Venenwand ist – ähnlich wie auch bei anderen Erkrankungen des Gefäßsystems – das Verhältnis der Muskelzellen zugunsten des m-Typs verschoben [11]. Neben funktionstüchtigen finden sich vermehrt degenerativ veränderte und zugrundegehende Muskelzellen. Meist ist die Basalmembran der Muskelzellen deutlich verdickt (Abb. 3.3b).

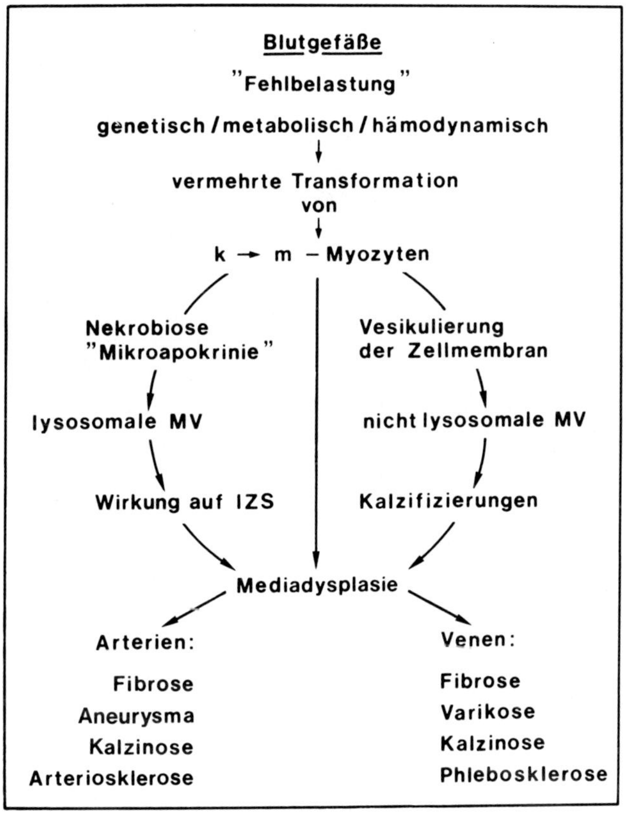

Abb. 3.1. Schematische Darstellung des Konzepts zur formalen Pathogenese der Mediadysplasie nach Einwirkung genetischer, metabolischer und/oder hämodynamischer Fehlbelastungen. Der vermehrten Transformation von k- zu m-Myozyten folgt die Entstehung lysosomaler und nichtlysosomaler Matrix-Vesikel (*MV*) mit ihrer Wirkung auf die bindegewebige Grundsubstanz der Gefäßwand bzw. auf initiale Kalzifizierungsprozesse. Mediadysplastische Veränderungen finden sich nicht nur bei Varikose, sondern auch bei anderen Erkrankungen der Gefäßwand und des Bindegewebes (*IZS* Interzellularsubstanz)

Wahrscheinlich kommt es schon zu Beginn des krankhaften Prozesses in der Media der betroffenen Gefäße zu einer Umstellung des Stoffwechsels der Myozyten auf einen Metabolismus, der unter den gegebenen Umständen einer erhöhten Wandbelastung ökonomischer ist. Auf diese Weise kompensieren die Muskelzellen die fortschreitend größer werdende Wandspannung durch angepaßten Umbau der Interzellularsubstanz. Der Zeitpunkt der vermehrten Transformation von k- zu m-Muskelzellen dürfte dann gekommen sein, wenn die Zellen des normalerweise vorherrschenden k-Typs (Abb. 3.2a) aus energetischen Gründen nicht mehr imstande sind, die Wandspannung mit der zunehmenden Wandbelastung im Gleichgewicht zu halten.

Die Folgen dieser Umstellung des Stoffwechsels zeigen sich ultrastrukturell im Bereich der Interzellularsubstanz v.a. in einer Zunahme veränderter („dysplastischer") und damit funktionell unangepaßter kollagener Fibrillen, die sich vom normalen Kollagen durch ihre ungeordnete Textur (Abb. 3.3b) und ihren Aggregationszustand, nicht jedoch durch ihre Periodizität unterscheiden [13]; besonders auffällig sind ihre eingebuchteten oder zackenförmigen Umrisse (Abb. 3.3a u. 3.4) und ihre „Knickdeformitäten" (Abb. 3.3b) (vgl. hierzu auch [14]).

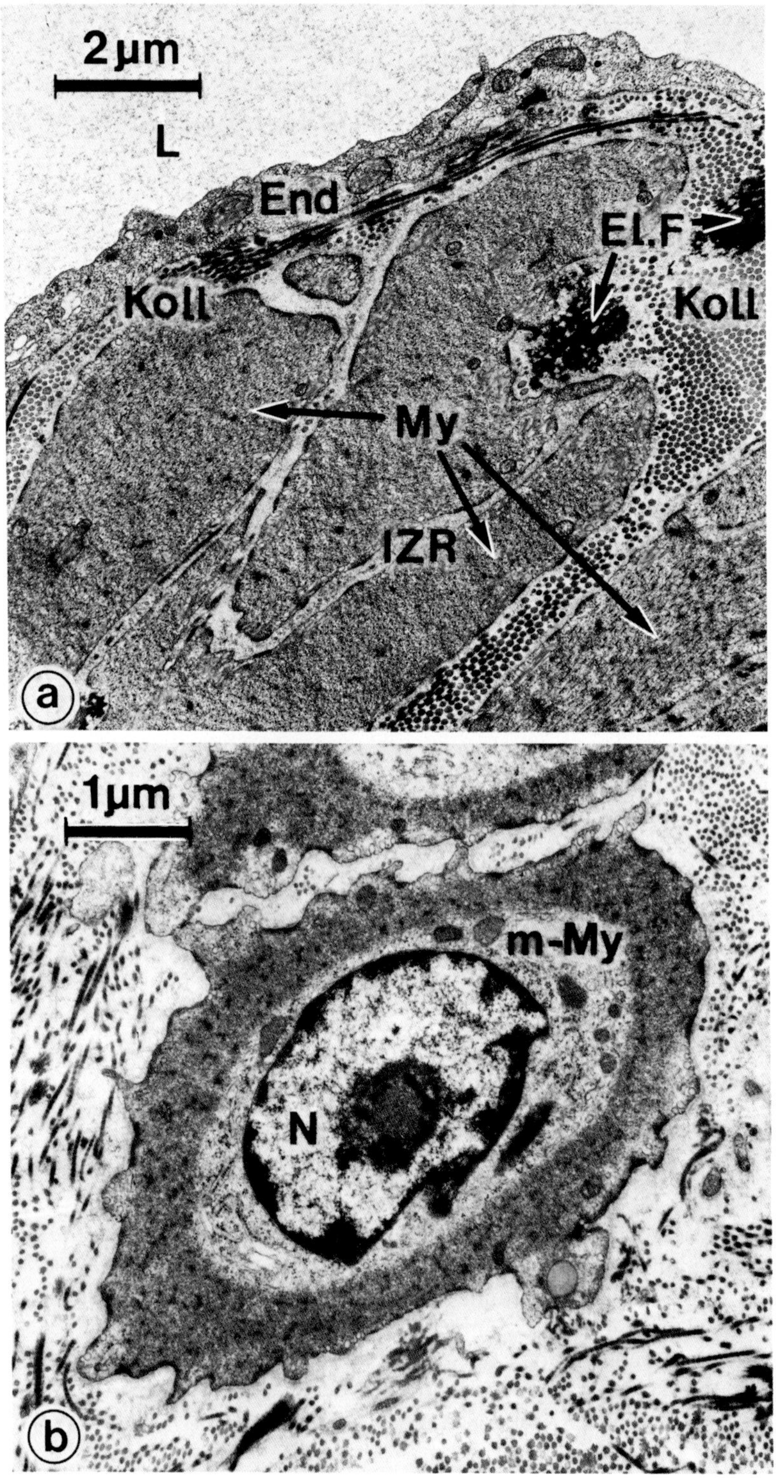
2 µm
L
End
El.F
Koll
Koll
My
IZR
a
1µm
m-My
N
b

In welchem Ausmaß diese Veränderungen mit Verschiebungen der für die Venenwand charakteristischen Kollagentypen einhergehen, ist noch offen. Derartig ultrastrukturell veränderte Kollagenfibrillen finden sich keineswegs nur bei Varikose und anderen Gefäßerkrankungen, z.B. der Koronarsklerose [11], sondern auch bei Dermatosparaxie [2], beim Ehlers-Danlos-Syndrom, bei der „tight-skin mouse", bei Amyloidose, Leberfibrose und -zirrhose, bei der Dupuytren-Kontraktur, bei chronischer Polyarthritis, im Stimmband chronisch heiserer Patienten und bei der spontanen Achillessehnenruptur, um nur einige Beispiele zu nennen (Literatur bei [2]).

Auch die *elastischen Fasern* mit ihren Verbindungen zu den Muskelzellen sind bei ausgeprägter Varikose zumindest stellenweise verändert (Abb. 3.3a), wodurch die Funktion des elastisch-muskulösen Systems der Venenwand zusätzlich beeinträchtigt ist.

Mit der Entwicklung der Varikose nimmt der Kollagengehalt ab, während der Gesamtgehalt der Glykosaminoglykane (um insgesamt 29%) zunimmt, wobei Hyaluronat mit einem 76%igen Anteil die Hauptkomponente darstellt [5a]. Da Hyaluronat ein außerordentlich hohes Wasserbindungsvermögen besitzt, ist die Ausbildung einer Varikose auch mit Veränderungen der Filter- und Permeationseigenschaften, durch die der Flüssigkeits- und Stofftransport im Interzellularraum der Venenwand reguliert wird, verbunden [1a].

Durch Nekrobiose glatter Muskelzellen und „Mikroapokrinie" (Sequestrierung) lysosomenhaltiger Zellfortsätze kommt es bei Varikose meist zu einer Vermehrung der sog. *Matrix Vesikel.* Bei ihnen handelt es sich um früher stärker im Vordergrund der Überlegungen [7, 10, 11] stehende *extrazelluläre Lysosomen* und um ultrastrukturell ähnlich aussehende, aber sich von der Zellmembran ableitende *nichtlysosomale Matrix Vesikel* [8]. Die extrazellulären Lysosomen (oder lysosomalen Matrix Vesikel) könnten mit Hilfe ihrer noch aktiven Hydrolasen in der Lage sein, lokal begrenzt und von zellulären Steuerungsmechanismen unabhängig die Interzellularsubstanz anzugreifen, während die *nichtlysosomalen Matrix Vesikel* offenbar als Kristallisationskeime an initialen Kalzifizierungsprozessen [1] innerhalb der Interzellularsubstanz beteiligt sind [3, 9]. Die Entstehung solcher Präzipitate, die oft in Form konzentrisch geschichteter „Kalziummikrosphärite" im Interstitium vorliegen (Abb. 3.5), kann als „Schutzmechanismus" gedeutet werden, der es ermöglicht, die biologisch aktiven Kalziumionen (Ca^{++}) bei Überangebot in eine inaktive Form zu überführen [9].

◀ **Abb. 3.2. a** K-Myozyten aus der V. saphena parva in Höhe des Kniegelenks (Pat. S.E., 12 Jahre). Elektronenmikroskopische Aufnahme bei 8500facher Primärvergrößerung, Endvergrößerung s. Maßstab. In der normal gebauten Venenwand finden sich unter der Endothelschicht typische k-Myozyten, Bündel unveränderter kollagener Fibrillen und elastische Fasern. Intermyozytäre Spalten relativ schmal. (*L* Gefäßlichtung, *End* Endothel, *Koll* Bündel kollagener Fibrillen längs- und quergetroffen, *My* Mediamyozyten vom kontraktilen Typ, *IZR* Interzellularraum, *El.F* elastische Fasern). **b** M-Myozyt aus der Crosse der V. saphena magna bei Stammvarikose (Pat. B.B., 61 Jahre). 9000facher Primärvergrößerung, Endvergrößerung s. Maßstab. (*m-My* metabolisch modifizierter Myozyt, *N* Nukleus)

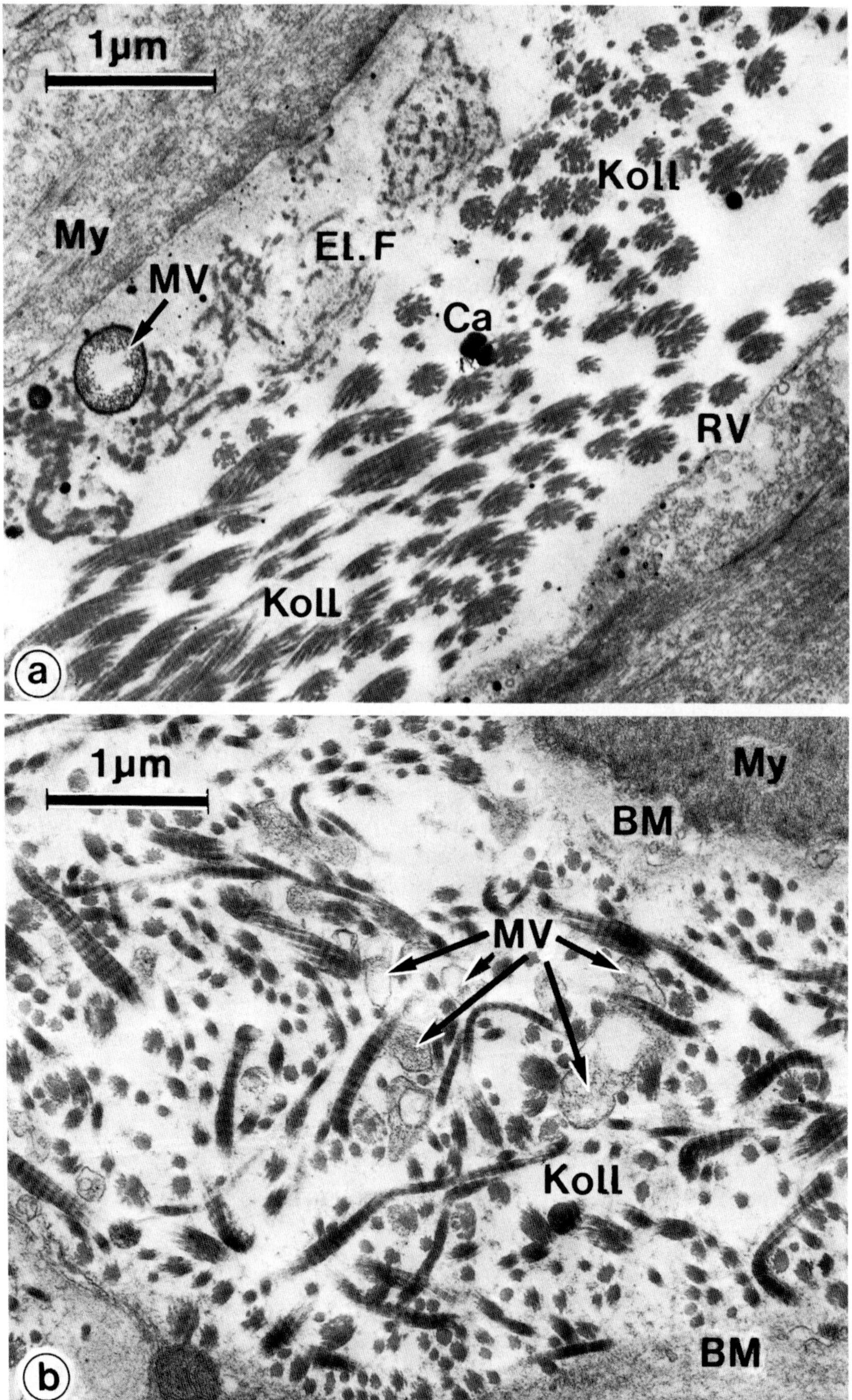
1µm
My
MV
El. F
Koll
Ca
RV
Koll
a
1µm
My
BM
MV
Koll
BM
b

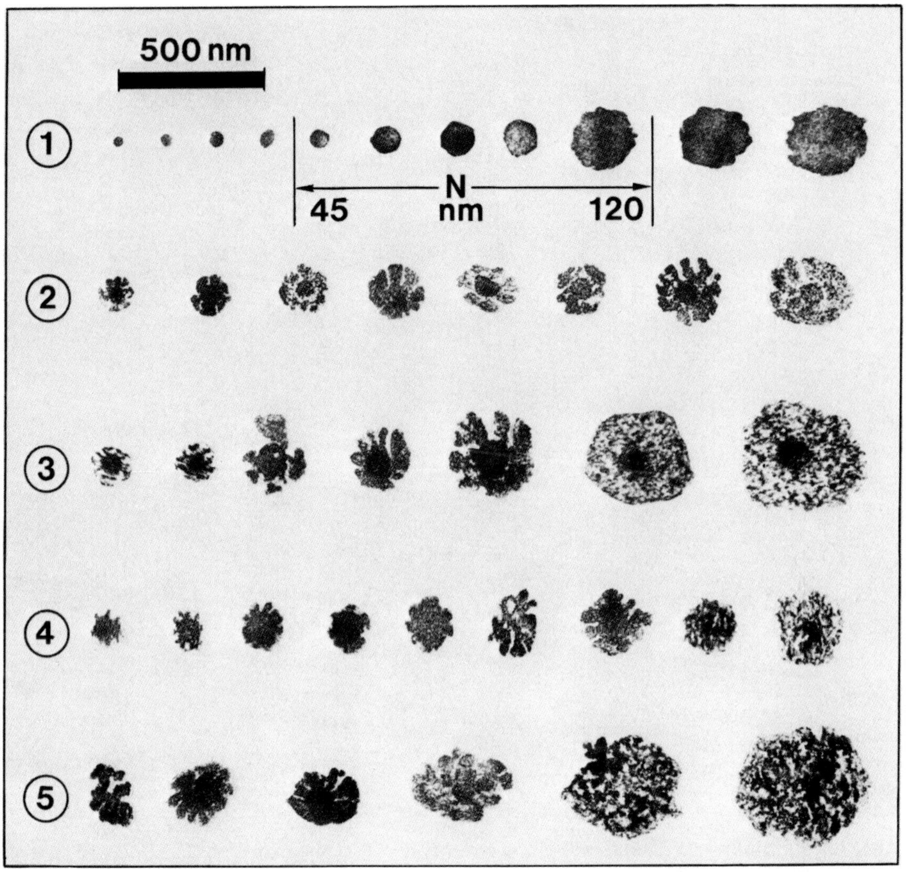

Abb. 3.4. Querschnitte kollagener Fibrillen unterschiedlichen Dysplasiegrades. Bei *N* Querschnitte der in der Gefäßwand zumeist vorkommenden Kollagenfibrillen. Die abgebildeten intrafibrillär dysplastischen kollagenen Fibrillen stammen aus erkrankten Gefäßwänden (Arteriosklerose, Koronarsklerose, Varikose) sowie aus Arterien und Venen, die sich an experimentelle hämodynamische Fehlbelastungen angepaßt hatten

---

◀ **Abb. 3.3. a** Dysplastische kollagene Fibrillen und elastische Fasern aus einer kleinen Vene des M. soleus. Amputation des Beines wegen Gangrän des Fußes bei Altersangiopathie und Diabetes mellitus (Pat. W.S., 81 Jahre). Technik wie bei Abb. 3.2a, ergänzt durch den Nachweis von Kalzium mit Hilfe der PPA-Methode. Beachte das Vorkommen von Kalziumpräzipitaten nicht nur im Interzellulärraum, sondern auch in den Randvesikeln der glatten Muskelzelle am unteren Bildrand rechts. 11000facher Primärvergrößerung, Endvergrößerung s. Maßstab. [*My* Mediamyozyten, *RV* (teils mit Kalziumniederschlägen gefüllte) Randvesikel, *Koll* dysplastische Kollagenfibrillen, quer und schräg getroffen, *El.F* dysplastische elastische Fasern, *Ca* Kalziumpräzipitat, *MV* Matrix Vesikel (Kalziumniederschläge enthaltend)]. **b** Kollagendysplasie bei Stammvarikose der V. saphena magna (Pat. R.K., 54 Jahre). 11800facher Primärvergrößerung, Endvergrößerung s. Maßstab. Ausgeprägte inter- und intrafibrilläre Kollagendysplasie; Zunahme von Matrix Vesikeln. [*My* Mediamyozyt, *BM* (verbreiterte) Basalmembran, *Koll* dysplastische kollagene Fibrillen, *MV* Matrix Vesikel]

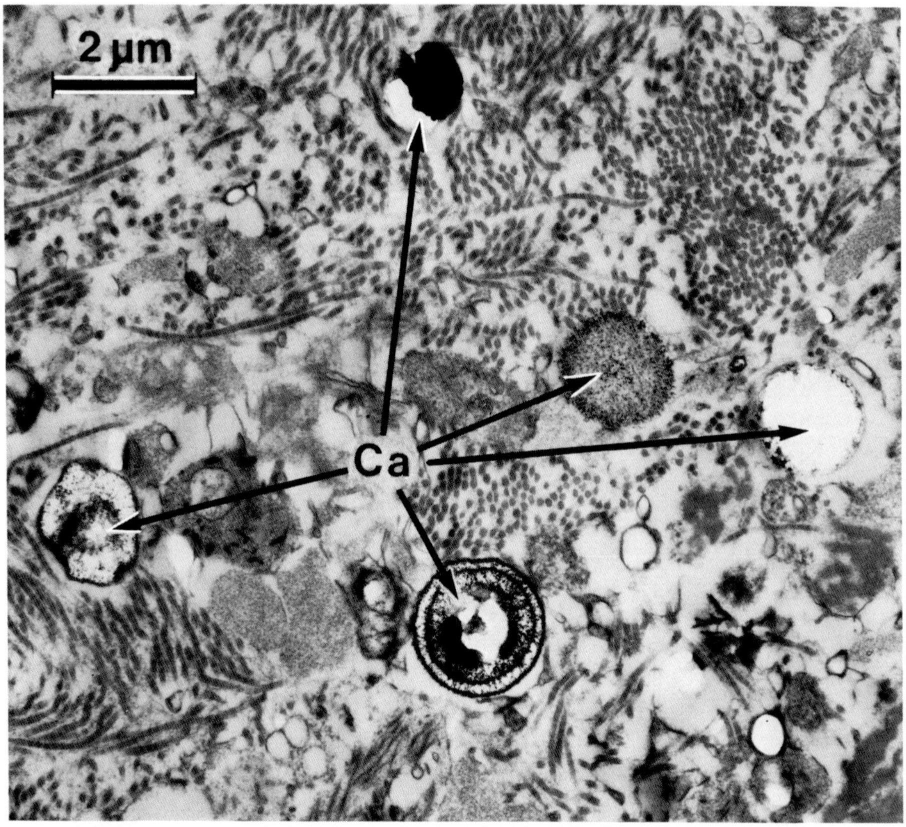

Abb. 3.5. Kalziumkonkremente bei Stammvarikose der V. saphena magna (Pat. E.L., 73 Jahre). 4300facher Primärvergrößerung, Endvergrößerung s. Maßstab. Mehrere z.T. tangential getroffene, z.T. konzentrisch geschichtete Kalziummikrosphärite (*Ca*) im Interstitium der dysplastischen Gefäßwand

Geht man davon aus, daß dem Auftreten von Kalziumpräzipitaten (Abb. 3.5) im Interstitium der varikösen Venenmedia ein vermehrter Kalziumeinstrom in die Gefäßwand und damit eine erheblich veränderte Stoffwechsellage für Endothel- und Muskelzellen vorausgegangen ist (Kalziumionen greifen bekanntlich in zahlreiche metabolische und funktionelle Prozesse regulatorisch ein), könnte die Umwandlung von k- zu m-Myozyten mit Zunahme von Einzelzellnekrosen sowohl in der Endothelzellschicht als auch im Bereich der Mediamuskulatur mit dem Entgleisen der Ca^{++}-Homöostase zusammenhängen. Hierbei werden offenbar v.a. diejenigen Zellen betroffen, die den erhöhten metabolischen Anforderungen – aus welchen Gründen auch immer – nicht mehr gewachsen sind. Um ihre Funktionsfähigkeit so weitgehend wie möglich zu erhalten bzw. wiederherzustellen, entwickelt die Gefäßwand jedoch Mechanismen, die den Überschuß an biologisch aktivem Kalzium zu reduzieren vermögen [9]. Einer davon läuft im Interzellularraum der Media über die erwähnte vermehrte Bildung nichtlysosomaler Matrix Vesikel ab.

Ebenfalls in diesem Sinne ließe sich auch die Transformation kontraktiler in metabolisch modifizierte Muskelzellen interpretieren. Letztere sind v.a. durch einen wesentlich höheren Gehalt an Mitochondrien und rauhem endoplasmatischem Retikulum auf Kosten des kontraktilen Materials gekennzeichnet (Abb. 3.2b).

Durch die verringerte Kontraktionsaktivität wird zum einen der Energieverbrauch der Zelle reduziert, zum anderen kann über die erhöhte Mitochondrienzahl und vermehrtes rauhes endoplasmatisches Retikulum die zytoplasmatische Ca^{++}-Konzentration durch Präzipitierung bzw. Proteinbindung in diesen Organellen auf ein für die Zelle erträgliches Maß gedrosselt werden. In Übereinstimmung damit steht, daß mit der Bildung der m-Myozyten die Zellnekrosen in Arterien – z.B. beim Modell der Vitamin-D_3-Angiopathie – zurückgehen. Diesen Befunden entsprechen auch biochemische Aktivitätsbestimmungen der membrangebundenen alkalischen Phosphatase und der lysosomalen β-N-Acetylglucosaminidase (β-NAG) in der Aorta Vitamin-D_3-überdosierter Ratten. Die dabei primär signifikant erniedrigten Aktivitäten liegen wieder im Bereich der Norm, wenn sich nach den initial aufgetretenen Zellnekrosen vermehrt m-Myocyten in der Gefäßwand differenziert haben [8]. Auch diese Befunde lassen sich zwanglos auf die Stoffwechselsituation in der Varizenwand übertragen, zumal sich die ultrastrukturellen Beobachtungen weitgehend gleichen. Eine wesentliche Ursache für den als „Mediadysplasie" [11] beschriebenen Zustand der varikösen Venenwand ist offenbar in einer Veränderung des Metabolismus der Proteoglykanmatrix der Venenwand zu suchen. Dabei dürfte bestimmten Enzymen aus *intrazellulären* Lysosomen der Mediamyozyten, aber auch *extrazellulären*, von den Steuerungsmechanismen des Zellstoffwechsels unabhängigen Matrix-Vesikeln Bedeutung zukommen.

Eine Sonderstellung nehmen (bei vorhandener Veranlagung) die durch hormonale Einflüsse entstehenden sog. *Schwangerschaftsvarizen* wegen ihrer spontanen Rückbildungsfähigkeit ein. Insofern verhalten sie sich wie der ebenfalls post partum seiner ursprünglichen Größe wieder angenäherte Uterus. Für die reversiblen Prozesse bei Uterus und Schwangerschaftsvarizen wäre neben der hormonalen Regulation auch eine Beteiligung von Kalziumionen denkbar. Diese Vorstellung beruht darauf, daß es in der Wand bleibender Varizen zur Erhöhung des Kalziumgehalts kommt. Der entscheidende Unterschied zwischen rückbildungsfähigen Schwangerschaftsvarizen und bleibenden Varizen könnte u.a. darauf beruhen, daß die Ca^{++}-regulierten Prozesse durch die hormonale Umstellung nicht irreversibel gestört werden [13].

In den letzten Jahren ist die Frage der *Tonisierbarkeit varikköser Venen* neu diskutiert worden [5, 6]. Entgegen der weit verbreiteten Auffassung, nach der eine Tonisierung schon wegen des „Schwundes funktionstüchtiger Muskulatur" [4] unmöglich sei, konnte gezeigt werden, daß es nach Verabreichung von Dihydroergotamin und anderen Medikamenten zu einer deutlichen Wirkung auf varikös veränderte Venen kommen kann.

Obwohl neben geschädigten und zugrundegehenden Muskelzellen in den varikösen Venenwänden regelmäßig noch zur Kontraktion befähigte glatte Muskelzellen angetroffen werden [11], dürfte die normalerweise nervös gesteuerte Wandspannung doch beeinträchtigt sein. Dies könnte einmal durch den Umstrukturierungsprozeß der Gefäßwand im Zuge der varikösen Erkrankung bedingt sein, zum anderen damit zusammenhängen, daß durch die Quellung der Interzellularsubstanz die Mediamyozyten auseinanderrücken und dadurch die Übertragung der bioelektrischen Impulse über intermyozytäre Kontaktzonen (Nexus) unterbrechen. Zusammenfassend ergibt sich aus den bisher vorliegenden Untersuchungen: Mit dem Fortschreiten der Störungen innerhalb der funktionellen Ordnung zwischen Intima, Mediamuskelzellen, Basalmembranen, kollagenen Fibrillen, elastischen Fasernetzen und Grundsubstanz verlieren die einzigen *aktiven* Elemente – nämlich die Myozyten – mehr und mehr die Möglichkeit zur „gerichteten“ Kontraktionsübertragung. Folgen sind „Tonusverfall“ und damit Dilatation der Venenwand, also die typischen Merkmale einer ausgeprägten Varikose.

Literatur

1. Anderson HC (1978) Introduction to the 2nd Conference on Matrix Vesicles Calcification. Metab Bone Dis Relat Res 1:83

1a. Buddecke E (1984) Biochemie und Pathobiochemie des Venengewebes. In: Fischer H (Hsg) Chronische Veneninsuffizienz. Pathogenese und medikamentöse Therapie. Schattauer, Stuttgart New York (Ergebnisse der Angiologie Bd 30, S 27)

2. Fischer N, Staubesand J (1982) Zur Ultrastruktur kollagener Fibrillen in normalen und veränderten Blutgefäßen. Acta Anat (Basel) 114:125

3. Kim KM (1976) Calcification of matrix vesicles in human aortic valves and aortic media. Fed Proc 35:156

3a. Lechner W (Hsg) (1985) Varizen – was tun? perimed, Erlangen

4. Leu HJ (1971) Histopathologie der peripheren Venenerkrankungen. Huber, Bern Stuttgart Wien

5. Mosbeck A, Partsch H (1978) Umverteilung regionaler Blutvolumina durch Dihydroergotamin und Beinkompression. Med Klin 73:801

5a. Niebes P (1977) Biochemical studies in varicosis. In: Kappert A (ed) New trends in venous diseases. Huber, Bern Stuttgart Vienna, pp 220

6. Partsch H, Mosbeck A (1985) Constriction of varicose veins and improvement of venous pumping by dihydroergotamine. Vasa 14:74

7. Riede U, Staubesand J (1977) A unifying concept for the role of matrix vesicles and lysosomes in the formal pathogenesis of diseases of connective tissue and blood vessels. Beitr Pathol 160:3

8. Seydewitz V, Staubesand J (1981) Charakterisierung lysosomaler und nicht-lysosomaler Matrix Vesikel in der Gefäßwand der Ratte. Anat Anz 147:481

9. Seydewitz V, Staubesand J (1983) Kalzifizierung der Arterienwand als Alternsprozeß; elektronenmikroskopische und biochemische Untersuchungen am Modell der Vitamin-D_3-Überdosierung. Aktuelle Gerontol 13:115

10. Staubesand J (1976) Nachweis intra- und extrazellulärer Lysosomen in der hämodynamisch fehlbelasteten Arterienwand der Ratte. Verh Dtsch Ges Pathol 60:148

11. Staubesand J (1978) Matrix-Vesikel und Mediadysplasie; ein neues Konzept zur formalen Pathogenese der Varikose. Phlebol Proktol 7:109

12. Staubesand J, Seydewitz V (1983) Der Rattenuterus während der Trächtigkeit – Modell für die Entstehung von Schwangerschaftsvarizen; eine elektronenmikroskopische und enzymbiochemische Studie. Swiss Med 4a:32

13. Staubesand J, Schmiebusch H, Seydewitz V, Steel F (1981) Matrix Vesicles in the wall of arteries subjected to "load-failure". In: Ascenzi A, Bonucci E, de Bernhard B (eds) Matrix Vesicles. Monteluco, Spoleto, June 7–11. Wichtig, Milano

14. Zwillenberg LO, Laszt L, Zwillenberg H (1971) Die Feinstruktur der Venenwand bei Varikosis. Angiologica 8:318

3.3 Diagnostik

TH. WUPPERMANN

Die chronische venöse Insuffizienz kann bei über 5 Mio. Kranken in der Bundesrepublik Deutschland, die an ihr leiden, zu Recht als Volkskrankheit tituliert werden [25]. Varizen sind neben Hautveränderungen und Beinödem das Leitsymptom der chronischen venösen Insuffizienz, treten aber in einem solchen Variantenreichtum auf, daß eine zufriedenstellende Diagnostik oft nur durch Kombination mehrerer Methoden möglich ist.

Die Auswahl aus dem breiten diagnostischen Spektrum ist gewiß durch individuelle Vorlieben und Erfahrungen des jeweiligen Untersuchers geprägt. Sie wird jedoch gezwungenermaßen um so breiter, je ausgeprägter der Befund ist, und verlangt im diagnostischen Extremfall, nämlich der Begutachtung, heutzutage stets neben gründlicher Anamnese und klinischer Untersuchung mindestens eine der quantitativen apparativen Funktionsuntersuchungen sowie ein Phlebogramm.

Im klinischen Alltag gilt, daß die Begründung der Diagnose bei dem Variantenreichtum des Krankheitsbildes mit nur einer Methode selbst für den Erfahrenen Fehlermöglichkeiten birgt, andererseits die Verwendung des gesamten diagnostischen Apparats die Toleranz des Patienten in der Regel überschreitet.

Dieses Kapitel soll deshalb als kritische Hilfe zur angemessenen Diagnostik der Varikose verstanden werden.

3.3.1 Anamnese und klinische Untersuchung

Fundament und Drehscheibe der Diagnostik einer Varikosis ist die gründliche Anamneseerhebung und die Untersuchung mit Inspektion, Palpation und klinischen Funktionsproben.

Anamnese

Die Anamnese muß auf Risikofaktoren und Beschwerdebild des Patienten besonderes Augenmerk richten: Risiken für den Patienten sind eine positive Familienanamnese, zunehmendes Alter, Anzahl der Geburten und eine vorwiegend stehende Berufstätigkeit [10, 25, 109].

Im Hinblick auf sekundäre Varizen liefern anamnestische Details zu Vorerkrankungen besonders wichtige Hinweise: Beinschwellungen im Wochenbett oder bei längeren stationären Aufenthalten und größeren Operationen, chirurgische Eingriffe im Zusammenhang mit Unfällen oder Beinfrakturen sind wichtige Hinweise auf evtl. in der Vorgeschichte abgelaufene Thrombosen.

Die anamnestisch erhobenen Beschwerden des Patienten wie Spannungs-, Schwere- und Schwellungsgefühl, abendliche Knöchelödeme, Unruhegefühl in den Beinen und nächtliche Fuß- oder Wadenkrämpfe [25, 109] lenken zwar stets den Verdacht auf eine chronische Venenerkrankung, sind aber wenig hilfreich zur Differenzierung dieses Krankheitskomplexes. Auch die von 6–12% der Patienten geschilderten Venenentzündungen in der Vorgeschichte [109] sind nicht als Hinweis auf eine primäre oder sekundäre Genese der Varikose verwertbar, da für den Laien sowohl die oberflächliche Thrombophlebitis als auch die tiefe Thrombose unter den Terminus „Venenentzündung" fallen.

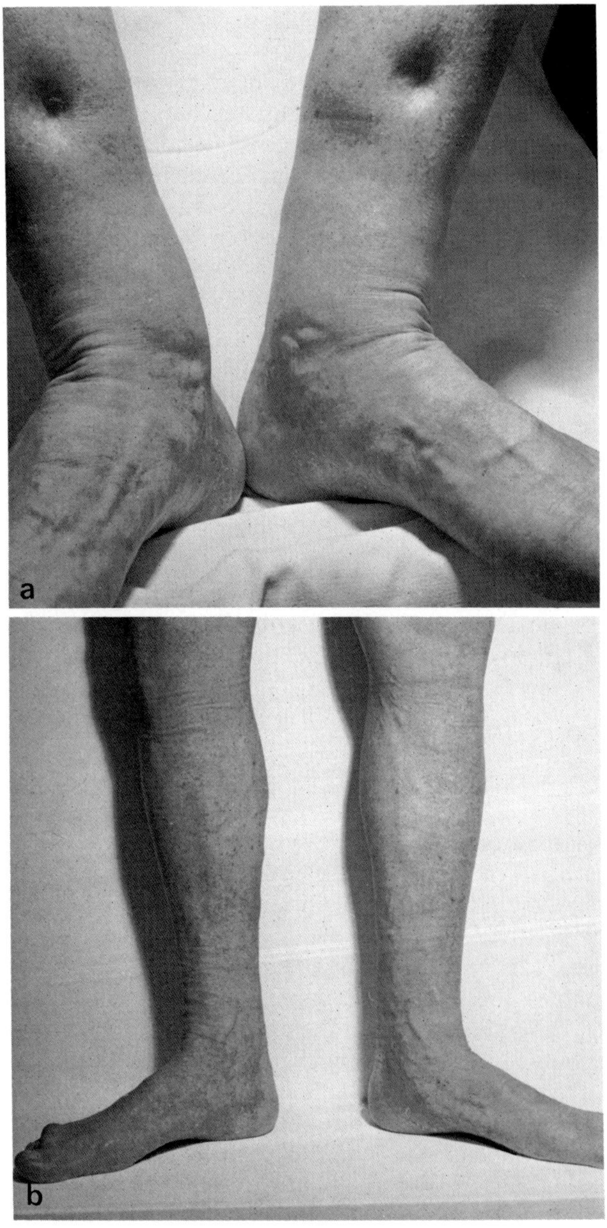

Abb. 3.6a, b. Ödem bei chronischer venöser Insuffizienz (Dellenbildung nach Fingerdruck) vor (**a**) und nach (**b**) Kompressionsbehandlung. (Aus Sigg [98])

Klinische Untersuchung

Die klinische Untersuchung, d.h. Inspektion, Palpation und einige wenige Funktionsproben sehen zwar einfach aus, setzen aber große praktische Erfahrung voraus.

Inspektion. Der Patient mit Varizen muß immer stehend von vorn, von der Seite und von hinten inspiziert werden. Die Zeichen der chronischen venösen Insuffizienz, welche am Bein vom Oberschenkel zum Fuß hin zunehmen, sind neben den Varizen das Ödem (Abb. 3.6), livide Verfärbung der Haut, Hämosiderinpigmentierung (Abb. 3.7), Corona phlebectatica (Abb. 3.8) Ulkusnarben, „atrophie blanche" und Stauungsekzem. Gehäuft treten diese Zeichen in der Knöchelregion und am Fußrücken auf.

Die Inspektion unterscheidet die verschiedenen Varizentypen, d.h. Stammvarizen (Abb. 3.9), retikuläre Varizen (Abb. 3.10) und Besenreiservarizen (Abb. 3.11). Sekundäre Varizen als Zeichen eines postthrombotischen Syndroms

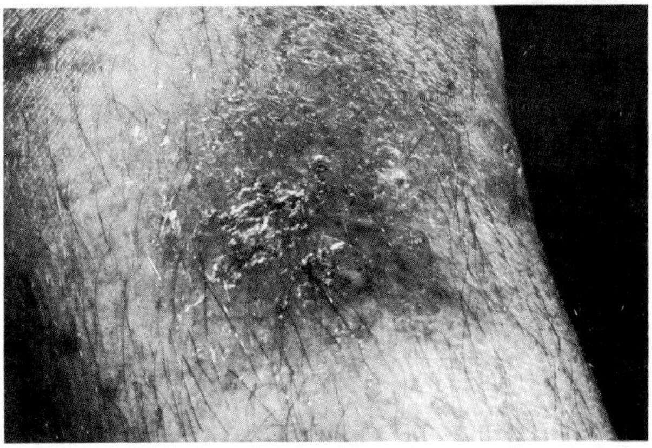

Abb. 3.7. Hämosiderinpigmentierung bei chronischer venöser Insuffizienz

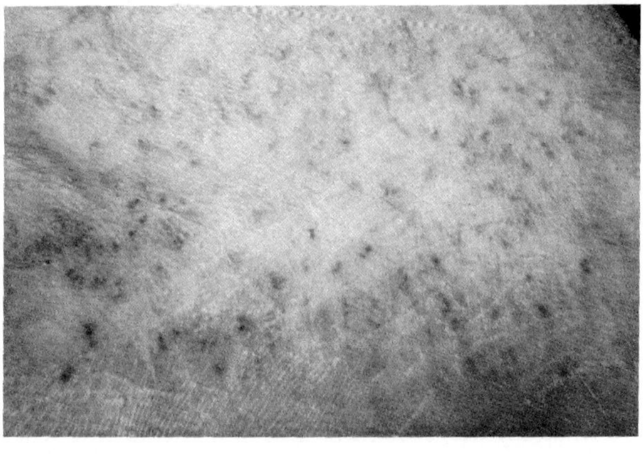

Abb. 3.8. Corona phlebectatica bei chronischer venöser Insuffizienz. (Aus Leu [60a])

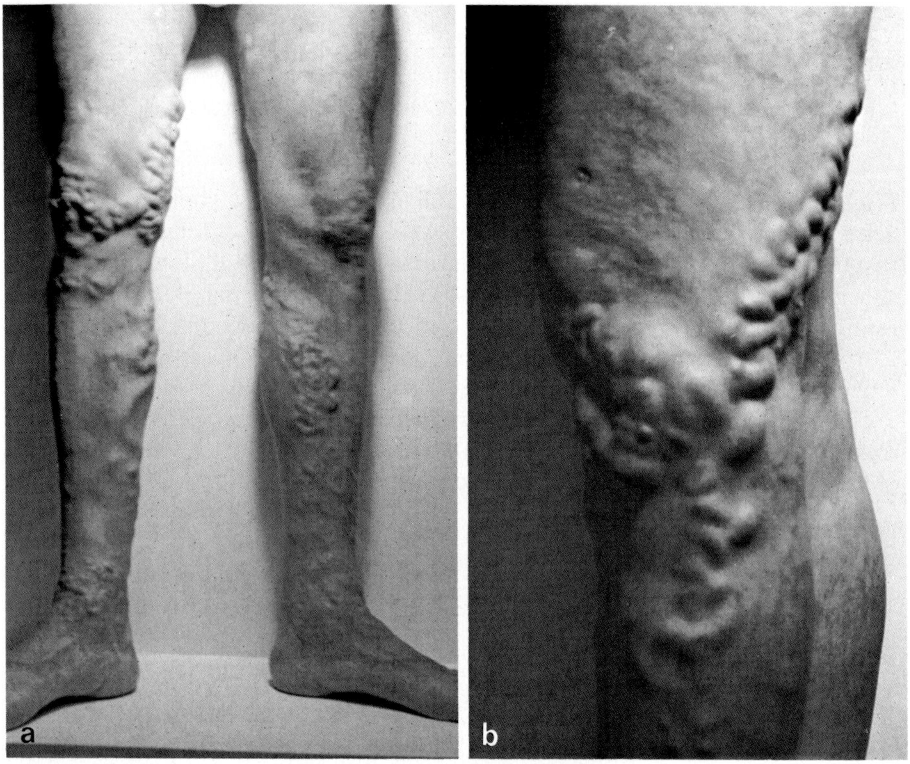

Abb. 3.9. a Stammvarikose der V. saphena magna. **b** Seitenastvarikose mit gleichzeitiger Stammvarikose der V. saphena parva. (Aus Sigg [98])

(Abb. 3.12) müssen von primären Varizen, die nicht Folge einer Thrombose sind, unterschieden werden.

Allein der Typ, die Ausprägung und das Verteilungsmuster der Varizen sowie der begleitenden Hautveränderungen Zyanose, Stauungsflecken, Corona phlebectatica, Hämosiderose, Dermatosklerose, „atrophie blanche“ und Stauungsdermatose erlauben dem Erfahrenen bereits, die Schwere der Erkrankung abzuschätzen [75, 96].

Eine strenge Klassifizierung des Krankheitsbildes nach Schweregraden aufgrund der Inspektionsbefunde erscheint zwar bei epidemiologischen Untersuchungen sinnvoll [25, 109], führt jedoch in der täglichen Praxis häufig zu Irrtümern.

Für den täglichen praktischen Gebrauch ist eine Gradeinteilung allein nach klinischen Befunden [25, 43, 45, 54, 91, 109] nicht zu empfehlen, da damit der trügerische Anschein diagnostischer Sicherheit erweckt wird, welcher Zusatzuntersuchungen, wie etwa mittels Doppler-Ultraschall oder durch ein Phlebogramm, überflüssig erscheinen ließe.

Palpation. Zusätzlich zur Inspektion darf bei keiner Untersuchung einer Venenerkrankung die Palpation fehlen. Ödeme müssen durch kräftigen Druck mit

Abb. 3.10. Retikuläre Varizen in der Kniekehle. (Aus Leu [60a])

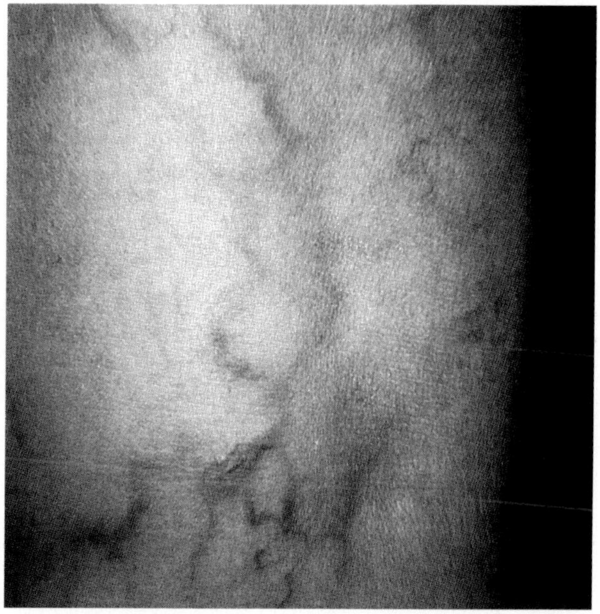

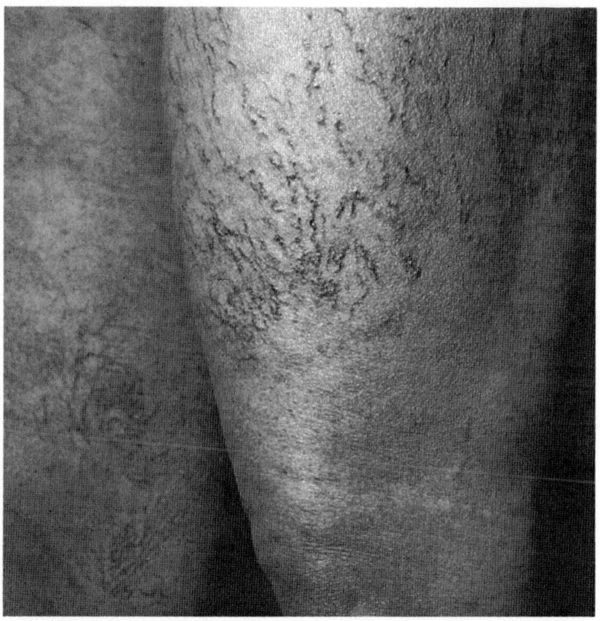

Abb. 3.11. Besenreiservarizen am Oberschenkel. (Aus Sigg [98])

der Fingerkuppe prätibial und in der Knöchelgrube ausgeschlossen werden. Dabei ist die Uhrzeit der Befunderhebung zu notieren, da ein morgens ödemfreies Bein abends die ödemtypischen tiefen Dellen nach Fingerdruck zeigen kann.

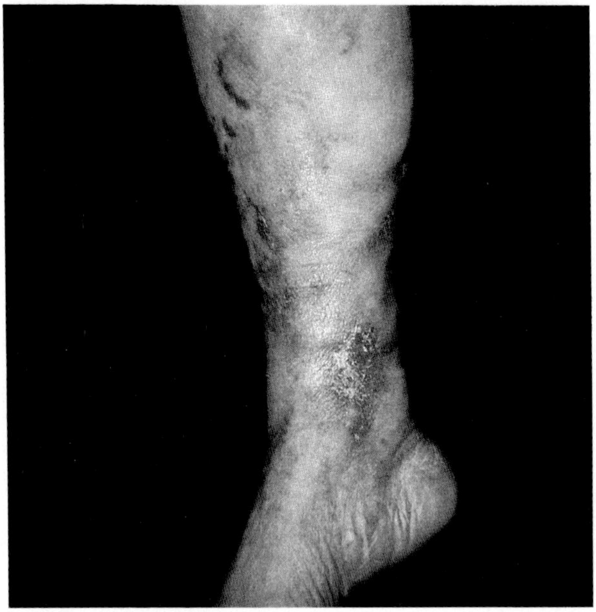

Abb. 3.12. Sekundäre Varizen mit Ulcus cruris bei postthrombotischem Syndrom. (Aus Leu [60a])

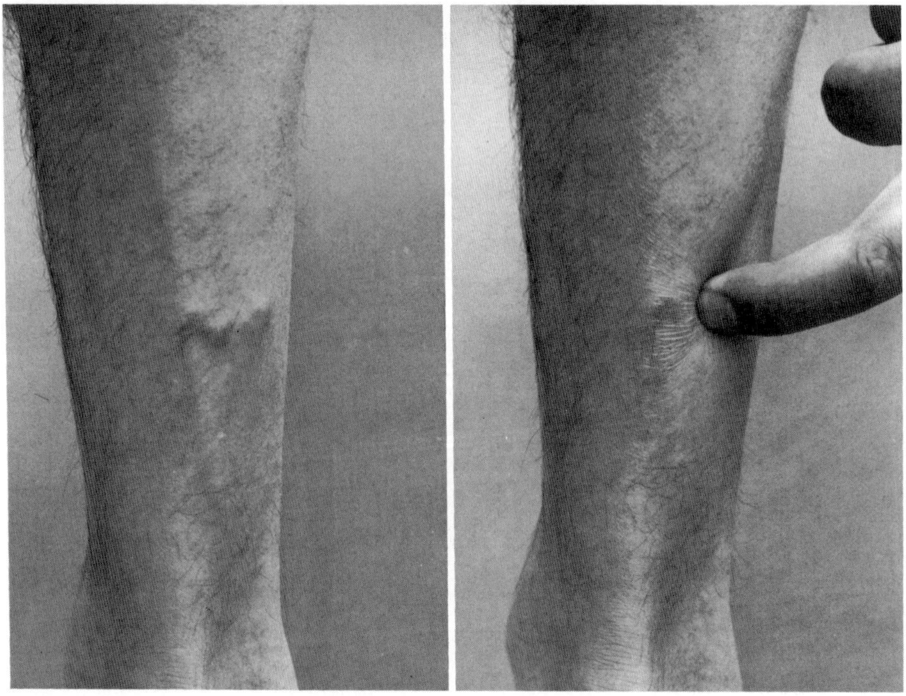

Abb. 3.13. Palpation von Faszienlücken als Durchtrittsstelle für Perforansvenen

Das Fühlen von Temperaturunterschieden auf der Haut und das Ertasten von Faszienlücken (Abb. 3.13) sind ebenfalls wichtige Hinweise bei der Suche nach Perforansinsuffizienzen.

Funktionsprüfungen. Obwohl durch die Inspektion bei sichtbaren Varizen bereits zwischen Stammvarikose der V. saphena magna oder der V. saphena parva und verschiedenen Formen der Seitenastvarizen unterschieden werden kann, erfordert eine komplette klinische Untersuchung zusätzliche Funktionsproben.

Die wichtigsten von ihnen sind mit den Namen von Trendelenburg [104], Schwartz [97], Perthes [88] und Mahorner u. Ochsner [64] verbunden.

Der 1891 publizierte *Trendelenburg-Test* [104], welcher bereits 1846 von Brodie in ähnlicher Form inauguriert wurde [16], setzt eine sichtbare Saphena-magna-Varikose voraus:

„Man legt den Kranken flach hin, erhebt das Bein bis zur Senkrechten, läßt alles Blut aus dem Gebiet der Saphena abfließen und komprimiert nun den Stamm der Saphena an einer Stelle, wo er deutlich zu erkennen ist, mit dem Finger. Gewöhnlich erweist sich die Stelle an der Grenze des mittleren und unteren Drittels des Oberschenkels, wo in der Regel die Erweiterung besonders stark ist, als der geeignete Punkt für die Fingerkompression. Nun läßt man den Kranken, ohne daß der komprimierende Finger die Saphena verläßt, vorsichtig vom Lager heruntersteigen. Es zeigt sich, daß das ganze Stromgebiet der Saphena jetzt auch im Stehen zunächst ganz leer bleibt. Erst nach Ablauf etwa einer viertel bis halben Minute sieht man, wie die Varizen am Unterschenkel sich allmählich wieder mit Blut zu füllen anfangen. Die Füllung wird aber, solange die Kompression des Stammes andauert, nicht annähernd so prall, als sie es vorher gewesen ist. Erst wenn man den komprimierenden Finger wegzieht, schießt eine größere Menge Blut von oben her in die Saphena ein, und das alte Bild der prall gespannten Varizen ist wieder da."

Der Trendelenburg-Test ist also nur möglich, wenn die Varizen am Oberschenkel sichtbar sind. Dies war in unserem Krankengut nur bei 54% der Patienten mit primären Varizen der Fall.

Der *Klopf- oder Undulationstest nach Schwartz* [97] aus dem Jahre 1892 dient dem Nachweis der Klappeninsuffizienz in der V. saphena magna bei sichtbarer Varikose in der Leiste:

„Durch Perkutieren mit dem Finger über der Saphenamündung kann eine Volumenwelle bis ans Ende der durch Klappeninsuffizienz nicht unterbrochenen Blutsäule getastet werden."

In unserem Krankengut konnte der klinische Verdacht auf Crossen-Insuffizienz [51] nur bei 21% jener Patienten geäußert werden, bei denen phlebographisch im nachhinein eine insuffiziente Saphena-magna-Mündung dargestellt worden war. Die wirkliche Ausdehnung der Saphena-magna-Insuffizienz konnte im Vergleich zu Phlebogramm und Doppler-Ultraschalluntersuchung jedoch nur in 7% der Fälle mit dem Schwartz-Test vorausgesagt werden [124].

Dieses Versagen von Inspektion, Palpation und Funktionstests bei der Beurteilung eines Großteils der Saphena-magna-Insuffizienzen wird durch die sprachliche Wurzel des Wortes „Saphena“ unterstrichen, welches nicht etwa auf das griechische „saphes“, d.h. deutlich, sondern vielmehr auf das arabische Idiom „al saphin“, d.h. die Verborgene, zurückgeführt wird [50].

Der *Perthes-Test* [88] aus dem Jahre 1895 prüft die Abflußverhältnisse bei Unterschenkelvarizen über Perforansvenen in das tiefe Venensystem bei Okklusion der V. saphena magna:

„Es fiel mir auf, daß bei Patienten, bei welchen die Unterbindung der Saphena ausgeführt war, bei ruhigem Stehen noch eine mäßige Füllung der varikösen Venen zu sehen war, daß aber die Varizen bis zur Unsichtbarkeit zusammenfielen, sobald man den Patienten einige Schritte gehen ließ. Weitere Beobachtungen ergaben, daß die gleiche Erscheinung zur Anschauung kommt, einerlei ob die Patienten vor kurzem oder vor Jahren operiert sind, und auch in noch nicht operierten Fällen brachten wenige Schritte die Varizen zur deutlichen Volumenverkleinerung oder zum vollständigen Verstreichen, wenn man die Saphena mittels Tourniquet komprimierte oder mit dem Finger komprimierend den Patienten begleitete.“

Auf diese Weise wurde in der Ära vor Bekanntwerden der Phlebographie indirekt die Durchgängigkeit der tiefen Venen unter Ausschaltung der V. saphena magna geprüft.

Das Wissen um die Bedeutung insuffizienter Perforansvenen für die Rezidivhäufigkeit nach Varizenbehandlung hat sich erst sehr spät durchgesetzt [43, 45, 91]. Die klinische Suche nach diesen Perforansinsuffizienzen beruht auf der Feststellung dunkel pigmentierter Hautareale, auffälliger Vorwölbung einzelner Varizenknoten, tastbarer Faszienlücken und örtlich fühlbarer Hautüberwärmung. Zusätzlich können, besonders bei Patienten mit postthrombotischem Syndrom, eng umschriebene Schmerzpunkte auf die Spur einer insuffizienten Perforansvene führen.

Mahorner u. Ochsner [64] haben im Jahre 1936 einen *Test zur Höhenbestimmung insuffizienter Perforansvenen* am Oberschenkel veröffentlicht:

„Das Ausmaß der Prominenz von Varizen beim stehenden Patienten wird durch den Untersucher vermerkt, anschließend geht der Patient vor dem Untersucher auf und ab, und es wird dabei auf Veränderungen der Varizen im Vergleich zum Stehen geachtet. Danach wird als Tourniquet ein dünner Gummischlauch um das obere Drittel des Oberschenkels gespannt, so daß er die oberflächlichen Venen komprimiert. Der Patient geht danach vor dem Untersucher erneut auf und ab, und die Varizen werden wiederum mit dem vorherigen Zustand verglichen. Dieser Vorgang wird wiederholt mit dem Tourniquet um die Mitte und um das untere Drittel des Oberschenkels. Die Etage, in welcher die Abnahme der Varizen beim Gehen mit Tourniquet am ausgeprägtesten ist, muß zusätzlich durch insuffiziente Perforansvenen gespeist sein.“

Dieser Test wurde in der Folgezeit mehr bei der Etagendiagnostik von insuffizienten Perforansvenen am Unterschenkel verwendet, da sie dort wesentlich häufiger sind.

Alle diese klinischen Funktionsuntersuchungen sind chirurgisches Basiswissen. Durch die Verbreitung neuer Untersuchungsmethoden ist ihre Aussagekraft jedoch relativiert worden, wenn sie auch keineswegs überflüssig sind. Der Trendelenburg-Test ist nur dann anwendbar, wenn die V. saphena magna sichtbar erweitert ist. In den vielen Fällen von im Oberschenkelfettgewebe verborgenen Saphenaerweiterungen ist der Trendelenburgtest nicht aussagekräftig. Beim Varizenrezidiv ist der Test ebenfalls nicht geeignet, da auch eine gedoppelte insuffiziente V. saphena magna nicht mit ausreichender Zuverlässigkeit zu diagnostizieren ist. Der Klopftest nach Schwartz liefert zwar bei exzessiver Crossen- und Saphena-magna-Insuffizienz eindrucksvolle Tastbefunde, entspricht aber im Vergleich zur Doppler-Untersuchung oder zur Phlebographie nur zu 7% der wirklichen Refluxlänge [115].

Mit der klinischen Untersuchung läßt sich im Vergleich zum Phlebogramm eine Stammvarikose der V. saphena magna in 38% der Fälle richtig diagnostizieren, in 32% richtig ausschließen; bei 23% ergab die klinische Untersuchung ein falsch-negatives, bei 6% ein falsch-positives Untersuchungsergebnis. Bei den falsch-positiven Diagnosen handelt es sich teilweise um eine inkomplette Stammvarikose, bei der Mehrzahl aber um eine stark hervortretende suffiziente V. saphena magna [38, 41].

Beachtet man, daß die V. saphena parva häufig erst an der Unterschenkelmitte unter der Faszie hervortritt und damit klinisch diagnostizierbar wird, so läßt sich im Vergleich zum Phlebogramm die Insuffizienz nur in 90% der Fälle durch die Klinik richtig ausschließen und nur in 4% richtig diagnostizieren. In 5% ist die Diagnose falsch-negativ, in 1% falsch-positiv. Die Diagnose einer Saphena-parva-Insuffizienz wird also durch eine klinische Untersuchung weniger häufig versäumt als richtig gestellt [38].

Was den Perthes-Test d.h. die Untersuchung der Durchgängigkeit der tiefen Venen betrifft, so existiert bisher kein zuverlässiger Vergleich zwischen phlebographischem und klinischem Untersuchungsergebnis. Seine Verläßlichkeit kann also bisher nicht in Zahlen ausgedrückt werden, jedoch ist der eigenen Erfahrung nach bei ausgeprägter Varikose trotz unauffälliger tiefer Venen die Entleerung des oberflächlichen Venensystems beim Perthes-Test oft eher zu fühlen als an einem Kollaps der Varizen zu sehen. Somit ist zumindest die positive Richtigkeit des Perthes-Tests problematisch. Auch mäßige postthrombotische Veränderungen an den tiefen Venen entgehen häufig dieser klinischen Untersuchungsmethode.

Die klinische Verdachtsdiagnose des postthrombotischen Syndroms ist bei sorgfältiger Anamneseerhebung fast immer möglich, wenn sekundäre Varizen vorliegen. Auch kann beim schweren postthrombotischen Syndrom durch seitenvergleichende Umfangmessung, bei sichtbaren sekundären Varizen mit hoher Wahrscheinlichkeit festgestellt werden, auf welcher Höhe ein kompletter Verschluß der tiefen Venen vorliegt. Nicht okkludierende, auch schwere Veränderungen an den tiefen Venen können klinisch aber nicht mit hinreichender Sicherheit festgestellt werden. Die klinische Fehldiagnose eines postthrombotischen Syndroms ist häufig bei der schweren primären Varikose mit rezidivierendem Ulcus cruris und Ödem, da in der Annahme eines postthrombotischen Syndroms eine gründliche, phlebographische Diagnostik über Jahre unterlassen wurde. Beim Beckenvenenverschluß mit ausgedehnter Kollateralenbildung kann der Verschlußtyp häufig mittels einfacher Inspektion am stehenden Patienten sicherer als durch das Phlebogramm festgestellt werden [117]: Beim einseitigen Verschluß der V. iliaca communis interna und externa liegen die Kollateralen in der Genitalregion, bei beidseitigem Verschluß der V. iliaca communis an der vorderen Bauchwand [117].

Die Suche nach insuffizienten Perforansvenen ist mit den beschriebenen klinischen Mitteln außerordentlich schwierig. Nur 7 [70] der rund 150 Perforansvenen am Bein [61] sind in der Chirurgie der primären Varikose derzeit als klinisch bedeutungsvoll etabliert und dementsprechend fast ausnahmslos nach ihren chirurgischen Entdeckern benannt. Die klinisch bedeutungsvollsten Insuffizienzpunkte am Unterschenkel bilden die 3 Cockett-Perforansvenen an der Innenseite des Unterschenkels auf der Linton-Linie, welche einen Querfinger hinter dem Innenknöchel verläuft. Sie verbinden die sog. hintere Bogenvene mit den Vv. tibiales posteriores. Von der Knöchelspitze aus gemessen liegen sie bei 1, 8 und 12 cm Höhe auf der Linton-Linie. Auf 18 cm Höhe liegt der Sherman-Insuffizienzpunkt. Die Boyd-Perforansvene verbindet die V. saphena magna mit den Vv. tibiales posteriores auf Höhe der Tuberositas tibiae. Lateral am Unterschenkel sind als Verbindung der V. saphena parva mit den Vv. fibulares auf Höhe des Außenknöchels die Bassi-Perforansvene, in 15 cm Höhe die May-Perforansvene sowie in 12 und 9 cm Höhe 2 bisher namenlose Insuffizienzpunkte zu suchen. Am Ansatz der Wade ist der sog. Soleuspunkt und knapp handbreit darunter der sog. Gastrocnemiuspunkt zu finden. Am Oberschenkel hat ausschließlich die stark höhenvariable Dodd-Perforansvene als Verbindung zwischen V. saphena magna und V. femoralis Bedeutung für den Chirurgen.

Die klinische Suche nach insuffizienten Perforansvenen konnte bei uns nur in 34% der Fälle (95 von 279) operativ bestätigt werden [125]. Die operativ gefundenen Perforansinsuffizienzen lagen allerdings nicht nur an den typischen Insuffizienzpunkten. Dem entsprechen die Angaben in der Literatur [9, 21, 59, 76, 81, 86, 106] über Trefferraten der klinischen Untersuchung bei insuffizienten Perforansvenen und primärer Varikose von 35,7–37,3%. Beim Lokalrezidiv nach Varizenoperation dagegen liegt die Erfolgsrate der klinischen Untersuchung von Perforansinsuffizienzen bei 95,2%. Die Trefferrate ist wahrscheinlich deshalb so hoch, da der Untersucher in der Regel durch epifasziale Varizen viel weniger irritiert wird als vor einer Operation [115].

Beim postthrombotischen Syndrom ist die Zuverlässigkeit der klinischen Untersuchung bisher unbekannt.

Der Wert der klinischen Untersuchung kann folgendermaßen zusammengefaßt werden: Selbst für den erfahrenen Praktiker bedeutet eine Beschränkung auf die klinische Untersuchung allein das Risiko diagnostischer Irrtümer. Wenn es darauf ankommt, präzise Detailangaben für die Behandlung zu machen, muß man sich über die gründliche klinische Untersuchung hinaus apparativer Methoden oder aber des Phlebogramms bedienen.

3.3.2 Schwangerschaftsvarikose

Die Varikose ist in der Gravidität mit weitem Abstand die am häufigsten vorkommende Gefäßerkrankung. Eine Schwangerschaftsvarikose wird bei Erstgebärenden in einer Häufigkeit von 23–34%, bei Multiparen von 50–76% beobachtet [30, 34, 52, 62, 98, 103, 120]. 70% der beobachteten Schwangerschaftsvarizen treten im ersten Drittel der Gravidität, 25% im 2. und 5% im letzten Trimenon auf [103]. Zwischen Primi- und Multiparen werden keine Unterschiede in der Manifestationszeit beobachtet [23, 30, 62, 98, 103].

Durch Druckmessung [2], Plethysmographie [11, 35, 73, 94] und Ultraschall-Doppler-Untersuchung [95] haben sich folgende hämodynamische Veränderungen am Beinvenensystem in der Schwangerschaft und im Wochenbett nachweisen lassen:

(1) Die venöse Leistungsreserve der sog. Wadenmuskelpumpe ist im 3. Trimenon signifikant um 30–40% gegenüber der Norm erniedrigt, läßt jedoch bereits 2–5 Tage nach der Entbindung eine deutliche Erholung erkennen und hat in der 6. Wochen post partum wieder die Norm erreicht [2].
(2) Ein pathologischer Reflux an der Saphenamündung, d.h. partielle oder totale Schlußunfähigkeit dieser Klappe, wurde am Ende der Schwangerschaft bei 75% aller Graviden nachgewiesen, im frühen Wochenbett noch bei 42% [95].
(3) Plethysmographische Messungen [11, 20, 35, 73, 94] zeigen eine Zunahme der druckabhängigen venösen Kapazität während der Schwangerschaft, ihre abrupte Abnahme nach der Entbindung bis zum 4. Tag post partum und eine weitere langsame Normalisierung bis 9 Monate nach der Geburt [11].

Andere invasivere Untersuchungsmethoden als Doppler-Ultraschall, Plethysmographie und Druckmessung wie etwa das Phlebogramm sind in der Gravidität zur Abklärung der Varikose obsolet. Bei Thromboseverdacht dagegen ist mit Nachdruck auch in der Schwangerschaft ein Phlebogramm zu fordern.

Schon die Diskrepanz zwischen der Entwicklung des klinischen Vollbildes im ersten Trimenon und dem Maximum der hämodynamischen Veränderung am Ende der Gravidität läßt auf eine multifaktorielle Genese des Syndroms „Schwangerschaftsvarikose" schließen. Epidemiologische Untersuchungen [37], welche nur das Lebensalter der Patientin als Ursache für die Varizenentstehung statistisch sichern können, werden der Vielfalt der auslösenden Mechanismen wohl nicht gerecht.

Als Manifestationsfaktoren vorbestehender Venenanomalien werden diskutiert: Veränderungen im Stoffwechsel der Mediamyozyten [100], des Bindegewebsstoffwechsels der Gefäßwand [3, 92, 93], die Wirkung der Gestagene auf das Aktinomyosin der glatten Gefäßmuskeln [30, 36, 62] und der Östrogene auf die Wasserbindungsfähigkeit der Mukopolysacharide [62] und des Bindegewebes, die Eröffnung von präformierten arteriovenösen Anastomosen [94], die Zunahme des zirkulierenden Blutvolumens [32, 62] und gegen Ende der Gravidität uteromechanische und hämodynamische Veränderungen im Becken [11, 34, 62, 95]. Weitgehend unbekannt ist jedoch der Stellenwert dieser einzelnen Faktoren in der Kausalkette der Varikogenese in der Gravidität.

Zu den verschiedenen klinischen Bildern der Schwangerschaftsvarikose am Bein (Abb. 3.14), welche sich insgesamt durch ihre pralle „saftige" Füllung bei livider Verfärbung auszeichnen, treten bei 20% der Varizenträgerinnen in der Schwangerschaft vaginale, suprapubische oder Vulvavarizen [52, 62, 98] hinzu (Abb. 3.15).

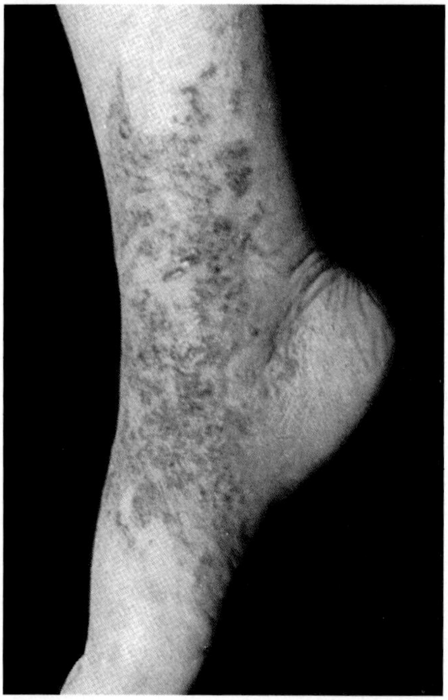

Abb. 3.14. Schwangerschaftsvarizen mit typischen intradermalen und subkutanen Varizenpolstern. (Aus Leu [60a])

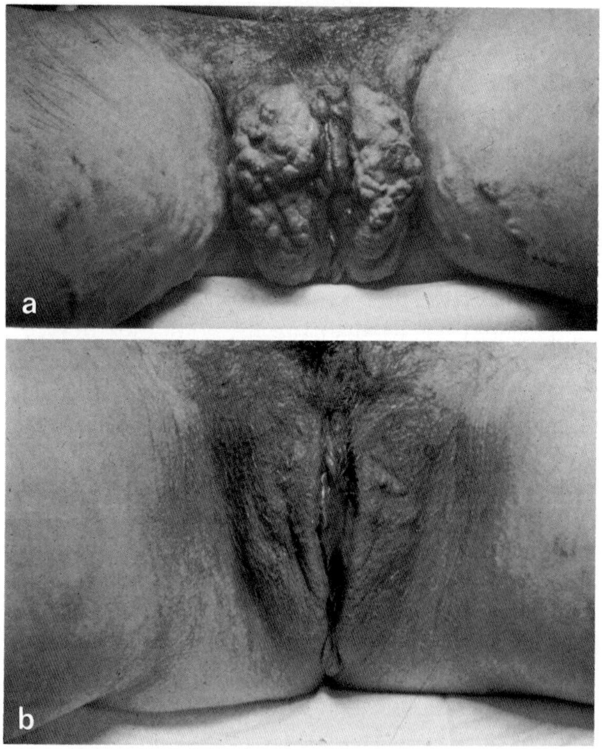

Abb. 3.15a, b. Ausgedehnte Vulvavarikose. **a** 2 Wochen vor der Entbindung; **b** 2 Wochen nach der Geburt. (Aus Sigg [98])

Fast immer sind Schwangerschaftsvarizen von Beinödemen begleitet [23, 62, 98]. Nur etwa die Hälfte der betroffenen Patientinnen äußert jedoch Beschwerden [62, 103, 108]. In der Reihenfolge der Häufigkeit wird über Müdigkeit und Schweregefühl in den Beinen, nächtliche Wadenkrämpfe und Hitzegefühl sowie Schmerzen in der betroffenen Extremität geklagt. Beschwerden werden signifikant häufiger von Primiparen und neurotischen oder introvertierten Persönlichkeiten geäußert und sind offensichtlich von früheren Erfahrungen wie schmerzhafter Menarche, Nebenwirkungen von Ovulationshemmern und Abortanamnese beeinflußt [119].

Schubweiser Verlauf ist für das Auftreten und die Zunahme der Beschwerden typisch [62, 103]. Orthostatische Beschwerden korrelieren nicht mit dem Ausmaß der Varikose [33]. Multipara stellen gelegentlich aus dem Auftreten von Beinbeschwerden zu einem frühen Zeitpunkt die Verdachtsdiagnose einer erneuten Schwangerschaft selbst [62].

Pathophysiologisch der Schwangerschaftsvarikose zuzuordnen ist das Vena-cava-Kompressionssyndrom (Synonyma: „supine hypotensive syndrome", „postural hypotension syndrome"), bei dem es in 3–10% der Spätgraviditäten nach Rückenlage von über 5 min Dauer zu durch Kompression der V. cava bedingten Symptomen des Kreislaufkollapses im Liegen kommt mit Druckabfall, gleichzeitigem Pulsanstieg, Schwitzen und Bläße. Nach Seitenlagerung verschwinden die Symptome regelmäßig [47, 49].

Da ein Großteil der Varizen sich nach Entbindung spurlos zurückbildet [37, 62, 98], muß jede Therapie einer Schwangerschaftsvarikose besonders sorgfältig abgewogen sein. Andererseits muß in Rechnung gestellt werden, daß bei ausgeprägter Varikose das Risiko von Thrombophlebitiden oder Phlebothrombosen im Wochenbett deutlich gegenüber der Norm erhöht ist [98, 99, 107, 120].

Eine relative oder gar absolute Indikation zum Schwangerschaftsabbruch stellt die Varikose in der Gravidität allein nicht dar [62, 63].

3.3.3 Doppler-Ultraschall-Diagnostik

Zwischen der klinischen Untersuchung von Varizen und ihrer aufwendigen phlebographischen Darstellung klafft eine so große Informationslücke, daß jede nichtinvasive Methode, welche diese Lücke zu schließen vermag, zwangsläufig von allen Ärzten, die wegen Venenkrankheiten konsultiert werden, erlernt werden muß. Die Doppler-Ultraschall-Untersuchung der Crosse, der V. saphena magna und der Perforansvenen schließt diese Lücke in einer für die Praxis geradezu idealen Weise.

Pathophysiologische Grundlagen

Um die Befunde einer Doppler-Ultraschalluntersuchung richtig bewerten zu können, müssen einige pathophysiologische Grundlagen rekapituliert werden [14, 59].

Die atemabhängigen Druck- und Volumenschwankungen in der V. cava und den Beckenvenen werden beim Gesunden nicht an das oberflächliche Venensystem weitergegeben, sondern durch die Mündungsklappe der V. saphena magna abgeblockt. Das Blut fließt von der Peripherie durch die gesunde V. saphena magna kontinuierlich in die V. femoralis und ist nur in der Einatmungsphase mit intraabdominellem Druckanstieg durch Klappenschluß vorübergehend behindert.

Bei der Mündungsklappeninsuffizienz mit variköser Erweiterung der V. saphena magna dagegen schlagen die mit der Atmung verbundenen Druck- und Volumenwellen aus der Beckenvene ungehindert in die erweiterte V. saphena magna bis zum Ende der ektasierten Gefäßstrecke durch, so daß man dort einen atemabhängigen Pendelfluß registrieren kann. Dies ist das hämodynamische Charakteristikum der Saphena-magna-Insuffizienz par excellence [13].

Auch unter Beinbewegungen werden bei Saphena-magna-Insuffizienz Pendelflüsse, d.h. erhebliche Vorwärts- und Rückwärtsflüsse in der Varize registriert. Dabei kommt es nicht nur im epifaszialen System zur vermehrten Volumenbelastung, sondern durch Teilentleerung über Perforansvenen in das tiefe Venensystem und Rückleitung zur Leiste mit teilweisem Überlauf an der insuffizienten Crosse in die erweiterte V. saphena magna zum sog. Privatkreislauf. Dieser Privatkreislauf stellt einen für die Progredienz der Varikose bedeutungsvollen funktionellen Circulus vitiosus dar. Im epifaszialen Teil dieses Privatkreislaufs, d.h. in der Varize, sind die Klappen durch die Gefäßerweiterung nicht mehr schlußfähig, so daß in diesem Gefäßabschnitt Volumenverschiebung und Druckanstieg ungehindert in die Peripherie und von dort über Perforansvenen in das tiefe Venensystem weitergegeben werden. Am zuverlässigsten wird ein Rückfluß in die Peripherie durch die insuffiziente Crosse und die V. saphena magna mit dem Valsalva-Preßversuch unter Erhöung des intraabdominellen Drucks auf rund 40–80 mm Hg (5,3–10,7 kPa) provoziert [14].

Durch die Vv. perforantes wird im Normalfall das epifasziale Venensystem außer in das Saphenasystem in die tiefen Leitvenen drainiert. Die normale Perforansvene gleicht also einer Einbahnstraße für den Blutstrom und ist gegen Reflux bei Kontraktion der Wadenmuskulatur durch je ein Klappenpaar am Abgang von der oberflächlichen und an der Mündung in die tiefe Vene gesichert. Zusätzlich schützt wahrscheinlich das Zusammendrücken der Perforansvenen bei Kontraktion der Wadenmuskulatur vor Reflux [96].

Bei der chronischen venösen Insuffizienz auf dem Boden einer primären Varikose oder eines postthrombotischen Syndroms werden neben den epifaszialen Venen stets auch einzelne Perforansvenen düsenförmig erweitert [123]. Dabei wandelt sich in den insuffizienten Perforansvenen der Einbahnverkehr in einen Pendelverkehr zwischen tiefem und oberflächlichem Venensystem bei Kontraktion der Unterschenkelmuskulatur oder beim Valsalva-Manöver um, während bei Ruhe kein Fluß zwischen dem oberflächlichen und tiefen Venensystem besteht [13].

Da oberflächliches Venensystem und Perforansvenen miteinander kommunizieren, können bei Insuffizienz pathologische Flüsse in beiden Systemen simultan nachgewiesen werden [13].

Untersuchungstechnik

Zur praktischen Durchführung lassen sich nach unserer Erfahrung bei der dopplersonographischen Varizendiagnostik mit Geräten verschiedener Hersteller folgende technische Empfehlungen geben:

(1) Eine Doppler-Ultraschallsonde mit einer Sendefrequenz von 8 MHz sollte stiftförmig, dabei aber möglichst dick sein. Das spart Zeit bei der Suche nach dem Gefäß und erleichtert eine stabile Position beim Prüfen pathologischer Refluxphänomene.

(2) Ein Gerät mit Lautsprecher ist einem solchen mit Kopfhörer unbedingt vorzuziehen, da zum einen Störgeräusche bei Verschiebung der Sonde auf der Haut im Kopfhörer für den Untersucher zur akustischen Folter werden können, zum anderen bei Einbeziehen des Patienten in den Untersuchungsgang über den Lautsprecher das Wesen der Erkrankung viel elementarer vermittelt wird als selbst durch die ausführlichste Erklärung.

(3) Die Untersuchung von insuffizienten Perforansvenen sollte immer unter Verwendung eines Hartgummirings (z.B. von Spielzeugautoreifen oder Nähmaschinen) erfolgen, da nur dadurch eine ausreichende Rundumkompression der die Perforansmündung umgebenden Varizen gewährleistet ist. Ringe aus anderem Material sind ebensowenig geeignet wie die Kompression der Varizen oberhalb der Sonde mit dem Finger oder einem Tourniquet [27].

(4) Sämtliche Doppler-Ultraschalluntersuchungen an Varizen oder Perforansvenen können mit einem nichtdirektionalen Gerät ebensogut durchgeführt werden wie mit dem teureren direktionalen Gerät, da bei den beschriebenen Insuffizienzen eine Flußrichtung, nämlich die pathologische, vorherrscht.

(5) Für die Praxis ist die graphische Registrierung eines Doppler-Signals aus 2 Gründen unsinnig. Zum einen ist ein venöses Flußsignal nur dann in der Papierregistrierung als sicher pathologisch zu erkennen, wenn gleichzeitig eine Atemkurve geschrieben wurde. Dies setzt ein Plethysmographiegerät mit Zweikanalschreiber voraus. Nimmt man an, daß eine in der täglichen Praxis anzuwendende Methode billig, zuverlässig und schnell sein muß, so wäre mit der Forderung nach graphischer Registrierung der Preis für den apparativen Aufwand und die Untersuchungszeit um ein Vielfaches erhöht, so daß damit die Durchsetzung dieser so treffsicheren und risikoarmen Methode in der Praxis gebremst würde. Zum anderen wäre die Zuverlässigkeit der Methode in keiner Weise gebessert, da selbst ein papierregistriertes pathologisches venöses Ultraschallsignal mit gleichzeitiger Atemkurve nicht erkennen läßt, ob es einer Crosseninsuffizienz, einer Saphena-magna-Insuffizienz oder einer Saphena-parva-Insuffizienz entspricht. Erst die Kenntnis des Untersuchungsorts und das pathologische Signal zusammen begründen die hohe Aussagekraft der Ultraschalluntersuchung in der Praxis.

Untersuchungsgang

Nach diesen technischen Empfehlungen kann Schritt für Schritt die praktische Untersuchung an der Crosse, an der V. saphena magna und V. saphena parva sowie an Perforansinsuffizienzen beschrieben werden.

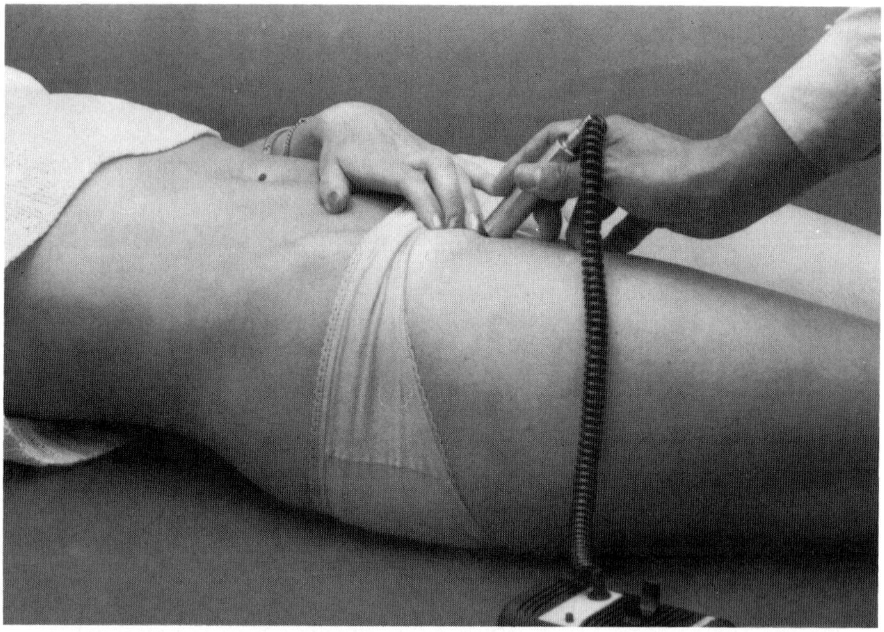

Abb. 3.16. Doppler-Ultraschalluntersuchung der Crosse in der Leiste

Crosse. Man beginnt beim liegenden Patienten mit der Untersuchung der Leistenregion (Abb. 3.16). Nach Auftragen des Ultraschallgels wird die A. femoralis leicht aufgefunden. Sie ist charakterisiert durch das deutliche, pulssynchrone, „peitschende“ arterielle Geräusch. Von diesem Punkt aus wird bei tiefer Ein- und Ausatmung die Doppler-Sonde in der Leiste langsam nach medial verschoben, bis das mit der Atmung an- und abschwellende, einem „Windheulen“ ähnelnde Flußgeräusch der V. femoralis gefunden ist. Die Stelle mit maximalem Geräusch wird eingestellt und dann der Patient zu einem Preßversuch veranlaßt. Da viele Patienten durch das Mithören ihres eigenen Blutflusses aufgeregt sind, empfiehlt es sich, den Preßversuch vor der eigentlichen Untersuchung mit dem Patienten zu üben.

Den normalen Klappenschluß an der Saphena-magna-Mündung erkennt man beim Valsalva-Versuch am sofortigen Flußstillstand [14].

Bei Insuffizienz der Crosse tritt dagegen ein lautes „Kesselzischen“ als Zeichen eines Refluxes auf, welches gleichzeitig mit dem Preßversuch beginnt und deutlich lauter als das normale Flußgeräusch während der Atmung ist (Abb. 3.17).

Vena saphena magna. Diese Untersuchung wird im Stehen oder Sitzen durchgeführt. An der Oberschenkelinnenseite wird mit der Sonde die häufig nicht sicht- oder fühlbare Vene durch Kompression der V. saphena magna am Unterschenkel aufgesucht. Man rutscht dabei mit der Sonde so lange quer an der Oberschenkelinnenseite entlang, bis eine kurze Flußbeschleunigung hörbar wird

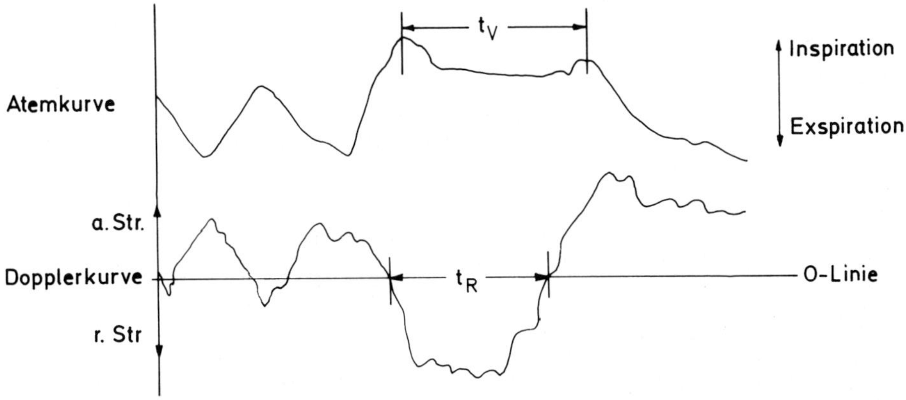

Abb. 3.17. Doppler-Ultraschallkurve bei Crosseninsuffizienz unter Valsalva-Manöver. t_V Valsalvazeit, t_R Refluxzeit, *a.Str.* antegrade Strömungsrichtung, *r.Str.* retrograde Strömungsrichtung)

(Abb. 3.18a). Ist diese meist unsichtbare V. saphena magna entdeckt, so wird wiederum mittels Preßversuch geprüft, ob an dieser Stelle ein Refluxgeräusch gehört werden kann. Wenn dies der Fall ist, wird die Stelle markiert und die Untersuchung in etwa handbreiten Schritten nach peripher fortgesetzt, bis das Ende des Refluxes erreicht ist (Abb. 3.18b). Danach werden die jeweils gesetzten 3–4 Markierungen miteinander verbunden (Abb. 3.18c). Diese Linie auf der Haut entspricht dem Verlauf der insuffizienten ektasierten Vene. Ihre Aussagekraft ist zuverlässiger als die jeder klinischen Untersuchung. Die Methode der Varizenmarkierung ist auch präoperativ zu empfehlen [124].

Vena saphena parva. Die Untersuchung wird im Stehen durchgeführt. Man findet das Gefäß, indem der Daumen der einen Hand den unteren Teil der Kniekehle wiederholt komprimiert (Abb. 3.19), während die andere Hand die Doppler-Ultraschallsonde etwa in Unterschenkelmitte an der Hinter- und Außenseite des Unterschenkels horizontal entlang führt, bis man die so provozierten retrograden Flußsignale der V. saphena parva erkennt. Es sei darauf hingewiesen, daß die Sonde nicht nah an der Kniekehle, sondern etwa in Unterschenkelmitte angesetzt werden soll, da die V. saphena parva erst etwa in dieser Höhe unter der Faszie hervortritt. Sind die so provozierten „augmented sounds" („A-sounds") auffällig stark, so können sie als Insuffizienzzeichen gewertet werden. Ein negativer Valsalva-Versuch schließt eine Insuffizienz der V. saphena parva nicht aus, da an der Saphena-parva-Mündung fast immer 2 suffiziente Klappen sitzen und die Vene selbst S-förmig geschwungen vor ihrer Mündung in die V. poplitea 2 Faszienschichten durchbohrt.

Insuffiziente Perforansvene. Auf einem klinisch verdächtigen Hautareal, z.B. einem überwärmten Gebiet oberhalb eines Ulcus cruris oder im Bereich anderer klinischer Zeichen für eine Perforansinsuffizienz wird bei herabhängendem Unterschenkel der Gummiring fest aufgedrückt, so daß ein Zustrom von Blut

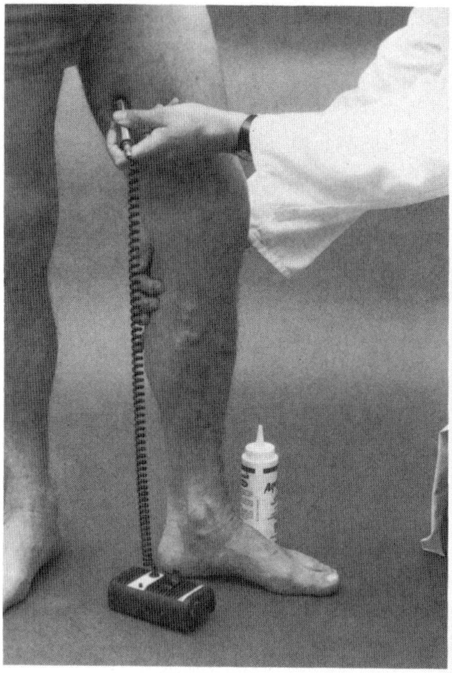

a

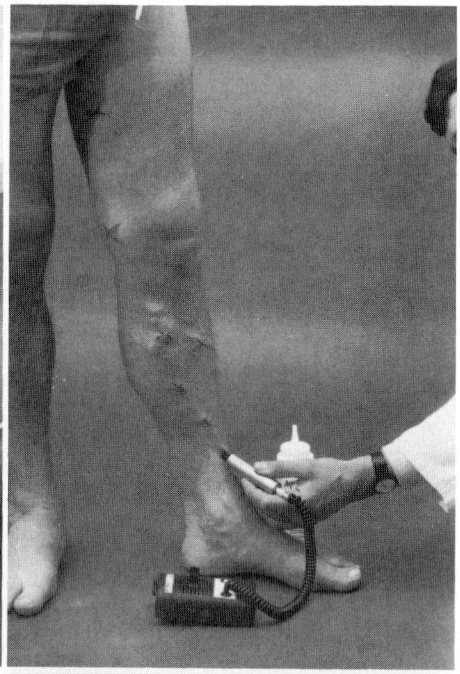

b

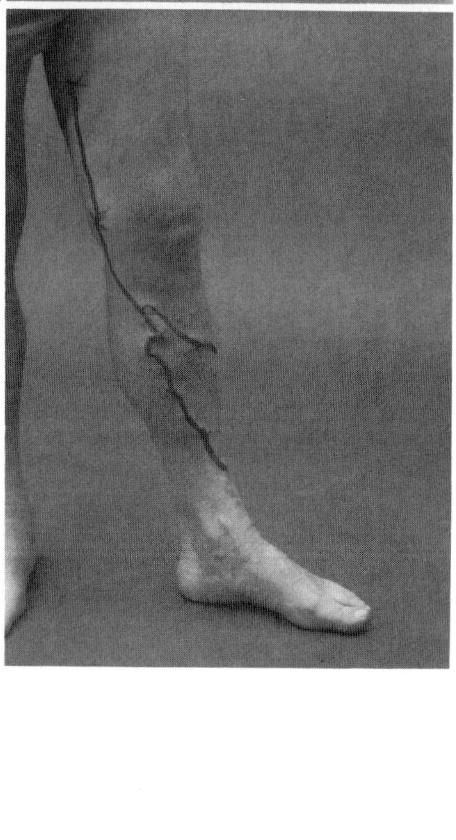

c

Abb. 3.18a–c. Bestimmung der Refluxstrecke an der V. saphena magna mittels Doppler-Ultraschall

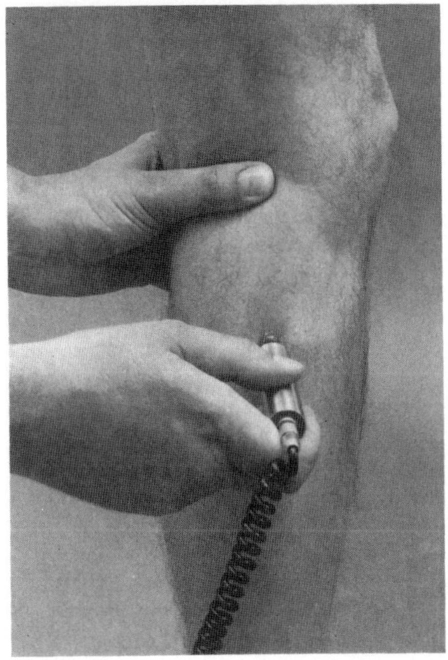

Abb. 3.19. Doppler-Ultraschalluntersuchung der V. saphena parva

über umgebende Varizen oder Venen nicht möglich ist. Dann wird der Gummiring in der Mitte mit Ultraschallgel gefüllt und die Ultraschall-Doppler-Sonde in den gelgefüllten Ring eingepaßt (Abb. 3.20).

Eine normale Perforansvene kann mit Doppler-Ultraschall nicht geortet werden. Da aber auch in der insuffizienten Perforansvene in Ruhe ohne Provokationsversuche kein Blut fließt, muß der Blutfluß bei der Untersuchung in Gang gesetzt werden. Wir verwenden dazu sowohl die Dorsal- und Plantarflexion des Fußes als auch den Preßversuch nach Valsalva. Meist muß das jeweilige Provokationsmanöver mehrmals wiederholt werden, bis bei ständigem Ändern des Einfallwinkels der Ultraschallsonde und u.U. auch leichtem Verschieben des Ringes das Insuffizienzgeräusch geortet ist.

Beim Valsalva-Manöver ist ein auf die Zeit des Preßversuchs beschränktes, aber verzögert beginnendes Flußgeräusch charakteristisch (Abb. 3.21). Bei festem Druck des Gummirings auf die Haut mit Abdichten der epifaszialen Varizen kann ein solcher Blutfluß nur aus der Tiefe über eine insuffiziente Perforansvene kommen [27]. Bei Dorsal- und Plantarflexion des Fußes ist unter gleichen Kautelen ein nur bei der Aufwärtsbewegung oder nur bei der Abwärtsbewegung des Fußes auftretendes Flußgeräusch typisch [125].

Zuverlässigkeit

Im Phlebogramm ist das Ausmaß der Crosseninsuffizienz als Differenz zwischen Crossendurchmesser und Durchmesser der V. femoralis an der Mündung quan-

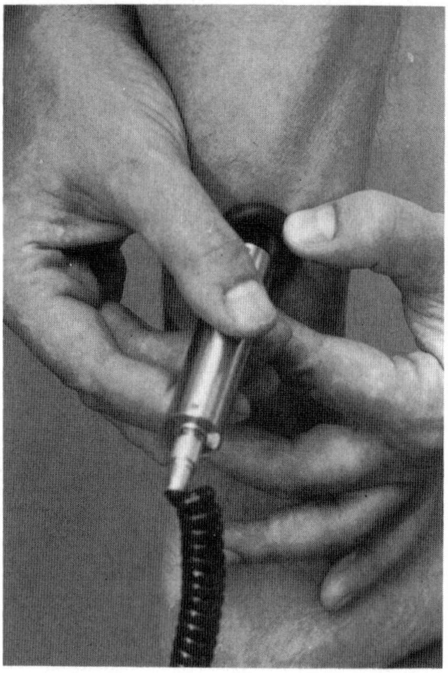

Abb. 3.20. Doppler-Ultraschalluntersuchung einer insuffizienten Perforansvene

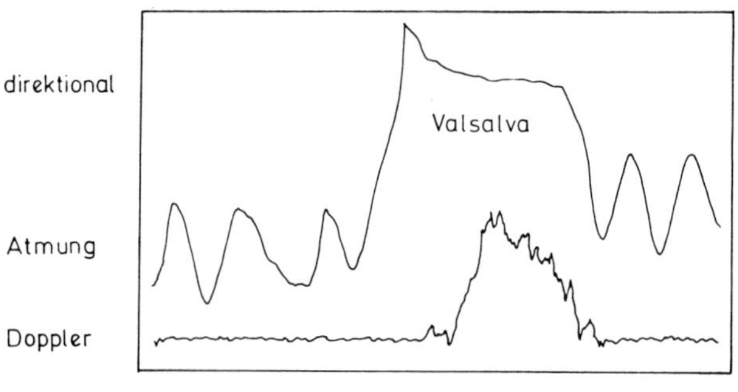

Abb. 3.21. Typischer verspäteter Reflux beim Valsalva-Manöver bei Untersuchung einer insuffizienten Perforansvene mittels Doppler-Ultraschall

tifizierbar. Als Funktionsgröße läßt sie sich durch Doppler-Ultraschall mit Hilfe der Differenz zwischen Refluxzeit und Valsalva-Zeit messen. Die absolute Refluxzeit an der Crosse ist als Maß nicht geeignet, da sie von der Dauer des Preßversuchs abhängt [27]. Je länger das Valsalva-Manöver vom Patienten durchgeführt wird, desto länger ist bei Insuffizienz auch die Refluxzeit. Ein kurzer Preßversuch kann keine lange Refluxzeit provozieren, da ein Reflux nie länger als der Preßversuch anhält.

Das mit dem Doppler-Ultraschall hörbar gemachte Flußsignal und der im Röntgenbild bestimmte Durchmesser der Crosse korrelieren so eng miteinander (Abb. 3.22), daß das Ultraschall-Doppler-Signal bei einem Preßversuch in der Leiste für die Praxis denselben Aussagewert besitzt wie die phlebographische Darstellung der Saphenamündung [27].

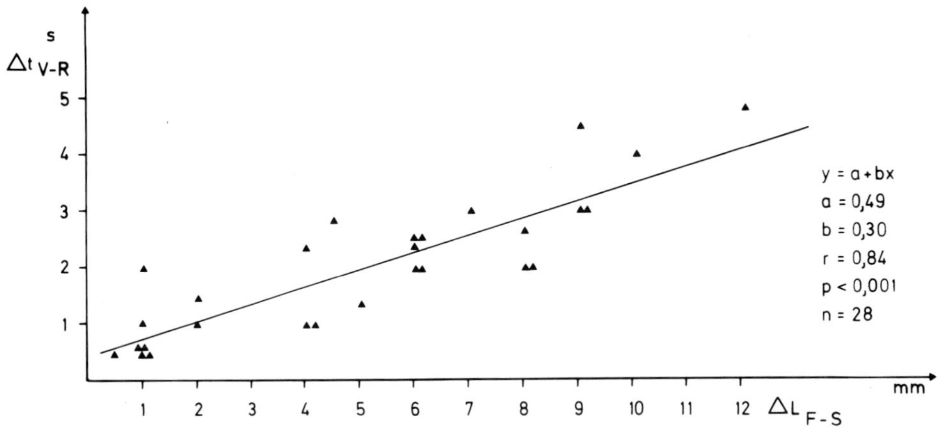

Abb. 3.22. Korrelation zwischen der im Phlebogramm gemessenen Crossenerweiterung und der Dauer der Refluxzeit. Δt_{V-R} Differenz der Dauer des Valsalva-Manövers und der mit Doppler-Verfahren ermittelten Refluxzeit; Δt_{F-S} Differenz des V.-saphena- und des V.-femoralis-Lumens in der Leiste

Auch das Ausmaß der Saphena-magna-Insuffizienz läßt sich mittels Doppler-Ultraschall-Untersuchung exakt quantifizieren. Im Phlebogramm ist die V. saphena magna bei Insuffizienz stets erweitert. Dort, wo die Insuffizienz endet, ist ein deutlicher Kalibersprung des Gefäßdurchmessers nachzuweisen. Über dem insuffizienten Saphenaabschnitt läßt sich beim Preßversuch, sei nun die Varize sichtbar oder im Fettgewebe verborgen, mit dem Doppler-Ultraschall immer ein Reflux nachweisen. Die im Phlebogramm gemessene Länge des erweiterten Gefäßabschnitts und die mit dem Doppler-Ultraschall ermittelte Refluxstrecke korrelieren so eng miteinander (Abb. 3.23), daß früher oder später in der Praxis die Doppler-Ultraschalluntersuchung die Phlebographie bei der Objektivierung der Saphena-magna-Insuffizienz verdrängen wird [124].

An der Vena saphena parva dagegen ist die Zuverlässigkeit der Doppler-Ultraschalluntersuchung gering einzuschätzen, da die Mündung der Vene in der Kniekehle durch anatomische Gegebenheiten (Durchdringung zweier Faszien, Klappen in der V. poplitea) gegen Reflux gewappnet ist und damit das Valsalva-Manöver zur Quantifizierung der Insuffizienz ausscheidet.

Perforansinsuffizienzen lassen sich mittels Doppler-Ultraschall in 56,7% der Fälle (170 von 305) präoperativ richtig markieren (klinische Untersuchung 34,1%, Phlebogramm 44,7%) [116, 125]. Verwendet man die Methode zur Untersuchung klinisch suspekter Hautareale, erweist sie sich als geeignet, die Insuffizienz eng zu umschreiben, bzw. in einem suspekten Areal mehrere Perforansinsuffizienzen zu orten. Eine Quantifizierung der Perforansinsuffizienz mittels Doppler-Ultraschall wie an der Crosse oder an der Saphena magna ist bisher nicht in Sicht.

Zur Verdeutlichung der Untersuchungstechnik seien die möglichen Fehler aufgelistet:

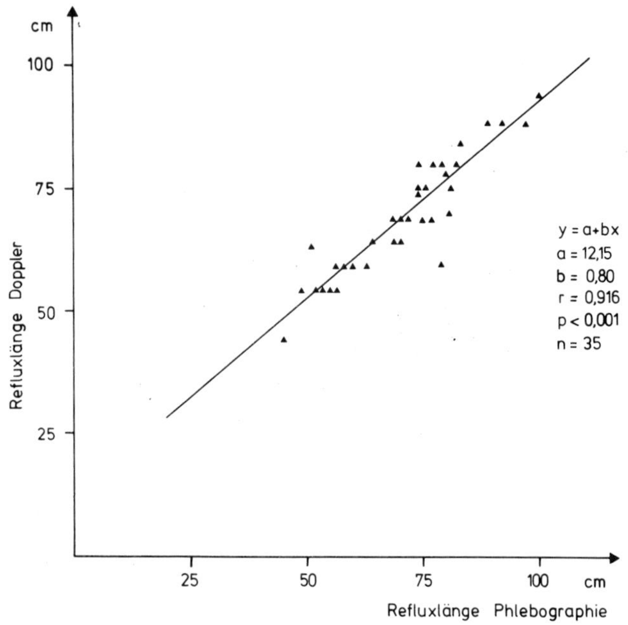

Abb. 3.23. Korrelation zwischen der durch Doppler-Ultraschall gemessenen Refluxlänge und der im Phlebogramm bestimmten Erweiterungen der V. saphena magna

(1) In der Leiste ist die irrtümliche Feststellung einer suffizienten Crosse der häufigste Fehler. Die Ursache dafür kann eine Leistenhernie sein. Viel häufiger liegt der Fehler an einer unzureichenden Durchführung des Valsalva-Versuchs. Daran kann die Aufregung des Patienten, aber auch Furcht vor Harnabgang bei Beckenbodeninsuffizienz schuld sein. Es empfiehlt sich deshalb, darauf zu achten, daß während des Valsalva-Manövers kein Atemgeräusch zu hören ist.

(2). Auch bei Untersuchung der V. saphena magna ist am häufigsten der unzureichende Preßversuch die Ursache von Fehldiagnosen. Eine weitere Irrtumsmöglichkeit ist die Verkennung von „Rutscheffekten" der Sondenspitze auf der Haut als Insuffizienzzeichen.

(3) Ungünstige Voraussetzungen für die Suche nach Perforansinsuffizienzen sind ein starkes Unterschenkelödem (zu großer Abstand des Kristalls von der Perforansvene) sowie Untersuchung im Liegen statt im Sitzen mit hängendem Unterschenkel (zu geringe Füllung der Venen).

Eine Fehlinterpretation von Flußsignalen als Insuffizienzzeichen von Perforansvenen kommt bei zu geringem Andruck des Hartgummirings vor: Sofort mit dem Preßversuch beginnende Flußsignale stammen fast immer aus epifaszialen Varizen, ebenso wie zweiphasige Geräusche bei Dorsal- und Plantarflexion oder atementsprechende Flußgeräusche. „Rutschphänomene" der Sonde auf der Haut sind bei der Suche nach Perforansinsuffizienzen nicht selten. Einmalige, nicht reproduzierbare Schallphänomene sind meist solche Pseudosignale.

Da es bei der Untersuchung des epifaszialen Venensystems und der Vv. perforantes, ausgenommen die V. saphena parva, mittels Doppler-Ultraschall möglich ist, billig, zuverlässig und ohne jede Belastung für den Patienten zu ebenso zuverlässigen Informationen zu kommen wie mittels Phlebogramm und zu sehr viel zuverlässigeren Befunden als mit der klinischen Untersuchung, kann schon jetzt vorausgesagt werden, daß die Doppler-Ultraschalluntersuchung bei Varikose früher oder später die Diagnostik in der täglichen Praxis beherrschen und die phlebographische Darstellung in den Hintergrund drängen wird. Nachteil der Doppler-Ultraschalluntersuchung sind die unvollständige Beurteilbarkeit der tiefen Beinvenen und der V. saphena parva, welche nach wie vor dem Phlebogramm vorbehalten bleiben.

3.3.4 Blutige Druckmessung unter Belastung (Phlebodynamometrie)

Die Einstufung chronischer Beinvenenerkrankungen allein durch klinische Untersuchung oder ein Phlebogramm kann zu Fehlern führen, da hierbei keine funktionellen Angaben über das Venensystem vorliegen. Besonders beim postthrombotischen Syndrom ist die Ungewißheit über die Prognose der jeweiligen Erkrankung und die Divergenz zwischen klinischem Bild und Phlebogramm bisweilen [4, 17, 72, 110] so eklatant, daß der Einsatz von Funktionsuntersuchungen dringend geboten erscheint. Die blutige Druckmessung unter normierter Belastung hat sich als die billigste und am einfachsten durchführbare Methode erwiesen, um die beschriebene diagnostische Lücke mit Meßwerten zu überbrücken.

Im Laufe der praktischen Anwendung der blutigen Druckmessung unter normierter Belastung haben sich folgende Indikationen herausgeschält:

(1) Therapiekontrolle vor und nach Varizenbehandlung sowie Langzeitkontrolle des postthrombotischen Syndroms;
(2) Messung objektiver Funktionsparameter bei Begutachtung;
(3) Mithilfe bei der Therapieentscheidung im Falle von Abflußstörungen der Beckenvenen, evtl. auch bei der Auswahl bestimmter peripherer postthrombotischer Veränderungen für chirurgische Eingriffe an Varizen und insuffizienten Perforansvenen [24, 82, 83, 84].

Gewarnt werden muß jedoch schon zu Beginn vor folgenden Irrtümern bei Überschätzung der Methode:

(1) Die Druckmessung ohne Phlebogramm ist eine unvollständige Untersuchung. Die so gewonnene Diagnose bleibt aufgrund der weiten Überlappung pathologischer Werte bei primärer Varikose und postthrombotischem Syndrom oft zweifelhaft.
(2) Die venöse Druckmessung unter Belastung ist keineswegs in jeder Hand eine exakte Meßmethode, da die gewonnenen Werte von vielen Faktoren, z.B. der Temperatur, der Belastungsart, dem Punktionsort, der Meßmethodik und der Auswertung abhängen. Bei der Druckmessung unter Belastung handelt es sich um eine Methode mit zahlreichen Fehlermöglichkeiten.
(3) Die Druckmessung ist nicht nur als Einzelmethode zur Diagnosestellung ungeeignet, sondern es gibt sogar diagnostische Probleme, bei denen die Druckmessung eine überflüssige Belastung und Gefährdung des Patienten bedeutet, z.B. bei der tiefen Thrombose.

Pathophysiologische Grundlagen

Beim ruhigen Stehen ist der Druck im oberflächlichen wie im tiefen Venensystem v.a. durch den hydrostatischen Druck bestimmt, welcher in Knöchelhöhe je nach Höhe des Indifferenzpunkts beim Stehen 85–95 mm Hg (11,3–12,7 kPa) beträgt [5, 6, 77, 78].

Bei Zehenhochstand, Gehbewegungen oder Kniebeugen dagegen beteiligt sich die sog. Wadenmuskelpumpe als Funktionseinheit aus oberflächlichem und tiefem Venensystem, Perforansvenen, Unterschenkelmuskulatur und umgebender Faszie mit Haut am Rücktransport des venösen Blutes zum Herzen. Dabei fällt der Druck im oberflächlichen und tiefen Venensystem ab, liegt jedoch in den tiefen Venen im Durchschnitt um rund 10 mm Hg (1,3 kPa) höher als epifaszial, in den Muskelvenen sogar noch deutlich mehr [5].

Im Normalfall ist in dieser Phase kein Druckausgleich zwischen oberflächlichen und tiefen Venen möglich, da die verbindenden Perforansvenen verschlossen sind. Bei Entspannung der Wadenmuskulatur, d.h. nach Austreibung des Blutes zum Herzen fällt der Druck im tiefen Venensystem um rund 10 mm Hg (1,3 kPa) tiefer ab als in den oberflächlichen Venen. Bei diesem Unterdruck

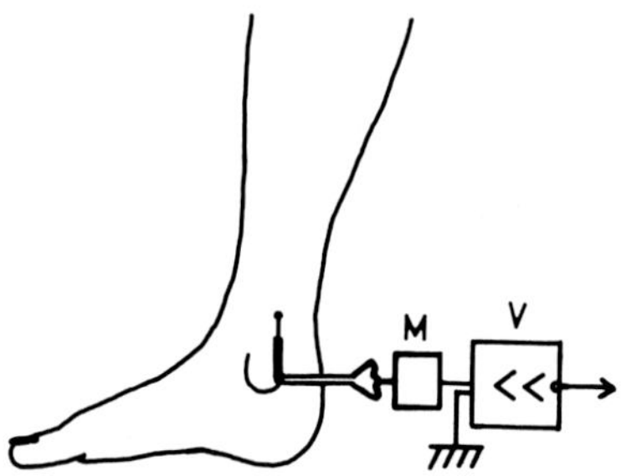

Abb. 3.24. Schema der Meßanordnung zur blutigen Druckmessung einer Mitteldruckkurve und der daraus ablesbaren Meßwerte (*M* Manometer, *V* Verstärker). (p_1 Ruhedruck, t_1 Druckabfallzeit, $t_1 \frac{\Delta p}{2}$ Zeit bis zur Hälfte des maximalen Druckabfalls, p_2 tiefster Druck nach Belastung, $\Delta p = p_1 - p_2$ = maximale Druckdifferenz, $t_2 \frac{\Delta p}{2}$ Zeit bis zur Hälfte des maximalen Druckanstiegs, t_2 Druckanstiegszeit)

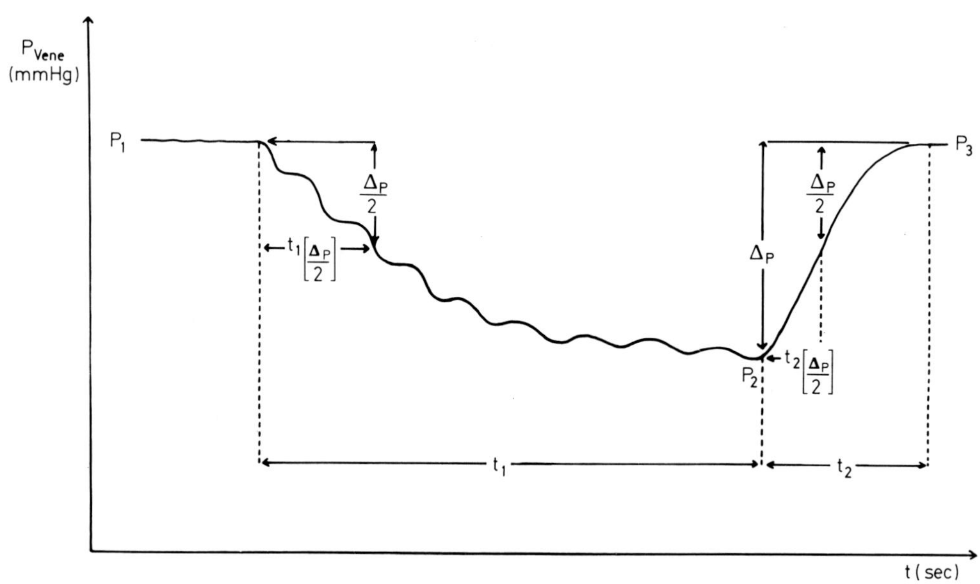

öffnen sich die Perforansvenen, und Blut wird aus den oberflächlichen Venen in die Tiefe gesaugt. Da der Druckausgleich zwischen beiden Systemen jedoch einige Sekunden erfordert, bewirken ein oder mehrere kurz aufeinander folgende Wadenmuskelkontraktionen einen erneuten Druckanstieg und einen Druckabfall auf ein Stufe um Stufe weiter gesenktes Druckniveau, bis es nach einer Sequenz von etwa 10 Schritten zu einem Maximum der Drucksenkung im oberflächlichen und tiefen Venensystem kommt. Dieser maximale Druckabfall Δp ist das wichtigste Maß der funktionellen Leistungsreserve der Wadenmuskelpumpe. Die Messung dieser Größe ist das eigentliche Ziel jeder Druckmessung unter Belastung.

Aus einer unter Belastung aufgezeichneten Druckkurve können folgende Zeit- und Druckwerte abgelesen werden (Abb. 3.24): Der Ruhedruck, die Druckabfallzeit, die Zeit bis zur Hälfte des maximalen Druckabfalls, der tiefste Druck nach Belastung, die maximale Druckdifferenz, die Zeit bis zur Hälfte des maximalen Druckanstiegs und die Druckanstiegszeit bis zum Erreichen des Ruhedrucks.

Meßtechnik

Zur Auswahl der Meßgrößen können folgende Empfehlungen ausgesprochen werden (Tabelle 3.1):

Tabelle 3.1. Meßwerte verschiedener Arbeitsgruppen mit blutiger Druckmessung unter Belastung (*p* in mm Hg, *t* in s)

	Kriessmann [68]	Nachbur [77]	Partsch [84]	Varady [105]	Wuppermann [119]
	Normalpersonen				
p_2		24,1 ± 1,7		28,1	42,4 ± 11,3
Δp	5,8 ± 10,6	54,1 ± 6,5	66,2 ± 8,5	66,2	44,3 ± 7,5
$t_2 \frac{\Delta p}{2}$		22,3 ± 9,7	18,7 ± 9,9		8,9 ± 4,4
t_2	16,6 ± 6,1		47,5 ± 26,8		
	Primäre Varizen				
p_2		36,9 ± 15,1		69,9	64,1 ± 10,7
Δp	20,9 ± 10,5	38,5 ± 17,6	32,9 ± 15,1	23,7	23,4 ± 6,9
$t_2 \frac{\Delta p}{2}$		14,9 ± 6,6	18,7 ± 9,9		3,0 ± 0,5
t_2	5,6 ± 3,2		9,7 ± 8,2		
	Postthrombotisches Syndrom				
p_2		69,4 ± 19,1		90,1	
Δp	7,5 ± 6,7	26,8 ± 5,9	13,3 ± 8,4	5,8	
$t_2 \frac{\Delta p}{2}$		6,5 ± 3,8	3,2 ± 3,1		
t_2	2,8 ± 3,0		19,2 ± 17,1		

(1) Δp bzw. p_2 sind beim Vergleich der Referenzbereiche erfahrener Untersucher [55–58, 65, 77, 78, 82, 83, 84, 86, 105, 116, 119, 122] von sämtlichen möglichen Größen jene mit der niedrigsten Standardabweichung. Zudem unterscheiden die verschiedenen Vergleichsgruppen sich in dieser Größe nur gering voneinander.

(2) $t_2 \frac{\Delta p}{2}$ und t_2 dagegen streuen viel weiter um den Mittelwert; außerdem unterscheiden sich die Werte bei Normalgruppen verschiedener Untersucher deutlich voneinander. Bei Patienten mit chronischer venöser Insuffizienz gar belegen die Zahlenwerte massive Streuung beim einzelnen Untersucher, erhebliche Diskrepanzen zwischen den verschiedenen Untersuchern wie auch weitgehende Überschneidungen zwischen den verschiedenen Krankheitsbildern.

Aus diesen Gründen wird von praktisch allen routinierten Untersuchern [56, 57, 65, 68, 69, 77, 78, 105, 119, 122] die Aussagekraft der Zeitgröße $t_2 \frac{\Delta p}{2}$ und t_2 als Maß für die Leistungsreserve der Wadenmuskelpumpe gering eingeschätzt.

Die Belastung bei der Druckmessung wird variabel gehandhabt sowohl bezüglich Frequenz, Anzahl der Wiederholungen als auch Art der Belastung. Als Belastungsarten werden Kniebeugen [55, 56, 57, 68, 69, 82, 83, 84], Zehenstände [65, 68, 69, 105, 116, 118, 119] und Kletterschritte im Stufentest nach Kaltenbach [77, 78] empfohlen. Die Frequenz der Übung, welche das Ausmaß der maximalen Druckdifferenz Δp beeinflußt, reicht von 30 bis 160/min. Die Zahl der in Serie durchgeführten Einzelbelastungen reicht von 3 bis 12. In unserem eigenen Untersuchungsgut verändert sich Δp von 42,6 auf 52,3 mm Hg (5,6 auf 6,9 kPa) bei normalen Probanden und Belastungsfrequenzen zwischen 80 und 160/min [65]. Empfohlen werden 10 Zehenstände bei einer Frequenz von 100/min [65, 68, 77, 78].

Bei der Registrierung der Kurve ist zwischen einer Mitteldruckkurve und einer phasischen Kurve zu unterscheiden. Beim Mitteldruck handelt es sich um einen nicht wirklich gemessenen, sondern technisch gemittelten Druck aus systolischem Maximum und diastolischem Minimum, der entweder durch planimetrische Integration der phasischen Druckkurve oder durch Dämpfung mit Hilfe eines hohen Widerstandes zwischen Katheter und Druckumwandler während der Messung gewonnen wird. Je größer die Druckamplituden sind, desto größer ist auch die Differenz zwischen jeweiligem Mitteldruck und phasischem Druck.

Der Vorteil der Mitteldruckkurve liegt in der leichten Ablesbarkeit der Werte. Die phasische Kurve hat dagegen den Vorteil, original zu sein. Jedoch sind auch die aus der phasischen Kurve gewonnenen Druckwerte durch die Dämpfung des flüssigkeitsgefüllten Meßsystems und durch Überlagerung der Eigenfrequenz des Meßsystems von 8–12 Hz mit der gemessenen physiologischen Frequenz verfälscht. Von der Meßexaktheit her gesehen sind also beide Meßkurven gleich fragwürdig, so daß die Wahl der Kurvenart ins Belieben des jeweiligen Untersuchers gestellt ist.

Noch stärker als durch die schon beschriebenen Variablen wird das Meßergebnis durch die Raumtemperatur beeinflußt. Es ist deshalb eine regelmäßige Pflichtübung aller Publikationen, von Temperaturkonstanz zu sprechen. Da diese ausschließlich im thermokonstanten Raum gewährleistet ist, muß man bei der Mehrzahl der Untersuchungen mit einer Verfälschung der gewonnenen Druckwerte durch Temperaturschwankungen rechnen.

Was zur Auswahl der Meßgrößen, Art der Belastung, Art der Kurvenschreibung und Temperaturkonstanz kritisch angemerkt wurde, soll darlegen, daß die Druckmessung unter Belastung eine stark variable, im klinischen Alltag schwer normierbare Untersuchungsmethode ist, deren Meßwerte nicht beliebig austauschbar sind und deren diagnosischer Wert vielfach überzeichnet wird. Bei Handhabung mit kritischer Distanz ist sie jedoch eine praktische, gut verwendbare diagnostische Hilfe, auch wenn sie keineswegs alle pathophysiologischen und diagnostischen Rätsel der chronischen venösen Insuffizienz zu lösen vermag.

Untersuchungsgang

Bei der praktischen Durchführung der Druckmessung unter Belastung sind zur Messung ein Quecksilbereichmanometer, ein Statham-Element mit Elektromanometer, ein Schreiber und ein Metronom notwendig (Abb. 3.25). Punktiert wird mit einer Einmalkanüle. Als Verbindungsstück dient ein möglichst kurzer und dünner PVC-Schlauch, der mit heparinisierter physiologischer Kochsalzlösung gefüllt ist und regelmäßig gespült werden muß. Vor der Punktion sollte mit dem Patienten die Belastung geübt werden. Wir wählen als Belastungsart den 10fachen hohen Zehenstand bei einer Frequenz von 100/min unter Metronomdiktat. Nach Punktion einer Fußrückenvene wird mit physiologischer Kochsalzlösung gespült, nachdem Statham-Element und Verbindungsschlauch ebenfalls mit blasenfreier physiologischer Kochsalzlösung aufgefüllt wurden. Anschließend wird das Statham-Element in Punktionshöhe mit Pflaster am Fuß fixiert. Die Durchgängigkeit der Kanüle wird durch Klopfen auf die Vene geprüft, die Registrierung des venösen Drucks erfolgt als Mitteldruck mit einem EKG-Schreiber. Der Patient wird zum ruhigen Stehen aufgefordert, bis sich der Ruhedruck eingestellt hat. Dann erfolgt unter Metronomdiktat 10facher Zehenhochstand mit anschließendem ruhigem Stehen, bis der Druckwert die Ausgangshöhe erreicht hat. Danach wird das System mit heparinisierter physiologischer Kochsalzlösung erneut gespült, die freie Durchgängigkeit des Systems durch Klopfen auf die Vene vor der Nadelspitze geprüft und danach die beschriebene Belastung mit gleichzeitiger Druckmessung wiederholt.

Nach Abschluß der Messung wird mittels Quecksilbereichmanometer eine Eichtreppe im Druckbreich 0 bis 100 mm Hg mit Stufen von je 20 mm Hg (Abb. 3.25) geschrieben. Die exakte Raumtemperatur muß auf jeder Meßkurve verzeichnet sein.

Die blutige Druckmessung ist bei Einhaltung konstanter Meßbedingungen eine mit mäßigem apparativem Aufwand verbundene, schnell erlernbare Untersuchungsmethode, welche für die Praxis ausreichend zuverlässige Werte über

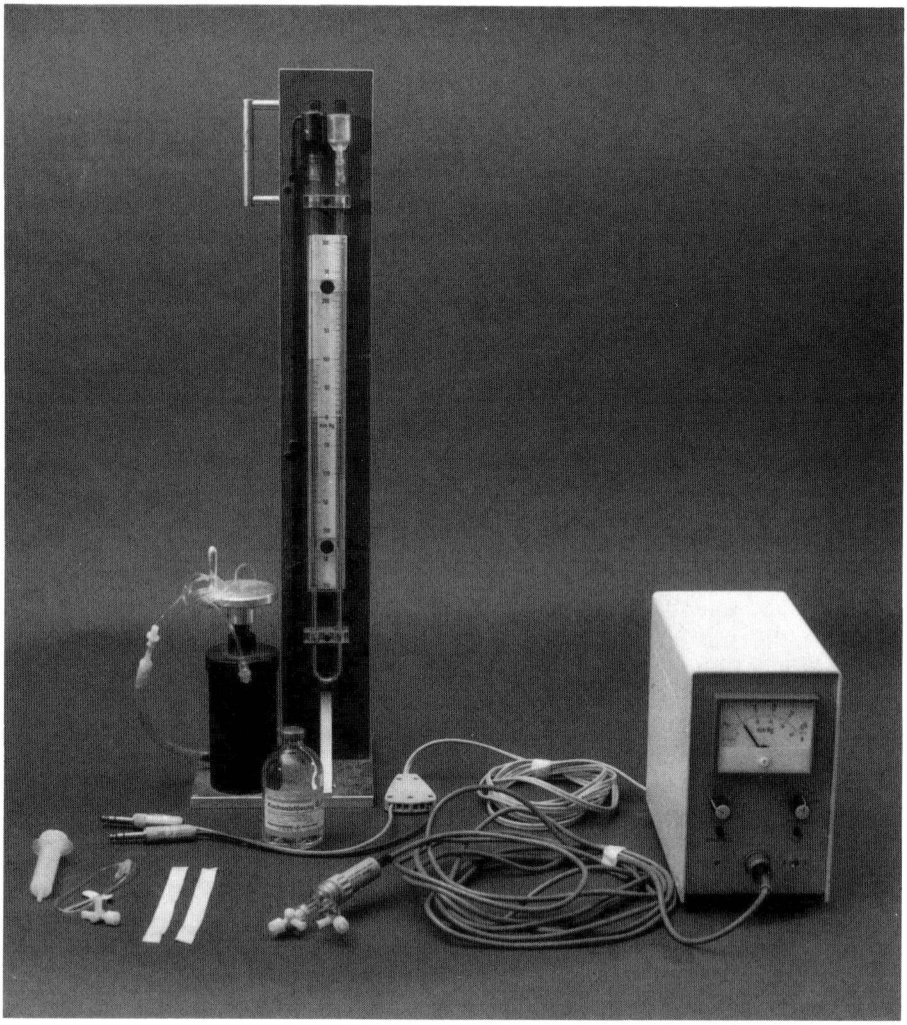

Abb. 3.25. Apparative Ausrüstung (ohne Schreiber) zur blutigen Druckmessung unter Belastung

den maximalen Druckabfall unter Belastung als allgemein anerkannten Funktionsparameter des Venensystems liefert.

Obwohl die Druckmessung unter Belastung v.a. zur Therapiekontrolle (Abb. 3.26), zur Langzeitfunktionskontrolle des postthrombotischen Syndroms und zur Messung eines objektiven Funktionsparameters bei der Begutachtung verwendet wird, kann sie u.U. auch als Mithilfe bei der Therapieentscheidung mit Verwendung von Okklusionstests bei chronischer venöser Insuffizienz Anwendung finden, mit Tourniquets an Oberschenkel und Perforanskompression am Unterschenkel [24, 83, 84]. Zur Vorhersage eines Therapieeffekts bei chronischer venöser Insuffizienz ist die Methodik in den Händen meßtechnisch versierter und erfahrener Kliniker geeignet, zur Art des therapeutischen Vorgehens

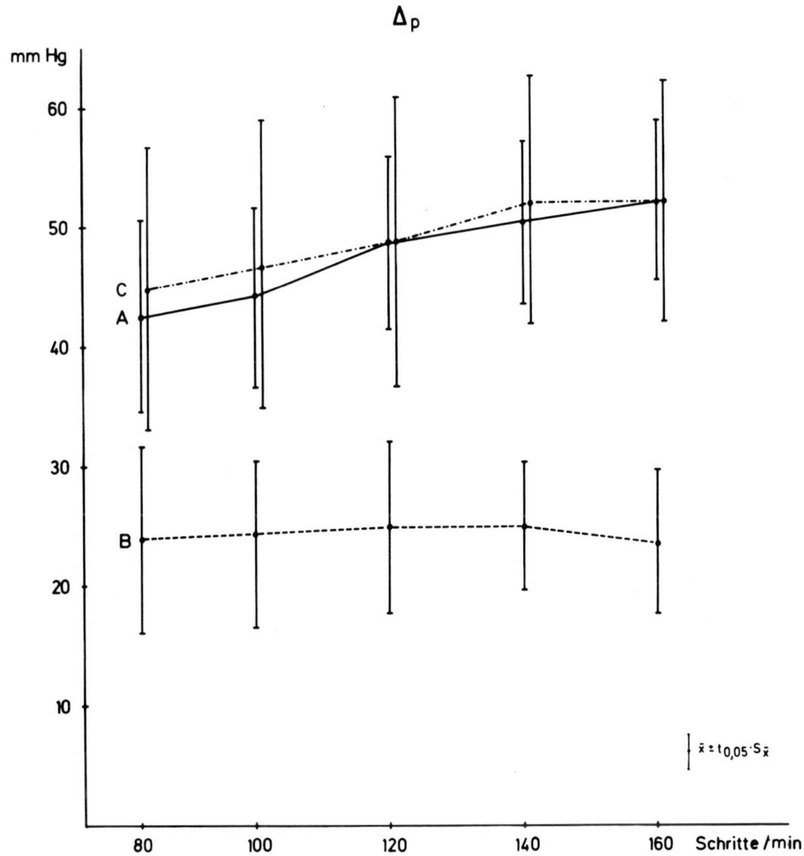

Abb. 3.26. Druckmessung unter Belastung vor und nach Verödungsbehandlung (ohne Markierung insuffizienter Vv. perforantes) Δp bei verschiedenen Belastungsstufen. *A* = normal (n = 10); *B* = vor Verödung (n = 10); *C* = nach Verödung (n = 10)

gewisse Entscheidungshilfen zu liefern. Die Übereinstimmung der durch eine Therapie erzielten Effekte mit den vorausgesagten Werten ist jedoch bestenfalls approximativ [83, 84].

Die Druckmessung unter Belastung ist jedoch als Einzelmethode nicht zur Diagnosestellung geeignet, da sie zahlreiche Fehlermöglichkeiten beinhaltet und keineswegs bei allen venösen Krankheitsbildern am Bein sinnvoll einzusetzen ist. Sie erfaßt das Venensystem des Beines in seiner Gesamtheit: Detailfragen, wie etwa das Ausmaß einer Saphena-magna-Insuffizienz oder einer Perforansinsuffizienz erfaßt die Methode unzuverlässiger als etwa die Doppler-Ultrasonographie oder die Phlebographie [46, 124].

Lichtreflexionsrheographie

Die Lichtreflexionsrheographie [112] ist eine „technologisch verbesserte Photoplethysmographie" [111], im Gefolge der Methode von Hertzmann [44] aus dem Jahre 1938. Sie mißt die Zeit der Blutfüllung von Hautgefäßen. 1978, 1979, 1980 und 1983 wurde nachgewiesen [1, 8, 29, 48, 101, 126], daß die Venenfüllungszeit (t_2) bei blutiger Druckmessung jener der Photoplethysmographie entspricht. In der Folge [26, 28] wurde gezeigt, daß demgegenüber der Druckabfall bei blutiger Druckmessung wie auch die Höhe des Kurvenabfalls bei Photoplethysmographie und des Kurvenanstiegs bei Lichtreflexionsrheographie einander nicht entsprechen. Somit ist die Bezeichnung der Lichtreflexionsrheographie als „unblutige Druckmessung" irreführend.

Warum stimmen Druckabfall unter Belastung und Höhe des Kurvenanstiegs in der Photoplethysmographie oder in der Lichtreflexionsrheographie nicht überein? Dies liegt daran, daß der Bezug des Kurvenanstiegs auf die Höhe des rechten Vorhofs irrig ist, da der Druckanstieg vom Liegen zum Stehen durch die Höhe des Indifferenzpunktes und nicht etwa die des rechten Vorhofs bestimmt wird [6]. Die Lage des Indifferenzpunktes ist jedoch konstitutionsabhängig [14] und ohne invasive Diagnostik nicht feststellbar.

Auch der Versuch, aus der Volumenänderung auf die Druckänderung zu schließen, ist unstatthaft, da die Druck-Volumen-Charakteristik der Venen nicht linear ist (6).

Es hat sich jedoch herausgestellt, daß die mittels Lichtreflexion gemessene Venenfüllungszeit nach Belastung und die Druckanstiegszeit nach Belastung einander entsprechen [26, 28, 48]. Ebenso stimmt diese mit der Wiederauffüllungszeit der Photoplethysmographie überein [28] (Abb. 3.27). Die große Streuung der Druckanstiegszeit hat jedoch dazu geführt, daß diese Größe schon in der Mitte der 70er Jahre von allen Arbeitsgruppen mit großer Erfahrung in blutiger Druckmessung aufgegeben wurde [56, 57, 65, 68, 69, 77, 78, 105,

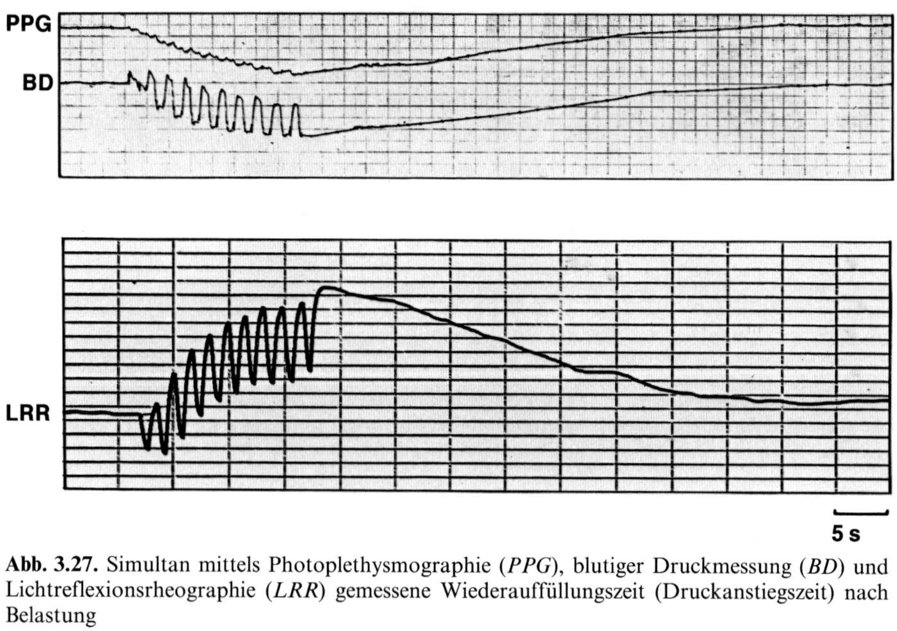

Abb. 3.27. Simultan mittels Photoplethysmographie (*PPG*), blutiger Druckmessung (*BD*) und Lichtreflexionsrheographie (*LRR*) gemessene Wiederauffüllungszeit (Druckanstiegszeit) nach Belastung

119, 122]. Der Grund dafür ist die Abhängigkeit der Wiederauffüllungszeit von der Hautdurchblutung, welche viel stärker als der Druckabfall von der Umgebungstemperatur bestimmt wird [6, 90, 113]. Wird z.B. bei einer Veränderung der Umgebungstemperatur von 25 auf 35° C der Druckabfall um 5 mmHg (0,7 kPa) von 25 auf 30 mmHg (3,3 auf 4,0 kPa) gemindert, so verkürzt sich gleichzeitig die Wiederauffüllungszeit t_2 um 85 s von 150 auf 65 s [6].

Wenn man trotz dieser negativen Erfahrungen kompetenter Untersucher die Wiederauffüllungszeit als Meßgröße bei der Funktionsuntersuchung verwenden will, so kann man dies ebenso einfach, aber deutlich billiger als mit der Lichtreflexionsrheographie mit der Photoplethysmographie erreichen, da Lichtreflexionsrheographie und Photoplethysmographie sich bezüglich der Wiederauffüllungszeit nicht unterscheiden [28] (Abb. 3.27). Sowohl als diagnostische Hilfe wie auch als Methode zur Bestimmung oder Vorhersage eines Therapieeffekts bleibt deshalb die Wiederauffüllungszeit (Synonom: Druckanstiegszeit) von der Meßgenauigkeit her dubios. Sie mit der blutigen Druckmessung oder gar der Messung der venösen Kapazität vergleichen zu wollen, ist Irreführung. Auch wenn die Messung der Wiederauffüllungszeit mittels Lichtreflexionsrheographie oder Photoplethysmographie verlockend einfach ist, muß der Wert dieser Größe, gleichgültig mit welcher Methode auch immer gemessen, für die Untersuchung von Varizen in der Praxis angezweifelt werden.

3.3.5 Plethysmographie

Die Plethysmographie ist neben der blutigen Druckmessung die zweite Methode, die eine bestimmte Eigenschaft des Venensystems, nämlich seine Fähigkeit Blut zu speichern, quantitativ erfassen kann.

Gemessen wird entweder die druckabhängige venöse Kapazität unter dosierter Stauung oder die venöse Drainagegeschwindigkeit nach Beendigung der Stauung.

Pathophysiologische Grundlagen

Das pathophysiologische Basiswissen zur Speicherungsfähigkeit der Venen, d.h. ihrer mechanischen Dehnbarheit, kann nur anhand eines Druck-Volumen-Diagramms erläutert werden (Abb. 3.28). Bei Stauung einer isolierten Vene entfaltet diese sich langsam, bis ihr Querschnitt (Q) rund ist. Der hierfür notwendige Staudruck (p) ist nur gering. Zur weiteren Dehnung der prall gefüllten Vene muß der Druck jedoch steil zunehmen [6]. Für eine kleine Volumenzunahme (ΔV) ist dann ein größerer Druckanstieg (Δp) notwendig. Demzufolge zeigt das Druck-Volumen-Diagramm jeder Vene zuerst einen langsamen flachen Verlauf, um erst im Endstück steil anzusteigen [6].

Diese typische nichtlineare Beziehung zwischen Druck und Volumen bei der Messung der druckabhängigen venösen Kapazität darf als elementare physiologische Grundtatsache bei Messungen am Venensystem nie außer acht gelassen werden.

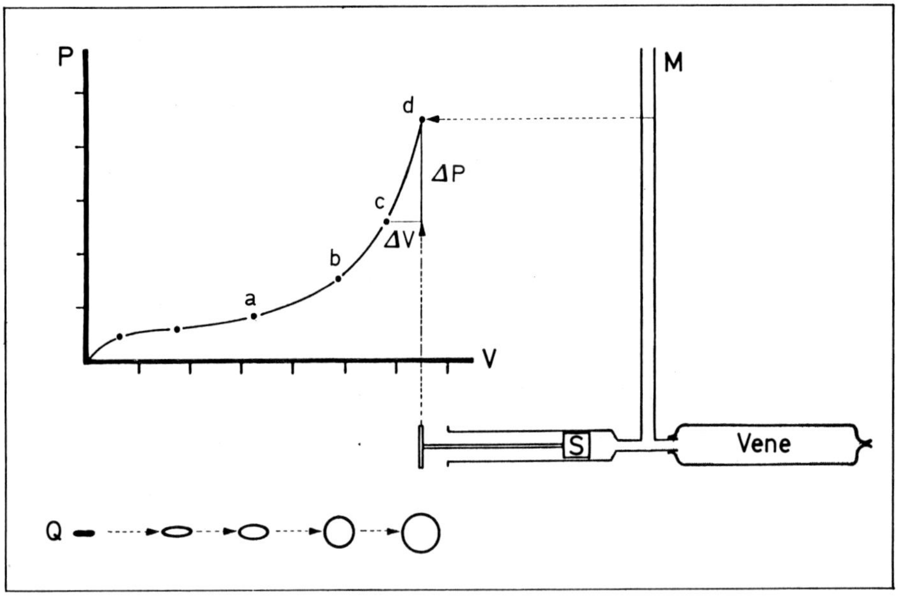

Abb. 3.28. Schematische Darstellung der plethysmographischen Messung eines Druck-Volumen-Diagramms (nach Barbey [6]): (*p* Druck in der Vene, *V* Volumen der Vene, *M* Manometer zum Anzeigen des Drucks, *S* Spritze zur Füllung der Vene, *Q* schematische Darstellung des Venenquerschnitts)

Schwierigkeiten bei der Interpretation gemessener druckabhängiger venöser Kapazitäten am Bein ergeben sich aus der Sicht des Physiologen an folgenden Punkten [6]:

(1) Die venöse Kapazität wird nur an einem eng begrenzten Wadensegment gemessen. Es ist aber durchaus denkbar, daß die druckabhängige venöse Kapazität sich in einem anderen Wadensegment anders verhält.
(2) Die gemessene druckabhängige venöse Kapazität der einzelnen Venen des Beines im gemessenen Segment kann sich unterscheiden. Darüber hinaus werden Venolen und Kapillaren mitgestaut und gehen in die gemessene druckabhängige venöse Kapazität mit ein. Die an einem Unterschenkelsegment gemessene druckabhängige venöse Kapazität entspricht also der Summe sehr verschiedener Kapazitätszunahmen in dem gemessenen Unterschenkelquerschnitt.
(3) Die zu messenden Venen sind niemals völlig kollabiert, sondern selbst bei extremer Hochlagerung blutdurchflossen. Ohne Kenntnis dieses Grundvolumens der nicht gestauten Venen kann die druckabhängige venöse Kapazität nur als Quotient (ml/100 ml Gewebe) ausgedrückt werden. Bei verschiedenen Füllungszuständen der Venen, d.h. verschiedener Lagerung des Beines, unterscheiden sich die am gleichen Unterschenkelsegment gemessenen Werte erheblich voneinander.
(4) Die druckabhängige venöse Kapazität ist außerordentlich abhängig von nervalen Einflüssen und von der Außentemperatur. Veränderungen der Tempe-

ratur oder Einflüsse auf das Nervensystem, z.B. wechselnde Hintergrundgeräusche, unwillkürliche Beinbewegungen oder unterschiedliche Sonneneinstrahlung in den Meßraum können die gemessenen Werte so verändern, daß sie nicht mehr vergleichbar sind und die Messung damit sinnlos wird.

Untersuchungstechnik

Von der Meßtechnik her sind deshalb folgende Formen der Plethysmographie zu unterscheiden:

(1) Vom Standpunkt der Meßgenauigkeit am zuverlässigsten ist die Bestimmung der venösen Kapazität im Liegen bei hochgelagertem entspanntem Bein und störungsfreier, konstant temperierter Umgebung [6, 7].
(2) Vertretbare Varianten sind Messungen in Hoch- und Flachlagerung, um zwischen primärer Varikose und postthrombotischem Syndrom differenzieren zu können [18, 53, 87, 114].
(3) Plethysmographische Untersuchungen bei Beinbewegungen unter Verwendung von Tourniquets oder Kompression können bestenfalls noch als halbquantitativ bezeichnet werden [15, 60, 80, 82–85, 102] und sind nur zur grob orientierenden Diagnostik, nicht aber zur exakten Messung verwertbar. Sie gar als „unblutige Druckmessung“ zu apostrophieren ist irreführend, da die Druck-Volumen-Charakteristik von Venen nicht linear ist und somit aus plethysmographischen Werten nicht auf Druckwerte geschlossen werden kann.

Neben Problemen der Lagerung, der Ruhe und der Temperaturkonstanz spielen aber auch apparative meßtechnische Varianten eine nicht unerhebliche Rolle für die Validität der Meßwerte.

Die Plethysmographie wird je nach Art des Meßfühlers als Quecksilberdehnungsmeßstreifenplethysmographie („strain gauge“), als Luftmanschettenplethysmographie, als Wasserplethysmographie und als Impedanzplethysmographie durchgeführt. Davon ist die Methode mit Verwendung von luftgefüllten Meßfühlern [7] (Venoextensiometer nach Barbey) die genaueste, Messungen mit Quecksilberdehnungsmeßstreifen sind jedoch die in Europa verbreitetste Methode.

Praktische Vorbedingung jeder plethysmographischen Messung ist eine reproduzierbare Lagerung des zu messenden Unterschenkels bei weitgehender Entleerung der Venen und Entspannung der Muskulatur. Erreicht werden kann dies nur mit einem entsprechend verstellbaren Lagerungsgerät (Abb. 3.29). Am geeignetsten ist die Messung beim liegenden Patienten mit um 45° im Knie gebeugtem Unterschenkel, so daß die Tibiavorderkante kaum merklich zur Unterlage abfällt, der Unterschenkel nur an der Ferse aufliegt und seitlich am Knie abgestützt wird.

Bei der Luftplethysmographie im thermokonstanten Raum bei 25° C und 15 min Adaptationszeit des Patienten an die Umgebung wird eine 13 cm breite, konisch geschnittene Stauungsmanschette etwa 10 cm oberhalb der Patella dicht am Oberschenkel angelegt. Am größten Wadenumfang liegt eine 15 cm breite,

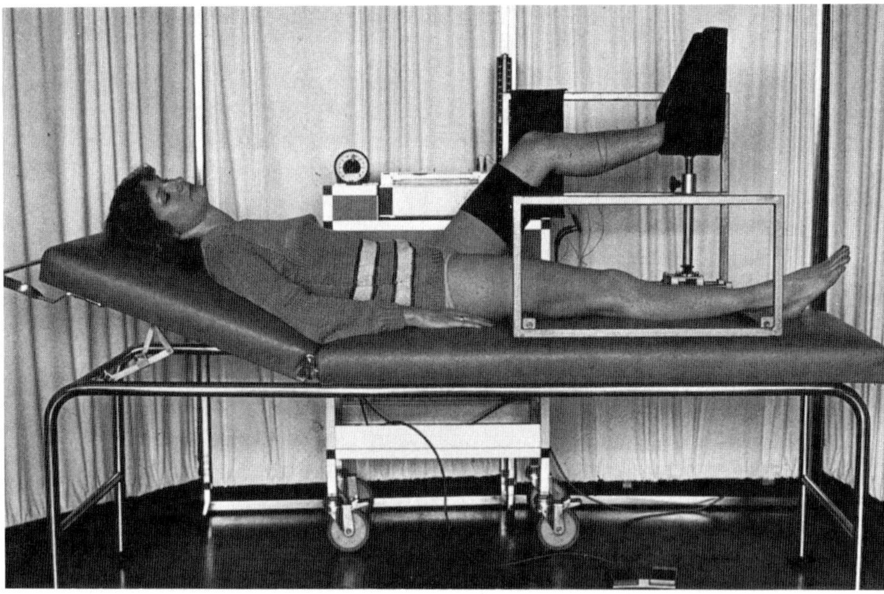

Abb. 3.29. Plethysmographische Messung („strain-gauge") bei Beinhochlagerung im Lagerungsgerät nach Wille

luftgefüllte Meßmanschette, welche durch Aufblasen mit einem Grunddruck von 13 mm Hg (1,7 kPa) zum gleichmäßigen Anliegen gebracht wird.

Bei stufenweise steigendem Druck in der Staumanschette (20, 40, 60, 80 und 100 mm Hg) wird die Volumenzunahme im Bereich des größten Wadenumfangs unter der Meßmanschette bis zur Einstellung eines Plateaus gemessen. Durch die Volumenzunahme in diesem Segment steigt der Druck in der Meßmanschette. Das der Meßmanschette bis zur Rückkehr des Manschettendrucks auf den Ausgangswert entnommene Luftvolumen entspricht dann quantitativ der Volumenzunahme in diesem Extremitätensegment. Diese in Abhängigkeit von der Staudruckhöhe gemessene Volumenzunahme wird jeweils auf 100 ml Gewebe oder unter Abzug des tabellarisch ermittelten Knochendurchmesser auf Weichteilgewebe umgerechnet und als druckabhängige venöse Kapazität (CV) bezeichnet.

Die mittlere Meßdauer einer Druck-Volumen-Beziehung beträgt bis zur letzten Staustufe im Mittel 5 min. In 15minütigen Intervallen wird die Kapazitätsmessung so lange wiederholt, bis die Differenz der bei 100 mm Hg Staudruck gemessenen Volumina für die beiden letzten Messungen weniger als 0,3 ml/100 ml Weichteilgewebe beträgt.

Ausgewertet werden die bei einem Druck von 20, 40, 60 und 80 mm Hg gemessenen druckabhängigen venösen Kapazitäten, gemittelt aus den beiden letzten Messungen.

Diese genaueste Form der Luftmanschettensegmentplethysmographie nach K. Barbey ist besonders geeignet, Therapieeffekte auf die venöse Kapazität

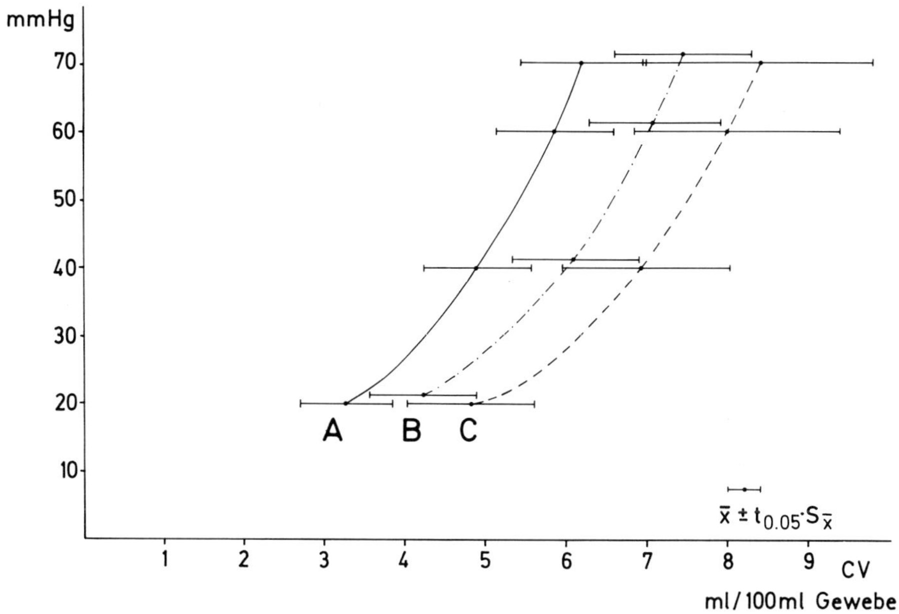

Abb. 3.30. Druck-Volumen-Diagramm vor und nach Varizenverödung (ohne Markierung insuffizienter Vv. perforantes) im Vergleich zu einer Normalgruppe. (*CV* druckabhängige venöse Kapazität) *A* = normal (n = 10) *B* = vor Verödung (n = 10) *C* = nach Verödung (n = 10)

zu messen und zu vergleichen [118, 122]. Ein Beispiel zeigt die so ermittelten Druck-Volumen-Diagramme einer Normalgruppe, einer Patientengruppe mit primären Varizen und derselben Patientengruppe einen Monat nach Varizenverödung (Abb. 3.30).

Weniger exakt, aber bei konstanter Außentemperatur und richtiger Lagerung des Beines noch ausreichend genau für klinische Belange ist die Quecksilberdehnungsmeßstreifenplethysmographie.

Hochlagerung des Unterschenkels, Raumtemperatur, Adaptationszeit im Lagerungsgerät und Anlage der Staumanschette erfolgen wie bei der Luftplethysmographie. Am größten Wadenumfang wird der Quecksilbermeßfaden eben anliegend, aber nicht gespannt befestigt und dann bei Druckstufen von 30, 40, 60 und 80 mm Hg bis zur jeweiligen Einstellung eines Plateaus gestaut mit Eichzacken am Ende jeder Staustufe. Bei Erreichen des Plateaus mit 80 mm Hg Staudruck wird entweder die Messung abgebrochen oder unter schlagartiger Entleerung der Staumanschette ein Abflußplethysmogramm geschrieben.

Die Auswertung der Messung der druckabhängigen venösen Kapazität (Abb. 3.31) geht folgendermaßen vor sich [121]: Die hydrostatische Druckdifferenz zwischen der Mitte der Oberschenkelstaumanschette und der Wadenmanschette am Meßsegment wird in cm H_2O gemessen, um umgerechnet in mm Hg (mal 0,736) in die Auswertung des Druck-Volumen-Diagramms einzugehen. Das Beispiel zeigt eine stauungsplethysmographische Meßkurve zur Berechnung der

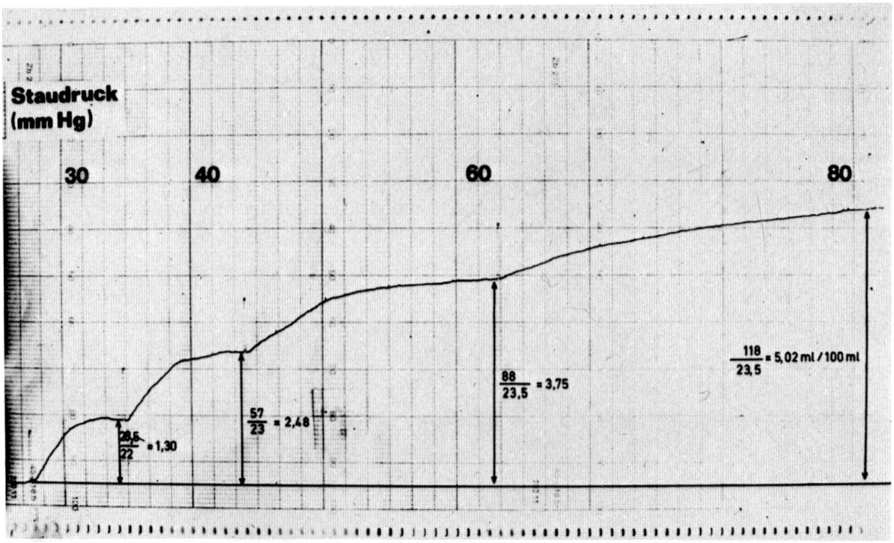

Abb. 3.31. Messung der druckabhängigen venösen Kapazität mittels Strain-gauge-Plethysmographie in Beinhochlagerung

druckabhängigen venösen Kapazität bei den Druckstufen 30, 40, 60 und 80 mm Hg. Die Eichzacken am Ende der jeweiligen Staustufe entsprechen 1 ml/100 ml Gesamtgewebe. Die druckabhängige venöse Kapazität, z.B. bei einem Druck von 60 mm Hg, wird aus dem Quotienten des Abstands zur Nullinie (88 mm) durch die Höhe der Eichzacke (2,35 mm) berechnet und beträgt an diesem Bein 3,75 ml/100 ml Gewebe bei 60 mm Hg Staudruck und einer Temperatur von 25° C. Mit den gemessenen und umgerechneten Werten bei Staudrükken von 30, 40, 60 und 80 mm Hg wird ein Druck-Volumen-Diagramm erstellt. Aus dieser Kurve wird die venöse Kapazität für 70 mm Hg durch Fällung des Lots von der Ordinate bei 70 mm Hg auf die Druck-Volumen-Kurve und von diesem Punkt aus auf die Abszisse interpoliert. Dieser Kapazitätswert CV_{70} gilt vereinbarungsgemäß als repräsentativ für eine stauungsplethysmographische Messung.

Zur Durchführung und Auswertung von Abflußplethysmogrammen sei auf Abschn. 7.2 verwiesen. Unterschiede zwischen den Meßwerten in Beinhochlagerung und Beinflachlagerung erlauben annäherungsweise eine Differenzierung zwischen postthrombotischem Syndrom, primärer Varikose und Normalbefund, so daß diese Variante der Abflußplethysmographie zu diagnostischen und gutachterlichen Zwecken bei Kontrastmittelallergie als Ersatz für ein Phlebogramm Verwendung finden kann [114].

Die wesentlichen Aspekte einer segmentplethysmographischen Messung der druckabhängigen venösen Kapazität seien im folgenden zusammengefaßt:

(1) Es gibt zahlreiche Varianten der Meßmethodik, von denen die Luftmanschettenplethysmographie nach Barbey u. Adam [7] die exakteste, die Quecksilberdehnungsmeßstreifenplethysmographie aber die verbreitetste ist.

(2) Grundvoraussetzungen jeder plethysmographischen Messung sind Temperaturkonstanz, Ödemfreiheit, Beinlagerung mit weitgehender Entleerung der Venen und Muskelentspannung, Ruhe im Meßraum, stufenweise Erhöhung des Staudrucks bis auf mindestens 80 mm Hg, gleichmäßige Verteilung des Meßfühlerandrucks und ausreichende Zeit zur Messung. Ohne Erfüllung dieser Voraussetzungen bringt eine plethysmographische Untersuchung der druckabhängigen venösen Kapazität keine relevanten Ergebnisse.

Da diese Bedingungen im klinischen Alltag nur selten gegeben sind, muß bei den meisten mittels Plethysmographie ermittelten Werten in der Regel ein gewisser Vorbehalt gegenüber der Meßgenauigkeit gelten.

3.3.6 Phlebographie der Beinvenen

H. Fröhlich und Th. Wuppermann

Von allen Methoden, welche zur Diagnostik des Venensystems heute verwendet werden, ist nach der klinischen Untersuchung die Phlebographie die älteste. Obwohl sie apparativ weitaus die aufwendigste Untersuchungsmethode ist, konnte sie als einzige bildgebende Methode bisher von keiner anderen verdrängt werden. Sie ist nach wie vor als Referenzmethode in der Varizendiagnostik und zur Lösung schwieriger diagnostischer Probleme unersetzlich.

Indikationen und Kontraindikationen

Wer die antegrade Phlebographie wirklich beherrscht, ist versucht, die Frage nach der Indikation bei Varizen mit „immer“ zu beantworten. Demgegenüber wird ein erfahrener Kliniker, welcher das gesamte Spektrum klinischer, apparativer und phlebograpischer Diagnostik gleichermaßen beherrscht, die Indikation zum antegraden Phlebogramm bei seinen Varizenpatienten zurückhaltender stellen.

(1) Bei primärer Varikose ist eine absolute Indikation zur Phlebographie nur bei anamnestischen oder klinischen Hinweisen auf eine vorherige tiefe Thrombose oder bei einer Begutachtung gegeben.
Die Therapiewahl zwischen Operation oder Verödung stellt nur eine relative Indikation dar, eine Ausnahme bildet die Saphena-parva-Varikose.
Eine relative Kontraindikation ist das Fehlen von postthrombotischen Zeichen bei unauffälliger Anamnese, positivem Trendelenburg-Test oder Doppler-Reflux und unauffälligem Perthes-Test. Auch das Bedürfnis nach forensischer Absicherung sollte diese Kontraindikation nicht verändern.
(2) Beim Varizenrezidiv mit Beschwerden besteht die absolute Indikation zur Phlebographie. Ein kleines, kosmetisch störendes Rezidiv dagegen ist keine Indikation zur Phlebographie.
(3) Bei jedem postthrombotischem Syndrom sollte einmal phlebographiert werden, allein schon um die für den Patienten wichtige Frage zu klären, wie lang der Kompressionsstrumpf sein sollte. Eine weitere absolute Indikation

zur Phlebographie beim postthrombotischen Syndrom ist die Begutachtung, außerdem der Ausschluß eines frischen Thromboserezidivs bei akut auftretenden Beschwerden. Auch zur Planung chirurgischer Eingriffe beim postthrombotischen Syndrom ist in jedem Fall eine Phlebographie angezeigt. Keine Indikation ist die Verlaufskontrolle des postthrombotischen Syndroms, da das Röntgenbild mit dem Funktionszustand keineswegs parallel verläuft [4, 17, 110].

(4) In neuerer Zeit wird von Gefäßchirurgen zunehmend eine präoperative extrafasziale Phlebographie gewünscht, um Auskunft über die Verwendbarkeit der V. saphena magna als Venentransplantat bei arteriellen Gefäßerkrankungen zu erhalten.

Die Indikation zur Beckenphlebographie ist in der Varizendiagnostik nur noch zur Vorbereitung einer Palmaoperation gegeben. Zur genauen Bestimmung der Lage und Ausdehnung von tumorösen Prozessen im kleinen Becken jedoch ist die transfemorale oder transossäre Beckenphlebographie nicht mehr nötig, seitdem Real-time-Sonographie und Computertomographie eine weite Verbreitung gefunden haben. Selbst die Ausdehnung von V.-cava-Thrombosen kann heute mit der Real-time-Sonographie ausreichend zuverlässig und für den Patienten schonender festgestellt werden.

Die Technik der Phlebographie, d.h. der radiologischen Darstellung der Beinvenen mit jodhaltigen Kontrastmitteln ist eine in 3 Jahrzehnten ausgefeilte Untersuchungsmethode. Ihre Aussagekraft ist bei guter Technik und ausreichender Erfahrung in der Bildinterpretation hoch.

Vor Durchführung eines Phlebogramms müssen Gefahren mit genügender Sorgfalt ausgeschlossen werden.

Hochgradig gefährdet sind Patienten mit Verdacht auf eine Hyperthyreose, da die Applikation des jodhaltigen Kontrastmittels eine thyreotoxische Krise auslösen kann. Ebenso darf bei Frühgravidität bis zum 4. Monat, bei ausgeprägter Allergieanamnese bzw. bekannten schweren Kontrastmittelzwischenfällen, Niereninsuffizienz und Knochenschmerzen mit erhöhter BKS oder Proteinurie bis zum Ausschluß eines Plasmozytoms kein Kontrastmittel gegeben werden.

Komplikationen

Nach Ausschluß dieser Kontraindikationen muß der Patient über die möglichen Risiken, d.h. Kontrastmittelzwischenfall und kontrastmittelinduzierte Thrombophlebitis oder Phlebothrombose, aufgeklärt werden. Für letztere besteht v.a. bei Patienten mit postthrombotischem Syndrom und ausgeprägtem Ödem bei schwülem Wetter ein Risiko.

Die Aufklärung muß schriftlich und mündlich einen Tag vor der Untersuchung erfolgen und von Patient und Untersucher schriftlich bestätigt werden.

Das Auftreten und der Schweregrad einer Kontrastmittelreaktion sind unabhängig von der Menge des injizierten Kontrastmittels [22, 66, 89]. Die möglichen Nebenwirkungen des Kontrastmittels, d.h. leichte Übelkeit, Hitzegefühl und Erbrechen sowie kurzdauernde Kreislaufschwäche bei etwa 10% der Patienten im Sinne einer toxischen Reaktion, eindeutige Kontrastmittelallergie mit Urtikaria oder Lidödem bei 1,4% der Patienten und die schwerste Form der Kontrastmittelreaktion als kardiovaskulärer Schock, Bronchospasmus oder zerebrale Krämpfe in einer Häufigkeit von unter 0,3‰ müssen differenziert werden [66].

Die toxische Reaktion ist durch rasches Anfluten größerer Kontrastmittelmengen bei der Phlebographie bedingt und äußert sich in generalisiertem Wärmegefühl, kurzer Übelkeit, Erbrechen und Kreislaufkollaps. Sie ist meist von kurzer Dauer und klingt spontan ab. Sicherheitshalber sollte der Patient nüchtern untersucht werden, um die Aspirationsgefahr im Falle des Erbrechens gering zu halten.

In Schräglage mit entspannt hängendem Bein können orthostatische Regulationsstörungen hinzutreten: Tachykardie, Blässe, Schweißausbruch und Bewußtlosigkeit sind die klinischen Symptome, welche jedoch bei Kopftieflage des Patienten auf dem Röntgentisch rasch wieder verschwinden. Plasmexpander zur Volumensubstitution sind nicht notwendig. Die Untersuchung kann in der Regel in einer weniger steilen Schräglage rasch weitergeführt werden. Ursache dieser Art von Kreislaufkollaps ist eine Zunahme der venösen Kapazität um rund 15% zusätzlich zum Versacken des Blutes bei passiver Hängelage in der Peripherie und darüber hinaus bestehenden Störungen der Gegenregulation durch Verringerung des peripheren Strömungswiderstands um rund 30% als Effekt des Kontrastmittels [10].

Bei jungen ängstlichen Patienten kann gelegentlich unmittelbar nach der Venenpunktion eine vasovagale Synkope mit Bradykardie, Blutdruckabfall und Bewußtlosigkeit auftreten. Auch hier reicht Flachlagerung aus, um die Symptome zu beheben. Die Untersuchung kann dann in der Regel ohne Zwischenfälle fortgeführt werden.

Prophylaktisch sollte vor jedem Phlebogramm dem Patienten ein Brustgurt angelegt werden, um ihn im Falle einer eventuellen kurzdauernden Bewußtlosigkeit, welcher Genese auch immer, vor einem Sturz vom aufgerichteten Röntgentisch zu bewahren.

Die leichte allergische Kontrastmittelreaktion in Form vereinzelt auftretender Hautquaddeln, welche sich nach kurzer Zeit wieder zurückbilden, ist in der Regel nicht therapiebedürftig.

Wenn bei zwingender Indikation zur Phlebographie anamnestisch eine leichte Kontrastmittelreaktion geschildert wird, empfiehlt sich 30 min vor Kontrastmittelgabe die Verabreichung von 40–120 mg Methylprednisolon oder 4–12 mg Betametason [22]. Zusätzlich müssen anschließend an die Gabe des Kortikoids H_1 und H_2-Rezeptorenblocker gegeben werden. Es empfiehlt sich hierzu Cimetidin (Tagamet 5–10 mg/kg KG) und Dimetinden (Fenistil 0,1 mg/kg KG) nacheinander langsam intravenös zu injizieren [89]. Beim Auftreten einer schweren Kontrastmittelreaktion vom anaphylaktoiden Typ ist Adrenalin das „souveräne Notfallmedikament". Es müssen langsam intravenös 0,25–0,5 mg Suprarenin (Lösung 1:1000) gegeben werden. Bei mangelndem Ansprechen muß die Dosis u.U. bis auf 1,5 mg und mehr erhöht werden. Zusätzlich sollten Sauerstoff und eine Elektrolytinfusion gegeben werden [22, 66, 67, 89].

Lokale Reaktionen können durch Kontrastmittel, die prinzipiell das Venenendothel schädigen, entsprechend der Kontaktdauer, der Kontrastmittelmenge, der Kontrastmittelkonzentration und dem Gehalt an Natriumsalzen hervorgerufen werden. Die Frequenz dieser iatrogenen Thrombophlebitiden liegt zwischen 1,5 und 6,4% [38, 71]. Sie sind fast ausschließlich auf das extrafasziale Venensystem beschränkt. Besonders bei Patienten mit Ödem und postthrombotischem Syndrom scheint bei heißem Wetter die langsame Blutströmung in den weit gestellten extrafaszialen Venen den Reiz des Kontrastmittels auf das Endothel zu erhöhen.

Die früher in einem Prozentsatz von 2–10% auftretenden tiefen Thrombosen werden heutzutage bei einer deutlichen Verbesserung der Kontrastmitteleigenschaften nicht mehr beobachtet [38, 71].

Ein allseits anerkanntes Schema zur Thromboseprophylaxe nach phlebographischer Untersuchung existiert nicht. Eine systematische Thrombozytenaggregationshemmung ist sinnlos. In einzelnen Varizenkonvoluten kann das Kontrastmittel noch bis zu 30 min nach der Phlebographie als wandadhärente Schlierenbildung nachweisbar sein. Die Meinungen gehen auseinander, ob durch Hochlagern des Beines und Anlegen eines Kompressionsverbandes, ausschließlich durch halbstündiges Gehen nach dem Phlebogramm oder aber durch Auswaschen des Kontrastmittels mit heparinisierter physiologischer Kochsalzlösung eine Thromboseprophylaxe durchgeführt werden soll. Wir halten es für sinnvoll, den Patienten nach einer Phlebographie ohne Verband mit einem 10minütigen Spaziergang zu belasten und dabei gelegentlich die Varizen von peripher nach zentral ausstreichen zu lassen.

Nach paravasaler Injektion sind als Rarität lokale Blasenbildung oder gar Nekrosen zu befürchten. Sie sind noch weit seltener als schwere Kontrastmittelreaktionen.

Der Vollständigkeit halber soll auch das Punktionshämatom erwähnt werden, welches allerdings bei geübten Untersuchern nicht häufiger als in 5% der Fälle zu erwarten ist [38, 42].

Untersuchungstechnik

Für die aszendierende Phlebographie sind Röntgendurchleuchtungsgeräte mit einer Übertischröhre nahezu optimal. Ein großer Fokus-Objekt-Abstand sowie ein kleiner Objekt-Film-Abstand ermöglichen scharfe Aufnahmen ohne Vergrößerungseffekt. Auf größeren Kassetten (35·43 cm) mit 2- oder 3facher Unterteilung läßt sich das komplex aufgebaute Venensystem übersichtlich darstellen. Auch Durchleuchtungsgeräte mit einer Untertischröhre sind zur phlebographischen Untersuchung prinzipiell geeignet, jedoch führen der relativ kleine Fokus-Objekt-Abstand und der große Film-Objekt-Abstand zu einer erheblichen Vergrößerung des Objekts, wobei der relativ kleine Bildausschnitt einen Informationsverlust bedeutet. Diese Geräte sollten daher möglichst über einen sog. Distator verfügen, mit dem sich der Fokus-Objekt-Abstand vergrößern läßt. Durch eine dicke Schaumgummimatratze unter dem Patienten sowie Verlagerung des untersuchten Beines nach ventral und Verwendung von großen Kassetten (35·35 cm), welche sich 2- oder 3fach in vertikaler Richtung teilen lassen, kann die Bildqualität dieses Phlebogramms erheblich verbessert werden.

Primäre Varikose. Bei der aszendierenden Phlebographie wird der Patient auf dem horizontal stehenden Durchleuchtungsgerät in eine bequeme Rückenlage gebracht und mit einem Brustgurt gesichert, der beim evtl. auftretenden Kreislaufkollaps einen Sturz aus dem Gerät verhindert. Mit seitlichen Haltegriffen kann sich der Patient zusätzlich abstützen. Dann wird der Tisch auf 60° aufgerichtet, da in dieser Lage eine ausreichende Durchmischung des Kontrastmittels mit dem Blut gegeben ist, so daß schlierenförmige Schichtungsphänomene von Blut und Kontrastmittel vermieden werden. Da das zu untersuchende Bein möglichst entspannt sein soll, um die tiefen Leit- und Muskelvenen nicht zu komprimieren, steht der Patient mit dem kontralateralen Bein auf einem ca. 10 cm hohen Bock. Der Patient kann somit das freihängende Bein bei einer Umlagerung in die zweite Ebene besser entspannt halten. Bei der Verwendung einer Untertischdurchleuchtungsanlage empfiehlt es sich, das zu untersuchende Bein mit der Ferse gegen einen zweiten höheren Bock zu legen, um damit das Objekt der Bildebene anzunähern.

Zur isolierten Darstellung des oberflächlichen Venensystems wie der V. saphena parva wird der Patient in Horizontallage oder in geringe Schräglage bis zu 30° gelagert. Während der Kontrastmittelinjektion belastet der Patient kontinuierlich den Vorfuß. Durch die Kontraktion der Beinmuskulatur werden die tiefen Leit- und Muskelvenen komprimiert, so daß der Kontrastmittelabstrom ausschließlich über das epifasziale Venensystem erfolgt. Techniken zur Anspannung der Wadenmuskulatur sind das Treten mit dem Vorfuß gegen einen Tennisball oder gegen beidhändig gehaltene Bindenzügel.

Die V. mediana hallucis ist in 90% der Fälle zur Punktion geeignet [41], da sie größeren Injektionsdrücken gut standhält und sich das Kontrastmittel von ihr aus gleichmäßig über das Fußvenennetz in die 3 tiefen Leitvenensysteme des Unterschenkels verteilt.

Normalerweise sind die Fußvenen bei Stauung im Sprunggelenk gut erkennbar. Bei schlechter Darstellbarkeit läßt ein warmes Fußbad von einigen Minuten Dauer die Fußvenen deutlicher hervortreten und erleichtert die Punktion.

Um zu verhindern, daß die Kanüle durch eine unbewußte Dorsalflexion der Großzehen die Venenwand durchstößt und das Kontrastmittel paravasal fließt, fixieren wir die Zehe mit einem Pflaster in leichter Plantarflexion. Wir bevorzugen kurze fixierbare Nadeln vom Typ Butterfly, mit denen sich im Gegensatz zu Plastiknadeln auch dünnlumige Venen sicher punktieren lassen. Sollte in ungünstigen Fällen – z.B. nach Hallux-rigidus-Operationen – die V. mediana hallucis nicht zugänglich sein, so können Venen des Fußrückens oder gar die V. saphena magna punktiert werden. Jedoch empfiehlt es sich in diesem Sonderfall, die Kanüle in Richtung auf die Fußspitze einzustechen, um den Kontrastmittelstrom vorwiegend in den Vorfuß und von dort in das tiefe Venensystem zu lenken. Bei ausgeprägtem Fußödem kann durch Hochlagerung und Anlegen eines Kompressionsverbandes sowie das Aufpumpen einer Blutdruckmanschette auf systolischen Druck häufig noch eine punktierbare Fußvene gefunden werden. Eine Venae sectio oder gar eine transossäre Phlebographie läßt sich selbst bei sehr schlechten Fußvenenverhältnissen in der Regel vermeiden, wenn man eine Varize am distalen Unterschenkel punktiert und durch geeignete Manipula-

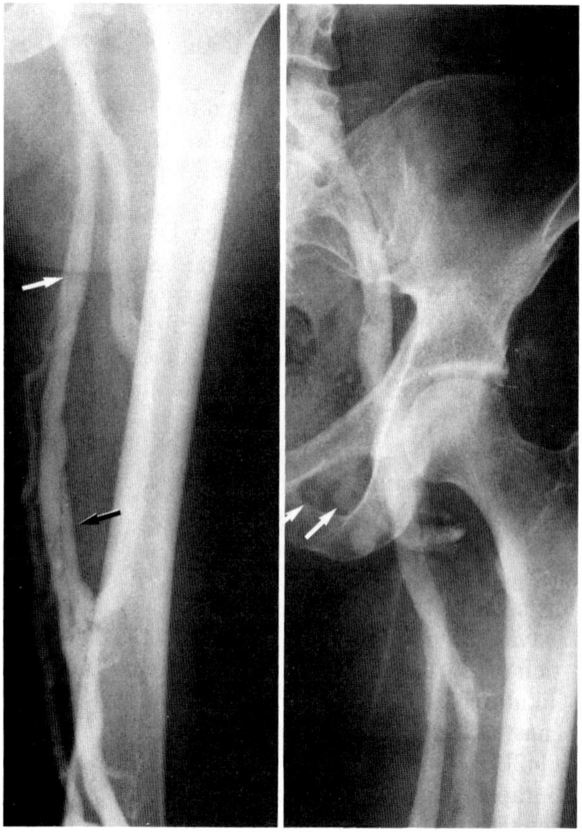

Abb. 3.34. Postthrombotische Veränderung der V. femoralis und der V. iliaca mit unregelmäßigen Wandkonturen, septenartigen Gefäßinseln und Beckenkollateralen

ralentyps unvermeidbar. Unter Umständen müssen bei zu hohem Kontrastmittelangebot die Beckenaufnahmen in einer zweiten Sitzung durchgeführt werden.

Bei der phlebographischen Darstellung eines postthrombotischen Syndroms kann man davon ausgehen [71, 79], daß nach vorangegangenem thrombotischem Verschluß der tiefen Venen 35% komplett, 55% inkomplett rekanalisiert sind und 8–11% verschlossen bleiben. Die Röntgenzeichen dieser 3 Zustandsbilder werden folgendermaßen definiert [38]:

(1) Komplette Rekanalisation: Rückfluß in den tiefen Venen beim Valsalva-Manöver, Verlust der Klappen, Wandstarre mit atypischem Abflußverhalten des Kontrastmittels unter Durchleuchtung.
(2) Partielle Rekanalisation: Wandstarre und unregelmäßige Wandkonturen, Thrombusriefen im Gefäßlumen und septenartige Gefäßinseln bei bizarrem Gefäßverlauf (Abb. 3.34).
(3) Verschluß: Unscharfe Verschlußgrenze, ausgedehnte extra- und intrafasziale Kollateralen (Abb. 3.35), z.B. die sog. „wirre Kollateralisation" [71] der Muskelvenen nach May u. Nissl am Unterschenkel.

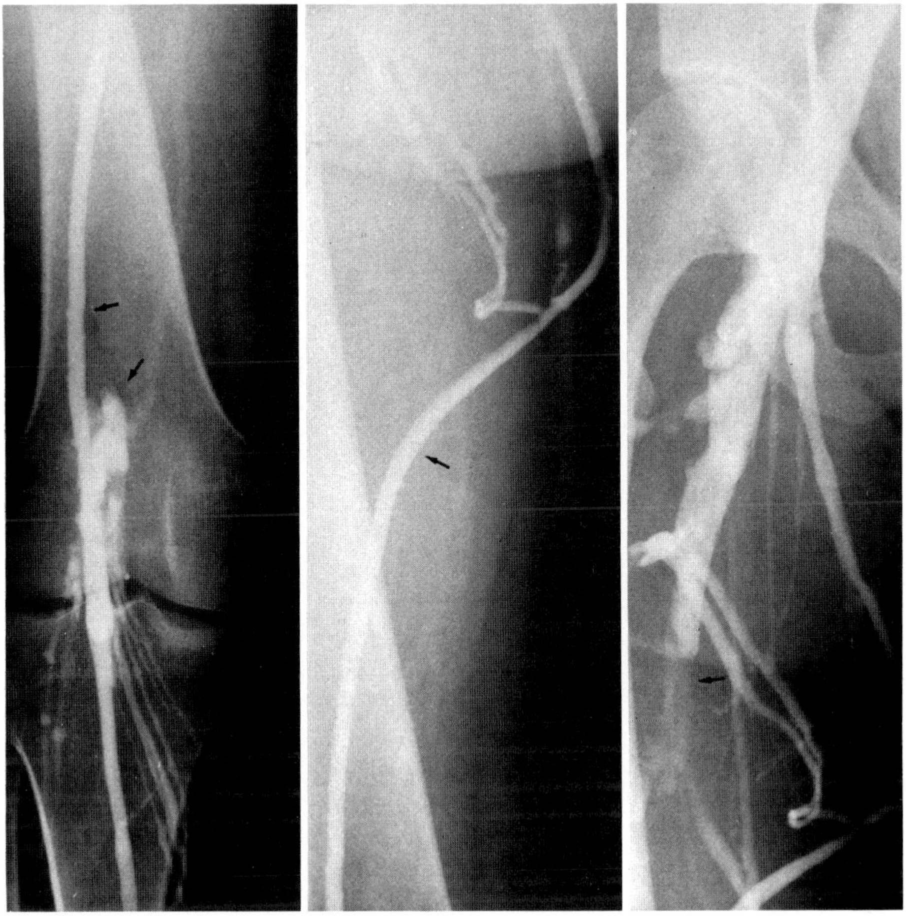

Abb. 3.35. Kollateralkreislauf bei Verschluß der V. femoralis mit unscharfen Verschlußgrenzen

Bei den extrafaszialen Kollateralen werden 3 verschiedene Typen nach May u. Nissl [71] unterschieden (Abb. 3.36):

Kollateralen 1. Ordnung: Die V. saphena magna übernimmt den Hauptabfluß.
Kollateralen 2. Ordnung: Die V. saphena parva, die V. femoropoplitea und die Venen des Gesäßes übernehmen den Hauptabfluß.
Kollateralen 3. Ordnung: Abfluß über die V. saphena parva, oberflächliche Venen der medialen Oberschenkelseite und den Plexus pudendus. Dem entsprechen die verschiedenen Typen sekundärer Varizen.

Die intrafaszialen Kollateralkreisläufe lassen sich nach Hach in folgende 4 Typen einteilen [38]:

(1) Distale Femoralisanastomose zwischen V. femoralis superficialis und V. profunda femoris auf Höhe des Hunter-Kanals (Abb. 3.35);
(2) Abfluß über einen Arm einer gedoppelten V. poplitea;

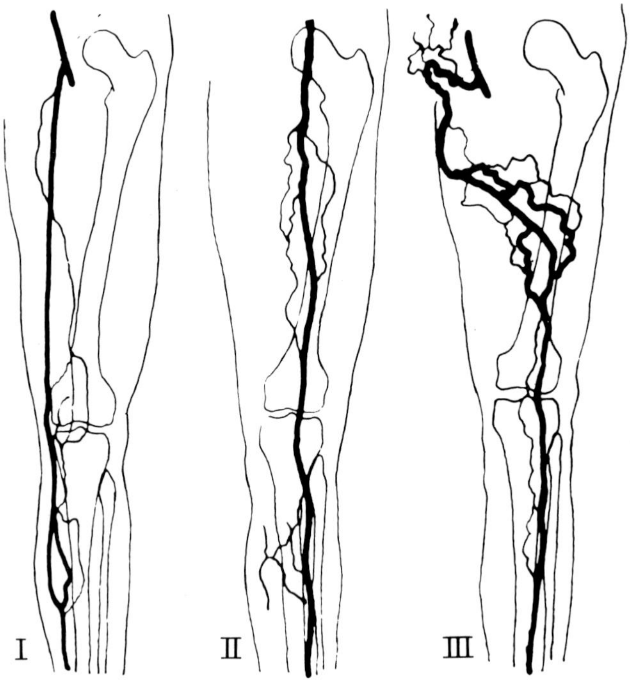

Abb. 3.36. Oberflächliche Kollateralen (sekundärer Varizen) 1., 2. und 3. Ordnung. (Nach May u. Nissl [71])

(3) Brückenvenen zwischen tiefen Unterschenkelvenen oder Leitervenen innerhalb einer Gruppe von Leitvenen (Abb. 3.37);
(4) wirre Kollateralisation im Bereich der Muskelvenen (Abb. 3.38)

Die am häufigsten vorkommenden Typen intrafaszialer Kollateralen sind die Typen 1 und 3, d.h. die distale Femoralisanastomose bzw. Brücken- und Leitervenen im Bereich der tiefen Unterschenkelvenen.

Diese immense Vielfalt verschiedener röntgenmorphologischer Phänomene hat zum Versuch einer radiologischen Einteilung des postthrombotischen Syndroms in 4 Schweregrade (May u. Nissl [71]) geführt:

Stadium I: Leichte Schädigung der Venenwand mit Klappenschwund, gute Rekanalisation der tiefen Venen.
Stadium II: Erhebliche Wandveränderungen, Abfluß am tiefen Venensystem topographisch richtig, stark unregelmäßige Konturen der Venen.
Stadium III: Schwere Zerstörung der tiefen Venen mit einem Gewirr von Kollateralen.
Stadium IV: Keine Rekanalisation.

Ob diese Vereinfachung jedoch prognostischen Wert besitzt oder nur diagnostische Aussagen griffiger darstellt, läßt sich bisher nicht belegen.

Die Verlockung, alle radiologischen Befunde zu postthrombotischen Veränderungen in 4 Klassen zu vereinfachen, darf nicht dazu führen, daß man sich bei der Beschreibung des Phlebogramms auf Lokalisation und Ausdehnung

Abb. 3.37. Intrafasziale Kollateralen als Leitervenen innerhalb einer Gruppe von tiefen Venen am Unterschenkel

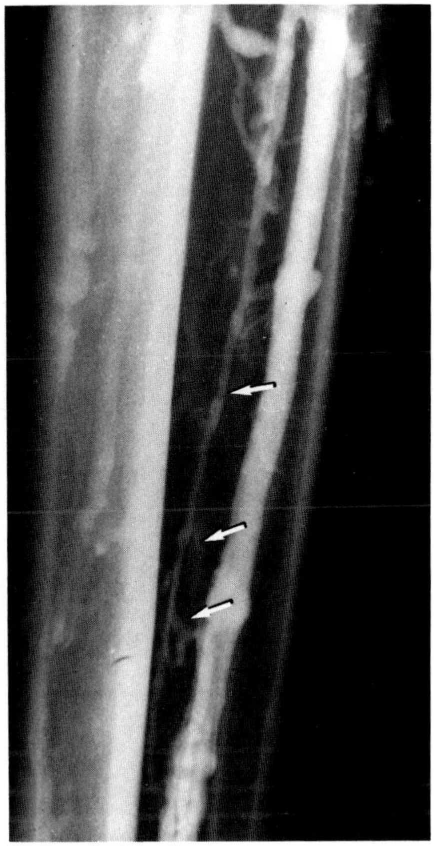

der Veränderung, Grad und Art der Rekanalisation und Beschreibung des Kollateralenverlaufs beschränkt. Weder die Beschreibung zahlreicher Details im Phlebogramm postthrombotischer Zustandsbilder noch ihre Zusammenfassung in verschiedene Schweregrade darf darüber hinwegtäuschen, daß eine Prognose der möglichen klinischen Entwicklung eines postthrombotischen Krankheitsbildes allein aus dem Phlebogramm außerordentlich unsicher ist [4, 17, 72, 110].

Um die traurige Realität des häufig zu schlechten Phlebogramms nicht aus den Augen zu verlieren, sei zum Abschluß gesagt, daß ein wirklich gutes Phlebogramm sowohl bei der primären Varikose als auch erst recht beim postthrombotischen Syndrom im diagnostischen Alltag eine beträchtliche diagnostische Einzelleistung ist. Bei wohlwollender Beurteilung aller Phlebogramme von ausgedehnten primären Varizen, die der Angiologischen Ambulanz der Medizinischen Hochschule Hannover von auswärtigen Untersuchern zugesandt worden waren, war – um nur einen Punkt zu nennen – die Saphena-magna-Mündung wegen Versacken des Kontrastmittels und ungenügender Technik bei ausgedehnten Varizen nur in 65% der Fälle eindeutig beurteilbar. Dies ist die tägliche Realität, welche den Untersucher zum Griff nach Ausweichmethoden, z.B. dem Doppler-

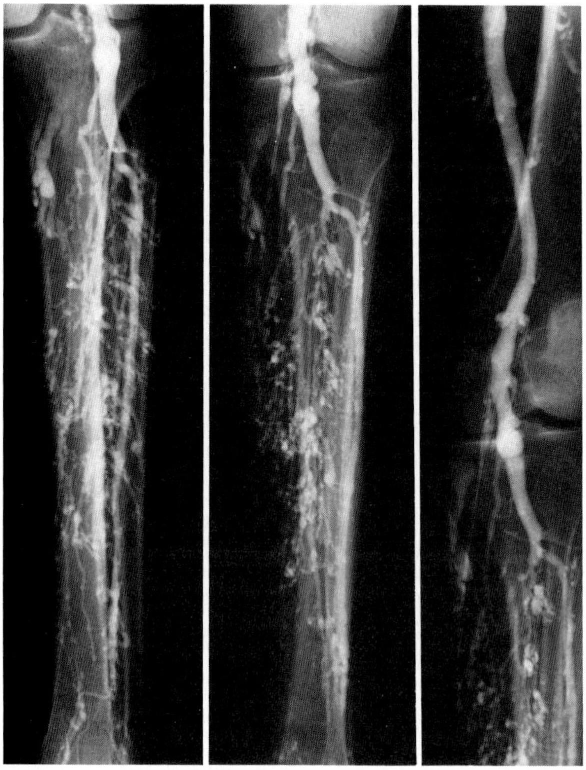

Abb. 3.38. „Wirre Kollateralen" bei ausgedehntem postthrombotischem Verschluß der tiefen Leit- und Muskelvenen am Unterschenkel

Ultraschall, zwingt. Dem widerspricht jedoch nicht, daß ein wirklich gutes und gelungenes Phlebogramm der Maßstab aller anderen Untersuchungsmethoden bei primärer Varikose wie beim postthrombotischen Syndrom ist und wohl auch bleiben wird.

Literatur

1. Abramowitz HB, Queral LA, Flinn WR, Nora PF, Peterson LK, Bergan H, Yao J (1979) The use of photoplethysmography in the assessment of venous insufficiency: A comparison to venous pressure measurements. Surgery 86:434
2. Adolf J, Kriessmann A, Weidenbach A, Klose BJ (1976) Schwangerschaftsabhängige Veränderungen der venösen Hämodynamik der unteren Extremitäten. Schattauer, Stuttgart (Ergebnisse der Angiologie, Bd 14, S 119)
3. Amma MKP, Tandon HKL, Sharma SK (1971) Free and protein-bound hydroxyproline in human serum. Indian J Med Res 59:1312
4. Arnesen H, Hoiseth A, Ly B (1982) Streptokinase or heparin in the treatment of deep vein thrombosis. Acta Med scand 211:65
5. Arnoldi CC (1976) Physiologie und Pathophysiologie des venösen Rückstroms aus der unteren Extremität. In: Sigg K (Hrsg) Varizen, Ulcus cruris und Thrombose. Springer, Berlin Heidelberg New York, S 6

6. Barbey K (1984) Physiologie und Pathophysiologie des venösen Rückflusses. In: Kappert A, Partsch H (Hrsg) Venöse Insuffizienz. Perimed, Erlangen, S 11
7. Barbey K, Adam W (1965) Eine Methode zur Messung von Druckvolumen-Diagrammen am Bein. Arch Klin Exp Dermatol 222:423
8. Barnes RW, Garret WV, Hummel BA, Slaymaker EE, Maixner W, Reinertson JE (1978) Photoplethysmographic assessment of altered cutaneous circulation in the postphlebitic syndrom. In: Proceedings of the AAM, 13th. Annual meeting Washington DC 1978
9. Beesley WH (1970) Hidden perforating veins. Br Med J I:753
10. Berg E van den (1983) Prospektive epidemiologische und experimentelle Studie zur Ätiologie und Pathologie der primären Varikose – Hannover-Studie. Phlebol Proktol 12:91
11. Berg E van den (1984) Prospektive epidemiologische und experimentelle Untersuchungen zur Pathophysiologie der primären Varikose. Habilitationsschrift, Universität Hannover
12. Berg E van den, Bethge KP, Wuppermann Th, Barbey K (1978) Kontrastmittelinduzierte Veränderung der peripheren Hämodynamik: arterielle Durchblutung und venöse Kapazität der unteren Extremität während der Phlebographie. Basic Res Cardiol 73:338
13. Bjordal RJ (1981) Die Zirkulation in insuffizienten Vv. perforantes der Wade bei venösen Störungen. In: May R, Partsch H, Staubesand J (Hrsg) Venae perforantes. Urban & Schwarzenberg, München, S 71
14. Bollinger A, Rutishauser W, Mahler F, Grüntzig A (1970) Zur Dynamik des Rückstroms aus der Vena femoralis. Z Kreislaufforsch 59:963
15. Brakkee AJM, Kuiper JP (1978) Grundlagen der unblutigen Venendruckmessung. In: May R, Kriesmann A (Hrsg) Periphere Venendruckmessung. Thieme, Stuttgart S 86
16. Brodie C (1846) Lectures illustrative of various subjects in pathology and surgery. London
17. Browse NL, Clemenson G, Lea Thomas M (1980) Is the postphlebitic leg always postphlebitic? Relation between phlebographic appearances of deep-vein thrombosis and late sequelae. Br Med J 281:1167
18. Cachovan M (1984) Plethysmographie unter dynamischen Bedingungen. In: Kappert A, Partsch H (Hrsg) Venöse Insuffizienz. Perimed, Erlangen, S 60
19. Chilvers AS, Thomas MH (1970) Method for the localisation of incompetent ankle perforating veins. Br Med J II:577
20. Editorial (1968) Oral contraceptives, pregnancy and the veins. Circulation 37:627
21. Elem B (1970) Comparison between thermography and fluoresceintest in the detection of incompetent perforating veins. Br Med J 4:651
22. Elke M (1984) Kontrastmittelreaktionen. Dtsch Med Wochenschr 109:514
23. Fegan WG, Fitzgerald DE (1966) The diagnosis and treatment of venous insufficiency in pregnancy. J Obstet Gynecol Br Commonw 73:222
24. Feuerstein W, Partsch H (1978) Funktionsverbesserung durch Perforantendiszision bei chronisch venöser Insuffizienz. Phlebol Proktol 7:156
25. Fischer H (1981) Venenleiden. Urban & Schwarzenberg, München
26. Fischer M, Wuppermann Th (1982) Vergleich der Wertigkeit der Phlebodynamometrie mittels unblutiger Infrarot-Photoplethysmographie und blutiger Druckmessung. Phlebol Proktol 11:259
27. Fischer M, Wuppermann Th (1985) Einführung in die Doppler-Sonographie. Urban & Schwarzenberg, München
28. Fischer M, Dreyer C, Wuppermann Th (1985) Zur Kritik der Lichtreflexionsrheographie. DMW 110, 1817
29. Flinn W, Bergan J, Yao J (1980) The use of venous refilling time by photoplethysmography in the evaluation of chronic venous insufficiency. In: Int Symp "Haemodynamics of the Limbs", Toulouse 1980
30. Florian J, Florian E (1969) Experimentelle Befunde zur Pathophysiologie der Schwangerschaftsvarikose. Zentralbl Phlebol 8:95
31. Franco D, Langeron P, Harle I (1981) Etude de la distensibilité veineuse par plethysmographie avec occlusion veineuse dans les syndromes post-phlebitiques. Phlebologie 34:211
32. Göltner E (1962) Blutvolumen und Gesamthämoglobin in Schwangerschaft und Wochenbett. Geburtshilfe Frauenheilkd 22:1226
34. Göltner E, Babenerd J (1970) Das venöse Gefäßsystem in der Schwangerschaft. Gynakologe 2:163

33. Göltner E (1976) Orthostase und Venenfunktion im Wochenbett. Schattauer, Stuttgart (Ergebnisse der Angiologie, Bd 14, S 106)
36. Goodrich SM, Wood JE (1964) Peripheral venous distensibility and velocity of venous blood flow during pregnancy or during oral contraceptive therapy. Am J Obstet Gynecol 90:740
36. Grieshaber E, Leu HJ (1970) Die feinstrukturellen Veränderungen der Kapillaren und Venolen unter dem Einfluß weiblicher Sexualhormone. Z Pathol Mikrobiol 35:233
37. Guberan E, Widmer LK, Glaus L, Müller R, Rougemont A, da Silva A, Gendre F (1973) Causative factors of varicose veins. Vasa 2:115
38. Hach W (1976) Phlebographie der Bein- und Beckenvenen. Byk Gulden, Konstanz
39. Hach W (1981) Phlebographische Diagnostik der Perforansinsuffizienz. In: May R, Partsch H, Staubesand J (Hrsg) Venae perforantes. Urban & Schwarzenberg, München, S 153
40. Hach W (1980) Phlebographische Untersuchung zum Spontanverlauf der primären Varikose. Phlebol Proktol 9:162
41. Hach W (1981) Spezielle Diagnostik der primären Varikose. Demeter, Gräfelfing
42. Haddadin F (1984) Phlebographie der primären Varikosis. Dissertation, Universität Hannover
43. Haeger K (1966) Five-year results of radical surgery for superficial varices with or without coexistent perforator insufficiency. Acta Chir Scand 131:38
44. Hertzmann AB (1938) The blood supply of various skin areas as estimated by the photoelectric plethysmograph. Am J Physiol 124:328
45. Hobbs IT (1968) The treatment of varicose veins, a random trial of injection-compression therapy versus surgery. Br J Surg 55:777
46. Hoffmann U, Fischer H (1978) Versuch einer Korrelation von klinischem Bild und Druckvolumendiagrammen. In: May R, Kriessmann A (Hrsg) Periphere Venendruckmessung. Thieme, Stuttgart, S 75
47. Howard BK, Goodson JH, Mengert WF (1953) Supine hypotensive syndrome in late pregnancy. Obstet Gynecol 1:371
48. Hübner K, Mühl T (1983) Apparative, phlebologische Funktionstests im Vergleich: invasive Venendruckmessung und Lichtreflexionsrheographie (LRR). Phlebol Proktol 12:161
49. Hurst JW, Logue RB, Schlant RC, Wenger NK (1974) The heart, arteries and veins, 3rd edn. McGraw-Hill, New York
50. Hyrtl J (1966) Das Arabische und Hebräische in der Anatomie. Saendig, Wiesbaden
51. Jecht EW (1983) Crosse oder Krosse? Zur Etymologie des Wortes. Phlebol Proktol 12:64
52. Kappert A (1969) Klinische Untersuchungen über Schwangerschaftsvarikose. Zentralbl Phlebol 8:81
53. Kappert A (1979) Venenkapazität und venöse Drainagefunktionen: Klinische Aspekte. In: Hild R, Spaan G (Hrsg) Therapiekontrolle in der Angiologie. Witzstrock, Baden-Baden, S 416
54. Kappert A (1981) Lehrbuch und Atlas der Angiologie. Huber, Bern, S 279
55. Kriessmann A (1975) Periphere Phlebodynamometrie. Grundlagen, Technik, Leistungsbreite. Vasa [Suppl 4]
56. Kriessmann A (1978) Periphere Venendruckmessung aus internistisch-angiologischer Indikation. In: May R, Kriessmann A (Hrsg) Periphere Venendruckmessung. Thieme, Stuttgart, S 119
57. Kriessmann A, May R (1978) Empfehlungen zur Standardisierung und praktischen Anwendung der peripheren Venendruckmessung. In: May R, Kriessmann A (Hrsg) Periphere Venendruckmessung. Thieme, Stuttgart, S 177
58. Kriessmann A, Amann M, Rädler M (1973) Objektivierung der Sklerosierungstherapie durch periphere Phlebodynamometrie. Med Klin 68:957
59. Kriessmann A, Bollinger A, Keller H (1982) Praxis der Dopplersonographie. Thieme, Stuttgart
60. Kuiper JP, Brakkee AJM (1978) Blutige und unblutige Venendruckmessung: praktische Information und zusätzliche Nebenbefunde. In: May R, Kriessmann A (Hrsg) Periphere Venendruckmessung. Thieme, Stuttgart S 91
60a. Leu HJ (1969) Die phlebologische Sprechstunde. Huber, Bern

61. Limborgh J van (1965) Anatomie der Venae communicantes. Zentralbl Phlebol 4:268
62. Ludwig H (1970) Varicosis e graviditate. Gynakologe 2:166
63. Ludwig H (1976) Thromboembolische Erkrankungen als Indikationen zum Schwangerschaftsabbruch. Demeter, Gräfelfing, S 50
64. Mahorner HR, Ochsner A (1936) A new test for evaluating circulation in the venous system of the lower extremity affected by varicosities. Arch Surg 33:479
65. Marees H de, Wuppermann Th, Zschge CH (1978) Funktionsprüfung des peripheren Venensystems mit Hilfe peripherer Kreislaufgrößen. Vasa 7:282
66. Maurer HJ (1980) Risiken der Kontrastmitteluntersuchungen. Dtsch Ärztebl 77:1555
67. Maurer HJ (1984) Prophylaxe und Therapie von Kontrastmittelreaktionen. Dtsch Med Wochenschr 109:1008
68. May R (1978) Rundtischgespräch: Grundsätzliches zur peripheren Venendruckmessung. In: May R, Kriessmann A (Hrsg) Periphere Venendruckmessung. Thieme, Stuttgart, S 10
69. May R (1979) Kombination von Phlebographie und Venendruckmessung zur Kontrolle chirurgischer Maßnahmen. In: Hild R, Spaan G (Hrsg) Therapiekontrolle in der Angiologie. Witzstrock, Baden-Baden, S 424
70. May R (1981) Die Nomenklatur der chirurgisch wichtigsten Verbindungsvenen. In: May R, Partsch H, Staubesand J (Hrsg) Venae Perforantes. Urban & Schwarzenberg, München, S 13
71. May R, Nissl R (1973) Die Phlebographie der unteren Extremität. Thieme, Stuttgart
72. McCallister BD, Shick RM, Kvale WF (1963) Ileofemoral thrombophlebitis: a ten year study of conservative treatment. Circulation 28:766
73. McCausland AM, Hymann C, Winsor T, Trotter AD (1961) Venous distensibility during pregnancy. Am J Obstet Gynecol 81:472
74. Mellmann J (1981) Morphometrie der Beinvenen und peripheren Phlebodynamometrie bei primärer Varikose. Phlebol Proktol 10:65
75. Molen van der J, Kuiper IP (1962) Funktionelle ikonographische Analyse der venösen Stase. Zentralbl Phlebol 1:2
76. Myhre HO, Kordt KF (1971) Ultrasound in the diagnosis of incompetent perforating veins. J Oslo City Hosp 21:173
77. Nachbur B (1971) Die periphere Venendruckmessung: Eine Methode zur Bestimmung der venösen Leistungsreserve der unteren Extremität. Zentralbl Phlebol 10:224
78. Nachbur B (1978) Quantitative Beurteilung venöser Rückflußstörungen mittels Venendruckmessung. In: May R, Kriessmann A (Hrsg) Periphere Venendruckmessung. Thieme, Stuttgart, S 103
79. Netzer CO (1968) Die Strömungsverhältnisse beim postthrombotischen Zustandsbild. In: Kappert A, May R (Hrsg) Das postthrombotische Zustandbild. Huber, Bern, S 51
80. Niederle P, Prevorsky J (1975) The relationship between venous pressure and volume in lower extremity during exercise. Vasa 4:40
81. Noble I, Gunn AA (1972) Varicose veins: Comparative study of methods for detecting incompetent perforators. Lancet II:1253
82. Partsch H (1978) Simultane Venendruckmessung und Plethysmographie am Fuß. In: May R, Kriessmann A (Hrsg) Periphere Venendruckmessung. Thieme, Stuttgart, S 147
83. Partsch H (1978) Funktionelle Operationsindikation bei chronischer venöser Insuffizienz. In: May R, Kriessmann A (Hrsg) Periphere Venendruckmessung. Thieme, Stuttgart, S 157
84. Partsch H (1979) Periphere Venendruckmessung und Fußplethysmographie zur Vorhersage und Kontrolle therapeutischer Effekte bei chronischer venöser Insuffizienz. In: Hild R, Spaan G (Hrsg) Therapiekontrolle in der Angiologie. Witzstrock, Baden-Baden, S 451
85. Partsch H (1984) Plethysmographie aus klinischer Sicht. In: Kappert A, Partsch H (Hrsg) Venöse Insuffizienz. Perimed, Erlangen, S 50
86. Patil KD, Williams KL (1971) Thermographic study of heat flow in the detection of incompetent perforating veins. Surg Gynecol Obstet 132:396
87. Pauschinger P (1979) Untersuchungsverfahren mit Hilfe der Venenverschlußplethysmographie zur Erfassung peripherer Venenerkrankungen. In: Hild R, Spaan G (Hrsg) Therapiekontrolle in der Angiologie. Witzstrock, Baden-Baden, S 432

88. Perthes G (1895) Über die Operation der Unterschenkelvarizen nach Trendelenburg. Dtsch Med Wochenschr 21:253
89. Praetorius F (1984) Prophylaxe und Therapie von Kontrastmittelraktionen. Dtsch Med Wochenschr 109:766
90. Rudofsky G (1984) Meßmethoden venöser Funktionsstörungen. In: Kappert A, Partsch H (Hrsg) Venöse Insuffizienz. Perimed, Erlangen, S 55
91. Salfeld K (1973) Vergleich der Behandlungsresultate nach verschiedenen operativen Eingriffen bei Varikosis. In: Gumrich H, Nikolowski W (Hrsg) Ergebnisse der Angiologie. Schattauer, Stuttgart, S 136
92. Salku ML, Hannah CL (1977) Maternal serum hyaluronidase activity in pregnancy. Enzyme 22:52
93. Salku ML, Lambert BE (1975) Evidence for the placental origin of hyaluronidase in the maternal circulation. Enzyme 19:5
94. Sandström B, Bjerle P (1974) Calf blood flow and venous capacity during late pregnancy in women with varices. Acta Obstet Gynecol Scand 53:355
95. Schlunk T (1976) Ultraschall und Venendiagnostik in Geburtshilfe und Gynäkologie. Schattauer, Stuttgart (Ergebnisse der Angiologie, Bd 14, S 113)
96. Schneider W, Fischer H (1969) Die chronisch-venöse Insuffizienz. Enke, Stuttgart
97. Schwartz E (1892) De la ligature et la résection de la veine saphène interne dans le traitement des varices. Paris
98. Sigg K (1976) Varizen, Ulcus cruris und Thrombose. Springer, Heidelberg
99. Stamm H (1967) Thromboembolische Komplikationen in der Schwangerschaft. Gynaecologia 164:137
100. Staubesand J (1978) Matrixvesikel und Mediadysplasie: Ein neues Konzept zur formalen Pathogenese der Varikose. Phlebol Proktol 7:109
101. Stelzer G, Helmig L, Salzmann P, Ehresmann U (1982) Die Lichtreflexionsrheographie – ein Verfahren für die Praxis? Phlebol Proktol 11:263
102. Thulesius O (1984) Analyse der peripheren Venenzirkulation, Fußvolumetrie. In: Kappert A, Partsch H (Hrsg) Venöse Insuffizienz. Perimed, Erlangen, S 66
103. Tournay R, Wallois P (1948) Les varices de la grossesse et leur traitement principalement par les injections sclérosantes. Expansion Scient Franc, Paris
104. Trendelenburg F (1891) Über die Unterbindung der Vena saphena magna bei Unterschenkelvarizen. Beitr Klin Chir 7:195
105. Varady Z (1978) Venendruckmessung in der phlebologischen Praxis. In: May R, Kriessmann A (Hrsg) Periphere Venendruckmessung. Thieme, Stuttgart, S 159
106. Vuori I (1972) Preoperative localisation of incompetent perforating veins. Ann Chir Gynaecol Fenn 61:20
107. Weil A, Freund R (1978) Thrombose veineuse profonde durant la grossesse: État actuel des possibilités diagnostiques et therapeutiques. Praxis 67:966
108. Wenderlein JM (1976) Psychologische Aspekte bei den Beschwerden venöser Insuffizienz in der Schwangerschaft. Schattauer, Stuttgart (Ergebnisse der Angiologie, Bd 14, S. 131)
109. Widmer LK, Stähelin HB, Nissen C, Da Silva A (1981) Venen- und Arterienkrankheiten, koronare Herzkrankheit bei Berufstätigen. Huber, Bern
110. Widmer LK, Brandenberg E, Widmer MT, Schmidt HE, Duckert F, Marbet G, Ritz R (1982) Late sequelae of deep vein thrombosis. Follow-up of 278 patients after anticoagulant and thrombolytic treatment. Int Angiol 1:31
111. Wienert V (1984) Diskussionsbemerkung. In: Kappert A, Partsch H (Hrsg) Venöse Insuffizienz. Perimed, Erlangen, S 83
112. Wienert V, Blazek V (1982) Eine neue apparative nicht invasive Diagnostik der chronisch venösen Insuffizienz. Phlebol Proktol 11:110
113. Wienert V, Rütten M (1984) Der Einfluß unterschiedlicher Temperaturen auf die venöse Hämodynamik der unteren Extremität. Phlebol Proktol 13:25
114. Wille B, Wuppermann Th, Fischer M, Holm I, Wille G (1982) Die Optimierung der Abflußplethysmographie am Bein. Phlebol Proktol 11:30
115. Wuppermann Th (1979) Kontrolle therapeutischer Effekte bei Venenerkrankungen: Klinische Tests. In: Hild R, Spaan G (Hrsg) Therapiekontrolle in der Angiologie. Witzstrock, Baden-Baden, S 411

116. Wuppermann Th (1981) Diagnostik der Venenkrankheiten. Therapiewoche 31:3349
117. Wuppermann Th (1981) Die Diagnostik der Beckenvenenthrombose. In: Breddin K (Hrsg) Thrombose und Atherogenese. Witzstrock, Baden-Baden, S 183
118. Wuppermann Th (1982) Objektivierung der Sklerotherapie. Swiss Med 4:68
119. Wuppermann Th, de Marees H (1978) Venöse Druckmessung bei Varizenpatienten. In: May R, Kriessmann A (Hrsg) Periphere Venendruckmessung. Thieme, Stuttgart, S 71
120. Wuppermann Th, Sigg K (1970) Varizenbehandlung in graviditate zur Prophylaxe der Thrombose im Wochenbett. MMW 112:425
121. Wuppermann Th, Wille B (1983) Was leistet die Venenverschlußplethysmographie bei Venenkrankheiten und wie wird sie durchgeführt? Phlebol Proktol 12:105
122. Wuppermann Th, de Marees H, Knospe E, Reiss H-D, Zschege C (1978) Zur Beurteilung verschiedener Therapieverfahren bei primärer Varikosis. Vasa 7:291
123. Wuppermann Th, Mellmann J, Jarosch von Schweder W (1978) Morphometric characteristics of incompetent perforating veins in primary varikosis of the lower leg. Vasa 7:66
124. Wuppermann Th, Exler U, Mellmann J, Kestilä M (1981) Non-invasive quantitative measurement of regurgitation in insufficiency of the superior saphenous vein by Doppler-ultrasound: A comparison with clinical examination and phlebography. Vasa 10:24
125. Wuppermann Th, Knospe E, Reiss H-D, Mellmann J (1981) Diagnostik insuffizienter Venae perforantes: Trefferquoten verschiedener Untersuchungsmethoden bei der primären Varikosis. In: May R, Partsch H, Staubesand J (Hrsg) Venae perforantes. Urban & Schwarzenberg, München, S 195
126. Yao J, Flinn WR, Bergan H (1984) Noninvasive vascular diagnostic testing: Techniques on clinical applications. Prog Cardiovasc Dis 26:459

3.4 Therapie

Th. Wuppermann, W. Goor, R. Stemmer und H. Strosche

Verödung und Operation sind in vielen Varianten die wichtigsten Methoden zur Beseitigung von Krampfadern. Es soll an dieser Stelle versucht werden, beiden Methoden auf der Basis unseres derzeitigen Wissens gerecht zu werden, wobei leider noch viele Fragen offen bleiben. Es ist unsere erklärte Absicht, den abgeflauten Kampf um die Dominanz einer der beiden Methoden nicht wieder zu entfachen, sondern vielmehr das komplementäre Vorgehen von Sklerotherapeuten und Gefäßchirurgen besser zu fundieren.

3.4.1 Theorie der Varizenverödung

Die Verödungsbehandlung von Krampfadern ist ein höchst komplexer Vorgang, welcher nicht nur wegen seiner therapeutischen Bedeutung zur Beseitigung von Varizen am Bein darstellenswert ist. Mindestens ebenso interessant ist der Modellcharakter der Varizenverödung am Bein, und zwar einerseits für den Therapieverlauf vital bedrohlicher Ösophagusvarizen nach Stenosierung, andererseits als ein leicht zugängliches Modell zum Studium der Thromboseentstehung beim Menschen.

In alter Virchowscher Tradition legten histologische Untersuchungen [60, 63] das Fundament zum Studium der Verödungsreaktion. Lichtmikroskopische Spezialuntersuchungen und elektronenoptische Darstellungen haben die Kenntnis von der Zerstörung des Endothels als Schlüssel zur Verödungsreaktion weiter verfeinert [14, 36, 72, 90]. Erst neuere Forschungsarbeiten lassen aber die zentrale Bedeutung der Fibrindurchtränkung der Venenwand und ihrer Umgebung für den Ablauf der Verödungsreaktion erkennen.

So hat sich in den letzten Jahren die vereinfachende Auffassung von der „Verklebung der Varize durch Sklerosierung“ in ein Geflecht von Fakten über Veränderungen an der Ultrastruktur des Endothels, an der Hämostase, im Thrombuswachstum und an der Mitreaktion der umgebenden Wand und des Bindegewebes differenziert, welches eine Umformung unseres bisherigen Wissensgebäudes erfordert. Elektronenmikroskopische Untersuchungen des Venenendothels im Tierexperiment [36, 72] haben ebenso wie histologische Untersuchungen am Tupfpräparat [14, 90] eine Gefügestörung und Zelluntergang am Endothel, enzymatische Untersuchungen [72] eine Störung der Membranpermeabilität belegt, ohne daß eine selektive Wirkung auf vorgeschädigte Endothelzellen in Varizen bisher eindeutig bewiesen werden konnte.

Nach Zerstörung des Endothels durch das Sklerosierungsmittel wird durch freigesetzte Gewebsaktivatoren eine Soforthyperfibrinolyse ausgelöst [60], welche eine der Ursachen dafür ist, daß der Primärthrombus praktisch nur aus Erythrozyten besteht und auffällig wenig Fibrin, d.h. Gerinnungsendprodukt erhält. Dieser Erythrozytenthrombus enthält erst in den nachfolgenden Tagen [14, 60, 63] wenige Fibrinfäden, welche sich wahrscheinlich aus sekundär in den Thrombus eingesickertem Plasma gebildet haben.

Normalerweise sind in der fibrinogenreichen plasmatischen Grenzschicht zwischen dem Endothel der Gefäßwand und der Blutsäule Gerinnung und Fibrinolyse ausbalanciert. Bei Zerstörung des Endothels kommt es nach der erwähnten kurzdauernden Hyperfibrinolyse zum Zusammenbruch der fibrinogenreichen Grenzschicht und zusätzlich zur lokalen Denaturierung der Gerinnungsproteine [86].

Der Zusammenbruch der Beziehung zwischen Blutsäule und plasmatischer Grenzschicht einerseits und die Zerstörung der Funktionseinheit aus endoendothelialer Fibrinogenschicht, Endothel und Basalmembran andererseits hat eine Vielzahl verheerender Folgen:

(1) Die schlagartige Ausbildung einer lokalen Azidose durch am Endothel und an Erythrozyten freigesetzte saure Stoffwechselprodukte führt zu einer Zunahme der Scherrate des Blutes durch Konformationsänderung des Fibrinogens in der endoendothelialen Grenzschicht und dadurch zu einer plötzlichen Flußverlangsamung.
(2) Durch Denaturierung der Gerinnungsproteine entsteht ein örtlich begrenzter Kahlschlag der Hämostase [84, 86]. In vitro läßt sich nachweisen, daß die Zerstörungswirkung des Verödungsmittels an den Vorphasenfaktoren und Thrombozyten um mehrere Dezimalen stärker ist als an Fibrinogen oder Prothrombin [86].
(3) Die primär verzögert neu herantransportierten Gerinnungsproteine und Thrombozyten setzen verspätet die zelluläre und plasmatische Hämostase in Gang. Durch Thrombinspuren wird die primäre zelluläre Thrombozytenhämostase zur irreversiblen Aggregation initiiert, ebenso wird eine im peripheren Blut nachweisbare plasmatische Gerinnung durch diese Thrombin-

spuren angeregt, was sich in einer kurzdauernden Fibrinopeptidschwemme und einer langdauernden Fibrinmonomererhöhung nachweisen läßt.

All diese In-vitro- und In-vivo-Beobachtungen im Verlauf der Sklerosierungsreaktion lassen jedoch folgende Frage offen:

Wo bleibt das, wenn auch verzögert gebildete Fibrin, welches im Thrombus ja kaum nachweisbar ist, außer an der Stelle, wo Endothel und Basalmembran völlig zerstört sind? Dort ist der Thrombus durch Fibringeflecht in der Venenwand verankert [14, 63]. Die Virchow-Trias beinhaltet eine wesentliche Beteiligung der Blutgerinnung an der Thrombusbildung. Auch in den Modellvorstellungen der klassischen Hämostasiologie hat ein Thrombus ohne Fibrin keinen Platz. Warum enthält also der Verödungsthrombus nur Spuren von Fibrin?

Die Antwort ist relativ einfach: Die Fibrinopeptide und das Fibrin verschwinden in der Gefäßwand. Dies ist kein einmaliger kurzer Vorgang, sondern ein über mehrere Tage zunehmender Prozeß, der sein Maximum am 5., 6. oder 7. Tag erreicht und vom Gefäßlumen her fortlaufend bis in den perivenösen Raum voranschreitet [89]. Dies läßt sich sowohl mit nuklearmedizinischen Untersuchungsmethoden wie auch mit spezieller histologischer Färbetechnik oder autoradiographisch eindeutig belegen:

Kurz nach der Sklerosierung ist nur die aufgequollene Endothelschicht von Fibrin inbibiert. Nach 2 Tagen sind jedoch auch Media und Externa der Venenwand dicht mit Fibrin durchsetzt [14]. Nachfolgend läßt sich Fibrin autoradiographisch in noch stärkerem Maße als in der Venenwand in der Umgebung der Vene nachweisen [32, 58].

Mittels Jodfibrinogentechnik läßt sich das Maximum dieser Fibrinansammlung zwischen dem 5. und 7. Tag nachweisen [89] (Abb. 3.39).

Es ist anzunehmen, daß dieses Fibrin dem Gefäßlumen entstammt, d.h. im Bereich der Endothelwunde entstanden ist. Gerinnungsuntersuchungen innerhalb von 5 Tagen nach der Verödungsinjektion zeigen jedenfalls nach der Verödungsinjektion im peripheren venösen Blut ein kurzes Auftreten von Fibrinopeptiden und am 1. Tag nach der Verödung ein Maximum an Fibrinmonomeren, das jedoch bis zum 5. Tag nachweisbar ist und erst zum Zeitpunkt des maximalen Anstiegs der Radioaktivität über Gefäßwand und Gefäßumgebung im Blut verschwindet.

Als Folge der Sklerosierung wird also die Venenwand und ihre Umgebung immer tiefer von Fibrin, dem Endprodukt der Gerinnung durchtränkt, welches dadurch der Thrombusbildung im Gefäßlumen entzogen wird.

Der Höhepunkt und die Dauer der intravasalen Fibrinbildung kann an den Spiegeln der zirkulierenden Fibrinmonomere und des Fibronopeptids A im Plasma gemessen werden (Abb. 3.40): Sofort nach der Sklerosierung wird ein kurzer Fibrinopeptid-A-Gipfel als Zeichen der Thrombinwirkung auf Fibrinogen, d.h. einer initialen Zündung des Gerinnungsvorgangs gemessen, der später nie mehr erreicht wird.

Es ist zu vermuten, daß die Durchgängigkeit der Venenwand für Fibrinopeptide initial besonders hoch ist. Diese Fibrinopeptide besitzen eine ausgeprägte leukotaktische Wirkung und erhöhen die Kapillarpermeabilität [11a], so daß sie nach Abspaltung von Fibrinogen und Eindringen in die Gefäßwand die

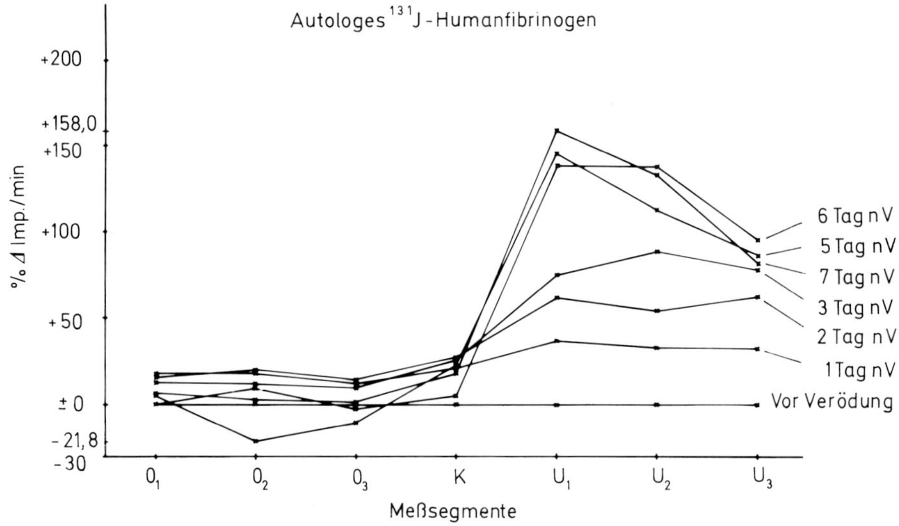

	O_1		O_2		O_3		K		U_1		U_2		U_3	
	$\bar{x}$	$S_{\bar{x}}$	$\bar{x}$	$S_{\bar{x}}$	$\bar{x}$	$S_{\bar{x}}$	$\bar{x}$	$S_{\bar{x}}$	$\bar{x}$	$S_{\bar{x}}$	$\bar{x}$	$S_{\bar{x}}$	$\bar{x}$	$S_{\bar{x}}$
Vor V.	0	0	0	0	0	0	0	0	0	0	0	0	0	0
1 Tag n. V.	17,3	20,3	17,9	20,9	11,8	15,5	21,0	18,2	36,5	5,8	32,9	9,7	32,1	7,0
2 Tag n. V	15,8	16,0	19,1	15,7	13,9	15,7	26,9	19,3	61,2	15,9	53,4	10,0	62,1	18,8
3 Tag n V	12,1	20,3	11,5	20,7	9,4	14,0	25,4	16,3	75,4	16,9	88,4	7,9	77,9	21,7
5 Tag n. V.	5,0	6,7	-21,8	23,6	-10,8	5,0	21,7	9,7	145,0	89,0	112,0	58,6	85,7	34,1
6 Tag n. V.	0	9,2	9,0	13,0	-3,4	11,3	5,2	3,1	138,4	51,6	137,6	58,4	94,8	33,6
7 Tag n. V.	5,4	10,9	2,2	12,1	0,4	6,9	17,8	6,8	158,0	67,6	132,6	43,3	81,2	32,1

Abb. 3.39. Verzögerter Anstieg der mit ^{131}J-Humanfibrinogen gemessenen Aktivitätsanlagerung über verschiedenen Meßsegmenten des Beines nach Varizenverödung im Bereich des Unterschenkels (U_1)

entscheidenden Mediatoren für die zelluläre Entzündungsreaktion des umgebenden Bindegewebes, insbesondere das Einwandern von Granulozyten sein dürften.

Nach dem kurzen Gipfel kommt es zu einem schnellen Verschwinden des Fibrinopeptids in der venösen Peripherie, was nicht von einer Abnahme der Fibrinbildung, sondern von einer zunehmenden Durchlässigkeit der Venenwand für die gebildeten kleinmolekularen Fibrinopeptide herrührt. Daß die intravasale Gerinnung eher zunimmt, zeigt sich an einem signifikanten Anstieg der löslichen Fibrinmonomere im peripheren Blut, für welche die Venenwand anfangs nur gering durchgängig zu sein scheint. Umgekehrt proportional zum zunehmenden autoradiographischen Nachweis von isotopengebundenem Fibrinogen in der Venenwand und zum Anstieg von Aktivität in verödeten Venen sowie zum Färbenachweis von Fibrin in der Venenwand sinken die Fibrinomonomerwerte im

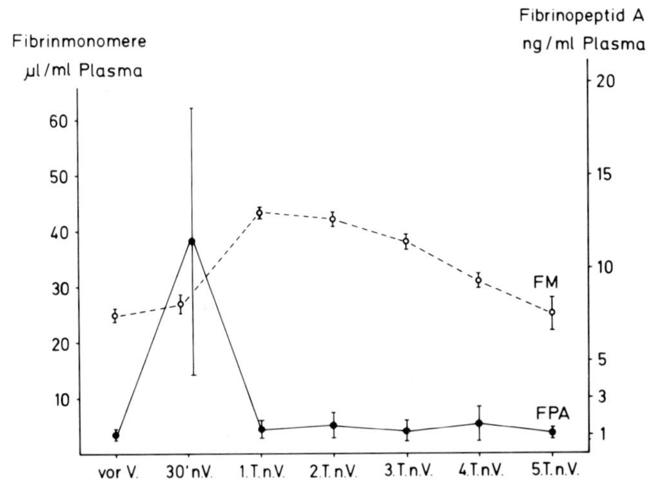

Parameter	Einheit	vor V.	30' n.V.	1. T. n.V.	2. T. n.V.	3. T. n.V.	4. T. n.V.	5. T. n.V.
K-Wert TEG	min	6,0 ± 1,0	9,4 ± 1,4	11,1 ± 1,3	11,5 ± 1,0	12,7 ± 0,6	6,1 ± 1,4	8,9 ± 1,3
Thrombinzeit	s	19,9 ± 0,6	19,4 ± 0,5	19,3 ± 0,4	19,6 ± 0,6	20,3 ± 0,4	19,3 ± 0,3	21,1 ± 0,7
PTT	s	38,6 ± 1,7	39,0 ± 1,7	46,6 ± 2,3	37,9 ± 1,3	44,3 ± 1,6	46,4 ± 1,9	50,3 ± 3,3
Quick	%	100 ± 0	99,7 ± 0,3	100 ± 0	100 ± 0	91,7 ± 2,7	94,5 ± 2,5	92,7 ± 2,1
Faktor X	%	98,5 ± 1,5	99,3 ± 0,5	97,5 ± 1,7	97,4 ± 2,4	92,9 ± 3,2	94,2 ± 2,7	91,5 ± 2,3
TZ-Ausbreitung	%	94,6 ± 1,1	96,7 ± 0,4	97,3 ± 0,4	96,9 ± 0,3	96,4 ± 0,7	96,9 ± 0,4	98,0 ± 0,3
Fibrinmonomere	µg/ml	25,2 ± 0,4	27,1 ± 1,9	43,4 ± 0,9	42,1 ± 0,8	38,3 ± 1,2	30,8 ± 0,7	25,0 ± 2,7
Fibrinopeptid A	ng/ml	1,1 ± 0,3	11,4 ± 7,2	1,4 ± 0,5	1,5 ± 0,7	1,2 ± 0,6	1,6 ± 0,9	1,3 ± 0,4

Abb. 3.40. Darstellung aller signifikant veränderten Gerinnungsparameter im Verlauf der Varizenverödung bis zum 5. Tag nach Verödung. (*FM* Fibrinmonomere, *FPA* Fibrinopeptid A, *TEG* Thrombelastogramm, *TZ* Thrombozyten)

peripheren Blut ab, was bei gleichzeitiger Zunahme in Wand und Umgebung der sklerosierten Vene für eine zunehmende Durchlässigkeit der verletzten Wand auch für große Moleküle wie die Fibrinmonomere spricht.

Am 6. Tag ist meist das Maximum des Aktivitätsanstiegs über der Vene erreicht und fällt danach offensichtlich durch zellulären Abbau des insudierten Fibrins schnell ab [89]. Das Ausmaß der Fibrineinlagerung korreliert einerseits mit der Menge und Konzentration des injizierten Verödungsmittels. Andererseits besteht auch eine statistisch signifikante Beziehung zwischen dem Ausmaß der nuklearmedizinisch gemessenen Fibrineinlagerung und der Größe des Verödungseffekts auf die plethysmographisch meßbare Verringerung der Varikose einen Monat nach der Verödung.

Diese Meßreihen zeigen die zentrale Bedeutung der Fibrininsudation in die Venen und die Venenumgebung für die Spätwirkung der Verödung, d.h. die Anzahl der Venen, welche durch die Verödungsreaktion verschlossen wurden.

Was wissen wir vom weiteren Fortgang der Verödungsreaktion?

Etwa 24 h nach der Injektion beginnt eine leukozytäre Infiltration des perivenösen Raumes, initiiert durch die in die Venenwand einsickernden Fibrinopeptide. Die Media bleibt frei von ihnen. In der Folgezeit wandern in die fibrinhaltige Venenwand Fibroblasten, Fibrozyten und Histiozyten sowie Kapillarsprossen ein und dringen von dort in den immer noch fibrinarmen Thrombus vor. Diese bindegewebige Organisation ist selbst nach 4 Wochen noch nicht abgeschlossen [60, 63].

Aufbauend auf vorangehende, histologische Untersuchungen haben unsere hämostaseologischen, nuklearmedizinischen und plethysmographischen Experimente zur Varizenverödung die Vorstellung vom Ablauf der Verödungsreaktion folgendermaßen verändert:

(1) Im Zentrum der Verödungsreaktion steht die Wirkung des Verödungsmittels einerseits auf das Endothel der Varize, welches sie zerstört und durchgängig für Plasmaproteine macht. Andererseits zerstört das Verödungsmittel gleichzeitig den endoendothelialen Plasmasaum, welcher für die Scherrate des Blutes und damit die Fortbewegung der Blutsäule wesentliche Verantwortung trägt.
Der sich bildende Primärthrombus besteht fast ausschließlich aus Erythrozyten.

(2) Das Verödungsmittel bewirkt gleichzeitig mit der chemischen Zerstörung des Endothels einen lokalen Kahlschlag der Hämostase durch Denaturierung der Gerinnungsfaktoren, insbesondere der Vorphasenfaktoren und der Thrombozyten. Eventuell gebildetes Fibrin oder noch vorhandenes Fibrinogen wird durch eine Soforthyperfibrinolyse liquidiert, welche subendothelialen Gewebsaktivatoren zugeschrieben wird, die durch die Endothelzerstörung freigesetzt werden.

(3) Nachdem Endothel und Gerinnungsfaktoren zerstört sind, liegt die darunterliegende Gefäßwand frei. Das nachsickernde Plasma dringt in diese geöffnete Gefäßwandwunde ein, so daß es zu einer fast selektiven Abwanderung des Plasmas aus dem Gefäßlumen und des im Gefäßlumen gebildeten Fibrins in die Venenwand kommt.
Fibrinogen und Fibrin werden auf diese Weise dem Thrombus fast völlig vorenthalten.
Vereinzelt in den folgenden Tagen im Thrombuszentrum auftretende Fibrinfäden stammen aus in den Thrombus eingesickertem Plasma. Diese Fibrinablagerung in der Venenwand statt im Thrombus ist der Schlüssel für das eigentliche Verständnis der Verödungsreaktion.
Fibrinabbauprodukte, Oligopeptide des Fibrinogens und Fibrin selbst initiieren und bahnen in der Venenwand die zelluläre Entzündungsreaktion des umgebenden Bindegewebes und damit die Organisation der Einheit Thrombus und Vene, so daß das Ausmaß der Fibrineinlagerung in die Wand eine quantitative Antwort des Bindesgewebes auslöst.

(4) Es steht zu erwarten, daß die hier am Modell der Varizenverödung demonstrierten Vorgänge an der Venenwand das Interesse der Thromboseforschung und das Verständnis des postthrombotischen Syndroms weg von der Hämostase und dem Thrombus als dem hinterherhinkenden Mitläufer

und hin zu den Vorgängen an der Venenwand führen, welche das Schicksal des betroffenen Gefäßabschnitts stärker bestimmen als der nur vorübergehend bedeutungsvolle Thrombus. Insbesondere dürfte der Schlüssel für die beim postthrombotischen Syndrom bisher oftmals unerklärliche Diskrepanz zwischen relativ gering ausgeprägtem pathologischem Phlebographiebefund, d.h. dem nur partiellen oder gar fehlenden Verschluß des Gefäßlumens, und dem ausgeprägten klinischen Bild in der großflächigen Fibrininsudation und damit Narbenbildung der Venenwand liegen.

3.4.2 Praxis der Varizenverödung

In der Praxis „ist man sich einig, daß mit der Sklerosierungstherapie eine gute, komplikationsarme und hochwirksame Methode zur Behandlung der Varikosis zur Verfügung steht, daß aber neben einer sehr guten Technik eben auch die klare Indikationsstellung und die Grenzen der Methode beherrscht werden müssen“ [6].

Diese Feststellung führender schweizerischer, französischer und deutscher Phlebologen besitzt, wie viele gewichtige Empfehlungen, Eigenschaften eines Orakels, da sie einen beträchtlichen Interpretationsspielraum, und zwar weniger bezüglich der Technik, als vielmehr im Hinblick auf die „klare Indikationsstellung und die Grenzen der Methode“ offen läßt.

Indikationen

Als Indikationsstellung zur Verödungsbehandlung nannte Sigg [70] „jede Varize unabhängig von ihrer Größe und Lokalisation“, während die meisten Schüler dieses großen Wegbereiters und Praktikers der Sklerosierungsbehandlung im deutschsprachigen Raum heute, in Kenntnis neuer objektiver Daten, die Indikation zur Varizenverödung stärker differenzieren.

Die an dieser Stelle zusammengestellten Indikationen (Tabelle 3.2) werden deshalb wegen der Veränderbarkeit wissenschaftlicher Erfahrungen keineswegs als endgültig betrachtet, sondern sollen in guter Siggscher Tradition eine Hilfe für die praktische Behandlung der Varikose auf dem derzeitigen Wissenstand sein.

Tabelle 3.2. Indikationen zur Verödungstherapie

(1) Leichte Crosseninsuffizienz und kurzstreckiger Reflux bei primärer Varikose
(2) Seitenastvarikose
(3) Besenreiservarizen
(4) Leichte Perforansinsuffizienzen ohne Hautveränderungen
(5) Geringe Rezidivvarizen
(6) Sekundäre Varizen in der Umgebung von Ulcus cruris und Bauchwandkollateralen
(7) Sehr schmerzhafte Schwangerschaftsvarizen im 2. und 3. Trimenon

Bei operablen und operationswilligen Patienten sollte nur im Falle geringer Crosseninsuffizienz oder kurzstreckiger Rückflüsse in der V. saphena magna die Sklerosierungstherapie eingesetzt werden, da die Rezidivrate nach einem Jahr selbst bei technisch guter Verödungsbehandlung mit 35% [65] deutlich höher liegt als bei der gut durchgeführten Strippingoperation mit unter 10% [8, 29, 42, 48, 75, 78].

Bei gering ausgeprägten Befunden sprechen allerdings das minimale Risiko, die ambulante Durchführbarkeit ohne Arbeitsunterbrechung, die nur geringen Schmerzen, die Vermeidung von Narben und Sensibilitätsstörungen sowie die deutlich niedrigeren Kosten für die Sklerosierungstherapie.

Bei nicht operablen oder nicht operationswilligen Patienten kann dagegen auch bei schwerer Varikose und ausgeprägter Crosseninsuffizienz der erfahrene Praktiker Varizen mit gutem kosmetischem und funktionellem Erfolg und wesentlich geringerem Aufwand als bei der Operation, allerdings mit hoher Rezidiverwartung, sklerosieren. Dasselbe gilt für die V. saphena parva.

Bei Seitenastvarizen und Besenreiservarizen dagegen gibt es keine sinnvolle Alternative zur Sklerosierungsbehandlung. Bei leichten Perforansinsuffizienzen ohne Hautveränderungen gelingt in allen Fällen eine Verödung der Varize, in welche die insuffiziente Perforansvene mündet. Die insuffiziente Perforansvene selbst läßt sich jedoch nur in rund 5% der Fälle verschließen [15].

Geringe Rezidivvarizen ohne gewichtige subjektive Beschwerden sollten in jedem Fall verödet werden, während bei einem ausgedehnten Varizenrezidiv erst nach gründlicher Diagnostik über das therapeutische Vorgehen entschieden werden darf.

Schmerzhafte sekundäre Varizen oder sekundäre Varizen in der Umgebung eines Ulcus cruris, d.h. das sog. Ulkuskissen, können und sollen, allein schon um die Ulkusheilung zu beschleunigen, verödet werden. Dasselbe gilt für die störenden Bauchwandkollateralen nach Becken- oder Kavathrombose (Abb. 3.41).

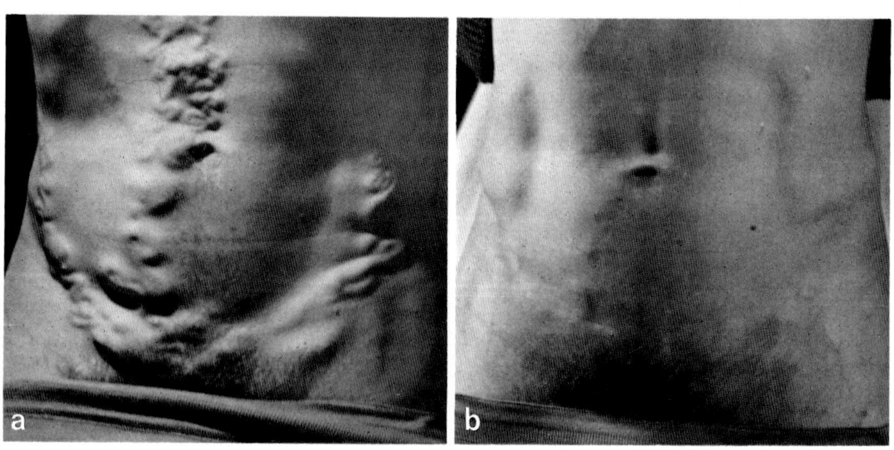

Abb. 3.41 a, b. Ausgedehnte sekundäre Varizen nach Kavathrombose vor (**a**) und ein Jahr nach (**b**) Varizenverödung (7 Injektionen und 3 Wochen Kompressionsverband). (Aus Sigg [70])

Lokal sehr schmerzhafte Schwangerschaftsvarizen können im 2. und 3. Trimenon bis 6 Wochen vor dem errechneten Geburtstermin verödet werden, wobei die Beseitigung der Schmerzen, nicht aber die völlige Verödung aller Varizen Ziel der Behandlung sein muß [88].

Kontraindikationen

Die Kontraindikationen gegen eine Verödungsbehandlung sind schon von Sigg in klassischer Weise formuliert worden [70]: „Die Allergie stellt die größte, wenn auch sehr seltene Gefahr der Verödung dar.“ Sie kann bei allen Verödungsmitteln auftreten [16, 17].

Tabelle 3.3. Kontraindikationen der Verödungstherapie

(1) Bekannte Allergie gegen Verödungsmittel oder Jodallergie
(2) Jodhaltige Verödungsmittel bei dem geringsten Symptom einer Hyperthyreose
(3) Beinödem
(4) Arterielle Verschlußkrankheit mit Knöcheldruck unter 80 mm Hg (10,7 kPa) bzw. Symptom einer diabetischen Mikroangiopathie
(5) Unmöglichkeit einer Kompressionsbehandlung
(6) Gravidität im ersten Trimenon
(7) Bei Mangel an Erfahrung: Varizen in Knöchelregion, Kniekehle, Leiste sowie jede Raschbehandlung
(8) Injektion bei liegendem proximalem Stau

Bei bekannter Allergie ist das betreffende Verödungsmittel kontraindiziert. Kreuzreaktionen zwischen verschiedenen Verödungsmitteln sind beschrieben worden. Bei Patienten mit Symptomen oder Beschwerden, welche auf eine Hyperthyreose hindeuten können, ist eine Verödungsbehandlung mit jodhaltigen Sklerosierungsmitteln bis zum Vorliegen eines unauffälligen TRH-Tests wegen der Gefahr der Auslösung einer thyreotoxischen Krise strikt kontraindiziert.

„Eine Verödungsinjektion beim Beinödem muß auf alle Fälle vermieden werden“ [70]. Ein Ödem vor Kompressionsbehandlung oder die Unmöglichkeit der Kompressionsbehandlung, sei es mangels Kooperation von seiten des Patienten, sei es bei einer arteriellen Verschlußkrankheit mit einem Knöcheldruck unter 80 mm HG (10,7 kPa) oder Zeichen einer diabetischen Mikroangiopathie sind eine strikte Kontraindikation gegen die Verödungstherapie von Varizen.

Des weiteren ist „eine Injektionsbehandlung bei Bettruhe zu Hause und in der Klinik absolut kontraindiziert“ [70].

Im ersten Drittel einer Schwangerschaft soll grundsätzlich keine Verödungsbehandlung durchgeführt werden.

Von einem in der Verödungsbehandlung wenig erfahrenen Kollegen sollte in der Nähe der Knöchelregion, der Kniekehle und der Crosse wegen der schwierigen anatomischen Verhältnisse und damit erhöhter Komplikationsdichte ebenso von der Raschbehandlung nach Sigg [70] Abstand genommen werden.

Nicht unerwähnt bleiben darf, daß bei Bagatellvarizen ohne Beschwerden nicht verödet werden sollte. Vernarbte Venen besitzen bei Verwendung als Bypass eine sehr viel höhere Verschlußquote als unveränderte Venen.

Behandlungstechnik

Im Gegensatz zum Entscheidungsspielraum bei der Indikation besteht über die Technik der Sklerosierungstherapie weitgehendes Einvernehmen.

Von Karl Sigg wurden 2 *Verödungsmittel* empfohlen:

(1) Jod-Jodnatriumkomplexe in 1, 2, 4, 8 und 12%iger Lösung (Varigloban),
(2) Polidocanol in 0,5, 1 und 4%iger Lösung (Aethoxysklerol)

Varigloban ist nach der Beobachtung von Sigg stärker wirksam, hinterläßt jedoch gelegentlich eine dunkle Pigmentierung und führt bei irrtümlich paravenöser Injektion leichter zur Nekrosenbildung. Es dürfen nicht mehr als 0,5 ml in einer Injektion und nicht mehr als 7 ml pro Sitzung injiziert werden. Experimentelle Untersuchungen haben gezeigt, daß bei Verwendung größerer Verödungsmittelmengen die Gefahr des Abflusses in tiefe Venen besteht [70].

Varigloban führt zur starker Fleckenbildung auf Fußboden (Abwischen mit Alkohollösung) und Stoff (sofortiges Abwischen mit Tiosulfatlösung). Die Aspirationsprobe zur Prüfung der intravenösen Nadellage ist wegen des geringen Unterschieds zur Farbe des venösen Blutes bei Verwendung von Varigloban unzureichend. Bei stärkeren Varizen ist Varigloban der Vorzug zu geben. Ist eine niedrige Konzentration unwirksam, darf nie die Menge pro Injektion erhöht werden, sondern es muß in der nächsten Sitzung bei gleicher Menge eine höhere Konzentration gewählt werden.

Aethoxysklerol führt nach der Beobachtung von Sigg häufiger zu Rezidiven und muß deshalb in Mengen von 1–2 ml pro Injektion gespritzt werden. Da es eine farblose Lösung ist, besteht eine geringere Gefahr der dunklen Begleitpigmentierung der verödeten Varizen. Gegenüber Varigloban entsteht nach der Injektion häufiger ein kurzdauernder, brennender Nachschmerz. Die Gefahr der Nekrosenbildung ist geringer. Bei Wirkungslosigkeit einer niedrigeren Konzentration darf ebenfalls nie die Injektionsmenge erhöht werden, sondern es muß in der nächsten Sitzung bei gleicher Menge die höhere Konzentration gewählt oder das Mittel gewechselt werden.

Auch zu *Nadeln und Spritzen* werden bei der Verödungstechnik nach Sigg verbindliche Empfehlungen gemacht (Abb. 3.42):

(1) Eine 1,2 mm dicke, kurzgeschliffene Einmalkanüle (Braun Melsungen: Sterikan R 120 × 38),
(2) eine gut laufende Ganzglasspritze.

Die dicke, kurzgeschliffene Kanüle hat den Vorteil, daß sie bei mehreren Einstichen viel seltener verstopft, daß sie nach Einstich und Positionierung im Gefäßlumen bei Umlagerung des Beines seltener herausfällt, daß man bei der Injektion des Verödungsmittels einen paravenösen Sitz am erhöhten Widerstand gegen den Stempeldruck sofort spürt und daß man nach dem Einstich der Nadel

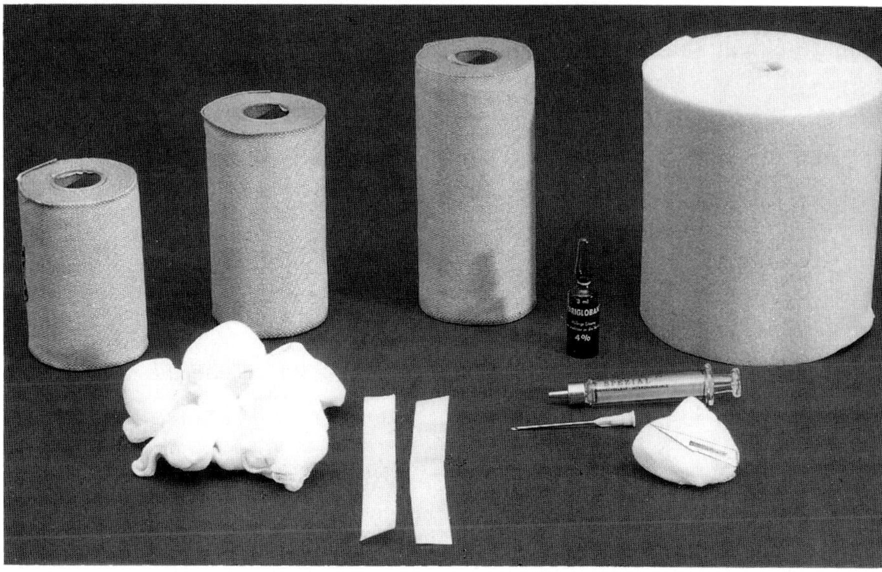

Abb. 3.42. Notwendiges Gerät zur Durchführung einer Varizenverödung nach Sigg [70]: Ganzglasspritze, Einmalnadel (Sterikan R 120 × 38, Braun-Melsungen), Tupfer, Pflaster, Skalpellklinge

ohne aufgesetzte Spritze bei der „Tropfprobe" sofort sieht, ob Blut im kontinuierlichen venösen Fluß oder im pulsierenden arteriellen Strom abläuft.

All diese Sicherheitsmaßnahmen und praktischen Vorteile bei Verwendung einer dicken Nadel wiegen den geringfügig stärkeren Schmerz beim Einstich mit der dicken Kanüle auf. Dieser kurze Schmerz beim Einstich kann weitgehend vermieden werden, wenn man bei senkrecht gehaltener Nadel die zwischen 2 Fingern gut gespannte Haut ruckartig durchsticht. Die nachfolgende Korrektur der Nadellage im Gefäßlumen ist nicht mehr schmerzhaft.

Auch die Vorschrift, eine leicht laufende Ganzglasspritze zur Injektion des Verödungsmittels zu verwenden, hat gute Gründe. Der Kolben in der Ganzglasspritze muß so leicht laufen, daß er bei senkrecht gehaltener Spritze ohne Schutz durch den Daumen sofort herausfallen würde. Schon geringe Widerstände bei der Injektion werden auf diese Weise erkannt, so daß eine unbeabsichtigte paravenöse Injektion bei Verschieben der Nadelspitze sofort an der Erhöhung des Widerstandes bemerkt wird und unterbrochen werden kann.

Das Bereitlegen von *Tupfern* und *Pflasterstreifen* zu ihrer Befestigung nach dem Ziehen der Nadel versteht sich von selbst. Die Tupfer sollten gut gewickelt sein, um im Bereich der durch das Verödungsmittel veränderten Venenwände das Gefäßlumen durch Druck von außen verschließen zu können. Die Materialien für den bei jeder Verödungsbehandlung notwendigen *Kompressionsverband* nach Sigg am Unterschenkel und Oberschenkel und seine Durchführung sind in Kap. 6 beschrieben.

Wird in einer Praxis die Verödungstherapie häufig durchgeführt, so empfiehlt sich die Anschaffung eines speziellen *Verödungsstuhls* nach Sigg, der das Arbeiten mit häufiger Umlagerung erheblich erleichtert, sowie ein fahrbarer Instrumentiertisch mit aufmontierter Beinstütze, um das Bein in 30° hochzulagern.

Allgemeines Vorgehen

Tabelle 3.4. Grundregeln der Verödungstechnik nach Sigg

(1)	Verwendung von dicker Kanüle und gut laufender 2-ml-Ganzglasspritze
(2)	Air-block-Technik nach Orbach [56]
(3)	Kleine Mengen Verödungsmittel
(4)	Verödung nur am liegenden Patienten
(5)	Anlegen eines Kompressionsverbandes nach Verödung
(6)	Keine Schonung oder gar Bettruhe nach Verödung, sondern körperliche Betätigung

Die Einstichstellen werden am stehenden Patienten eingezeichnet. Nach Desinfektion der Haut wird bei kleinen, schlecht zu punktierenden Varizen der Einstich am stehenden Patienten vorgenommen, während größere Varizen auch im Liegen punktiert werden können (Abb. 3.43). Der Einstich erfolgt bei straff gespannter Haut ruckartig mit der kurzgeschliffenen, 1,2 mm dicken Einmalna-

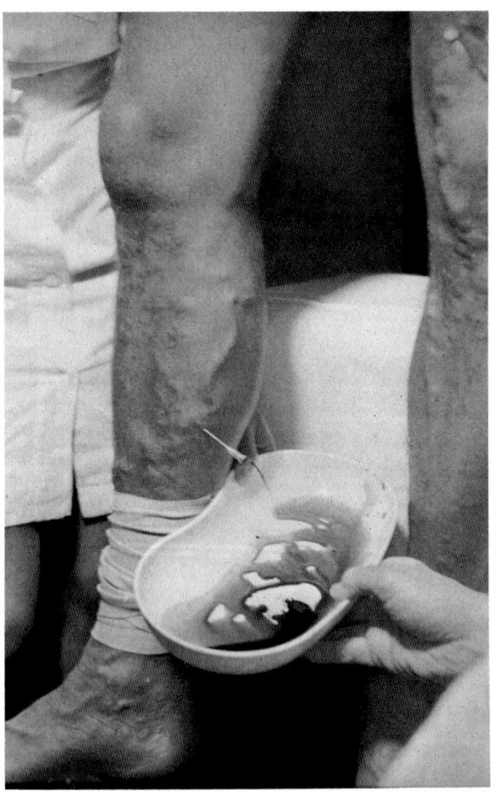
a

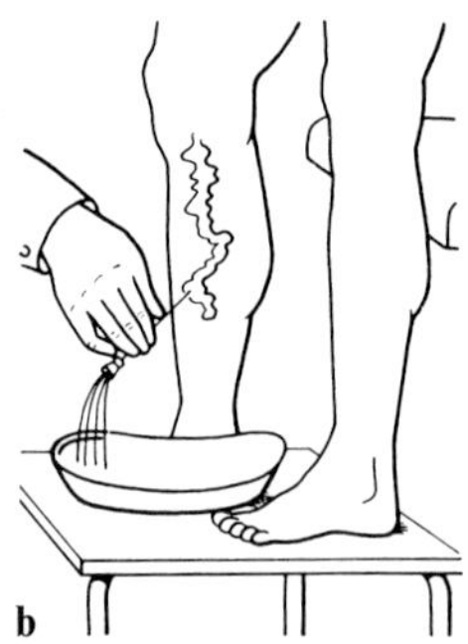
b

Abb. 3.43a, b. Punktion der Varize im Stehen mit Kanüle ohne aufgesetzte Spritze. (Aus Sigg [70])

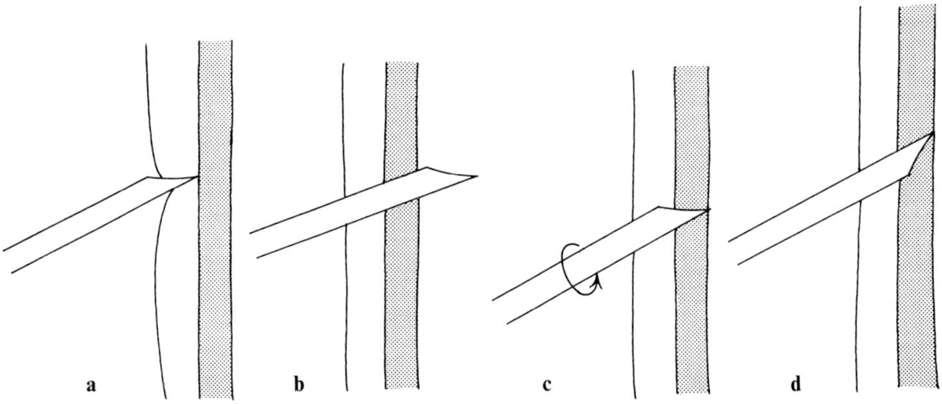

Abb. 3.44a–d. Punktionstechnik bei Varizenverödung. **a** Senkrechter Einstich auf die Varize zu. **b** Durchstechen der Varize. **c** Rückzug der Kanüle unter Drehen bis zum optimalen Abtropfen des Blutes bei Lage der Kanülenspitze im Lumen (**d**). (Aus Sigg [70])

del ohne aufgesetzte Spritze in die am weitesten distal gelegene Markierung. Dabei wird die Vene meist durchstochen. Unter leichtem Hin- und Herdrehen wird die Nadel etwas zurückgezogen. Wenn die Nadelspitze ins Venenlumen gelangt, beginnt das venöse Blut abzutropfen (Abb. 3.44). Eine versehentliche intraarterielle Punktion kann auf diese Weise sofort erkannt und die Nadel vor dem Aufsetzen der Spritze wieder gezogen werden.

Zur Verödungsinjektion hat der Patient vollkommen flach zu liegen, wobei das Bein mit 30° hochgelagert wird (Abb. 3.45). Bei nur geringem Blutgehalt der Vene ist dann der Kontakt des Verödungsmittels mit der Intima intensiver als bei der prall mit Blut gefüllten Varize. Auch die dann höhere Zahl paravenöser Injektionen und damit Nekrosen sowie die Gefahr der Schädigung tiefer Venen bei größerer Verödungsmittelmenge verbietet die Injektion im Stehen oder Sitzen.

Die mit dem Verödungsmittel zu 3/4 gefüllte, gut laufende 2-ml-Ganzglasspritze wird senkrecht gehalten, so daß oberhalb des Verödungsmittels zuerst ein halber ml Luft und danach je nach Verödungsmittel 0,5–1 ml Verödungsmittel injiziert wird (Abb. 3.46). Dieser Trick vergrößert wahrscheinlich die Kontaktfläche zwischen Verödungsmittel und Venenwand. Außerdem läßt sich jede paravenöse Injektion sofort am subkutan entstehenden Luftkissen erkennen.

Nach der Injektion wird die Einstichstelle mit einem Tupfer komprimiert und dieser mit einem Pflasterstreifen befestigt. Die Injektionen schreiten von distal nach proximal fort, wobei sich für den Ungeübten etwa handbreite Abstände zwischen den einzelnen Injektionen empfehlen. Ist die Varize im Liegen nicht punktierbar, muß der Patient aufstehen und stehend punktiert werden. Ein Aufstau der Varize durch eine Staubinde ist streng verboten, da dies zu einer Umleitung des bereits injizierten Verödungsmittels in die tiefen Venen führt. Wichtig ist, daß im Rahmen einer Verödungstherapie alle Varizen beseitigt werden.

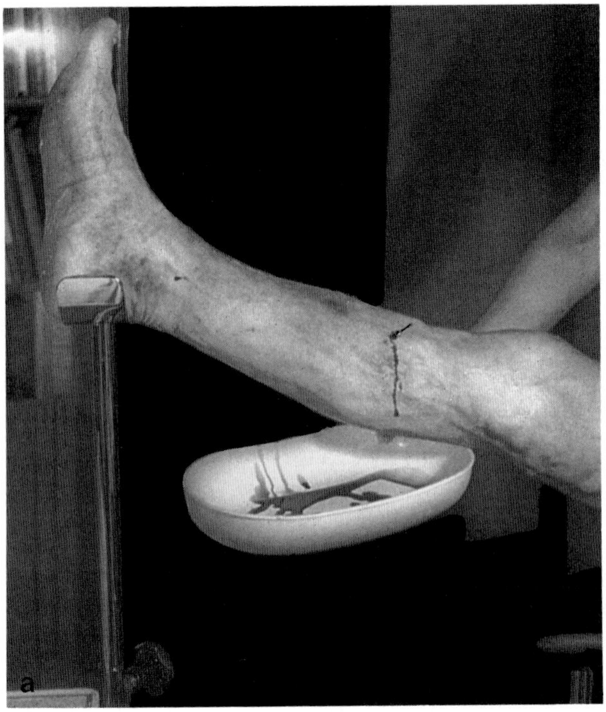

Abb. 3.45 a, b. Hochlagerung des Beines auf 30° bei liegender Nadel in Flachlage des Patienten. Die Ferse wird auf eine Stütze am Instrumententisch gelagert. (Aus Sigg [70])

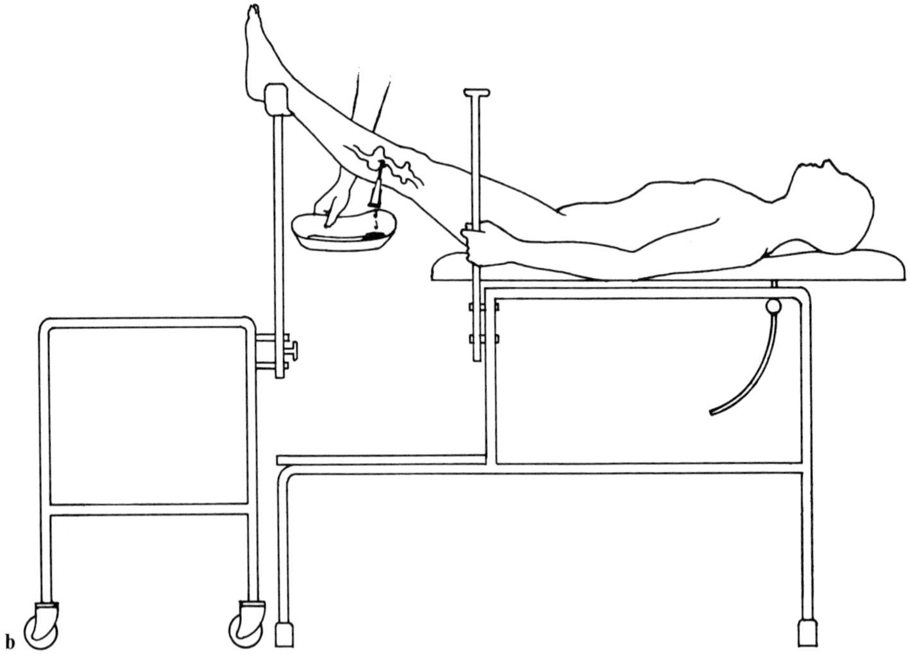

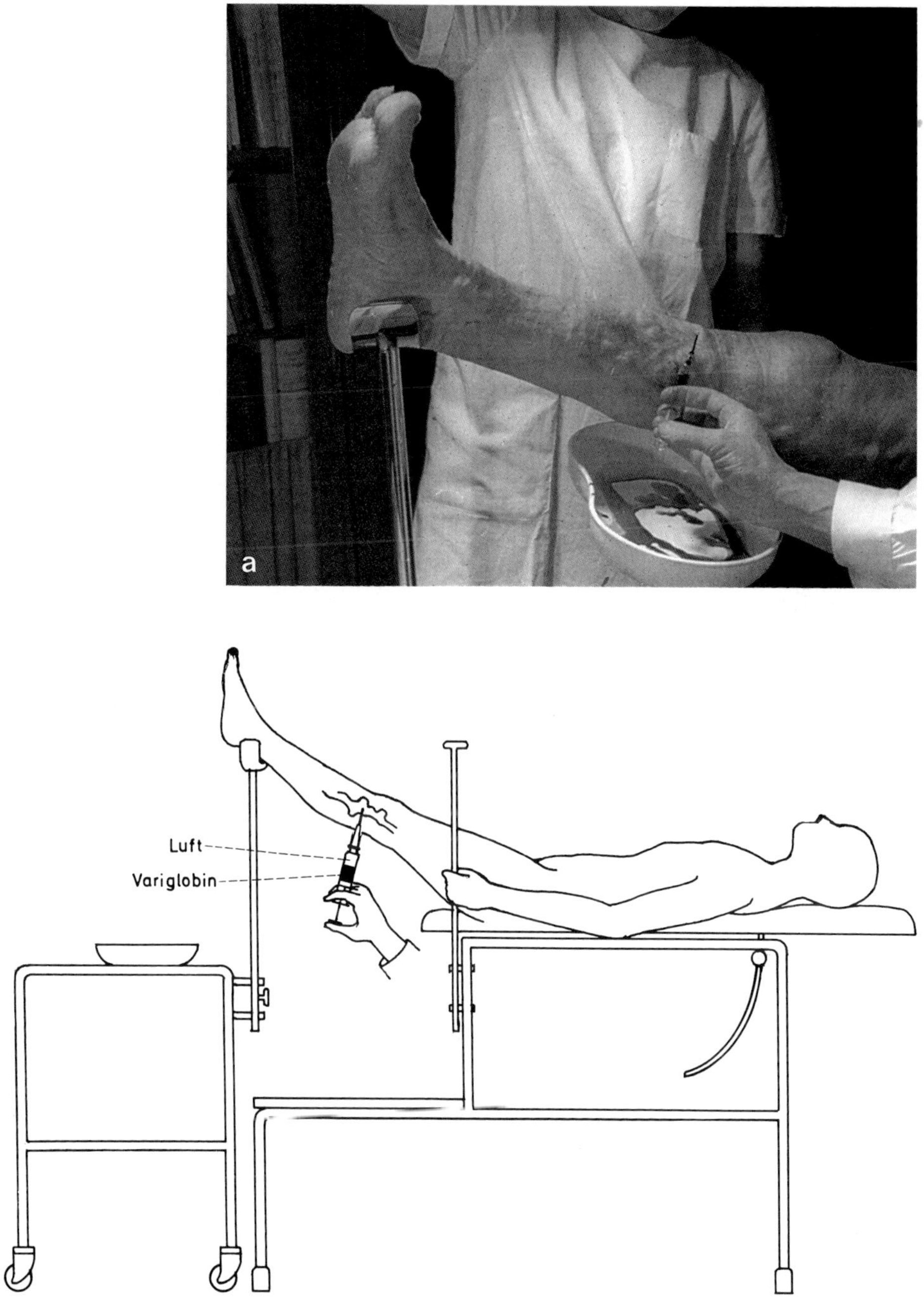

b

Abb. 3.46 a, b. Injektion am hochgelagerten Bein nach Air-block-Technik bei senkrecht gehaltener Spritze (Aus Sigg [70])

Verödung der Crosse. Besondere Beachtung verdient die Verödung der Mündungsregion der V. saphena magna am Oberschenkel, der sog. Crosse.

Um die Kodifizierung der Verödungstechnik der Crosse hat sich besonders die französische phlebologische Schule um Tournay [76a], Marmasse [46a], Chatard [10a], Cloutier u. Sansoucy [11] und Wallois [80] verdient gemacht. Diese Therapie darf nur von wirklich erfahrenen Sklerotherapeuten durchgeführt werden.

Die Indikation dazu wird in der Regel nur bei geringer Klappeninsuffizienz gestellt. Wenn Patienten jedoch bei ausgedehnter Crosseninsuffizienz nicht gewillt sind, sich operieren zu lassen, kann auch hier die Crosse gezielt sklerosiert werden. Bei größeren Insuffizienzen oder gar ampullären Erweiterungen besteht primär eine chirurgische Indikation. Eine in allen Fällen zuverlässige Aussage zur Insuffizienz ist nur mittels Doppler-Ultraschalluntersuchung der Leiste oder Phlebographie möglich, nicht jedoch mittels klinischer Untersuchung allein.

Zur Punktion sitzt der Patient auf dem Untersuchungstisch, den Rücken in einem Winkel von etwa 120° zum Oberschenkel nach rückwärts gelehnt, damit die Leiste freiliegt. Der Oberschenkel ist abduziert, das herunterhängende Bein stellt den Fuß in Außenrotation. Die Faszie der Leiste ist somit entspannt und der Saphenastamm gut tastbar. Am sitzenden Patienten wird mit dem Undulationsversuch der Endteil des Stammes der V. saphena magna geortet. Die Stelle, von der aus die Blutwelle an der Leiste am besten tastbar ist, wird aufgesucht und durch Husten bestätigt. Dieses sorgfältige Tasten des Endteils des Stammes ist ausschlaggebend für die Wahl der besten Punktionsstelle, welche mit dem Stift markiert wird. Das Doppler-Ultraschallgerät ersetzt niemals den tastenden Finger bei der Suche nach dem besten Punktionsort. Wegen der Gefahr einer versehentlichen paravenösen oder intraarteriellen Injektion mit verheerenden Folgen darf nicht näher als 6–8 cm unterhalb der Leiste der letzte subkutan tastbare Abschnitt der V. saphena magna punktiert werden. Die Punktion wird ruckartig vorgenommen, entweder fast senkrecht zur Hautoberfläche oder tangential. Die tastenden Finger leiten die Kanüle, und mit einiger Erfahrung spürt die punktierende Hand den geringen Widerstand beim Durchstechen der vorderen Venenwand. Ein gleichzeitiger Hustenstoß erleichtert die Punktion. Die Prüfung der intravenösen Lage der Kanüle ist an der Farbe des venösen Blutes und am Fehlen einer Pulsation des ausströmenden Blutes sicher möglich.

Beim ersten Versuch soll 8%iges Varigloban, bei einer evtl. notwendigen zweiten Sitzung 12%iges Varigloban injiziert werden. Zuerst werden zur Probe 0,1 ml injiziert, was schmerzlos sein muß. Danach wird 1 ml an dieser Punktionsstelle injiziert, wobei während der Injektion die Crosse durch Fingerdruck abgeriegelt werden kann, um den Kontakt des Verödungsmittels mit dem Varizenendothel zu verlängern. Eine zweite Punktion wird 8–10 cm unterhalb mit der gleichen Technik und Verödungsmittelmenge vorgenommen, so daß insgesamt zur Verödung der Crosse nur 2 ml des Verödungsmittels fraktioniert injiziert werden [10a, 11]. Nach der Injektion dieser fraktionierten Dosen wird das Bein hochgelagert [80].

Verödung von Perforansvenen. Auch die Verödung von insuffizienten Perforansvenen wird nach der Technik von Sigg durchgeführt: In über 90% der Fälle

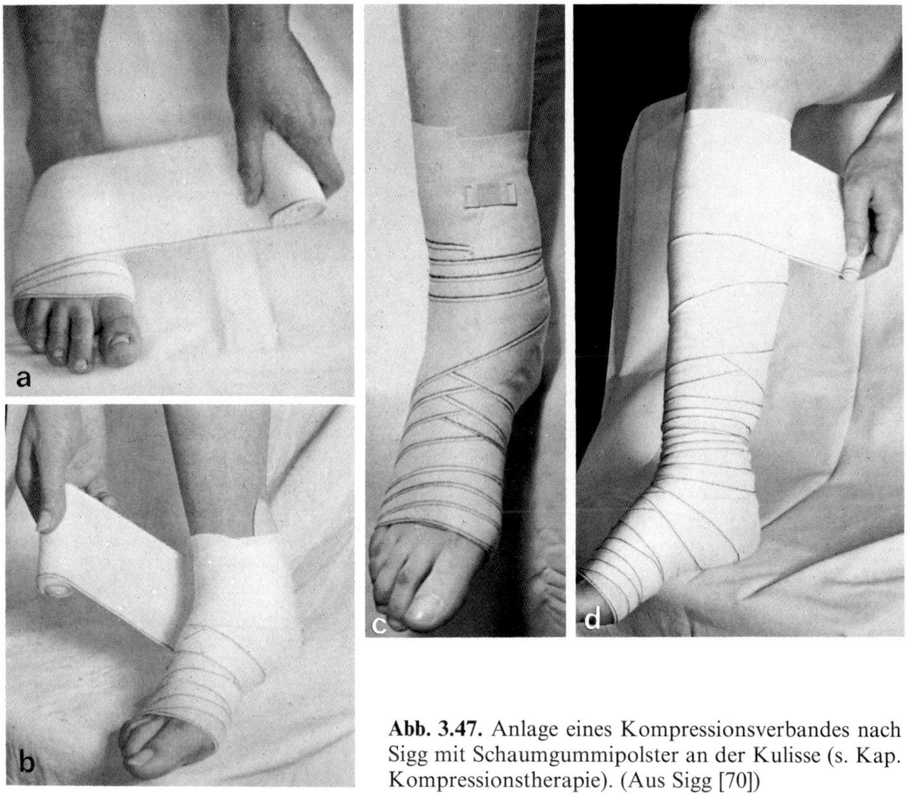

Abb. 3.47. Anlage eines Kompressionsverbandes nach Sigg mit Schaumgummipolster an der Kulisse (s. Kap. Kompressionstherapie). (Aus Sigg [70])

gelingt es jedoch nicht, die gesamte Perforansvene zu verschließen [15], sondern nur die Varize, in welche sie mündet.

Kompressionsverband. Zur Verödungstechnik nach Sigg gehört auch das Anlegen eines Kompressionsverbandes direkt nach der Verödung (Abb. 3.47). Zu bevorzugen ist der Wechselverband nach Sigg am Unterschenkel. Bei Verödung in der Knieregion und am Oberschenkel muß stets auch ein Oberschenkelkompressionsverband mit Schaumstoffbinden oder bei ausgeprägt konischer Form des Oberschenkels ein Dauerverband mit Klebebinden vom Fuß bis zur Leiste angelegt werden (Abb. 3.48).

Am Ende jeder Sitzung, wenn der Kompressionsverband angelegt ist, wird der Patient aufgefordert, bis zur nächsten Kontrolle viel zu laufen und seiner gewohnten Arbeit nachzugehen.

Die Verödungsbehandlung wird normalerweise nach einer Pause von 6 Tagen fortgesetzt, bis sämtliche sichtbaren Varizen verschwunden sind. Die Kompressionstherapie wird danach noch 3 Wochen weitergeführt.

Kontrolle der Behandlung. Bei den Kontrollen nach Varizenverödung muß auf vermehrte Pigmentation und lokalen Schmerz im Bereich der verödeten Varizen

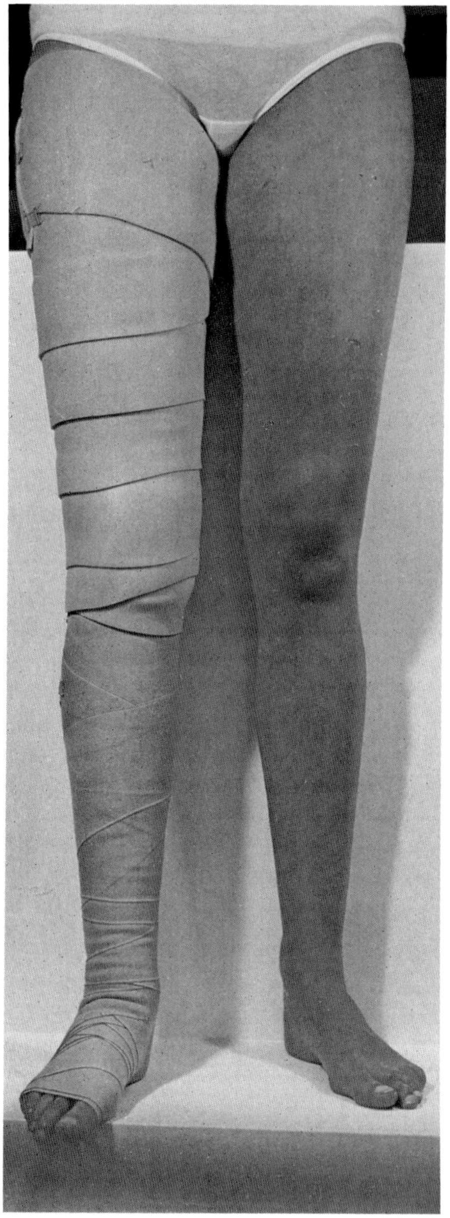

Abb. 3.48. Kompressionsverband nach Sigg am Unterschenkel und zusätzlicher Schaumgummikompressionsverband am Oberschenkel (s. Kap. Kompressionstherapie). (Aus Sigg [70])

geachtet werden (s. Tabelle 3.5). Ursache ist eine intravariköse Blutretention, welche an örtlicher Druckdolenz und Bewegungsschmerz, tastbarer Fluktuation und braunroter Verfärbung zu erkennen ist. Am 4.–10. Tag nach der Verödung ist der Befund am deutlichsten ausgeprägt. Bevorzugt treten diese intravarikösen Blutretentionen nach ungenügender Kompression auf.

Therapie der Wahl ist die sofortige Entleerung durch Stichinzision ohne vorherige Lokalanästhesie wie bei einer Thrombophlebitis. Die Inzision wird rasch entschlossen mit einem scharfen, spitzen Einmalskalpell in einem einmaligen Stich durchgeführt und ist nicht schmerzhafter als der Einstich einer Injektionskanüle. Schmerzhaft dagegen ist das Ausdrücken der Blutretention durch wiederholten energischen Druck von zwei Seiten her auf die Stichstelle zu. Zu einem frühen Zeitpunkt sind Inzision und Exprimieren etwas schmerzhafter, jedoch wird dies durch nachfolgende schnelle völlige Schmerzfreiheit und das Vermeiden einer kosmetisch unerwünschten Sekundärpigmentierung belohnt. Die Einstichstelle wird mit einem sterilen Tupfer bedeckt und durch einen Pflasterstreifen fixiert. Das Bein wird anschließend straff gewickelt.

Nach Abschluß der Verödungsbehandlung empfiehlt sich eine Kontrolle erstmals 6 Monate nach Beendigung der Behandlung, später alle 18 Monate, wobei eine evtl. nötige Nachbehandlung in einer Sitzung erledigt werden kann. Unter dieser Therapie sind die Ergebnisse, besonders vom kosmetischen Aspekt her, faszinierend [24, 66, 70] und die Funktionsverbesserung zweifelsfrei objektivierbar [65, 85] (Abb. 3.49).

Besonderheiten

Bei der Schwangerschaftsvarikose, der Vulvavarikose in der Gravidität, der sog. Raschbehandlung nach Sigg und der Behandlung von Besenreiservarizen sind einige Besonderheiten zu beachten.

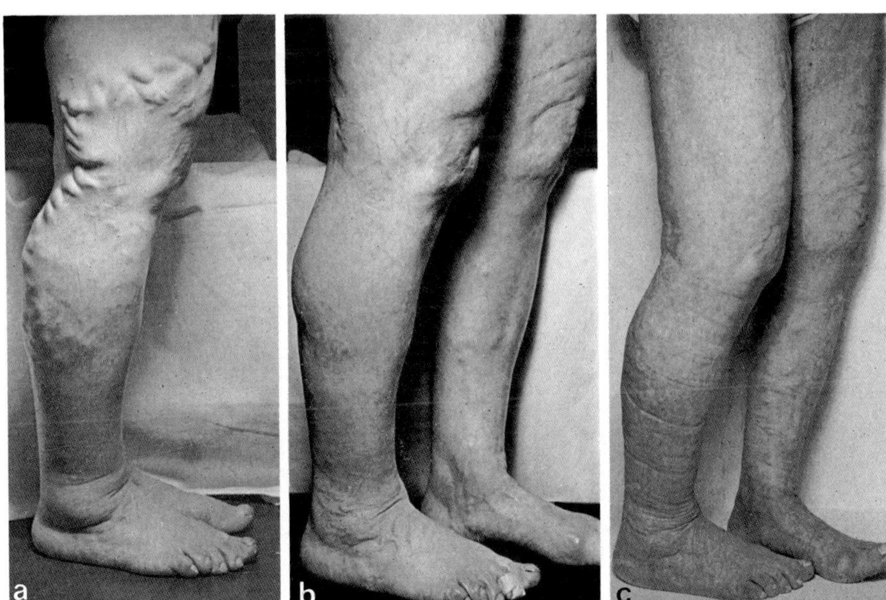

Abb. 3.49. **a** Ausgeprägte Varikose mit Knöchelödem bei 72jähriger Patientin. **b** Zustand 2 Jahre nach Verödungsbehandlung. **c** Zustand 10 Jahre nach Verödungsbehandlung ohne sichtbares Rezidiv (82jährig). (Aus Sigg [70])

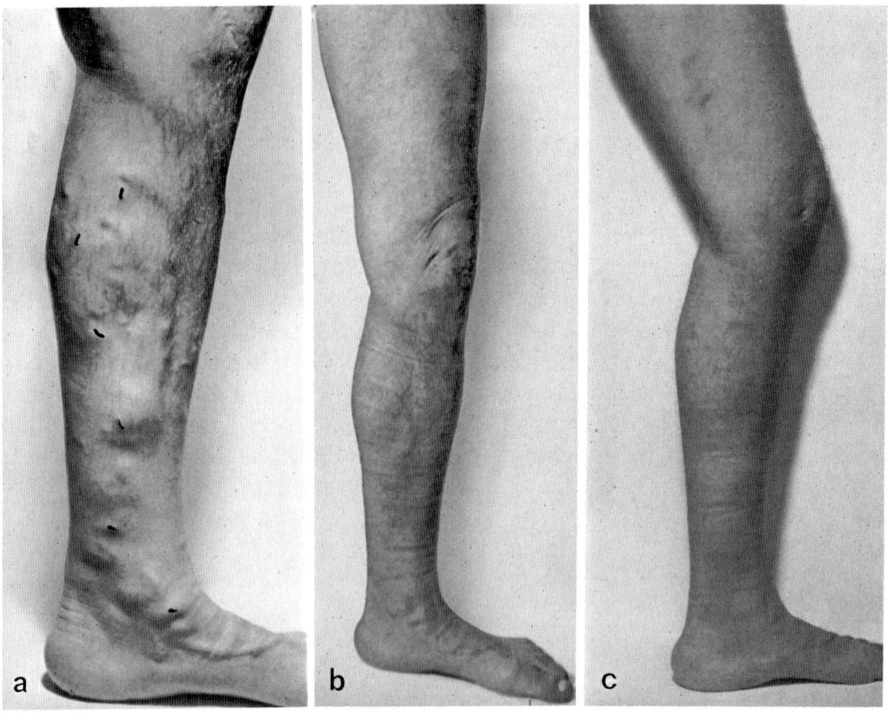

Abb. 3.50 a–c. Varizenverödung nach dem Schema der Raschbehandlung. **a** primäre Varizen vor Verödung. **b** 1 Woche nach 6 Verödungsinjektionen und Kompressionsverband. **c** Zustand nach 6 Jahren (14 Tage nach Verödung eines kleinen Rezidivs mit 3 Injektionen). (Aus Sigg [70])

Raschbehandlung. Bei der Raschbehandlung der Varikose wird im Gegensatz zu den sonst üblichen einwöchigen Abständen die Verödungstherapie in 2–5 aufeinanderfolgenden Tagen zusammengedrängt. Nach der ersten Sitzung ist, wenn der Kompressionsverband die ganze Nacht über gelegen ist, für den Erfahrenen am nächsten Tag bereits sicher erkennbar, wie weitgehend die Verödung schon stattgefunden hat. Die Anzahl und Art der Injektionen mittels Airblocktechnik, Beinhochlagerung und einer Verödungsmittelmenge von insgesamt maximal 7 ml pro Sitzung wird dabei nicht verändert. Nach jeder Behandlung muß das Bein erneut straff gewickelt werden. Der Kompressionsverband wird zu Hause noch 1–2 Monate fortgeführt, um gute kosmetische Resultate zu erzielen (Abb. 3.50).

Schwangerschaftsvarizen. Die Kunst der Verödung liegt hier darin, sich ausschließlich auf stark schmerzende Varizen zu beschränken, kosmetische Wünsche abzulehnen und auf die Monate nach der Entbindung zu vertrösten. Besonders ist zu beachten, daß eine Verödungsbehandlung nicht vor Beendigung des 1. Trimenons, im 3. Trimenon nur bis 6 Wochen vor dem errechneten Geburtstermin und nur nach vorheriger erfolgreicher, d.h. zu völliger Ödemfreiheit führender Kompressionsbehandlung sowie ausschließlich an großen, sehr schmerzhaften Varizen, keinesfalls aber an den kosmetisch stark störenden blauroten Besenreiservarizen durchgeführt werden darf. Die Mobilität der Patientin muß gewährleistet sein. Die Kompressionstherapie muß über die Geburt hinaus bis zur völligen Mobilisierung nach dem Wochenbett fortgeführt werden (Abb. 3.51).

Vulvavarizen. In der Regel bleiben Vulvavarizen in der Schwangerschaft unbehandelt, da sie nach der Geburt völlig verschwinden. Starke Beschwerden bei ausgeprägter Vulvavarikose können mit einem speziellen Kompressionsverband nach Sigg (Abb. 3.52) in der Regel sofort gebessert werden. Dabei werden Streifen von Klebebinden von der Bauchwand her angelegt, so daß sie eine Seite der Vulva komprimieren und am Oberschenkel unter der Gesäßpartie enden. Wenn in Ausnahmefällen die Beschwerden auch dann noch quälend sind, kann mit wenigen Injektionen von je 0,2 ml Verödungsmittel und anschließendem Verband prompt geholfen werden. Auch hier ist die Mobilisation der Patientin conditio sine qua non.

Durch diese Behandlung kann bei Einhalten der Regeln ohne jede Gefährdung des Kindes oder der Schwangeren zusammen mit der Kompressionstheorie nicht nur eine erhebliche Verringerung kaum erträglicher Schmerzen, sondern auch eine signifikante Senkung der Thromboserate im Wochenbett erreicht werden [5, 70, 87].

Die operative Behandlung einer Schwangerschaftsvarikose bleibt extreme Ausnahme im Blutungsnotfall [46] oder beim Right-ovarian-vein-Syndrom [35].

Besenreiservarizen. Besenreiservarizen haben keinen organischen Krankheitswert. Die Baseler Studie hat gezeigt, daß venöse Komplikationen kaum häufiger auftreten als bei varizenfreien Personen [83]. Am Bein können sie kosmetisch jedoch so störend sein, daß sie bei der betroffenen Frau als Selbstwerteinbuße empfunden werden und damit erhebliches seelisches Leid auslösen können [66, 73]. Die Behandlung von Besenreisern in der Gravidität ist obsolet.

Anders verhält es sich bei der Kombination von Besenreisern mit retikulären Varizen oder Stammvarizen. Die Komplikationshäufigkeit ist dort rund 6mal größer als bei Personen, welche ausschließlich Besenreiservarizen oder retikuläre Varizen oder überhaupt keine Varizen besitzen. Subjektive Beschwerden in Form von Schmerzen oder Stauungsbeschwerden kommen bei Besenreiservarikose allein praktisch nie vor, jedoch können gelegentlich ausgeprägte prämenstruelle Beschwerden im Bereich der Besenreiservarizen auftreten.

Auch der Aspekt, daß ein gepflegtes und gefälliges Äußeres bei Frauen einen erheblichen psychologischen Stellenwert besitzt, muß unseres Erachtens bei der Indikationsstellung zur Behandlung von Besenreiservarizen miteinbezogen werden. Es bleibt dann immer noch der Erfahrung und Menschenkenntnis des behandelnden Arztes überlassen, wie weit eine Behandlung im Falle eines ausgedehnten Besenreiserbefalls gehen soll. Die Indikation zur Behandlung von Besenreiservarizen ist also meist eine psychologisch-kosmetische.

Die älteste und bis zum heutigen Tag unumstritten beste Methode der Behandlung von Besenreiservarizen ist die Verödung. Die Injektionsbehandlung

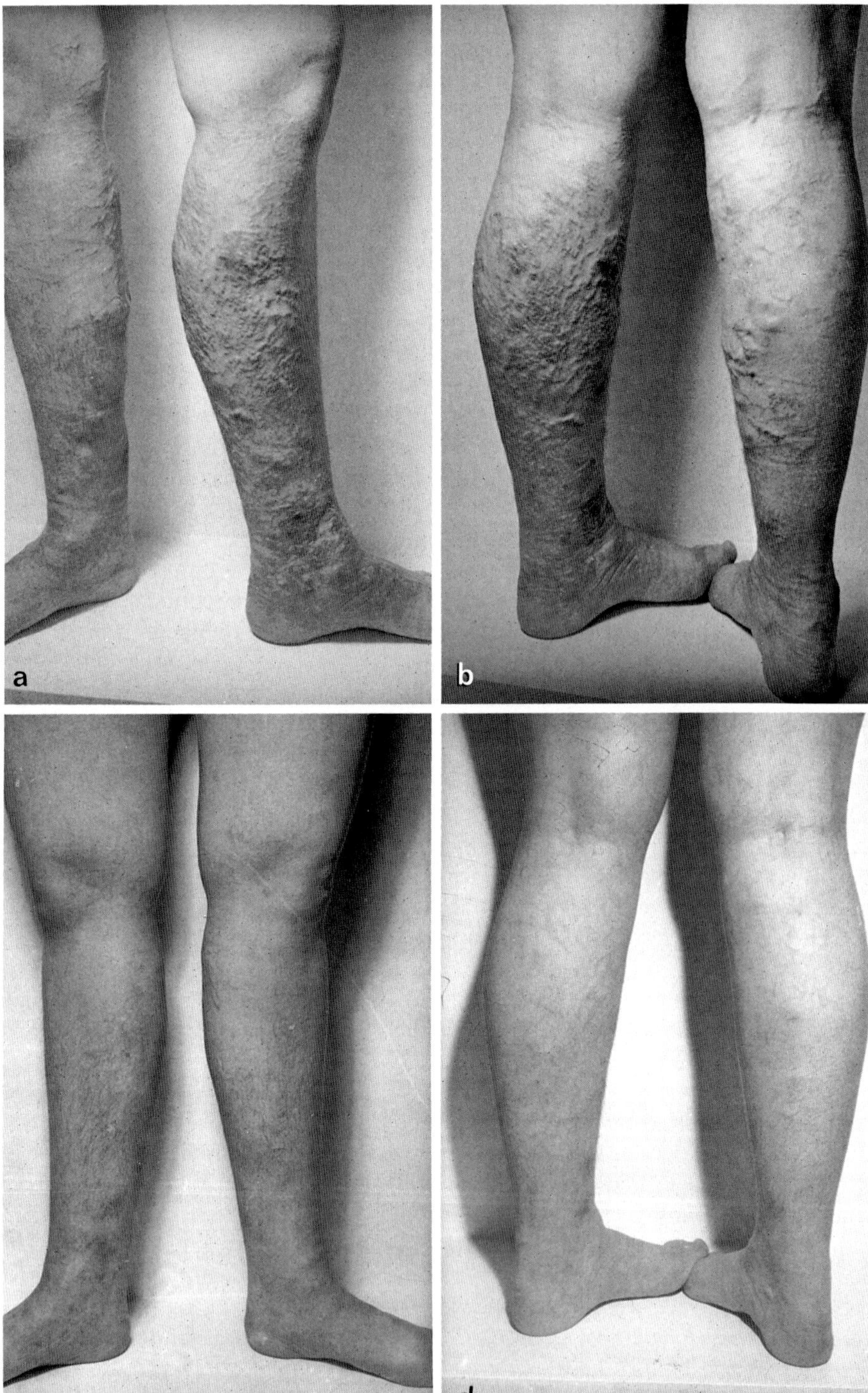
a
b
c
d

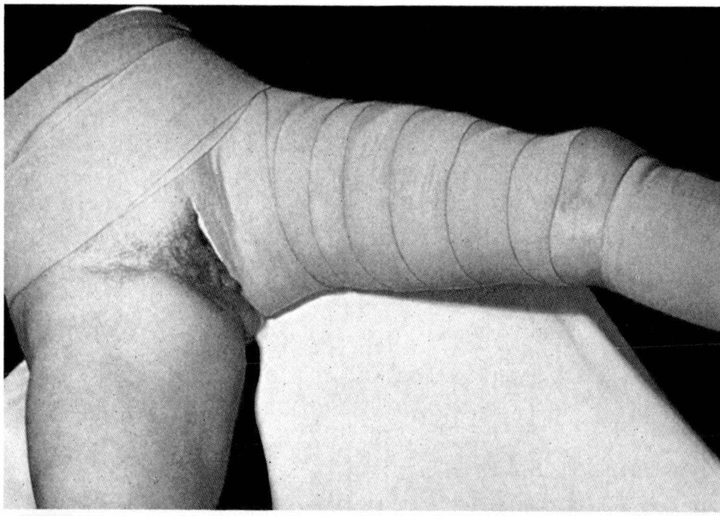
a

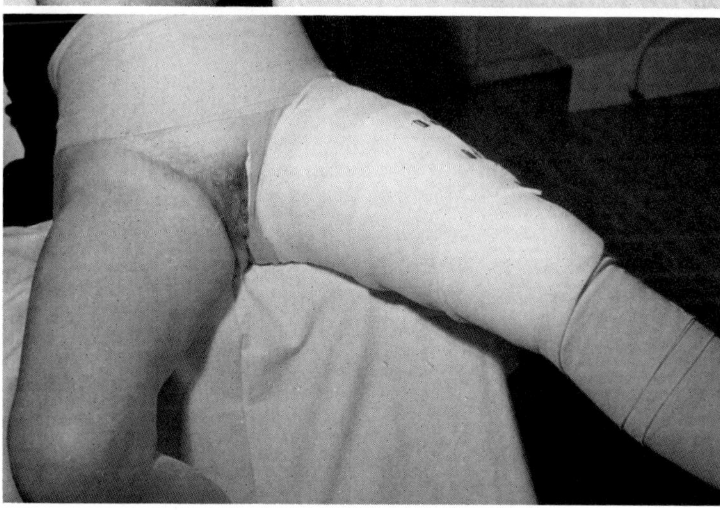
b

Abb. 3.52 a, b. Anlage eines Klebeverbandes an Bein, Vulva und Bauch bei ausgeprägter Bein- und Vulvavarikose in der Gravidität. Verstärkung durch Schaumgummibinde am Oberschenkel. (Aus Sigg [70])

◀ **Abb. 3.51 a–d.** Ausgeprägte Schwangerschaftsvarikose in Mens VI (**a, b**) mit zahlreichen Varikophlebitiden. Unter Kompressionsbehandlung und einzelnen Verödungsinjektionen komplikationsloser Verlauf der Schwangerschaft. Zustand 2 Monate nach der Entbindung (**c, d**). (Aus Sigg [70])

ist bei ausgedehnten Besenreisern langwierig und dauert meist länger als die Behandlung großer Varizen. Die Resultate sind besser als bei konkurrierenden Behandlungsmethoden wie Diathermie, Elektrokoagulation, Kohlensäureschnee, Bestrahlung oder Laserbehandlung. Eine operative Behandlung ist technisch nicht möglich. Es gelten deshalb bei der Verödungsbehandlung von Besenreiservarizen die gleichen Kontraindikationen wie sonst bei Verödungsbehandlung.

Die Indikation zur Behandlung von Besenreiservarizen durch Sklerosierung hängt stark von der Art der Besenreiservarizen ab. Sie zeigen sich generell als blaue bis rote Verfärbung unterschiedlicher Intensität von die Haut durchscheinenden Gefäßerweiterungen und lassen sich in 3 Gruppen aufteilen [82]:

(1) Besenreiservarizen als Erscheinungsform einer allgemeinen chronischen venösen Insuffizienz zusammen mit anderen Varizentypen und Stauungszeichen,
(2) überwiegend hormonell bedingte Besenreiservarizen ohne andere Varizen oder Stauungserscheinung,
(3) essentielle Teleangiektasien.

Besenreiservarizen als Erscheinungsform einer chronischen venösen Insuffizienz sind herdförmig auftretende, echte dermale Varizen, denen ursächlich kleine insuffiziente Vv. perforantes zugrunde liegen.

Ihre Konfiguration ist polymorph, besenreiser-, fächer-, stern- oder ringförmig, gelegentlich gestreckt verlaufend mit deutlich erkennbarer Schlängelung. Ihr Kaliber schwankt erheblich. Die Stärke nimmt meist zur Peripherie hin ab. Ihre Lokalisation entspricht überwiegend dem Verlauf des Stammes von V. saphena magna und parva. Sie können aber auch dem Verlauf von Seitenastvarizen folgen oder das gesamte Bein befallen. Ihre Ursachen decken sich wahrscheinlich mit denen der chronischen venösen Insuffizienz.

Dem gegenüber gibt es bei den überwiegend hormonell bzw. dispositionsbedingten Besenreiservarizen in Form und Lokalisation Besonderheiten. Die Polymorphie ist weniger ausgeprägt als bei der chronischen venösen Insuffizienz. Sie zeigen die gleiche Konfiguration, jedoch beherrscht die einfache lineare und parallele Anordnung das Bild. Pathogenetisch liegt hier eine lokale Insuffizienz einzelner dermaler Vv. perforantes zugrunde, im Unterschied zu den obigen Formen aber nur umschrieben. Sie treten oft kurzfristig auf, z.B. zu Beginn der Menarche oder beim Einsetzen der Menopause, bei Zyklusstörung, Gravidität und Einnahme von Kontrazeptiva. Von vielen Patientinnen wird prämenstruelle Schmerzhaftigkeit angegeben.

Den roten essentiellen Teleangiektasien, welche Erweiterungen feinster Haargefäße darstellen, liegen eine konstitutionelle Kapillarschwäche und wahrscheinlich auch kleinste arteriovenöse Anastomosen zugrunde. Ihre hell- bis bordeaurote und deshalb kosmetisch stark auffallende Farbe ist so zu erklären. Es handelt sich um monomorph flächenartig wirkende Rötungen durch Teleangiektasien ohne erkennbare Ursprungsgefäße, welche aus einer Vielzahl feinster, meist gleichkalibriger, hauptsächlich in longitudinaler Richtung verlaufender, aber auch sich quer verbindender Haargefäße besteht. Bei der klinischen Untersuchung lassen sie sich mit Hochlagerung des Beines nie ganz entleeren bzw.

nicht völlig ausstreichen. Bevorzugt ist das untere Unterschenkeldrittel befallen, meist manschettenförmig mit deutlicher Betonung der Innenseite. Auch hier ist in erster Linie das weibliche Geschlecht betroffen, bevorzugt aber junge Mädchen und Frauen, bei denen Wärme, Kälte, Wind und Näße bahnend und auch verschlimmernd wirken können.

Die Unterscheidung dieser 3 Gruppen ist außerordentlich wichtig, da sie unterschiedliche Behandlungskonzepte erfordern. Im Fall von Besenreiservarizen bei der chronischen venösen Insuffizienz muß das Schwergewicht bei der Behandlung der zugrundeliegenden Venenkrankheit gelten, d.h. Beseitigung der Ödeme durch Kompressionsverband, Ausschaltung funktionell bedeutsamer Varizen und größerer insuffizienter Vv. perforantes durch Operation oder Verödung. Damit dürfte eine teilweise Rückbildung auch kleinerer Besenreiser eintreten. Erst dann darf die Behandlung der restlichen Besenreiser vorgenommen werden. Sie hat aber mit Maß und Zurückhaltung zu erfolgen, da übertriebener Eifer unbefriedigende Resultate zur Folge hat.

Anders verhält es sich bei der zweiten Gruppe, welche sich besonders zur Verödungsbehandlung eignet (Abb. 3.53).

Die Behandlung von Teleangiektasien dagegen ist wegen ihres feinen Kalibers außerordentlich schwierig und zeitraubend. Zudem ist der Erfolg wegen der zugrundeliegenden kleinsten arteriovenösen Anastomosen nicht immer sehr gut (Abb. 3.54).

Auch bei der Verödung von Besenreisern gilt, daß das Sklerosierungsmittel streng intravasal verabreicht werden muß. Gelingt die Punktion des Gefäßes nicht, was besonders bei kleinen, meist hellroten Besenreiservarizen und praktisch immer bei Teleangiektasien der Fall ist, empfehlen namhafte Autoren intradermale Quaddelinjektionen [18, 73, 82]. Bei Verwendung moderner, schwach wirksamer und niedrig konzentrierter Verödungsmittel wie 0,5%iges Aethoxysklerol kann das Verödungsmittel vorsichtig, am besten in Schaumform [24, 40] in kleinsten Mengen auch intradermal injiziert werden. Das technische Problem bei dieser Behandlung besteht in der strengen Begrenzung der Injektionen auf die Kutis, d.h. weder zu oberflächlich in die Dermis mit evtl. blasenartiger Abhebung derselben noch subkutan, da so in der Kutis liegende Gefäßektasien nicht getroffen werden. Diese Quaddelmethode ist umstritten, und ihre Erfolge sind unregelmäßig.

Da sich die Wahl des Verödungsmittels, dessen Konzentration und die injizierte Menge nach dem Kaliber des zu verödenden Gefäßes zu richten haben, kommen bei der Verödungsbehandlung von Besenreiservarizen nur niedrigkonzentrierte Verödungsmittel in kleinsten Mengen zur Anwendung. In der Praxis hat sich besonders Aethoxysklerol in 0,5%iger Lösung und gelegentlich 0,5%iges Varigloban bewährt.

Feine, kurzgeschliffene Einmalkanülen vom Typ der Insulinnadel und die zur Verödung üblichen leichtgängigen 2-ml-Ganzglasspritzen werden empfohlen [24, 70]. Gespritzt wird am horizontal gelagerten Bein bei völliger Ruhe und Entspannung des Patienten. Immer ist es zweckmäßig, für die Injektion ein meist im Zentrum oder an der Basis erkennbares größeres „Stammgefäß" auszusuchen. Bei tangentialer Nadelführung, am besten unter leichtem Abknicken der Nadel und angespannter Haut, gelingt meistens mit nach oben oder unten

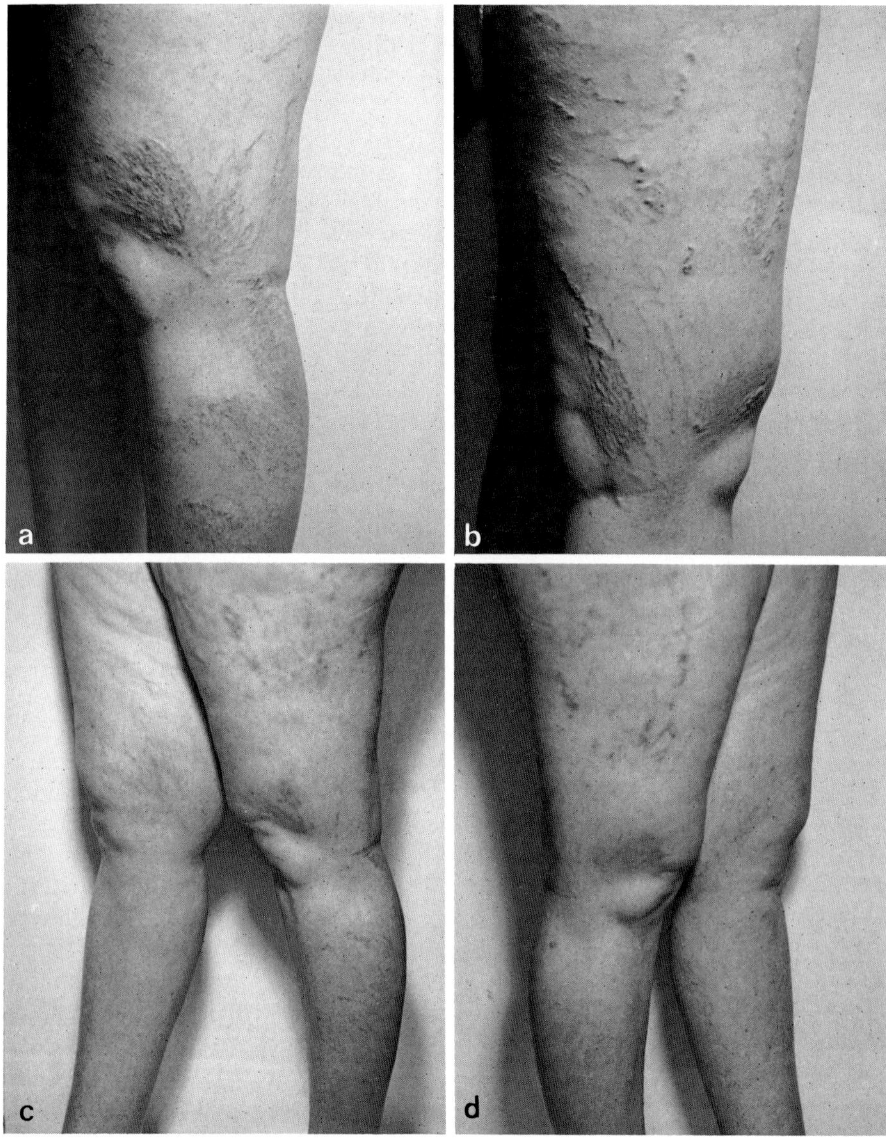

Abb. 3.53a–d. Ausgedehnte Besenreiservarizen an beiden Oberschenkeln (**a, b**), Verödung mit 0,5 und 1%igem Aethoxysklerol intravenös in 10 Sitzungen. Vereinzelt bleiben dunkle Pigmentierungen an den Stellen, wo mit 1%igem Aethoxysklerol sklerosiert wurde (**c, d**). (Aus Sigg [70])

gerichteten Nadelschliff die Punktion in Längsrichtung. Die Zurhilfenahme einer 2fach vergrößernden Lupe kann die Punktion erleichtern. Infolge des kleinen Gefäßdurchmessers läßt sich die intravasale Lage durch Blutaspiration nicht kontrollieren. Das Einspritzen von etwas Schaum vor der eigentlichen Verödungsflüssigkeit kann deshalb als Kontrolle der intravasalen Kanülenlage gel-

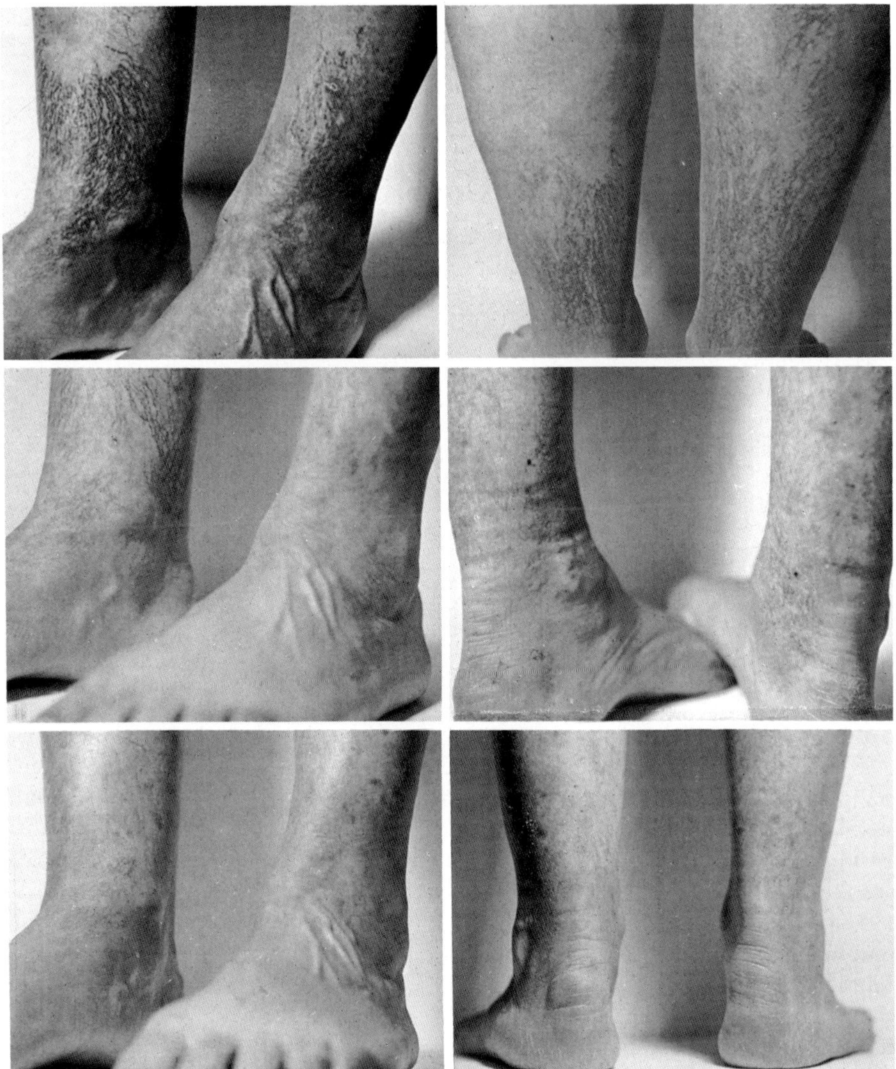

a b c d e f

Abb. 3.54a–f. Ausgeprägte Besenreiservarizen beider Unterschenkel, Verödung mit der Quaddelmethode. **a, b** Ausgangsbefund. **c, d** Zustand nach 12 Sitzungen in 3 Monaten. **e, f** Zustand nach 17 Sitzungen in 5 Monaten. (Aus Sigg [70])

ten: Breiten sich kleine Luftperlen im Besenreiserareal aus, können noch 0,2–0,3 ml der Verödungsflüssigkeit nachgespritzt werden. Das auf diese Weise blutleer gespritzte Areal soll nicht größer als 2 cm, besser nur 1 cm im Durchmesser sein. Im Falle einer Quaddelbildung an der Injektionsstelle muß die Injektion abgebrochen und an einer anderen Stelle neu versucht werden. Pro Sitzung können rund 20 Injektionen gesetzt werden. Eine höhere Zahl stellt eine enorme Belastung des Therapeuten hinsichtlich der Konzentrationsfähigkeit dar. Dabei soll möglichst eine Gesamtmenge von 5 ml Verödungsflüssigkeit nicht überschritten werden. Die Sitzungen können 1- bis 2mal wöchentlich durchgeführt werden.

Nach der Injektion werden die Stichstellen mit kleinen sterilen Watte- oder Gazetupfern bedeckt und diese mit hypoallergischen Pflasterstreifen befestigt. Eine sofort anschließende Kompressionsbehandlung während der 3 nachfolgenden Tage hat sich bewährt. Dadurch können ein besserer Verödungseffekt erreicht und überschießende Entzündungsreaktionen vermieden werden. Das Anlegen eines regulären Kompressionsverbandes ist bei der Behandlung von Besenreisern im Rahmen einer chronischen venösen Insuffizienz mit Ödemneigung unvermeidbar. Das Vorgehen bei der Besenreiserverödung läßt sich wie folgt zusammenfassen:

Grundlagen der Besenreiserverödung
(1) Verwendung feinster Kanülen (Insulinkanülen) und gut laufender 2-ml-Ganzglasspritzen
(2) Einstich tangenital mit intravasalem Sitz der Kanülenspitze
(3) Injektion von Verödungsmittelschaum oder Air-block-Technik
(4) Injektionsmenge 0,2 ml mit 0,5%igem Äthoxysklerol
(5) Injektionsfläche maximal 2 cm Durchmesser
(6) Kompression 3 Tage bei bis zu 20 Injektionen pro Sitzung

Suffusionen und kleine Hämatome treten bei einer Verödungsbehandlung generell auf und sind bedeutungslos. Größere Besenreiserstränge mit oberflächennahen, gut sichtbaren, dunkelblauen intravasalen Hämatomen (Abb. 3.55) sind unbedingt durch Aufschlitzen mit einer feinen Lanzette oder auch schachbrettförmig durch Ritzen mit einer feinen Nadel zu entleeren. Das kosmetische Endresultat kann damit erheblich verbessert werden. Pigmentierungen durch Hämosiderinablagerung sind so seltener. Vor Einleitung einer Verödungsbehandlung empfiehlt es sich generell, den Patienten dahingehend aufzuklären, daß die behandelten Hautareale in den kommenden Wochen stärker sichtbar sind und das kosmetische Endresultat erst in 3–6 Monaten zu erwarten ist. Vor und 3 Monate nach der Behandlung von Besenreiservarizen sollte eine photographische Objektivierung des Befundes durchgeführt werden.

Nach einer Verödungsbehandlung ist Wärmeeinwirkung, insbesondere durch stärkere Besonnung für mindestens 6 Wochen streng zu vermeiden. Deshalb muß auch besonders kosmetisch motivierten Patientinnen von einer Behandlung unmittelbar vor der Sommer- und Badesaison abgeraten werden. Die Patientin muß wissen, daß es häufig nicht zum völligen Verschwinden der Besenreiser, sondern nur zur kosmetischen Verbesserung kommt, auch wenn diese beträchtlich ist.

Gelingt die intravenöse Injektion der Besenreiser nicht mehr, so können unter Beachtung besonderer Vorsichtsmaßnahmen auch intrakutane Injektionen versucht werden [18, 40, 73, 82]. Bei der einwandfreien intrakutanen Injektion werden im Abstand von 1 cm schachbrettartig Quaddeln (nicht Blasen!) von 0,4–0,5 cm Durchmesser mit nicht mehr als 0,1 ml 0,5%igem Aethoxysklerol

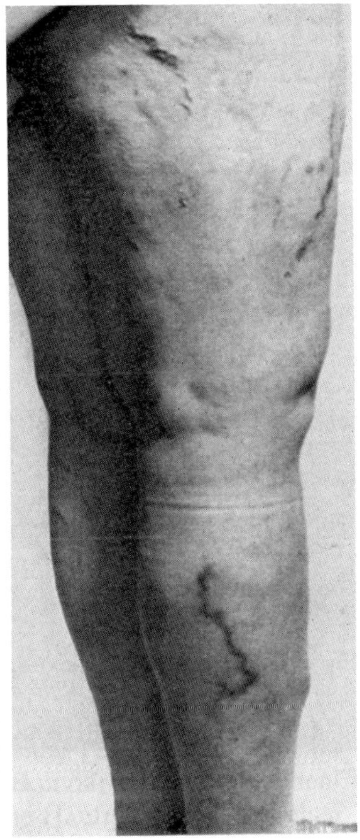

Abb. 3.55. Intravariköses Hämatom bei Verödung einer Besenreiservarize mit zu konzentriertem Verödungsmittel. (Aus Sigg [70]) ▶

a

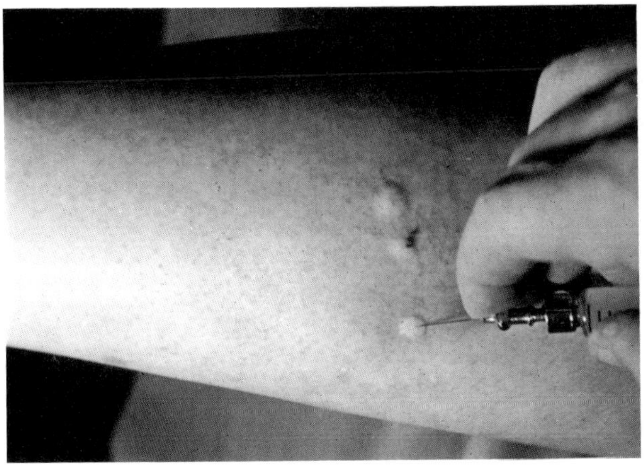

Abb. 3.56. Quaddelmethode zur Verödung feinster Besenreiservarizen. (Aus Sigg [70])

gesetzt (Abb. 3.56). Danach ist eine feste lokale Kompression mit Schaumstoffpolster und Klebebinde unerläßlich.

In Abständen von 3–4 Tagen können dann weitere Bezirke behandelt werden. Es wird empfohlen, während der ganzen Behandlungsdauer eine Kompression durchzuführen, auch noch während einiger Wochen nach Abschluß der Injektionsserien, am besten wohl mit einem Kompressionsstrumpf der Kompressionsklasse II.

Eine Nachkontrolle nach jeweils 3–6 Monaten ist ratsam. Meist ist eine Wiederholung der Injektionsbehandlung notwendig, die aber im Unterschied zur ersten kürzer dauert.

Komplikationen sind bei Einhaltung dieser in der Praxis bewährten Regeln außerordentlich selten. Kleine Nekrosen (Abb. 3.57), insbesondere nach nicht fachgerecht applizierten intradermalen Injektionen sind möglich [24, 40]. Sie sind meist zu klein für eine Exzision. Bei etwas Geduld heilen solche kleinen und oberflächlich gelegenen Nekrosen innerhalb von ca. 6 Wochen ohne spezielle therapeutische Maßnahmen ab, je nach Nekrosentiefe unter Zurücklassung einer Narbe oder zumindestens eines Leuko- oder Melanoderms. Im Falle einer irrtümlichen paravenösen Injektion konzentrierten Verödungsmittels hat es sich bewährt, die betreffende Stelle mit Lokalanästhetika oder physiologischer

Nur eine einzige beispielhafte Studie [65] liefert bisher gut fundierte Aussagen zur Rezidivrate nach Crossenverödung: Beurteilungsgrundlage waren klinisch sichtbare Varizen und dopplersonographisch feststellbarer erneuter Reflux als Zeichen einer Wiedereröffnung der V. saphena magna und der Crosse. 3 Jahre nach der Verödungsbehandlung waren gemessen am Reflux 52% der Crossen verschlossen, während sich in 48% ein Rezidiv objektivieren ließ. Der klinische Befund der gleichen Patienten dagegen zeigte bei 26 von 81 Beinen neuerlich Varizen, d.h. bei 32%. Der Prozentsatz klinisch feststellbarer Rezidive war also um 16% niedriger als mit Doppler-Ultraschalluntersuchung festgestellt.

Bei der Beurteilung der Rezidivquote nach Verödung von Perforansvenen ist die Erfolgsbeurteilung besonders problematisch. Bei histologischer Kontrolle nach Varizenverödung konnte nämlich gezeigt werden [15], daß diese nur zu 5,8% verschlossen, zu 94,2% aber noch offen, d.h. weiter insuffizient waren, wogegen die Venen, in welche sie mündeten, nach der Verödung stets verschlossen waren. Perforansverödung bedeutet also praktisch immer nur die Verödung der durch die Perforansvenen gespeisten Varize, nicht aber der insuffizienten Perforansvene. Diese bleibt trotz Verödung weiterhin insuffizient. Vor dem Hintergrund dieser Tatsache müssen die Zahlen von Hobbs [33] gesehen und dahingehend korrigiert werden, daß die scheinbare Rezidivquote von 74% sich nur auf sichtbare oberflächliche Varizen, nicht aber auf die Perforansvenen selbst bezieht.

Insgesamt lassen die neueren Untersuchungen den Rückschluß zu, daß die Rezidivquote, zumindest bei Perforansinsuffizienz, nach Sklerosierung höher ist als die klinische Untersuchung vermuten läßt. Dasselbe dürfte für Crosseninsuffizienz und Stammvarizenrezidive der Fall sein, jedoch weniger ausgeprägt. Immerhin haben die Untersuchungen gezeigt, daß zumindest 50% der Crossen nach erfolgreicher Sklerosierung verschlossen bleiben.

Die Behandlung von Verödungsrezidiven ist bei der Mehrzahl der Patienten durch wenige erneute Injektionen relativ einfach durchzuführen.

Wenn jedoch das Rezidiv deutlich ist und Beschwerden bestehen, sollte man sich nicht auf die klinische Untersuchung beschränken, sondern zusätzlich eine gründliche Diagnostik mit Phlebographie, Funktionsuntersuchung und photographischer Objektivierung des klinisch sichtbaren Bildes durchführen. Erst anhand dieser Befunde ist zu entscheiden, ob erneut sklerosiert oder ob eine chirurgische Therapie gewählt werden sollte.

Ein abschließendes Urteil zum Rezidivproblem nach Varizenverödung werden erst zukünftige Studien mit Hilfe objektiver Untersuchungsmethoden wie Phlebographie, Druckmessung unter Belastung, Plethysmographie [85] und Doppler-Ultraschalluntersuchung [65] ermöglichen.

3.4.3 Chirurgische Therapie

Die operative Entfernung von V. saphena magna und parva erfordert wegen ihrer Eignung als autologer Gefäßersatz strengste Indikation: Eine Exhärese von V. saphena magna oder V. saphena parva kommt nur in Frage, wenn diese

Gefäße varikös verändert sind bzw. wenn sie im Rahmen eines postthrombotischen Syndroms keine Kollateralfunktion besitzen.

Ist die Entscheidung zur Operation gefallen, sollte die operative Therapie vor dem Hintergrund möglicher Komplikationen und des Varizenrezidivs gesehen werden [2, 7, 12, 19, 30, 38, 43, 55, 75, 78]. Die Rezidivfrequenz schwankt zwischen 2 und 36% [2, 7, 19, 29, 38, 42, 44, 52, 78] je nach Operationstechnik und Beobachtungszeitraum. Bei Reoperationen von Rezidiven mußten in 20% der Fälle eine Saphena-magna- und in 24% eine Saphena-parva-Exhärese nachgeholt werden; insuffiziente Vv. perforantes waren mit 50% der häufigste Grund zur erneuten operativen Intervention [38, 75]. Eigene Untersuchungen zeigten hinsichtlich Lokalisation und Durchmesser keinen signifikanten Unterschied zwischen den Vv. perforantes bei der Erstoperation und beim Rezidiv: Eine gemeinsame Genese ist als gesichert anzusehen [75].

Für die operative Therapie ergeben sich daraus wichtige Argumente: Der Entschluß zur Operation setzt strengste Indikation und eine umfassende präoperative Diagnostik, besonders der insuffizienten Vv. perforantes voraus [7, 13, 17, 30, 37, 42, 45, 47, 48, 49, 54, 67, 71, 74, 78, 91].

Die besten Langzeitergebnisse liegen unbestritten nach modifizierter Babcock-Operation vor mit vollständiger Exhärese insuffizienter Hauptstämme, kompletter Crossektomie, Exstirpation der Varizenkonvolute sowie Ligatur und Durchtrennung insuffizienter Vv. perforantes [7, 13, 17, 29, 37, 42, 45, 47, 48, 49, 53, 54, 59, 67, 71, 74]. Bei strengster Indikation und exakter präoperativer Diagnostik operieren wir so radikal wie möglich, allerdings unter Wahrung des Prinzips der funktionellen, nicht der anatomischen Radikalität [41, 67, 68, 69, 88, 91].

Hält man sich die möglichen, wenn auch seltenen, aber schwerwiegenden Komplikationen vor Augen, so ist die Krampfaderoperation keine Anfängeroperation [2, 4, 31, 39]. Dafür sprechen auch die von Leu [44] analysierten Rezidive nach Krampfaderoperationen: Die beim Gefäßchirurgen aufgetretene Rezidivquote lag mit 6,5% deutlich niedriger als die Rezidivquote des Allgemeinchirurgen mit 34%.

Bei uns werden Krampfaderoperationen stets unter stationären Bedingungen durchgeführt. Liegen Varizen beider Beine vor, wird zunächst nur eine Seite operiert.

Nach sorgfältiger Rasur am Vortag der Operation erfolgt die Markierung der Varizen und insuffizienten Perforansvenen mit Hauttinte am stehenden Patienten. Zur Darstellung nicht sichtbarer insuffizienter Saphenahauptstämme und zur Erleichterung der Suche nach Perforansinsuffizienzen wird das Doppler-Ultraschallgerät zu Hilfe genommen. Die palpatorisch, mittels Tourniquets, dopplersonographisch sowie radiologisch identifizierten Perforansvenen werden in einem Formblatt eingetragen; die tatsächlich intraoperativ gefundenen später nachgetragen.

Nach sorgfältiger Desinfektion unter besonderer Berücksichtigung der Leiste wird das Bein so abgedeckt, daß es überall zugänglich bleibt. Bei Parvainsuffizienz muß eine Umlagerung des Patienten auch von anästhesiologischer Seite mit eingeplant und berücksichtigt werden. Eine ausreichend sichere und exakte Präparation an der Kniekehle ist fast nur in Bauchlage möglich.

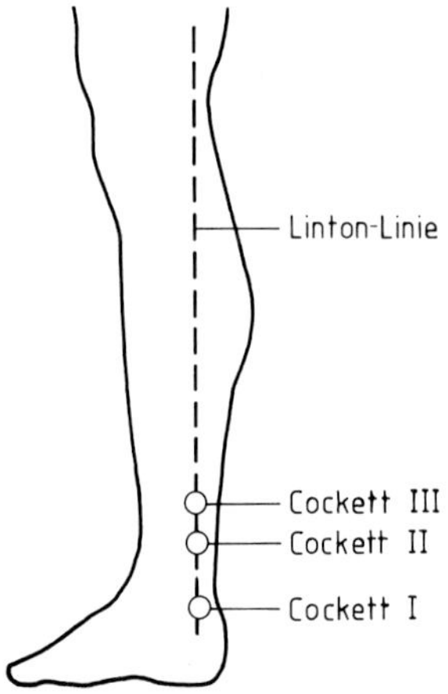

Abb. 3.61. Linton-Linie an der Innenseite des Unterschenkels 2 Querfinger hinter der Tibiakante. Cockett I, II, III: Typische Perforansinsuffizienzen nach Cockett auf der Linton-Linie

Die Hautinzisionen sollten aus kosmetischen Gründen in Verlaufsrichtung der Haut liegen – letztlich richtet sich der Verlauf der Inzision jedoch nach dem vorliegenden Befund. Mehrere kleine Inzisionen mit ausreichend breiten dazwischenliegenden Hautbrücken sind hinsichtlich Wundheilung und kosmetischem Effekt günstiger als lange Schnitte – andererseits sind lange Inzisionen zur vollständigen Exstirpation ausgedehnter oberflächlicher Varizenkonvolute häufig nicht vermeidbar.

Die Schnittführung im Unterschenkelbereich im Bereich der Linton-Linie (Abb. 3.61) sollte nicht über oder direkt neben der Schienbeinkante verlaufen, da es sonst wegen mangelhafter Weichteildeckung zu Wundheilungsstörungen kommen kann. Der Mindestabstand von der Schienbeinkante beträgt 2 Querfinger. Grobes Unterminieren der Haut mit dem Finger oder Instrument traumatisiert das subkutane Gewebe, führt zu Fettgewebsnekrosen und durch Auf- und Abreißen von Gefäßen zu Blutungen. Die mangelhafte Übersicht macht weitere Inzisionen notwendig und beeinträchtigt den kosmetischen Effekt.

Die Schnittführung zur Freilegung der Crosse wird in der Literatur kontrovers angegeben. Prinzipiell ist der infrainguinale, der inguinale und der suprainguinale Zugang möglich [8, 9, 10, 13, 17, 45, 47, 53, 59, 71, 74]. Für den suprainguinalen Zugang hat Brunner [8] einleuchtende Gründe angegeben: Die Verlagerung des Operationsfeldes in eine „ruhige Körperzone und dadurch Vermeidung von Infektionen und sekundären Lymphödemen [27] sowie das Erreichen eines günstigen kosmetischen Resultates".

Trotzdem möchten wir diesen Zugang nicht empfehlen, da er aus anatomischen Gründen schwieriger ist, zur Entfernung von akzessorischen Saphena-magna-Seitenästen zusätzliche Inzisionen notwendig macht und im Falle einer tiefen Saphenaeinmündung problematisch ist. Wir bevorzugen seit Jahren den infrainguinalen Zugang und haben kaum wesentliche Komplikationen gesehen.

Das Einführen der Sonde von distal nach proximal ist bei unserem Vorgehen die Regel. Das Stripping wird in gleicher Richtung durchgeführt.

Der Verschluß der Hautinzisionen erfolgt mittels atraumatischen Nahtmaterials, Stärke 40×0, durch Intrakutannähte bzw. modifizierte Intrakutannähte nach Allgöwer/Donati. Lediglich in der Leiste werden einige lockere Subkutannähte gelegt.

Spezielle operationstechnische Gesichtspunkte

Saphena-magna- bzw. -parva-Exhärese. Die operative Entfernung der Saphena magna beginnt mit ihrer Freilegung durch eine quere Hautinzision proximal und etwa 1 Querfinger vor dem Innenknöchel, wobei sie exakt vom umgebenden Bindegewebe und damit von Fasern des N. saphenus befreit wird.

Nach distaler Ligatur sowie proximalem Anschlingen wird die Vene quer inzidiert, die Sonde eingeführt und zart mit leichten Drehungen unter digitaler Führung bis zur Leiste vorgeschoben.

Die Zuflüsse der Saphena im Knöchelbereich werden freipräpariert und unter Ligaturen durchtrennt.

Eine unter zu starkem Druck vorgeschobene Sonde kann sich in einer Venenklappe verfangen und die Wand perforieren. In diesem Fall muß über der Perforationsstelle freigelegt und die Sondenspitze unter Sicht in die Vene zurückgezogen und erneut vorgeschoben werden.

Das Vorschieben der Sonde kann auch durch nach Verödung obliterierte Segmente oder bei stark varikös erweiterten Venen behindert sein. Bei Sondenstop empfiehlt es sich, eine zweite Sonde von der Leiste aus retrograd bis zur ersten vorzuschieben, um so die Saphena vollständig entfernen zu können.

Die Freilegung der Crosse wird durch die tastbare, anatomiegerecht plazierte Sonde erleichtert. Nach querer infrainguinaler Inzision wird die Saphena bei liegender Sonde angeschlungen und eine sorgfältige komplette Präparation der Crosse und sämtlicher Seitenäste vorgenommen. Durch sanften Zug an der Saphena nach distal werden die proximalen Äste so angespannt, daß sie leichter präpariert, ligiert und durchtrennt werden können.

Für den Anfänger ist das Erkennen und richtige Interpretieren zahlreicher anatomischer Normvarianten schwierig [28]. Dennoch stellen sich einige Venen, wie die V. epigastrica superficialis, die V. circumflexa ilium, die V. pudenda externa sowie die akzessorischen medialen und lateralen Saphenaseitenäste, relativ kostant dar (Abb. 3.62).

Wegen der Gefahr schwerwiegender Komplikationen ist die Leistenpräparation der anspruchvollste Abschnitt einer Varizenoperation (s.S. 174).

Nach eindeutiger Identifizierung der Saphenaeinmündung in die V. femoralis sowie Ligatur und Durchtrennung sämtlicher Seitenäste wird die Saphena unter doppelten Ligaturen dicht an der Einmündung durchtrennt, die Sonde weiter durchgezogen und eingeknotet.

Das Stripping der Saphena magna erfolgt am Ende der Operation, d.h. wenn eine gleichzeitige notwendige Parvadarstellung und Sondierung, Entfernung variköser Konvolute durch zusätzliche Inzisionen sowie Präparation und Ligatur insuffizienter Perforantes erfolgt ist.

Beim Stripping der Saphena kann gleichzeitig, am Fuß beginnend, mit Kompressionsverbänden nachgewickelt werden.

In 10–20% der Fälle liegt im Rahmen einer primären Varikose eine variköse Veränderung der Parva allein oder mit gleichzeitiger Magnavarikose vor [10].

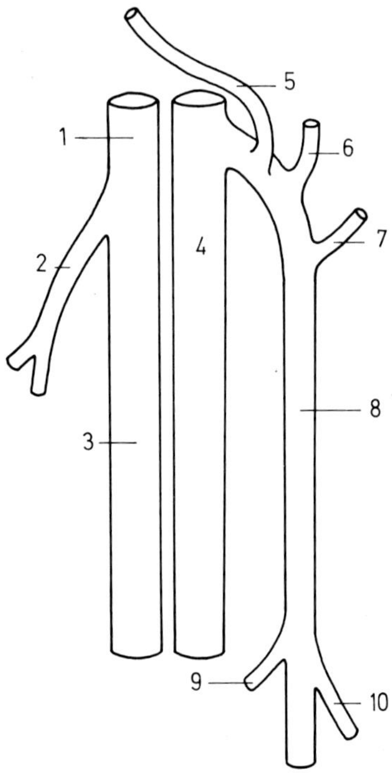

Abb. 3.62. Leistenregion mit den wichtigsten Zuflüssen

1 A. femoralis communis
2 A. profunda femoris
3 A. femoralis superficialis
4 V. femoralis
5 V. circrumflexa ilium superficialis
6 V. epigastrica superficialis
7 V. pudenda externa
8 V. saphena magna
9 V. saphena accessoria lateralis
10 V. saphena accessoria medialis

Ob eine routinemäßige Parvaexhärese zur Senkung der Rezidivfrequenz durchgeführt werden soll, ist noch Gegenstand der Forschung [78].

In operativ-technischer Hinsicht bestehen kaum Unterschiede zur Magnaentfernung. Bei der einfachen subfaszialen Ligatur der V. saphena parva in der Kniekehle ist eine Rezidivquote von 25% zu verzeichnen [10]. Daher sollte, um die Parva zu unterbinden, in Analogie zur Ligatur der V. saphena magna die Parvamündung in die V. poplitea genau freipräpariert werden, wobei auf zahlreiche Mündungsvarianten geachtet werden muß. Ebenso wichtig erscheint uns die Identifizierung von Verbindungsästen zur Saphena magna und zum tiefen Venensystem [10, 52, 59, 71, 91].

Die Freilegung der Saphena parva erfolgt hinter dem Außenknöchel unter Schonung des N. suralis. Nach distaler Ligatur und Anschlingen wird die Sonde durch eine quere Inzision eingeführt und bis zur Kniekehle vorgeschoben. Die Mündung der Parva liegt meist 1–4 cm kranial der Kniegelenkbeuge. Längs- und Querinzisionen direkt in der Beuge sind in der Hauptbelastungszone der Kiegelenkhaut gleichermaßen ungünstig. Unserer Meinung nach ergibt die S-förmige quere infragenuale dorsale Freilegung, 2–3 cm distal der Kniekehle, das beste kosmetische Resultat.

Das zentrale Ende wird weiterverfolgt bis zur Einmündung in die V. poplitea, wobei auch hier die tastbare Sonde die Präparation erleichtert. Danach wird die V. saphena parva unter doppelten Ligaturen durchtrennt, die Venensonde weiter nach proximal durchgezogen und eingeknotet.

Das Stripping der V. saphena parva erfolgt ebenfalls am Ende der Operation, zuvor jedoch werden Verbindungen zur V. saphena magna sowie Perforansvenen präpariert, ligiert und durchtrennt.

Ligatur insuffizienter Vv. perforantes. Die Ligatur insuffizienter Vv. perforantes geschieht an ihren Durchtrittsstellen extrafaszial im Niveau der Faszie. Stimmt die Inzisionsstelle nicht mit der präoperativen Markierung überein, wird die Faszie eröffnet und subfaszial durch vorsichtiges Tasten die Durchtrittsstelle des Perforansvene aufgesucht.

Bei diesem Manöver kann zu grobes Manipulieren zum Einreißen einer Perforansvene führen, weiterhin zu stärkeren Blutungen mit Hämatom und möglicherweise konsekutiven Infektionen Anlaß geben.

Ist das subkutane Gewebe allerdings sklerotisch und fibrös, sollte die Inzision sofort bis auf die Faszie geführt, und die Perforansvenen sollten entsprechend dem Linton-Manöver subfaszial ligiert werden, bei ausgedehntem Befund mit Entschluß zu einer ausreichend großen Längsinzision an der Innenseite des Unterschenkels, wobei ein Faszienverschluß wegen der Gefahr des Kompartmentsyndroms unterbleibt.

Die Erfahrung zeigt, daß die Anzahl intraoperativ gefundener Vv. perforantes höher liegt als die Anzahl der präoperativ markierten. Durch alleiniges Saphenastripping werden z.B. die Vv. perforantes des Ramus posterior (unteres Arkadengefäß) nicht entfernt. Daher führen wir routinemäßig zumindest eine explorative Freipräparation der Cockett-II-Venen (13 cm über dem medialen Knöchel) auch bei fehlenden präoperativen Insuffizienzzeichen durch. Weiterhin

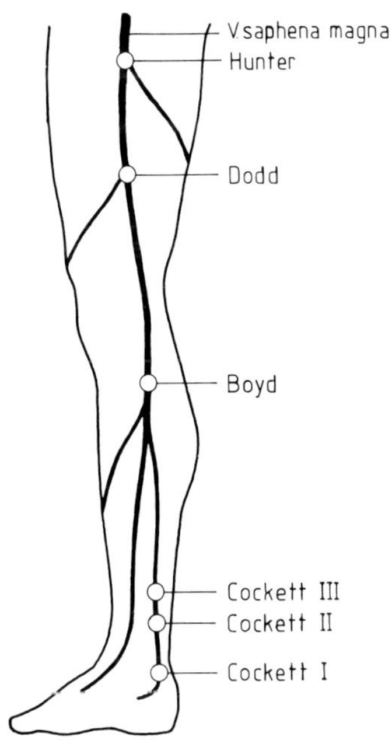

Abb. 3.63. Schema der klinisch wichtigsten Prädilektionsstellen insuffizienter Vv. perforantes an der Innenseite des Unter- und Oberschenkels

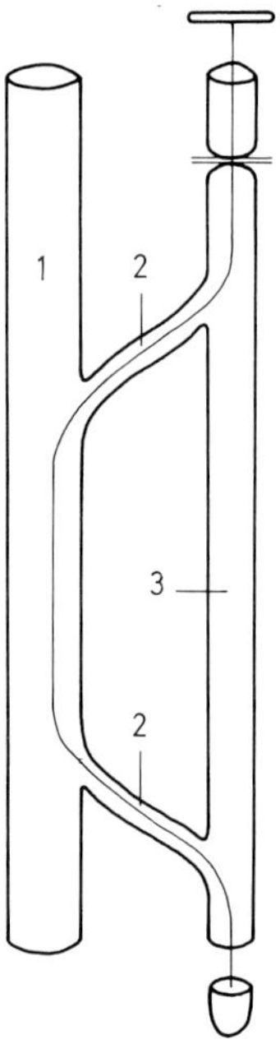

Abb. 3.64

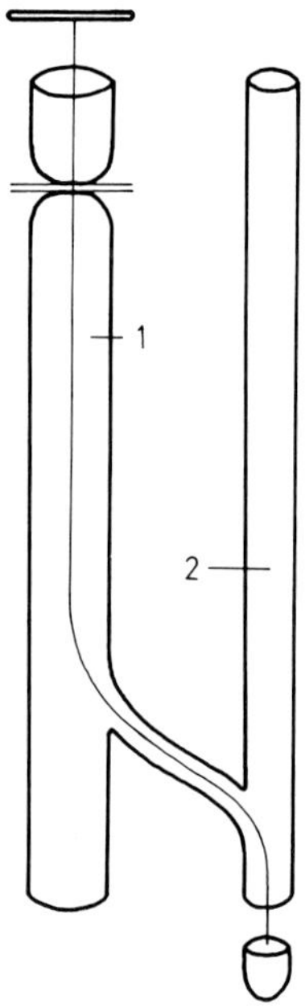

Abb. 3.65

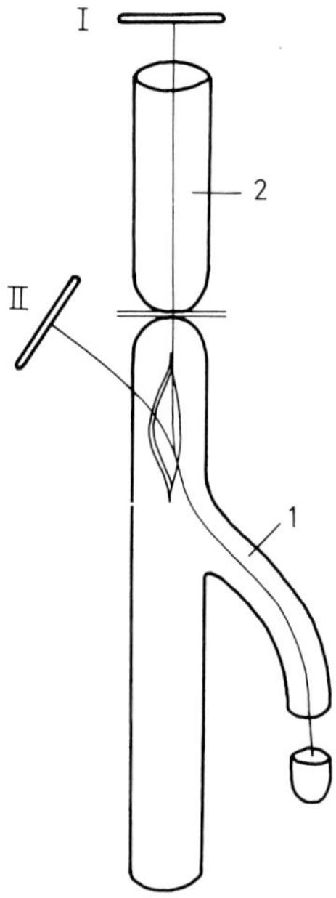

Abb. 3.66

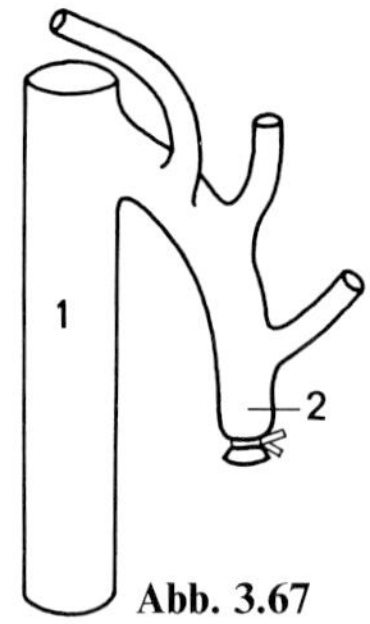

Abb. 3.67

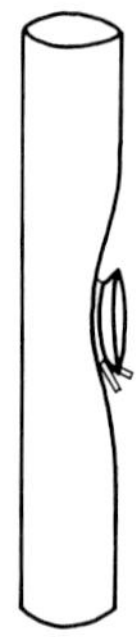

Abb. 3.68

Abb. 3.64. Irrtümliches Teilstripping der V. femoralis (*1*), wenn die Sonde über eine V. perforans (*2*) in die Tiefe und von dort wieder zurück in die V. saphena (*3*) gelangt

Abb. 3.65. Gefahr der Femoralisexhärese, wenn die Sonde in die Tiefe gelangt und die V. femoralis (*1*) bei liegender Sonde mit der V. saphena magna (*2*) verwechselt wird

Abb. 3.66. Gefahren bei tiefer Einmündung der V. saphena magna (*1*): *I* Irrtümliche Ligatur der V. femoralis (*2*); *II* Großer Substanzdefekt beim Stripping

Abb. 3.67. Der zu lange Saphenastumpf. (*1*) V. femoralis, (*2*) V. saphena magna

Abb. 3.68. Einengung der V. femoralis durch zu knappe zentrale Ligatur der V. saphena magna

Nachbehandlung

Die konsequente Nachbehandlung beginnt bereits auf dem Operationstisch. Beim Stripping von Saphena magna und/oder Saphena parva wird gleichzeitig vom Fuß beginnend mit elastischen Kompressionsbinden nachgewickelt. Dieser Verband wird am Operationstag mehrfach auf seinen Sitz hin kontrolliert, um eine venöse Stase oder arterielle Abschnürung zu verhindern.

Der Patient wird bereits am Operationstag mobilisiert und in den nachfolgenden Tagen aufgefordert, hauptsächlich zu liegen oder zu laufen, nicht aber zu sitzen oder zu stehen. Eine routinemäßige medikamentöse Thromboseprophylaxe ist nicht notwendig [39, 48], jedoch hat sich die intermittierende Kompression zur Nachbehandlung bewährt.

Selbstverständlich werden täglich Wundkontrollen durchgeführt. Hämatome, bzw. Infiltrate von thrombosiertem Blut, meistens im Bereich des Hunter-

Kanals nach Stripping, imponieren als Pseudothrombophlebitiden mit wulstförmiger Schwellung, verschwinden aber meist ohne Behandlung völlig.

Zur Beruhigung des Patienten kann neben Kompressionsverbänden eine lokale Salbenbehandlung durchgeführt werden. Beim Verlassen des Krankenhauses werden Zweizuggummistrümpfe der Klasse II verordnet, die für ein halbes Jahr getragen werden müssen.

Literatur

1. Aigner R (1981) Die Lage des N. saphenus und seine Bedeutung für die Eingriffe an der V. Saphena magna. Angio 3:59
2. Balzer K (1983) Venen. In: Carstensen G (Hrsg) Intra- und postoperative Komplikationen. Springer, Heidelberg, S 107
3. Baricewic J (1969) Varizenverödung in der phlebologischen Praxis. Ärztl Prax 11:126
4. Benhamou AC, Natali J (1981) Les accidents des traitements sclerosant et chirurgical des varices des membres inférieurs. A propos de 90 cas. Phlebologie 34:41
5. Bergquist A, Bergquist D, Hallböck T (1976) Venous thromboembolism in pregnancy. Br Med J I:456
6. Bolliger AA, Leprêtre M, Klüken N et al. (1982) Indikationen zur Sklerotherapie. Ein Rundtischgespräch. Swiss Med 4a:38
7. Boyd AM (1948) Discussion on primary treatment of varicose veins. Proc R Soc Med 41:633
8. Brunner U (1979) Suprainguinaler Zugang zur Krossektomie. Huber, Bern (Aktuelle Probleme in der Angiologie, Bd 38, S 142)
9. Brunner U (1983) Spezielle chirurgische Behandlungsverfahren bei der Varikosis. In: Gruß JD, Simmenroth H (Hrsg) Gefäßchirurgie interdisziplinär. TM-Verlag, Bad Oeynhausen, S 9
10. Brunner U (1983) Besondere Probleme der Vena saphena parva in chirurgischer Sicht. In: Gruß JD, Simmenroth H (Hrsg) Gefäßchirurgie interdisziplinär. TM-Verlag, Bad Oeynhausen, S 113

10a. Chatard H (1978) A propos de la sclérothérapie des saphènes variqueuses: quelques points de technique. Phlebologie 31:79

11. Cloutier G, Sansoucy H (1980) La sclérose des crosses saphènes internes et externes avec compression. Résultats. Phlebologie 33:731

11a. Copley AL (1983) The physiological significance of the endoendothelial fibrinlining (EEFL) as the critical interface in the "vessel-blood organ" and the importance of the in vivo "fibrinogen in formation" in health and disease. Thromb Res [Suppl] 5:105

12. Denck H, Hugeneck J, Garaguly G (1979) Folgenschwere Fehler bei Varizenoperationen speziell in der Leiste. Huber, Bern (Aktuelle Probleme in der Angiologie, Bd 38, S 148)
13. Dodd H, Cockett FB (1976) The pathology and surgery of the veins of the lower limb. Churchill Livingstone, Edinburgh
14. Echtermeyer V, Wuppermann Th (1979) Vergleich histologischer Befunde und nuklearmedizinischer Messungen bei der Entstehung der Verödungsthrombose. Vasa 8:217
15. Echtermeyer V, Zwipp H, Wuppermann Th (1982) Die Problematik der Verödung insuffizienter Vv. perforantes. Tägl Prax 23:407
16. Feuerstein W (1973) Schwere anaphylaktische Reaktionen auf Hydroxypolyaethoxydodecan. Vasa 2:292
17. Feuerstein W (1974) Varizentherapie. Österr Ärztetg 29:177
18. Fischer H (1972) Verödungstherapie von Varizen. Ärztl Prax 6:207
19. Fischer R (1973) Die Wirkung der Stripping-Operation auf Beschwerden und Komplikationen der Varizen. Vasa 2:243
20. Götz H (1973) Indikationen zur Verödungsbehandlung der Varizen. Fortschr Prakt Dermatol u. Venerol 7:128
21. Goor W (1980) Aktive Therapie und Kompressionsverband. Praxis 69:1394

22. Goor W (1981) Neuere Gesichtspunkte zur Sklerotherapie. Z Allg Med 57:62
23. Goor W (1982) Indikation zur Sklerotherapie und Technik der Sklerotherapie. Monatskurse Ärztl Fortbild 32:56
24. Goor W (1982) Technik der Sklerotherapie. Swiss Med 4a:11
25. Goor W (1983) Zur Indikation und Technik der Sklerotherapie. Inf Arzt 5:76
26. Goor W, Feuerstein W, Santler R (1980) Fehlermöglichkeiten und Komplikationen bei Varizenverödung. In: May R (Hrsg) Alltagsprobleme und Alltagskomplikationen bei Venenerkrankungen. Thieme, Stuttgart, S 2
27. Haas G (1981) Gibt es neue Aspekte in der Sklerosierungsbehandlung der Varizen? Phlebol Proktol 10:33
28. Haeger K (1966) Practical anatomy. In: Haeger K (ed) Venous and lymphatic disorders of the leg. Munksgaard, Copenhagen, p 43
29. Haeger K (1966) Five-year results of radical surgery for superficial varices with or without coexisting perforator insufficiency. Acta Chir Scand 131:38
30. Hagmüller GW, Denck H (1981) Die Bedeutung der Venae perforantes für Rezidive nach Varizenoperationen. In: May R, Partsch H, Staubesand J (Hrsg) Venae perforantes. Urban & Schwarzenberg, München, S 235
31. Helmig L, Stelzer G, Ehresmann U, Salzmann P (1983) Verletzungen der tiefen Venen bei Krampfaderoperationen. Chirurg 54:118
32. Hladovec J, Prerovsky J, Rotztrail K (1973) The influence of inflammation on the 125-jod-fibrinogen uptake-test in experimental thrombosis. Angiologica 10:93
33. Hobbs JT (1982) Sclerotherapy of perforating veins. Swiss Med 4a:61
34. Holzegel K (1978) Über Hyperpigmentation nach Krampfaderverödung. Phlebol Proktol 7:50
35. Hubmer G (1976) Perinatale Komplikationen beim "Right-ovarian-vein-Syndrom". Verh Ber Dtsch Ges Urol 81:347
36. Huth F, Lenz W, Rasche N, Bernhard D (1977) Licht- und elektronenmikroskopische Untersuchungen zur akuten Venenthrombose nach Einwirkung von Verödungsmittels im Tierexperiment. Phlebol Proktol 6:1
37. Jacobsen BH (1979) The value of different forms of treatment for varicose veins. Br J Surg 66:182
38. Järvinen P (1978) Rezidiv-Varikose. Vasa 7:61
39. Kakkar V, Stamatakis JD, Bentley PG, Laurence D, De Haas HA, Ward VP (1979) Prophylaxis for postoperative deep-vein-thrombosis. JAMA 241:39
40. Klose L (1980) Besenreiserverödung. In: May R (Hrsg) Alltagsprobleme und Alltagskomplikationen bei Venenerkrankungen. Thieme, Stuttgart, S 28
41. Knospe E, Wuppermann Th (1978) Technik und Ergebnisse präoperativer nichtröntgenologischer Perforantesdiagnostik. Klinik, Direktional Doppler, Fluoreszenz. Ergeb Angiol 18:183
42. Larson RH, Lofgren EP, Myers TT. Lofgren KA (1974) Long term results after vein surgery. Study of 1,000 cases after 10 years. Mayo Clin Proc 49:114
43. Leitz KH, Schmidt FC (1974) Iatrogene Arterienverletzungen bei Babcockscher Venenexhairese. Vasa 3:45
44. Leu HJ, Walker H (1972) Die kombinierte chirurgisch-sklerosierende Behandlung der Saphenavarizen. Schweiz Rundsch 49:1360
45. Lill G, Hernandez-Richter J, Golestan C (1977) Zur Frage der Operationstechnik bei Crossektomie und Varizenstripping nach Babcock. Med Welt 28:331
46. Ludwig H (1970) Varicosis e graviditate. Gynäkologe 2:166
46a. Marmasse J (1961) Les injections sclérosantes dans la crosse des veines saphènes. Exploration, injection, critique. Phlébologie 14:85
47. May R (1974) Chirurgie der Bein- und Beckenvenen. Thieme, Stuttgart
48. May R (1978) Operation der Varizen. Langenbecks Arch Chir 347:225
49. May R (1978) Die Chirurgie des varikösen Symptomenkomplexes. Therapiewoche 28:628
50. May R (1981) Schädigung der Lymphbahnen bei Varizenoperationen. Angio 3:265
51. May R, Nissl R (1973) Die Phlebographie der unteren Extremität. Thieme, Stuttgart
52. May R, Partsch H, Staubesand J (1981) Venae perforantes. Urban & Schwarzenberg, München

53. Myers TT (1957) Results and technique of stripping operation for varicose veins. JAMA 163:87
54. Myers TT, Smith LR (1954) Results of the stripping operation in the treatment of varicose veins. Mayo Clin Proc 29:583
55. Nabatoff RA (1976) Technique for operation upon recurrent varicous veins. Surg Gynecol Obstet 143:463
56. Orbach EI (1944) Sclerotherapy of varicose veins: Utilization of an intravenous air-block. Am J Surg 66:362
57. Orbach EI (1947) Active treatment of acute thrombophlebitis of varicose veins. J Int Coll Surg 10:318
58. Partsch H, Lofferer O, Mostbeck A (1974) Diagnosis of established deep-vein thrombosis in the leg using 131-J-fibrinogen. Angiology 25:719
59. Salzmann G (1982) Varizenoperationen. Inf Arzt 18:4
60. Santler R (1969) Zur Verödungstherapie – eine kritische Studie. Verlag der Wiener Med Akademie, Wien
61. Schmitz R (1980) Kontraindikationen der Varizenverödung. In: May R (Hrsg) Alltagsprobleme und Alltagskomplikationen bei Venenerkrankungen. Thieme, Stuttgart, S 27
62. Schmitz R, Balmer A, Bernbach H, Gillesberger W, Goor W, Junod JM (1982) Zwischenfälle bei der Sklerotherapie. Swiss Med 4a:45
63. Schneider W, Fischer H (1969) Die chronisch-venöse Insuffizienz. Enke, Stuttgart
64. Schneider W, Fischer H (1973) Zur Frage arterieller Gefäßschädigung durch Varizenverödungsmittel und ihre Verhütung. Phlebol Proktol 1:16
65. Schultz-Ehrenburg U, Tourbier H (1984) Dopplerkontrollierte Verödungsbehandlung der Venae saphena magna – Langzeitergebnisse und prognostische Gruppen. Phlebol Proktol 2:117
66. Schulze-Bergmann G (1975) Der variköse Symptomenkomplex als medizinisches und kosmetisches Problem. Kosmetologie 1:20
67. Schuster R, Zöckler CE (1970) Phlebographische Diagnostik und operative Behandlung von Venenerkrankungen junger Patienten. Huber, Bern (Ergebnisse der Angiologie Bd 4, S 267)
68. Schuster R, Zöckler CE (1972) Phlebographie des Knie-Oberschenkel-Bereichs. Phlebol Proktol 1:267
69. Schuster R, Zöckler CE (1972) Prae- und intraoperative Phlebographie der unteren Extremität. In: Loose KE (Hrsg) Angiographie und ihre Fortschritte. Thieme, Stuttgart, S 224
70. Sigg K (1976) Varizen, Ulcus cruris und Thrombose. Springer, Heidelberg
71. Simmenroth H (1983) Die klassische Operation nach Babcock. In: Gruß JD, Simmenroth H (Hrsg) Gefäßchirurgie interdisziplinär. TM-Verlag, Bad Oeynhausen, S 85
72. Staubesand J, Seydewitz V (1982) Elektronenmikroskopische und enzymbiologische Untersuchungen an Blutgefäßen nach Injektion von Sklerosierungsmittel im Tierexperiment. Swiss Med 4:19
73. Stegmann W (1976) Die Kosmetologie der venösen Beinleiden und Richtlinien zur Behandlung. Ärztl Kosmetol 6:124
74. Stegmann B, Langhans P, Kessler B, Schwering H (1980) Varikosis der unteren Extremitäten und ihre chirurgische Therapie. Chir Prax 27:99
75. Strosche H (1981) Das lokale Varizenrezidiv – Untersuchungen zur Genese und Therapie. In: May R, Partsch H, Staubesand J (Hrsg) Venae perforantes. Urban & Schwarzenberg, München, S 241
76. Tournay R (1938) Il faut vider les collections intravariqueuses parfois consécutives aux injections sclérosantes. Concours méd du 28 février, Paris 1938
76a. Tournay R (1980) La sclérose des varices, Expansion Scientifique, Paris
77. Viéville R (1980) Sclérose et allergie. In: Tournay R et al (eds) La sclérose des varices, 3rd edn. Expansion Scientifique Francaise, Paris, p 267
78. Vonholdt, CR (1981) Rezidivhäufigkeit und Komplikationen nach operativer Therapie der primären Varikosis. Med Dissertation, Med Hochschule Hannover
79. Wallois P (1954) Incidents et accidents de la sclérose. Phlebologie 7:277
80. Wallois P (1982) La recidive variqueuse. Swiss Med 4a:66

81. Walz KA (1976) Anpassung der venösen Versorgung der Beckenorgane an die Schwangerschaft. Schattauer, Stuttgart (Ergebnisse der Angiologie, Bd 14, S 93)
82. Wesener G (1969) Morphologie und neuzeitliche Therapie der Besenreiservarikosis und der essentiellen Teleangiektasien. Berufsdermatosen 17:273
83. Widmer LK, Stähelin HB, Nissen C, Da Silva A (1981) Venen-, Arterienkrankheiten, koronare Herzkrankheit bei Berufstätigen. Prospektiv-epidemiologische Untersuchung. Huber, Bern (Basler Studie I–III, 1959)
84. Wuppermann Th (1971) Untersuchungen zur Blutgerinnung vor und nach Varizenverödung. Zentralbl Phlebol 10:162
85. Wuppermann Th (1982) Objektivierung der Sklerotherapie. Swiss Med 4a:68
86. Wuppermann Th, Haas KH (1975) The effect of the sclerosing agent "hydroxy-polyaetoxy-dodecan" on the coagulation potentials: in vitro investigations. Vasa 4:45
87. Wuppermann Th, Sigg K (1970) Varizenbehandlung in graviditate zur Prophylaxe der Thrombose im Wochenbett. MMW 112:425
88. Wuppermann Th, Reiss HD, Wagner HH, Gerber R, Jobst U (1974) Zur Wertigkeit verschiedener Markierungsmethoden insuffizienter Venae perforantes am Unterschenkel: Vergleich von klinischer Untersuchung, antegrader Phlebographie, Fluorescintest und Direktional Doppler. Folia Angiol 23:175
89. Wuppermann Th, Rath NF, Echtermeyer V (1981) Veränderungen der Hämostase am venösen Thrombosenmodell beim Menschen. In: Breddin K (Hrsg) Thrombose und Atherogenese. Witzstrock, Baden-Baden, S 85
90. Zimmer G, Gottlob R (1961) Weitere Beobachtungen zur pathologischen Histologie der Venenendothelien. Virchows Arch [Pathol Anat] 334:337
91. Zöckler CE, Dethlefsen H, Kalbow K et al (1972) Die klinische Bedeutung einer Begleitvene der V. saphena magna am Oberschenkel (oberes Arkadengefäß). Chir Prax 16:207

4 Hautveränderungen bei chronischer venöser Insuffizienz

D. LUBACH

Der dermatologische Aspekt des Beines bei der chronischen venösen Insuffizienz ist außerordentlich vielfältig [6, 7]. Dauer der Erkrankung, Ausmaß der venösen Insuffizienz, Beteiligung unterschiedlicher venöser Abschnitte, Anzahl und Ausmaß thrombotischer bzw. thrombophlebitischer Schübe hinterlassen am Bein oft ein buntes Nebeneinander unterschiedlicher Effloreszenzen. Dieses Bild kann zusätzlich durch aufgepfropfte Dermatosen, beispielsweise durch ein allergisches Kontaktekzem, modifiziert werden. Verwirrend ist, daß sich gelegentlich einige Teilkomponenten in gewisser Weise verselbständigen und somit ganz in den Vordergrund des dermatologischen Geschehens rücken. Es sei an dieser Stelle an eine ins Gigantische gesteigerte Papillomatosis cutis erinnert oder an angiomatöse Proliferationen, die dem klinischen Bild eines Sarcoma idiopathicum multiplex haemorrhagicum (Kaposi) weitgehend gleichen und deshalb als Pseudo-Kaposi bezeichnet werden. Um diesen Reichtum unterschiedlicher Effloreszenzen zu beschreiben, ist es unabdingbar, die Morphen einzeln darzustellen. Der Leser sollte sich jedoch immer dieser Vereinfachung bewußt sein.

Die Inspektion sollte stets die gesamte untere Extremität und die zugehörige Leistenregion erfassen, wobei am Oberschenkel meist nur diskrete Veränderungen bemerkbar sind, die sich zum distalen Drittel des Unterschenkels enorm verdichten können, um am Fuß wieder weniger auffälligen Morphen zu weichen. Vom klinisch-dermatologischen Standpunkt können die pathologischen Hauptmerkmale bei der chronischen venösen Insuffizienz grob in sichtbare nicht palpable, sichtbare palpable und palpable Veränderungen unterteilt werden.

Purpura jaune d'ocre (Abb. 4.1)

Die sichtbare, nicht palpable Effloreszenz wird als Fleck bezeichnet. Die am häufigsten vorkommende Farbänderung bei chronischer venöser Insuffizienz ist braun und durch kutane Einlagerungen von Hämosiderin bedingt. Durch intravasale Drucksteigerungen und Entzündungen der papillären Kapillargefäße kommt es zur Bildung von Erythrozytenextravasaten, die als stecknadelspitzen- bis stecknadelkopfgroße rote Punkte imponieren, auf Glasspateldruck nicht abblassen (Purpura) und innerhalb weniger Tage einen gelb-braunen Farbton annehmen, woraus die Bezeichnung ockergelbe Purpura (Purpura jaune d'ocre) resultiert. Diese Purpura kann pfennig- bis handtellergroße Hautareale einnehmen oder in eine flächenhafte, große Teile der Zirkumferenz des Unterschenkels ergreifende, graubraune kutane Siderose übergehen. Im Randbereich löst sich

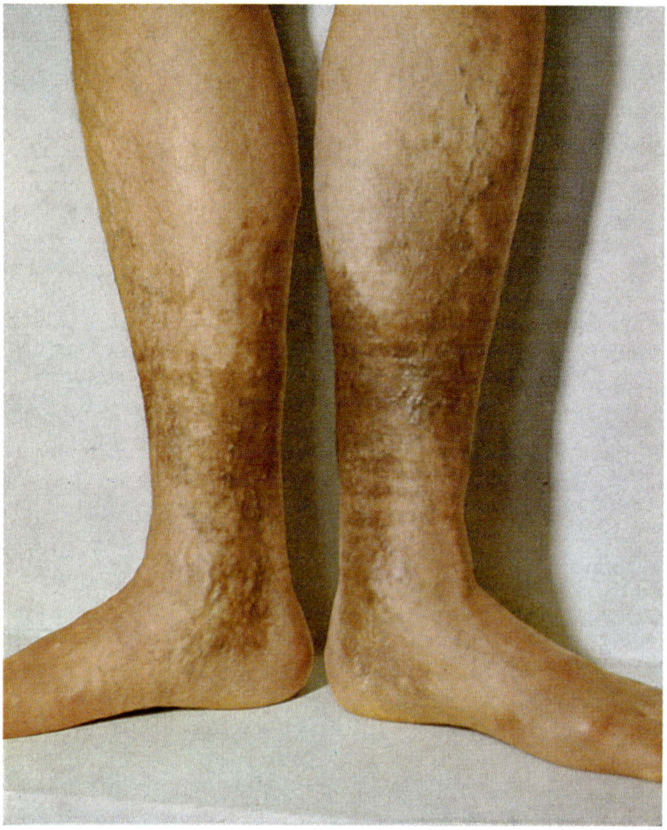

Abb. 4.1. Purpura jaune d'ocre

die Dyschromie jedoch in wolkenartige Farbänderungen auf, deren punktförmige Zusammensetzung bei Lupenbetrachtung unschwer zu erkennen ist. Hier findet man gelegentlich ein Nebeneinander von frischen roten Flecken und gelbbraunen Veränderungen. Die ockergelbe Purpura ist überwiegend am Unterschenkel und an den Fußrücken lokalisiert; seltener ist sie am Oberschenkel zu beobachten. Dieser Purpuraform liegen extrakapilläre Erythrozytenextravasate zugrunde, die – anders als bei Hämatomen – nicht vollständig resorbiert werden. Vielmehr kommt es zu subepidermalen punktuellen Granulomen, die in der Folgezeit fibrosieren, woraus klinisch eine mäßige straffe Atrophie resultiert, die als Siderosklerose bezeichnet wird.

Gewöhnlich tritt mit der Hämosiderose eine epidermale Melaninvermehrung auf, die dem befallenen Hautareal einen braun verwaschenen Eindruck verleiht. Bizarre Bilder entstehen gelegentlich, wenn in der Umgebung einer Varize infolge periphlebitischer Schübe eine Hämosiderose auftritt und der Gefäßverlauf sich als weißes Band heraushebt, da die über der Varize atrophische Kutis ausgespart bleibt. Umgekehrt können postphlebitische Hämosiderosen die Haut, welche direkt über der Varize gelegen ist, verfärben.

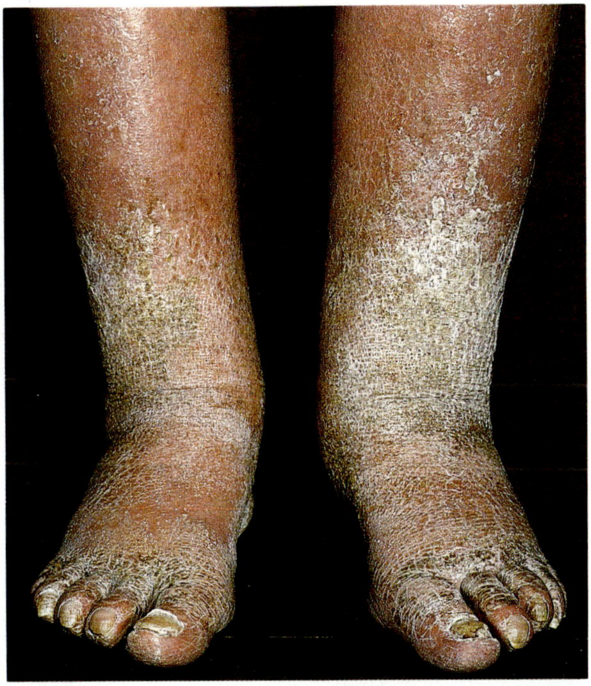

Abb. 4.2. Stauungsekzem. Bemerkenswert ist die ausgeprägte Schuppung

allergisches Kontaktekzem sein. Darum sollte jeder Patient mit einer längerdauernden chronischen venösen Insuffizienz von einem allergologisch versierten Arzt einer Epikutantestung unterzogen werden. Auch der mit diesem Gebiet vertraute Allergologe ist immer wieder über die gelegentliche Fülle positiver Reaktionen bei solchen Patienten verblüfft. Allergische Kontaktekzeme treten gehäuft kombiniert mit Ulcera crurum auf.

Stauungsekzem (Abb. 4.2)

Die nosologische Stellung des sog. Stauungsekzems ist umstritten. Eine unkomplizierte Varikose führt noch nicht zum Stauungsekzem; hier können lediglich teils fleckige, teils striäre, bräunlich schuppende, gelegentlich entzündete, dann auch juckende ekzemähnliche Veränderungen gesehen werden, die manchmal über den Varizen liegen und gelegentlich als variköses Ekzem bezeichnet werden. Nach Schneider und Fischer [6] kumulieren Stauungsödem, Kapillarwandschädigung und eine damit veränderte epidermale Reaktion, so daß es wahrscheinlich zu einer Verschiebung der Bakterienflora der Haut kommt, die eine Sensibilisierung gegen die epidermale Flora bewirkt. Das Stauungsekzem ist meist am unteren und mittleren Unterschenkeldrittel lokalisiert und nimmt häufig seinen Ausgang von der inneren Knöchelregion. Der Beginn ist oft schleichend und durch ein leicht schuppendes Erythem charakterisiert. Später treten Infiltrate hinzu, so daß sich nässende, krustöse und im weiteren Verlauf schuppende

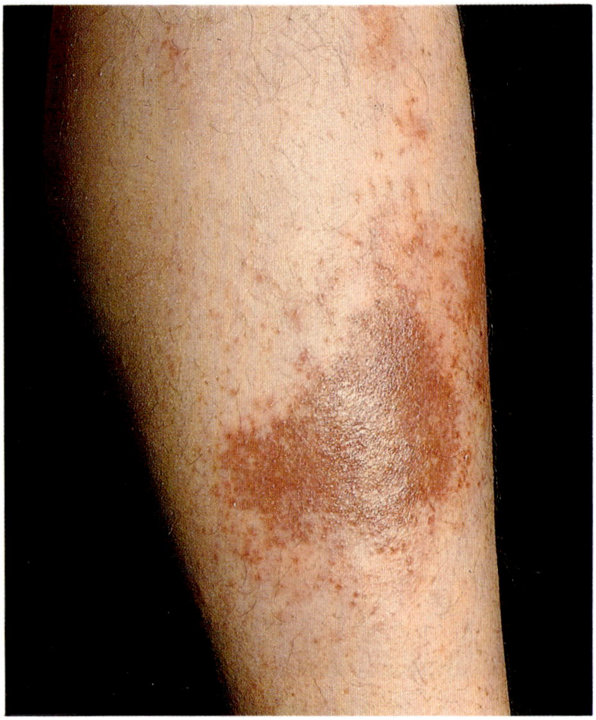

Abb. 4.3. Nummuläres Ekzem

Bezirke ausbilden. Spätere Stadien können durch Lichenifikation oder häufiger durch eine ausgeprägte Schuppung charakterisiert sein (Übergang zum sog. psoriasiformen Unterschenkelekzem). Der Pruritus kann quälend sein. Nummuläre Streuungen über den Oberschenkel und die übrigen Körperregionen kommen gehäuft vor.

Immer sollte jedoch beim Vorliegen eines Stauungsekzems eine genaue Allergenanalyse durchgeführt werden. Oft erweist sich dann ein Stauungsekzem als subakutes oder chronisches allergisches Kontaktekzem.

Nummuläres Ekzem (Abb. 4.3)

Das nummuläre Ekzem kann ebenfalls – jedoch wahrscheinlich selten – als Komplikation einer chronischen venösen Insuffizienz auftreten. Es ist durch scharf begrenzte, münz- oder scheibenförmige erythematokrustöse Effloreszenzen charakterisiert. Als ursächlich wird eine epidermale Sensibilisierung gegen Bestandteile von Mikroorganismen der Haut angenommen. Das Ekzem erzeugt starken Juckreiz. Seinen Ausgang nimmt es oft von einem Ulcus cruris und ist damit vorwiegend in der Nähe des Geschwürsrandes lokalisiert (paraulzeröses Ekzem). Zu differentialdiagnostischen Schwierigkeiten führen die vorher beschriebenen nummulären Streuungen des Stauungs- bzw. Kontaktekzems.

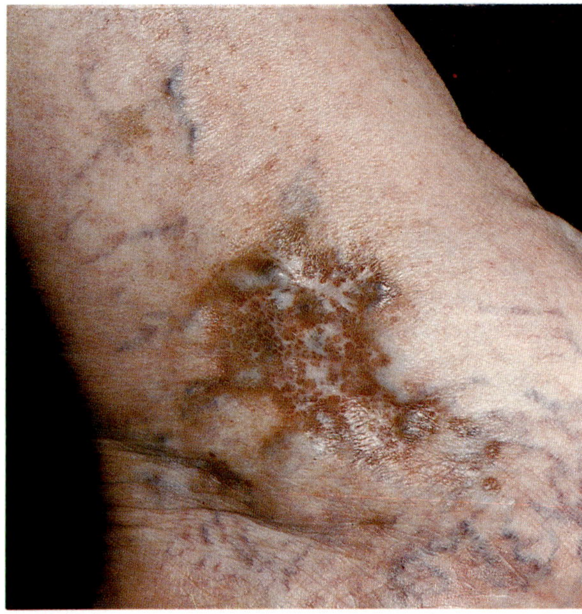

Abb. 4.4. Atrophie blanche

Atrophie blanche (Abb. 4.4)

Die Atrophie blanche Milian (Capillaritis alba) ist vorwiegend in der Malleolarregion und den seitlichen und mittleren Abschnitten des Fußrückens lokalisiert. Sie kann uni- und bilateral auftreten. Sie ist durch engstehende, reiskorngroße, elfenbeinfarbene bis perlweiße, narbig-atrophische Fleckchen, die gegenüber der Umgebung eingesunken erscheinen, gekennzeichnet. Dazwischen imponieren gelegentlich feine Teleangiektasien und etwa stecknadelkopf- bis reiskorngroße, halbkugelige, rote, angiomartige Vorwölbungen, die oft von einem roten Hof umgeben sind. Die Randzonen der sklerotisch-atrophischen Bezirke sind in der Regel hyperpigmentiert, aber ohne entzündliche Rötung.

In ca. 30–35% der Fälle kommt es im Bereich der Atrophie blanche zu einer schmerzhaften, schlecht heilenden Ulkusbildung. Die Ulzera sind häufig bizarr konfiguriert und scharfrandig.

Selten können größere Bereiche des Unterschenkels und des Fußrückens von einer Atrophie blanche erfaßt werden. Da letztere Erkrankung gelegentlich auch bei Personen beobachtet wurde, die keine Zeichen einer chronischen venösen Insuffizienz aufwiesen, wurden im amerikanischen Schrifttum derartige Krankheitsbilder als Livedoidvaskulitis abgegrenzt [8]. Die Frage nach der Eigenständigkeit des letztgenannten Krankheitsbildes ist umstritten.

Die pathologischen Veränderungen der Atrophie blanche betreffen die Epidermis, die kollagenen und elastischen Fasern, die Kapillaren, venöse und arterielle Gefäße sowie die Hautanhangsorgane [4]. Die Epidermis ist atrophisch, die Hornschicht para- und orthokeratotisch verbreitert. Die Kapillaren sind teils teleangiektatisch erweitert, teils herdförmig gewuchert. Die Einlagerung fibrinoiden Materials in den Wänden und Lumina der subepidermalen Kapillaren, die durch Wandverdickung und Endothelschwellung hervorgerufene Lumeneinengung der Arterien und Arteriolen und das Auftreten sog. Quellzellen an den dickwandigen Gefäßen charakterisieren den histologischen Aspekt dieser Erkrankung. Auch in den tieferen Koriumschichten ist vielfach an den Arteriolen eine Hyalinisierung, an größeren Arterien eine Lumeneinengung infolge Intimaverdickung zu erkennen.

Die pathophysiologische Grundlage der Atrophie blanche ist in einer reaktiven Angiomatose zu sehen, die wahrscheinlich durch intermittierende Druckerhöhungen in den Kapillaren und den vorgeschalteten Arteriolen bedingt ist.

Frauen im mittleren Lebensalter sind am häufigsten von dieser sekundären Hautveränderung betroffen.

Differentialdiagnostisch wären eine kleinfleckige Morphea und ein Lichen sclerosus et atrophicus abzugrenzen.

Hautveränderungen im Gefolge der Ödembildung

Der klinische Aspekt des Beinödems bei der chronischen venösen Insuffizienz ist uncharakteristisch. Zwar sind die Ödeme ständige Begleiter der dekompensierten Insuffizienz, sie wechseln jedoch in ihrer Intensität außerordentlich, je nachdem, in welchem Ausmaß vorangegangene venöse Verschlüsse wirksam wurden. Auch der Sitz und die Insuffizienz von Perforansvenen sowie ausgeprägte dermatologische Veränderungen können ein Ödem beeinflussen. So kann eine ausgeprägte Dermatosklerose die Schwellung verhindern; sie tritt dann hingegen am Fußrücken intensiv auf. Andererseits können entzündliche Ödeme, z.B. bei einer Periphlebitis oder einem intensiven allergischen Kontaktekzem, ein Stauungsödem scheinbar verstärken. Zusätzlich können vorausgegangene Erysipele zu einem teilweisen Verschluß der kutanen Lymphgefäße geführt haben, so daß Stauungs- und Lymphödem sich addieren. Hier kann bei der Differentialdiagnose das Stemmer-Zeichen hilfreich sein.

Lokalisation, Stärke und Dauer des Ödems können unterschiedliche sekundäre Phänomene an der Haut bewirken.

Papillomatosis cutis (Abb. 4.5). Bei langdauernder stärkerer Ödembildung kann es zum Auftreten massiver Hyperkeratosen und graubrauner papillomatöser Wucherungen kommen, die der Haut ein warziges Aussehen verleihen. Die Veränderungen treten gern über den Zehenrücken und in der hinteren Knöchelgegend auf und flachen peripher ab; sie sind von der Umgebung teils scharf abgesetzt, teils gleichen sie sich dem Hautniveau langsam an. Diese Effloreszenzen können sich in seltenen Fällen bei chronischer Ödembildung ganz in den Vordergrund schieben und gigantische Ausmaße annehmen; sie werden dann gelegentlich als Papillomatosis cutis carcinoides (Gottron) bezeichnet. Zwischen massiven papillomatösen Wucherungen kommt es dann zur Retention von Hornmaterial, welches bakteriell zersetzt wird, so daß das so veränderte Bein mit übelriechenden schmierigen Sekreten bedeckt ist.

Differentialdiagnostisch sind hier Neoplasien abzugrenzen und erfordern eine Probeexzision.

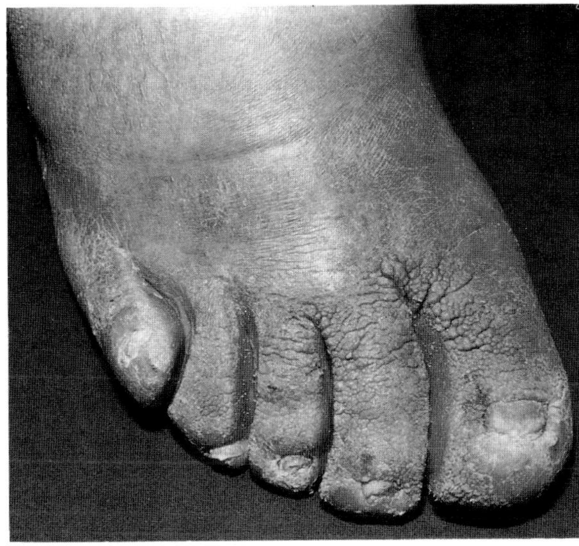

Abb. 4.5. Papillomatosis cutis

Hypodermitis und Koriumsklerose. Bei einem Teil der Patienten mit länger verlaufender chronischer venöser Insuffizienz und persistierenden Ödemen sind vorwiegend in der Retromalleolargegend derbe, oft druckdolente, plattenartige, häufig oft relativ scharf abgegrenzte subkutane Verhärtungen palpabel. Der Aspekt der darüberliegenden Epidermis ist zumeist unauffällig, kann jedoch bei mechanischer Entspannung ein typisches Matratzenenphänomen aufweisen [2]. Gelegentlich ist die Haut über dem Knoten rotbraun verfärbt. Vereinzelt können solche Infiltrationen bis zur distalen Wadenregion hinaufreichen; hier wirkt die Hypodermitis eher knotig. Histologisch kann eine Verdünnung der Epidermis und eine Sklerose der Dermis mit dichtstehenden Kollagenbündeln beobachtet werden, die parallel zur Oberfläche angeordnet sind. Ein charakteristisches Zeichen ist die Hypertrophie der Muskulatur der tiefen dermalen Gefäße. Entzündungszeichen sind spärlich.

Die Ursache der Hypodermitis ist unklar. Hyperergische oder besondere Verlaufsformen einer Infektion werden diskutiert; jüngst wurden säurefeste kokkoide Bakterien bei der Hypodermitis beschrieben [1]. Eine Besserung kann durch einen Kortikoidstoß begleitet von einer Breitbandantobiotikumtherapie oder auch durch Ultraschallbehandlung erzielt werden.

Knotige Pannikulitiden, Sklerodermie, Erysipel und eine Thrombose sollten differentialdiagnostisch abgegrenzt werden.

Durch Hineinpressen von Ödemflüssigkeit bei gleichzeitiger Abflußsperre kann es zu einer flächigen Koriumsklerose kommen. Hierbei erscheint in ausgeprägten Fällen das distale Drittel des Unterschenkels bretthart verschwielt. Die Haut ist nicht mehr in Falten abhebbar; die epidermale Oberfläche erscheint gespannt und glänzend. Der distale Unterschenkel wirkt „wie eingemauert“, so daß insbesondere bei fettleibigen Personen diese Region sich auffällig verjüngt und die Form einer kopfwärtsstehenden Flasche annimmt (sog. Sektflaschenbein).

Im histologischen Schnitt sind parallel zur Oberfläche verlaufende kollagene Fasern erkennbar, die vereinzelt Fettzellnester einschließen und keine elastischen Fasern mehr enthalten.

In die differentialdiagnostischen Überlegungen müssen die Sklerodermie vom Akrosklerosetyp und ausgedehnte Narben, z.B. nach Verbrennungen, mit einbezogen werden. Hier bringt die anamnestische Exploration und die allgemeine klinische Untersuchung Klarheit.

Dermatologische Veränderungen, die vorwiegend am Fuß lokalisiert sind

Der Fuß des Patienten mit einer chronischen venösen Insuffizienz weist übereinstimmende Charakteristika auf. Neben einem sehr häufig festzustellenden Senk-Spreiz-Fuß ist die Corona phlebectatica typisch. An den Seitenrändern der Füße sind Venenerweiterungen mit ihrer typischen blauen Farbe erkennbar, die häufig von Besenreisern umgeben sind. Das Bild wird durch zyanotische Stauungsflecke, die teilweise an den Fußrändern, teils am Vorfuß (Großzehenrücken) auftreten, ergänzt. Im Liegen bilden sich die Gefäßzeichungen zurück, um im Stehen verstärkt aufzutreten. Nicht selten ist eine Hyperhidrose und eine leichte Hypertrichose (Zehenrücken) nachweisbar. Am Fußrücken, jedoch auch am Unterschenkel, können scharf begrenzte beigebräunliche, braune bis blauviolette Herde entstehen, die an ihrer Oberfläche stärkere Retentionsskeratosen aufweisen. Derartige Veränderungen werden als Akroangiodermatitis Mali-Kuiper [3] bezeichnet (Abb. 4.6). In stark entwickelten Fällen können sie das klinische

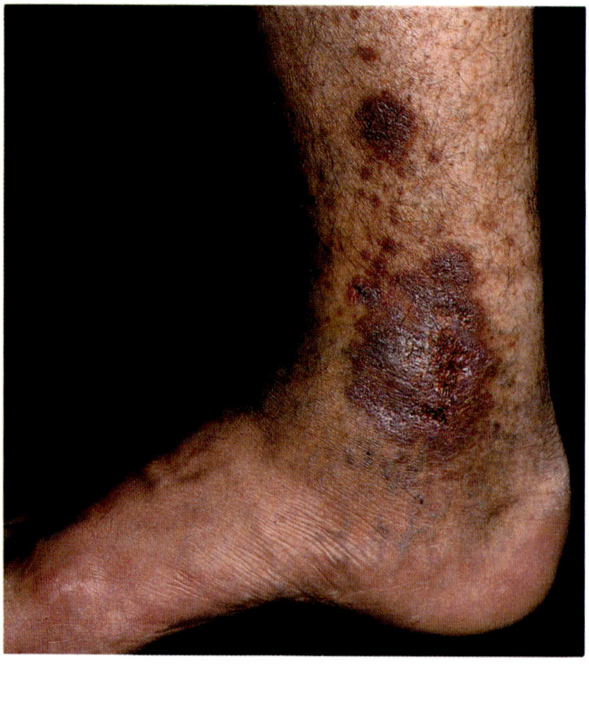

Abb. 4.6. Stark entwickelte Akroangiodermatitis (Pseudo-Kaposi)

und histologische Bild eines beginnenden Kaposi-Sarkoms, wie es im Zusammenhang mit AIDS vorkommt, annehmen und bedürfen einer genauen Abklärung [5]. Diese Effloreszenzen werden deshalb auch als Pseudo-Kaposi bezeichnet. Histologisch stehen Vermehrung und Erweiterung von kleinen Gefäßen mit wechselnder Endothelschwellung und Wandverdickung im Vordergrund. Stellenweise finden sich Erythrozytenextravasate und Hämosiderinablagerung sowie ein perivaskuläres Ödem und spärliche Rundzellinfiltrate.

Onychogryposis und Onychomykosen sind sehr häufige Zehennagelerkrankungen bei der chronischen venösen Insuffizienz und vervollständigen das klinische Bild.

Literatur

1. Cantwell AR (1979) Hypodermitis sclerodermiformis and unusual acid-fast bacteria. Arch Dermatol 115:449
2. Fischer H (1979) Erkrankungen des Venensystems. In: Korting GW (Hrsg) Dermatologie in Praxis und Klinik, Bd III. Thieme, Stuttgart, S 321
3. Mali JWH, Kuiper JP, Hamers AA (1965) Acro-angiodermatitis of the foot. Arch Dermatol 92:515
4. Metz J, Sturm G (1974) Atrophie blanche (sog. Capillaritis alba). Hautarzt 25:105
5. Partsch H (1975) Acroangiodermatitis und akrale Hyperstomie. Dermatologica 151:65
6. Schneider W, Fischer H (1969) Die chronisch-venöse Insuffizienz. Enke, Stuttgart
7. Sebastian G (1979) Die Differentialdiagnose der Hautveränderungen bei der chronisch-venösen Insuffizienz. Dtsch Gesundheitswes 34:2208
8. Winkelmann RK, Schroeter AL, Kierland RR, Ryan TM (1974) Clinical studies of livedoid vasculitis (segmental hyalinizing vasculitis). Mayo Clin Proc 49:746

5 Ulcus cruris

Th. Wuppermann, D. Lubach und H. Strosche

Das Ulcus cruris als Sammelbegriff für sehr verschiedene Krankheitsentitäten ist als chronisches Hautgeschwür am Bein definiert.

Etwas vereinfacht sind 3 Hauptgruppen zu unterscheiden: das venöse Ulcus cruris, das arterielle Ulcus cruris und das Ulcus cruris bei Hautkrankheiten.

Das Ulcus cruris bei chronischer venöser Insuffizienz bildet mit etwa 90% das Gros der Beingeschwüre [4, 29, 54, 55]. Das arterielle Ulcus cruris ist mit 6% deutlich seltener, jedoch für den Patienten sehr viel bedrohlicher. Rund 4% der chronischen Beingeschwüre beruhen auf einer großen Zahl spezieller Hautkrankheiten, die nur der Dermatologe differenzieren und sinnvoll behandeln kann.

Diese scharfe Dreiteilung der chronischen Unterschenkelgeschwüre ist nicht nur wegen der unterschiedlichen Pathogenese oder Diagnostik berechtigt, sondern mindestens ebenso aus Gründen der praktischen Therapie.

5.1 Venöses Ulcus cruris

Man rechnet seit der Tübinger Studie mit etwa 1 Mio. venöser Ulcera cruris in der Bundesrepublik Deutschland bei rund 5 Mio. schweren chronischen Venenkrankheiten [21]. Diese Zahlen belegen die Bedeutung der Erkrankung.

Ulkusträger bei chronisch venöser Insuffizienz sind zu 50–60% Patienten mit einem postthrombotischen Syndrom, zu 40–50% mit primärer Varikose [4, 54]. Andere extrem seltene venöse Ursachen, z.B. angeborene Klappendefekte, Phlegmasia coerulea dolens oder eine Dermatopathia cyanotica cruris [29] seien als Raritäten nur der Vollständigkeit halber genannt.

5.1.1 Pathogenese

Die Pathogenese des Ulcus cruris bei chronischer venöser Insuffizienz ist komplex und bis heute nur fragmentarisch erforscht. Die wichtigsten gesicherten Faktoren sind eine chronische Störung der venösen Hämodynamik mit passiver Hyperämie und Druckerhöhung bis in den Bereich der Mikrozirkulation und des Interstitiums, Veränderungen der Kapillararchitektur und -wand sowie Veränderungen am Lymphsystem der Haut. Zu messen ist bei jeder chronischen venösen Insuffizienz eine Volumenzunahme des Beines durch die deutlich erhöhte Kapazität des Venensystems in Abhängigkeit von dem dort herrschenden erhöhten venösen Blutdruck. Bei Aktivität der Wadenmuskelpumpe fällt der venöse Druck nicht wie normal ab, sondern bleibt chronisch überhöht. Bei der chronischen venösen Insuffizienz vom Typ der primären Varikose kommt es im oberflächlichen Venensystem, z.B. in der V. saphena magna, zu erheblichen systolisch-diastolischen Pendelflüssen von im Mittel 200 ml/min, wobei der Fluß überwiegend nach peripher gerichtet ist. Insuffiziente Perforansvenen zeigen bei Aktion der Wadenmuskelpumpe pathologische Pendelflüsse zwischen tiefem und oberflächlichem Venensystem von im Mittel 130 ml/min [5]. Tief am Unterschenkel sitzende Perforansvenen sind besonders zur Insuffizienz prädestiniert, da sie fast horizontal verlaufen und die dünnen Muskelschichten, welche sie durchbohren [65], zur Unterbrechung des „systolischen Rammstoßes" [16] der Druckwelle bei Kontraktion der Wadenmuskulatur nicht ausreichen. So werden bei jeder Bewegung starke Druck-Volumen-Wellen aus der Tiefe des Venensystems in das kompliziert aufgebaute Venennetz der Haut gepreßt. Gerade die Insuffizienz der oberen und mittleren Cockett-Gruppe der Perforansvenen wird als häufigste, wenn auch nicht einzige Ursache der Ulkusbildung immer wieder hervorgehoben [24].

In den letzten Jahren sind zunehmend die Beziehungen zwischen der pathologischen Hämodynamik des Venensystems und der Störung der Mikrozirkulation der Haut erforscht worden.

Die Mikrozirkulation kann in 3 miteinander zusammenhängende Kompartimente unterteilt werden: die Blutkapillare und ihre Wand, das gelartige Kolloid des Interstitiums und die Lymphkapillare. Bei chronischer venöser Insuffizienz steigt der Druck im venolären Schenkel der Kapillare, und es kommt z.T. durch Vergrößerung von Kapillarporen (Stretch-pore-Phänomen) zu vermehrtem Austritt von Proteinmolekülen und Wasser aus der Kapillare ins Interstitium mit konsekutiver Beschleunigung des Lymphabflusses [9]. Ist die Reservetransportkapazität des Lymphsystems aufgebraucht, so entsteht ein Ödem. Bei ausgeprägter chronischer venöser Insuffizienz hat die Arbeitsgruppe um Leu [3, 59] elektronenmikroskopisch erhebliche ultrastrukturelle Veränderungen an der Gefäßwandstruktur der Kapillare nachgewiesen: Erweiterung von Interzellularfugen, Zunahme der Zahl der Mikrovesikel und Vesikelketten am venolären Schenkel der Kapillarschlinge und perikapilläre Ausbildung großer Ödemräume, Erythrozytenaustritt sowie erhöhte Phagozytosetätigkeit der Makrophagen an ausgetretenen Erythrozyten und an Kollagen.

Die Arbeitsgruppe um Bollinger [7, 26] wies fluoreszenzmikroskopisch funktionelle Veränderungen im Sinne einer eindeutigen Abnahme der lymphatischen Drainagefunktion und erhebliche Zerstörungen am Kapillarnetz mit verstärkter Wanddurchlässigkeit für Makromoleküle entsprechend einer lymphatischen Mikroangiopathie nach.

Mit nuklearmedizinischer Technik demonstrierte die Arbeitsgruppe um Mostbeck [36] bei chronischer venöser Insuffizienz und bei frischer Thrombose einen gestörten subfaszialen Lymphabfluß und vermehrten Austritt von Eiweiß in das Interstitium.

In Hautveränderungen, welche dem Ulcus cruris vorangehen, wie auch im Ulkus selbst [12], können rarefizierte Riesenkapillaren nachgewiesen werden mit einem Absinken der kapillären Sauerstoffspannung fast auf Null [23], was entweder als Zeichen einer Abnahme der nutritiven Hautdurchblutung mit extremer Sauerstoffextraktion des Blutes auf dem Boden einer vermehrten Stase oder als Zeichen einer vermehrten Sauerstoffdiffusion durch die im Ulkusgrund von Fibrin ummantelten Kapillarknäuel, am wahrscheinlichsten als Kombination beider Erklärungen zu deuten ist.

Beim Ulcus cruris auf dem Boden einer chronischen venösen Insuffizienz sind also neben den Störungen der Hämostase auch Veränderungen der Kapillarstruktur und Kapillarzahl, vermehrte Eiweiß- und Zellextravasate in das Gewebe sowie Störungen der sub- und epifaszialen Lymphzirkulation mit Zerstörung des Lymphgefäßnetzes belegt.

Das venöse Unterschenkelgeschwür ist jedoch nicht nur ein „hämodynamisches und mikrozirkulatorisches Schatzkästchen", sondern vielmehr ein häufiges Krankheitsbild. Von der Million ulcuskranker Bundesbürger stehen 75% noch im erwerbsfähigen Alter [4, 21].

5.1.2 Klinik und Diagnostik

Welche klinischen Begleitsymptome sprechen für die venöse Genese des Ulcus cruris, welche zusätzlichen diagnostischen Schritte müssen nach der klinischen Untersuchung unternommen werden?

Neben dem Ulcus cruris prägt eine ganze Reihe typischer klinischer Merkmale das Krankheitsbild der chronischen venösen Insuffizienz. Fast immer wird das venöse Ulkus in der Gegend der Knöchelregion beobachtet. Meist gehen dunkle Pigmentierungen durch Hämosiderinpigment, Atrophie blanche mit Pigmentverlust in rund 30% der Fälle [43, 60], eine Corona phlebectatica, Varizen und immer Ödeme voraus. Häufig laufen Varizen, sowohl sekundäre wie auch primäre, auf das Ulkus zu. Oberhalb des Ulcus cruris müssen durch Tastung nach Faszienlücken und Suche nach lokaler Hyperthermie insuffiziente Perforansvenen aufgespürt werden.

Die gründliche Pulstastung gehört zu jeder Untersuchung eines Ulcus cruris. Ebenso muß stets die Beweglichkeit im Sprunggelenk durch Winkelmessung objektiviert werden.

Obwohl der erfahrene Kliniker mit hoher Sicherheit die venöse Genese eines Ulcus cruris allein durch Inspektion und Palpation sichern kann, sollte eine apparative Diagnostik die Untersuchung abrunden (Abb. 5.1).

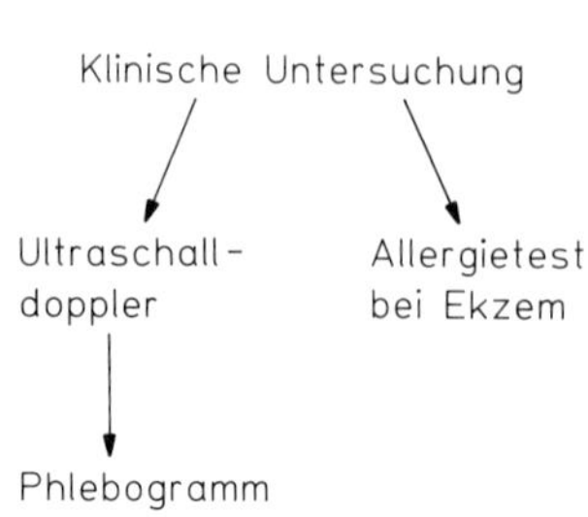

Abb. 5.1. Diagnostische Strategie beim Ulcus cruris venosum

Als nichtinvasive apparative Untersuchungsmethoden mit dem geringsten Aufwand folgt in jedem Fall nach der klinischen Untersuchung eine Doppler-Ultraschalluntersuchung mit Valsalva-Manöver in der Leiste und entlang dem Verlauf der V. saphena magna, um Insuffizienz oder Suffizienz der Saphenamündung und des Saphenastamms zu prüfen. Anschließend soll zum Ausschluß einer arteriellen Beteiligung wenn möglich der systolische Knöcheldruck gemessen werden. Schwieriger, aber besonders beim postthrombotischen Syndrom unerläßlich ist die Suche nach insuffizienten Perforansvenen mittels Ultraschall oberhalb des Ulcus cruris oder im Ulkusgrund. Eine gewisse Hilfe leistet hierbei die Konzentration der Suche auf überwärmte Hautareale.

Bei jedem venösen Ulcus cruris sollte, wenn keine Allergie gegen Kontrastmittel bekannt ist, mittels Phlebographie geklärt werden, ob es postthrombotischer Genese oder auf dem Boden einer primären Varikose entstanden ist. Erst das Phlebogramm beweist eindeutig, ob die tiefen Venen in Ordnung sind oder ob sie infolge einer abgelaufenen Thrombose postthrombotische Veränderungen zeigen. Zusätzlich sollte eine phlebographische Darstellung der oberflächlichen Venen erfolgen, um das ausgedehnte Varizennetz um das Ulkus und die dabei häufig insuffizienten Perforansvenen zu lokalisieren.

Beim Vorliegen eines Ekzems sollte durch einen allergologisch ausgebildeten Dermatologen eine Epikutantestung durchgeführt werden [8, 55]. Je älter ein Ulcus cruris venosum ist, desto größer ist die Wahrscheinlichkeit, daß Allergien gegen eine oder mehrere Substanzen durch vorangegangene Behandlungsversuche, oft im Rahmen nachbarschaftlicher Laienhilfe, provoziert wurden. Die Mehrzahl der Patienten mit einem Ulcus cruris venosum reagiert gegen wenigstens 2, maximal 10 Substanzen allergisch [8].

Die epikutane Sensibilisierung bei chronischer venöser Insuffizienz ist mindestens doppelt so häufig wie bei anderen Hautleiden [54], wobei die Häufigkeit verschiedener Allergene sich mit den Jahren verschoben hat.

5.1.3 Therapie

Wie muß der Therapieplan beim Ulcus cruris venosum aussehen (Abb. 5.2)?

Kompressionstherapie

Das A und O jeder Behandlung eines venösen Ulkus ist die Kompressionstherapie. Wichtig an dieser Kompressionstherapie ist nicht etwa nur das Anlegen eines festen Verbandes zur Beseitigung des Ödems, sondern stets eine zusätzliche lokale Schaumgummikompression über dem Ulkus (Abb. 5.3). Die Verbesserung des venösen Abflusses (Abb. 5.4) durch diese lokal verstärkte Kompression läßt sich sowohl radiologisch durch Entleerung des prall gefüllten Unterschenkelvenennetzes darstellen, als auch durch Messung von Sauerstoffhistogrammen (Abb. 5.5) belegen. Die beim Ulcus cruris venosum in Beintieflagerung pathologischen Sauerstoffwerte lassen sich zwar mit Beinhochlagerung etwas verbessern. Aber erst nach Anlegen eines Kompressionsverbandes mit lokaler Schaumgummikompression werden sie in den Normalbereich verschoben [12].

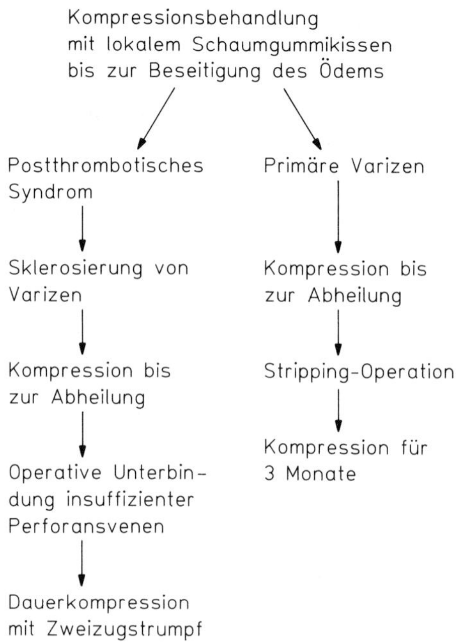

Abb. 5.2. Therapie des Ulcus cruris venosum

Die sorgfältige ambulante Kompressionstherapie eines Ulcus cruris mit zusätzlicher lokaler Schaumgummikompression muß also mit Stellung der Verdachtsdiagnose, aber erst nach Ausschluß einer arteriellen Gefäßerkrankung begonnen werden.

Nach Beginn der Kompressionsbehandlung eines venösen Ulcus cruris stellen sich viele zusätzliche praktische Fragen, insbesondere zu einer *medikamentösen Zusatzbehandlung* mit Antibiotika, Venotonika oder speziellen Ulkussalben, zur Sekretionshemmung, Reinigung und Ekzembehandlung wie auch zur Analgesie.

Ulkuspatienten sind in der Regel chronisch Kranke mit negativen Erfahrungen in vorangegangenen erfolglosen Therapieversuchen. Nur selten begegnet man allerdings noch dem mittelalterlichen Aberglauben, daß „das Geschwür offen bleiben müsse, damit alles Schlechte herausfließen kann. Wenn ein Ulkus zuheilt, lebt der Patient nicht mehr lange“.

Der Patient muß vor Kleidung, die den venösen Blutstrom staut z.B. Sockenhaltern oder Strumpfbändern, gewarnt werden (Abb. 5.6).

Bei der Besprechung der Medikamentenanamnese ist dem Patienten zu erklären, daß jeder chronischen venösen Insuffizienz eine erhöhte Bereitschaft zur Allergisierung eigen ist und daß deswegen sog. Ulkussalben und -puder auf dem Wege über die Hautallergie die Ulkusheilung verhindern, statt sie zu fördern [8, 54].

Häufig wird die Frage nach zusätzlicher antibiotischer Therapie gestellt. Die Tatsache, daß kein Ulkus keimfrei ist [3, 8, 32], auch wenn es heilt, und der Nachweis, daß lokale Applikation oder Einnahme von Antibiotika, auch nach vorheriger Testung, die Keimbesiedlung nicht etwa verringert, sondern

Abb. 5.3 a, b.
Kompressionsverband zur Behandlung des venösen Ulcus cruris.
a Verbandmaterial
b Anlegung des Kompressionsverbands mit Schaumgummikissen

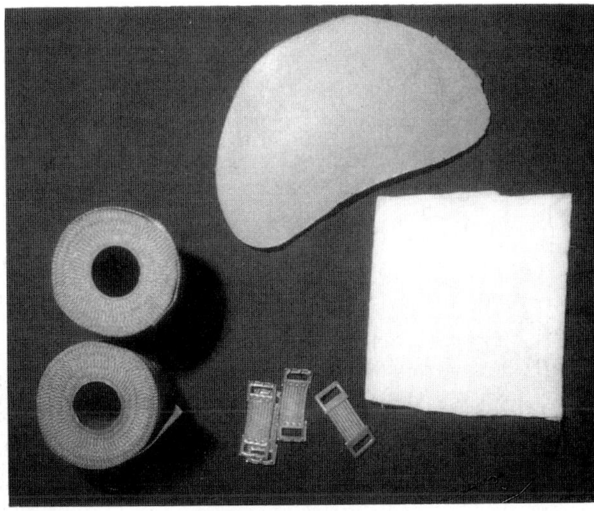

a

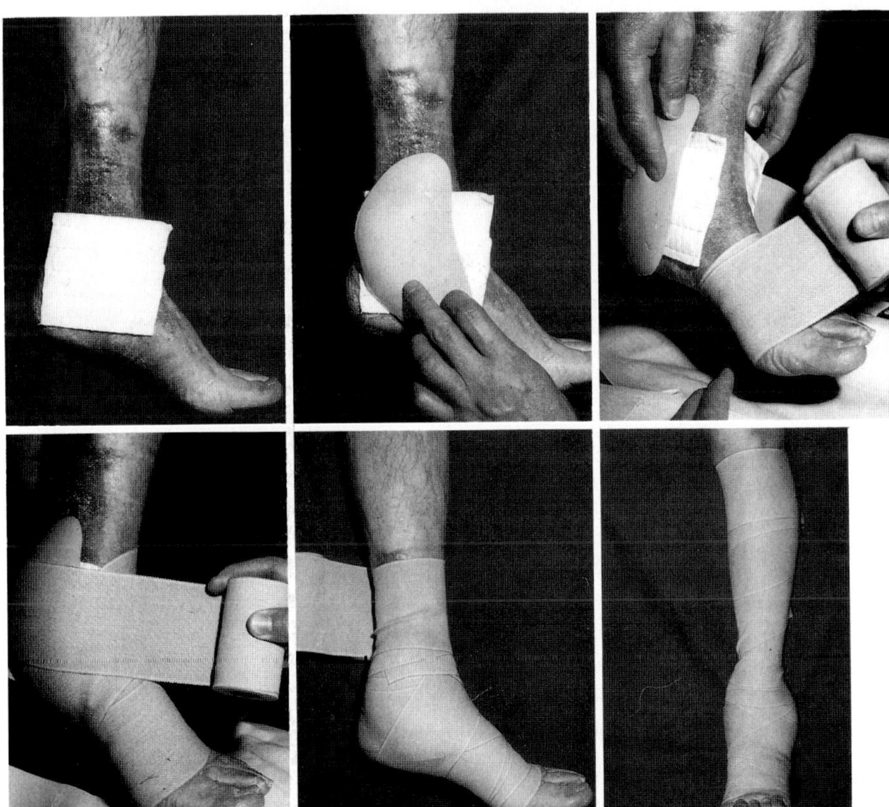

b

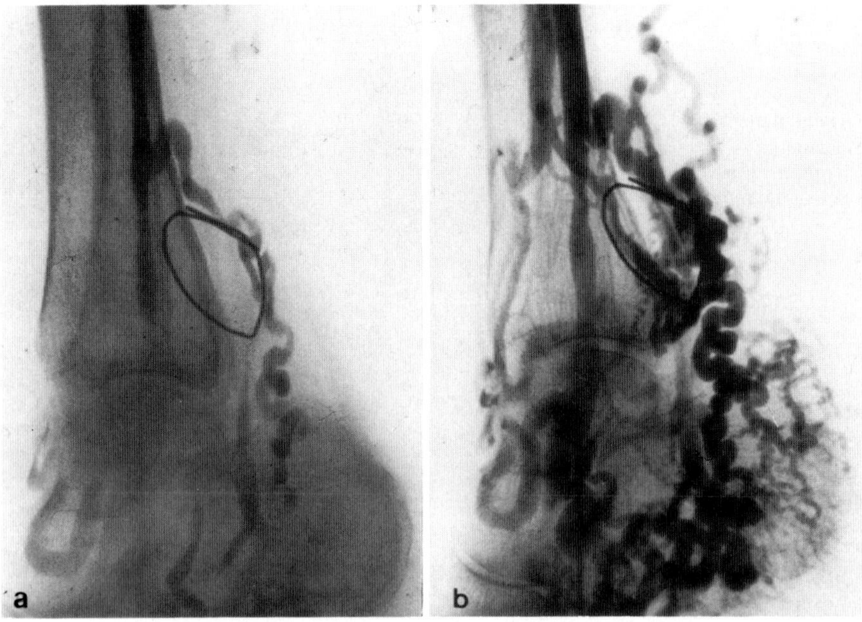

Abb. 5.4 a, b. Phlebographische Darstellung eines Ulkuskissens ohne (**b**) und mit (**a**) Kompression durch Schaumgummikissen und Kompressionsverband nach Sigg [54]

erhöht [32], sollte die Aera der antibiotischen Behandlung venöser Ulcera cruris beendet haben.

Venotonika und Diuretika tragen zur Ulkusheilung nicht bei, sondern lenken eher von der zentralen Bedeutung der Kompressionsbehandlung ab.

Von einer lokalen analgetischen Behandlung ist abzuraten, da sie mit hoher Wahrscheinlichkeit zur Allergisierung führt [54]. Leichte Analgetika, etwa Parazetamol, können bis zur Beseitigung des Ödems verordnet werden.

Bei ausgeprägtem Begleitekzem kann zusätzlich zur Kompressionsbehandlung die Ulkusumgebung lokal mit einer kortisonhaltigen Salbe behandelt werden [54]. Im Ulkus selbst hemmt sie die Granulationsbildung [25, 54, 55]. Die Reinigung und Behandlung der Wundsekretion von verschmutzten Ulzera in ödematöser Umgebung ist immer durch Auflage von wassergetränkten, mehrmals täglich erneuerten Mullkompressen über eine Woche mit gleichzeitiger Kompressionsbehandlung zu erreichen. Größere Nekrosefetzen können mit einer feinen Schere nach und nach in der Regel völlig schmerzfrei abgetragen werden.

Die Kompressionstherapie mit zusätzlichem lokalem Schaumgummikissen [45, 54] als Hauptsäule der Behandlung jedes venösen Ulcus cruris muß dem *Patienten* gründlich erklärt werden. Die Wundfläche wird durch ein Stück Verbandstoff abgedeckt, welches auf der Ulkusseite hauchdünn mit Zinkpaste bestrichen ist:

Pasta zinci Ungt. leniens DAB 8 $\overline{\text{aa}}$ ad 100

Abb. 5.5. Sauerstoffhistogramme der Ulkusoberfläche bei chronischer venöser Insuffizienz in Beinhochlagerung ohne Kompression, sowie Beintieflagerung ohne und mit Kompression: deutliche Rechtsverschiebung mit Verdoppelung des medianen PO_2 unter Kompressionsverband

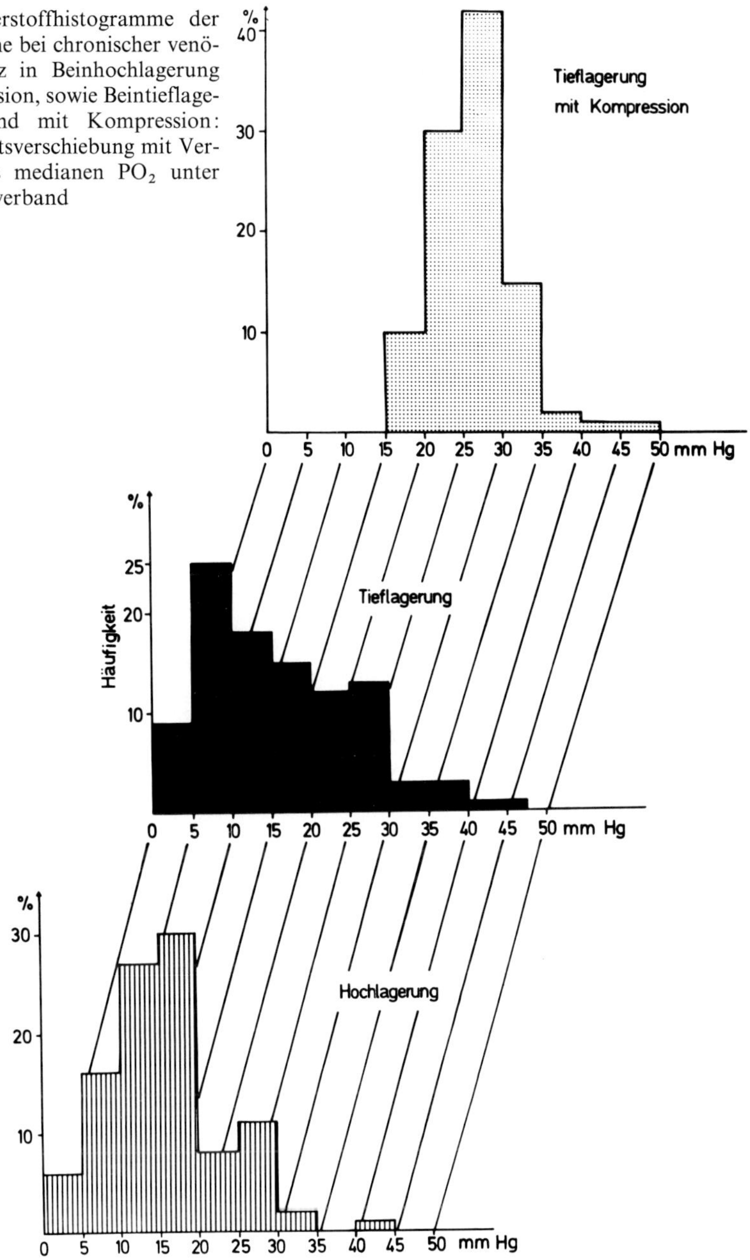

Täglich muß die Ulkusumgebung von Salbenresten gereinigt werden. Darüber liegt das Schaumgummikissen. Der täglich erneuerte Wechselverband nach Sigg mit 2 Kurzzugbinden (Abb. 5.3) wird dem Patienten angelegt und erklärt. Er wird tagsüber dauernd getragen, nachts aber abgelegt. Der Patient soll mit dem Verband gehen, da dieser das Optimum seiner Wirkung erst unter Betätigung der Muskelpumpe erzielt. Eine Ulkusbehandlung mit Liegekuren führt

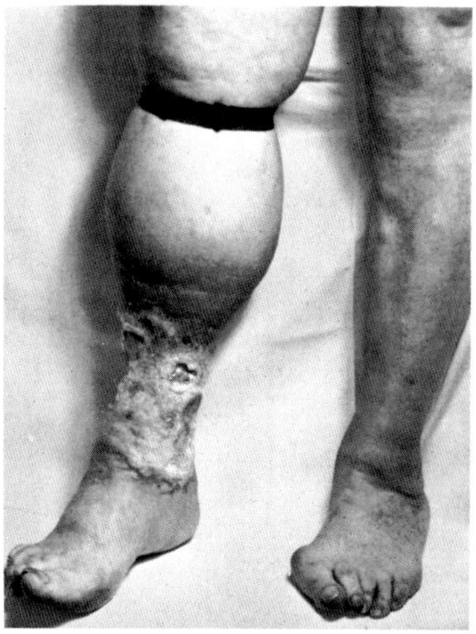

Abb. 5.6. Verhinderung der Ulkusheilung durch Verstärkung der Ödembildung beim Tragen eines Strumpfbandes. (Aus Sigg [54])

häufig nur zu Scheinheilungen, ist der ambulanten Kompressionsbehandlung unterlegen und heute überholt [22, 54]. Die Durchführung des Kompressionsverbands durch den Patienten selbst oder seine Angehörigen wird so oft kontrolliert, bis der Unterschenkel ödemfrei ist und die Verbandstechnik beherrscht wird. Bei Unfähigkeit des Patienten, z.B. bei Bestehen einer Coxarthrose und gleichzeitigem Fehlen von Fremdhilfe, kann ein häufig erneuerter Klebeverband oder, wenn das Ödem ausgeschwemmt ist und das Ulkus nicht mehr sezerniert, unter Umständen auch ein Zinkleimverband angelegt werden.

Verödungstherapie

Salbenlappen, Schaumgummikissen und Wechselverband mit Kurzzugbinden sollten schon in der Phase der Ulkusheilung, sobald das Ödem beseitigt ist, durch die Verödungsbehandlung ergänzt werden. Das Venennetz in der Ulkusumgebung kann praktisch nur durch Sklerosierung beseitigt werden. Eine chirurgische Alternative besteht nicht, da die zahllosen kleinkalibrigen Venen durch operative Eingriffe nur partiell zu beseitigen sind.

Der Glaube, gleichzeitig mit der Sklerosierungsbehandlung Perforansvenen verschließen zu können, bleibt in der Regel Illusion. Die gezielte Sklerosierung von Perforansvenen gelingt nur in 5% der Fälle, 95% bleiben offen [17]. Eine Verödungsbehandlung im Bereich einer Atrophie blanche und bei sog. Canyonvarizen darf nur mit niedrigen Dosen in geringer Konzentration versucht werden, um nicht zusätzliche Exulzerationen zu provozieren.

Chirurgische Therapie. H. Strosche

Die chirurgische Therapie des venösen Ulcus cruris (Abb. 5.7) muß in der Regel Rezidivprophylaxe nach Abheilung des Hautdefekts sein. Nur sehr ausgedehnte

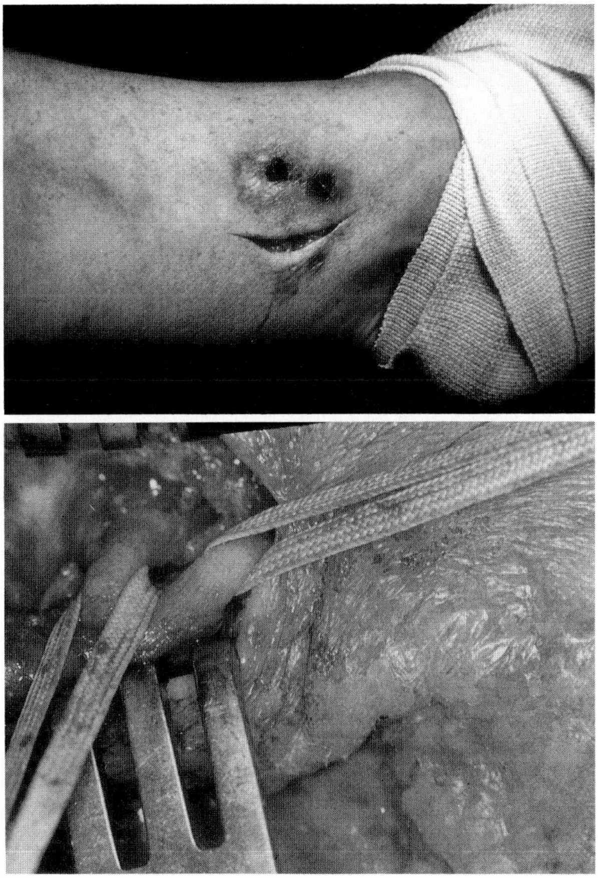

Abb. 5.7. Chirurgie des chronischen Ulcus cruris venosum: Schnittführung und Darstellung insuffizienter Perforansvenen auf dem Ulkusgrund

Ulzera, insbesondere zirkuläre Gamaschenulzera [50a, 54, 58], die nach 4wöchiger konservativer Therapie keine Heilungstendenz zeigen, sollten primär chirurgisch angegangen werden.

Optimale Bedingungen der Ulkuschirurgie sind Ödemfreiheit und verschlossene Hautoberflächen.

Vor der Operation sollte eine aszendierende Preßphlebographie zur Beurteilung des oberflächlichen und tiefen Venensystems erfolgen [24, 39]. Zur Darstellung insuffizienter Perforansvenen ist eine intraoperative Suchphlebographie oft wirkungsvoller. Nach Einführen eines dünnen Venenschlauchs in eine freigelegte Knöchelvene kann dieser unter Bildwandlerkontrolle und Kontrastmittelinjektion nach Anlage eines Stauschlauchs in variablen Höhen am Unterschenkel vorgeschoben werden und damit praktisch jede Perforansvene dargestellt werden.

Ebenfalls vor jeder Operation eines chronischen rezidivierenden Ulcus cruris venosum muß ein Röntgenleerbild mit Weichstrahltechnik angefertigt werden, da nur auf diese Weise die besonders bei Frauen in der Menopause häufige spongiöse metaplastische Knochenbildung im Unterhautfettgewebe erfaßt wer-

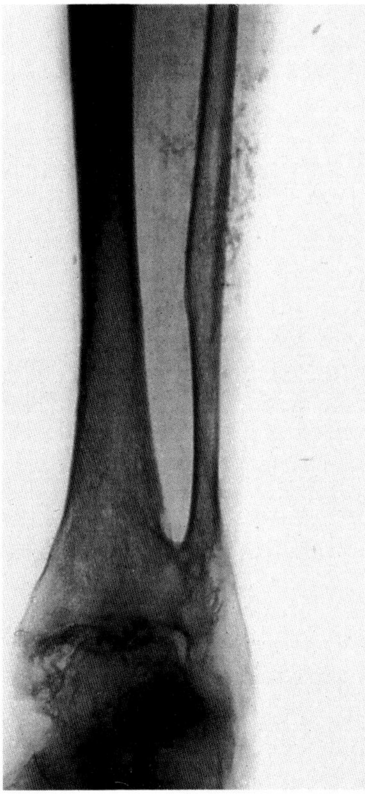

Abb. 5.8. Weichstrahlaufnahme zur radiologischen Darstellung subkutaner Ossifikationen bei chronischer venöser Insuffizienz. (Aus Sigg [54])

den kann, die, wenn sie bei Operation belassen wird, immer wieder neue Ulkusrezidive verursacht [35] (Abb. 5.8). Entsprechend der Ätiologie ist die chirurgische Therapie differenziert einzusetzen.

Das Ulcus cruris venosum bei primärer Varikose mit und ohne insuffiziente Vv. perforantes heilt fast ausnahmslos ab nach Saphena-magna- bzw. parva-Exhärese in Kombination mit Perforansligaturen sowie konsequenter postoperativer Kompressionstherapie. Eine Ruhigstellung des Patienten ist dabei nicht ratsam. Die Fünfjahresheilung beträgt 85% [44]. Das Ulcus cruris als Folge einer tiefen Venenthrombose mit postthrombotischen Abflußstörungen, sekundären Varizen sowie komplexen topographischen Veränderungen muß einer angemessenen Mehrstufentherapie zugeführt werden [9, 16, 24, 39, 44]. Entweder erst nach Heilung des Ulkus unter Kompressionsbehandlung oder aber bei sehr ausgedehnten Ulzera, insbesonderen zirkulären Gamaschenulzera [50a, 54, 58], die innerhalb von 4 Wochen unter konservativer Therapie keine Heilungstendenz zeigen, sollte bei ödem- und ekzemfreiem Bein die chirurgische Therapie geplant werden, die aus einer so radikal wie nötigen Ulkusumschneidung, Unterbindung insuffizienter Vv. perforantes und plastischen Deckung des Hautdefekts besteht [9, 44]: Das Ulkus wird in ausreichendem Abstand vom Ulkusgrund (in der Regel 2–3 Querfinger) bis auf die Faszie umschnitten mit Unterbindung aller insuffizienten Vv. perforantes und Entfernung eventueller Unterhautverknöcherungen. Wird nicht konsequent und nicht ausreichend präpariert, können insuffiziente Perforansvenen übersehen werden, welche das erneute Rezidiv programmieren. Hautdefekte sind mit Meshgraft plastisch zu decken.

Unter Kompressionsverbänden, die postoperativ jeden Tag neu angelegt werden, ist eine Unterpolsterung mit Schaumstoff im Bereich des Ulkus zur Druckadaptierung notwendig. Die Operation muß in Vollnarkose durchgeführt werden.

Das chirurgisch behandelte Ulcus cruris bei zerstörtem tiefem Venensystem zeigt 2 Jahre nach der Operation eine Rezidivfreiheit von immerhin noch 60%, nach 5 Jahren eine Rezidivfreiheit von 50% [44].

Je ausgedehnter das postthrombotische Syndrom ist, desto höher ist die Rezidivrate nach chirurgischer Versorgung [44]: Nach 2 Jahren betrug beim Befall von ein oder zwei Etagen des tiefen Venensystems die Rezidivfreiheit 75%, bei 3 oder 4 Etagen 25%.

Nachbehandlung

Sind im Anschluß an die Ulkusheilung auch die lokalen hämodynamischen Ursachen beseitigt, z.B. bei primärer Varikose, so kann vom Wechselverband auf eine Dauerkompression mit Hilfe von Zweizugkompressionsstrümpfen übergegangen werden. Diese sollten durch das Einschieben eines kleinen Schaum-

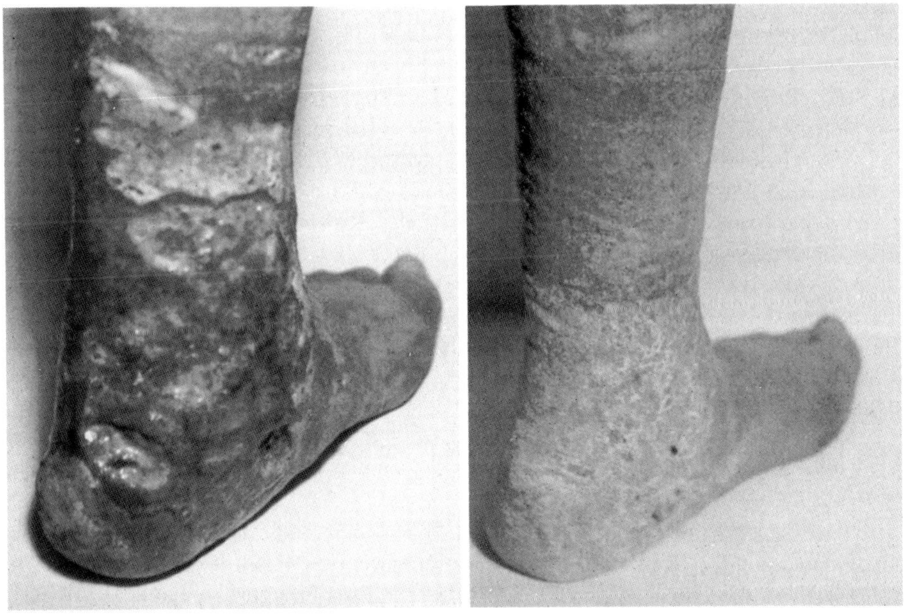

Abb. 5.9. Heilungsverlauf des Ulcus cruris venosum unter Kompressionstherapie in 5 Monaten. (Aus Sigg [54])

gummipolsters über der Ulkusnarbe verstärkt werden. Läßt die regelmäßige Kompressionstherapie beim postthrombotischen Syndrom nach der Ulkusheilung wieder zu wünschen übrig und treten erneut Ödeme auf, so droht in absehbarer Zeit ein Ulkusrezidiv.

Neben Kompressionstherapie, Sklerosierung und operativer Behandlung muß die Beweglichkeit im Sprunggelenk bei chronischer Ankylose durch Krankengymnastik wiederhergestellt werden.

Durch die geschilderte ambulante Therapie mit der Zusammenarbeit zwischen verschiedenen diagnostischen und therapeutischen Disziplinen, mit gezielter, handwerklich gekonnter Kompressionstherapie, Beseitigung des oberflächlichen Varizennetzes und insuffizienter Perforansvenen durch Sklerosierung oder operative Unterbindung, selbstverständlich mit Hilfe eines Dermatologen zur Behandlung von Ekzemen und mit krankengymnastischen Übungen wird es fast immer gelingen, sowohl dem Patienten dauerhaft zu helfen (Abb. 5.9) als auch eine unabsehbare Kostenlawine bis hin zur Berentung aufzuhalten.

5.2 Arterielles Ulcus cruris

Diagnostik und Therapie des arteriellen Ulcus cruris sind ungleich komplizierter als beim venösen Ulkus. Obwohl das arterielle Ulkus mit rund 6% der Fälle nur einen kleinen Anteil aller Beinulzera darstellt, bedarf es besonderer Beachtung, da es für den Patienten stets eine vitale Gefahr bedeutet.

Das arterielle Ulcus cruris ist immer Spätsymptom einer sich meist über Jahrzehnte entwickelnden arteriellen Gefäßerkrankung [1, 6, 27]. Es stellt die letzte, durch unwiederbringlichen Gewebsuntergang charakterisierte Stufe eines langen Leidenswegs dar, dessen Stadien durch abnehmende Gehstrecken und den allmählich zunehmenden Ruheschmerz markiert sind.

Während im Stadium I nach Fontaine der Patient trotz pathologischem Pulstastbefund beschwerdefrei geht, ist das Stadium II durch eine Claudicatio intermittens mit Einschränkung der Gehstrecke auf über (IIa) bzw. unter 100 m (IIb) gekennzeichnet. Im Stadium III tritt der Ruheschmerz hinzu. Das Ulkus oder die Nekrose wird als Stadium IV der arteriellen Verschlußkrankheit klassifiziert.

Neben dieser Stadieneinteilung ist als weitere klinische Einteilung nach dem Pulstastbefund die Unterscheidung in Becken-, Oberschenkel- und peripheren Verschlußtyp zu beachten [1, 6, 27].

5.2.1 Pathogenese

Zur Pathogenese der arteriellen Verschlußkrankheit und damit auch des arteriellen Ulcus cruris tragen die einander potenzierenden Risikofaktoren Fettstoffwechselstörung, Hyperurikämie, Diabetes mellitus, Hypertonie und Rauchgewohnheiten bei mit sehr unterschiedlichem Verteilungsmuster der arteriellen Gefäßschäden von der Aorta bis zum Kapillarbett.

Die Pathophysiologie der chronischen Ischämie ist keinesfalls einfach mechanistisch durch Gefäßstenose oder -verschluß zu erklären, da diese sofort zahlreiche Kompensationsmechanismen auslösen. Ab einer 75%igen Einengung des Arterienlumens kommt es zu einer merklichen Abnahme der Durchblutung unter Ausbildung eines Druckgradienten an der Gefäßstenose. Nimmt die Mangeldurchblutung stärker zu als die kompensatorische Kollateralenbildung, so kommt es trotz vermehrter Sauerstoffextraktion im minderperfundierten Gewebe zum Sauerstoffmangel in der Zelle und damit zur Intensivierung der anaeroben Glykolyse mit Verarmung des Gewebes an energiereichen Phosphaten und Anstieg des Laktat-Pyruvat-Quotienten im peripheren venösen Blut [1].

Dem Anstieg der Blutviskosität bei chronischer Erschöpfung der Kompensationsmechanismen des Gewebes folgt nach Eröffnung arteriovenöser Kurzschlußverbindungen der Gewebsuntergang in der Laktazidose.

Die diabetische Mikroangiopathie im Kapillarbett zeigt einige pathophysiologische Besonderheiten. Mit der Verdickung der kapillären Basalmembran geht eine Glykolysierung der Erythrozytenmembran einher. Diese verliert dabei ihre Elastizität, so daß die Passage durch das Kapillarbett erheblich eingeschränkt ist. Zusätzlich steigt die Plasmaviskosität mit Zunahme des glykolisierten Fibrinogens an, so daß am Zelltod in der Laktazidose die Verlängerung der Diffusionsstrecke durch die verdickte Basalmembran, die Membranveränderung am Sauerstoffträger Erythrozyten und die Abnahme der Kapillarperfusion bei Erhöhung der korpuskulären und plasmatischen Viskosität zusammenwirken [52].

Bei der Endangitis obliterans ist der Mechanismus wiederum ein anderer. Zuerst entsteht, wahrscheinlich auf dem Boden von pathologischen Immunreaktionen eine Intimaentzündung, auf der sich ein plombenartiger Thrombus ansiedelt, welcher das Gefäß verschließt [6].

Das arterielle Ulkus ist in jedem Fall Folgezustand einer chronischen arteriellen Verschlußkrankheit. Dabei dominieren zweifelsohne die verschiedenen Verlaufsformen der Arteriosklerose. Daneben müssen jedoch wegen diagnostischer und therapeutischer Besonderheiten einzelne Krankheitsbilder hervorgehoben werden. Es sind dies die diabetische Mikro- und Makroangiopathie, die Endangitis obliterans und seltene Angiitiden, v.a. im Rahmen von Kollagenosen wie der Sklerodermie.

Die diabetische Makroangiopathie zeigt als Charakteristika Mediasklerose, einen überwiegend peripheren Verschlußtyp und gehäuftes Auftreten von Stenosen der A. profunda femoris (Abb. 5.10) [48, 52, 63].

Die reine diabetische Mikroangiopathie ist gekennzeichnet durch unauffälligen Pulstastbefund, überwärmte Haut, begleitende diabetische Neuropathie und Osteopathie mit aseptischen Knochennekrosen sowie das bevorzugte Auftreten infizierter Ulzera an Druckstellen, z.B. der Ferse oder den Zehenspitzen und an der Fußsohle als „mal perforant du pied“. Dieses Ulkus ist wegen der begleitenden Neuropathie häufig schmerzlos [48, 63].

Die Endangitis obliterans (Synonym: M. Winiwarter-Buerger) ist die typische arterielle Gefäßerkrankung des Zigarettenrauchenden „psychisch entwurzelten“ jungen Mannes unter 40 Jahren. Bei der klinischen Manifestation der Erkrankung überwiegt der periphere segmentale Extremitätenarterienverschluß, der schubweise verläuft, die häufig vorangehende oder begleitende Thrombo-

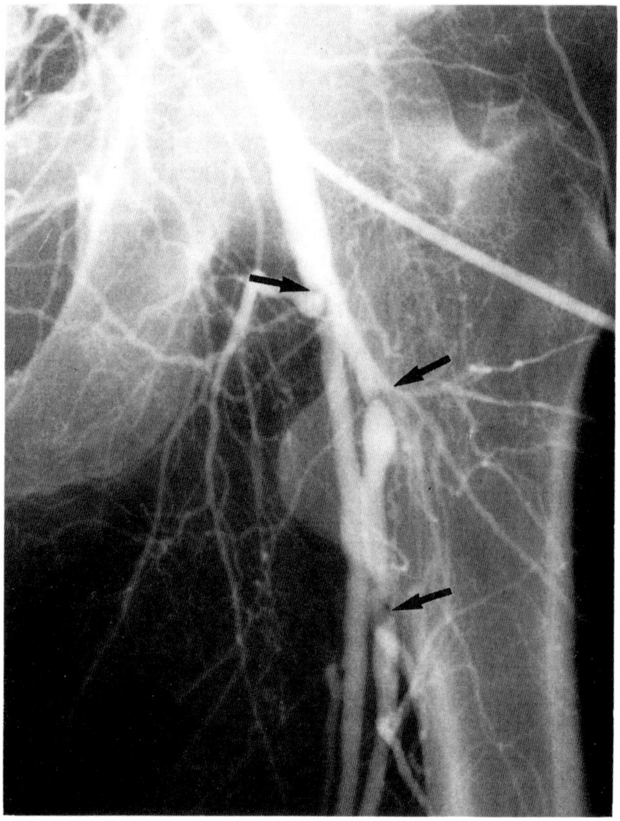

Abb. 5.10. Arteriographische Darstellung von Stenosen der A. profunda femoris

phlebitis saltans et migrans und das völlige Fehlen von Risikofaktoren außer Zigarettenrauchen. Die Nekrose oder das arterielle Ulkus sind intensiv schmerzhaft.

Zu den seltenen Ursachen arterieller Ulzera zählen Angiitiden im Rahmen von Kollagenosen, z.B. der Sklerodermie, und arteriovenöse Aneurysmen.

5.2.2 Klinik und Diagnostik

Die Verdachtsdiagnose arterielles Ulkus (Abb. 5.11) ist in der ambulanten Praxis durch Anamnese, Inspektion und Palpation in der Regel einfach zu stellen [1, 6, 27].

In der Anamnese sind Risikofaktoren, Claudicatio intermittens und nächtlicher Ruheschmerz zu beachten.

Bei der Inspektion imponiert häufig eine Zyanose der Ulkusumgebung. Das Freiliegen von Faszien oder Sehnensträngen ist immer verdächtig auf eine arterielle Genese des Geschwürs (Abb. 5.12). Besteht Ruheschmerz, so ist fast immer ein ischämisches Fußrückenödem vorhanden.

Abb. 5.11. Strategie der Diagnostik beim arteriellen Ulcus cruris

Ambulant:	Klinische Untersuchung und Anamnese:
	Pulstastung, Gefäßauskultation, Ratschow-Lagerungsprobe
	↓
	Apparative Untersuchung:
	akrales Lichtplethysmogramm, systolischer Knöcheldruck
	↓
Stationär:	Arteriographie

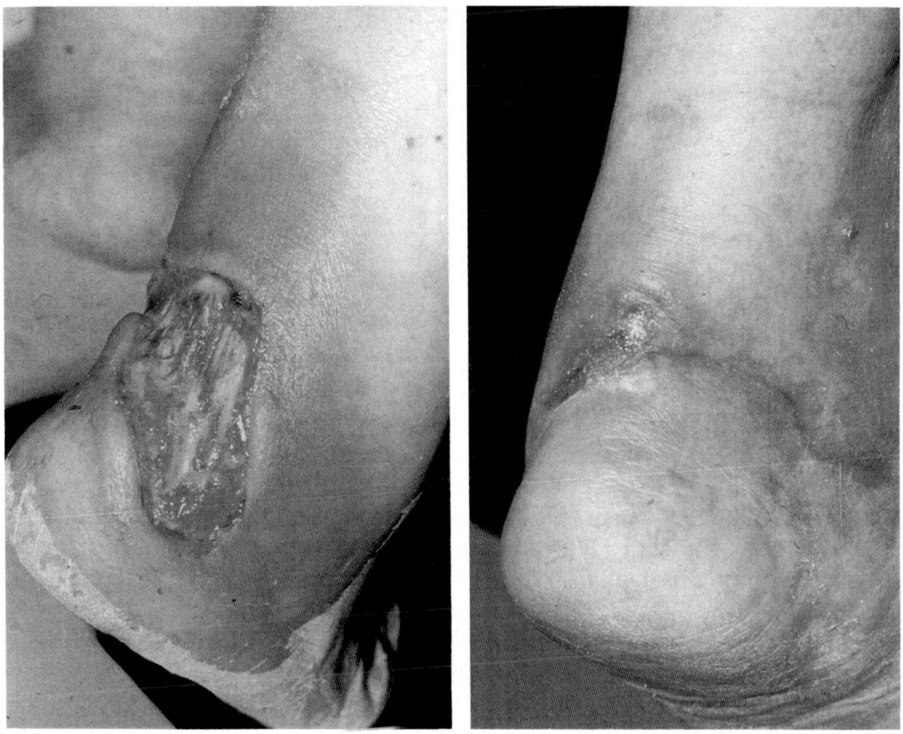

a b

Abb. 5.12 a, b. Arterielles Ulcus cruris an Druckstelle mit freiliegender Faszie eine Woche nach Kauf neuer Schuhe (**a**) und 2 Monate nach Beginn der konservativen Therapie (**b**)

Am Fuß ist das arterielle Ulkus v.a. an typischen Druckstellen des Schuhs zu beobachten, d.h. an der Ferse, auf dem Spann, an den Zehen und bei der diabetischen Mikroangiopathie nicht selten an der Vorfußsohle als „mal perforant du pied" (Abb. 5.13) [48]. Eine weitere Prädilektionsstelle ist die Schienbeinvorderkante (Abb. 5.14). An den für das venöse Ulkus typischen Stellen, d.h. in der Umgebung von Außen- und Innenknöcheln ist das arterielle Ulkus dagegen selten anzutreffen.

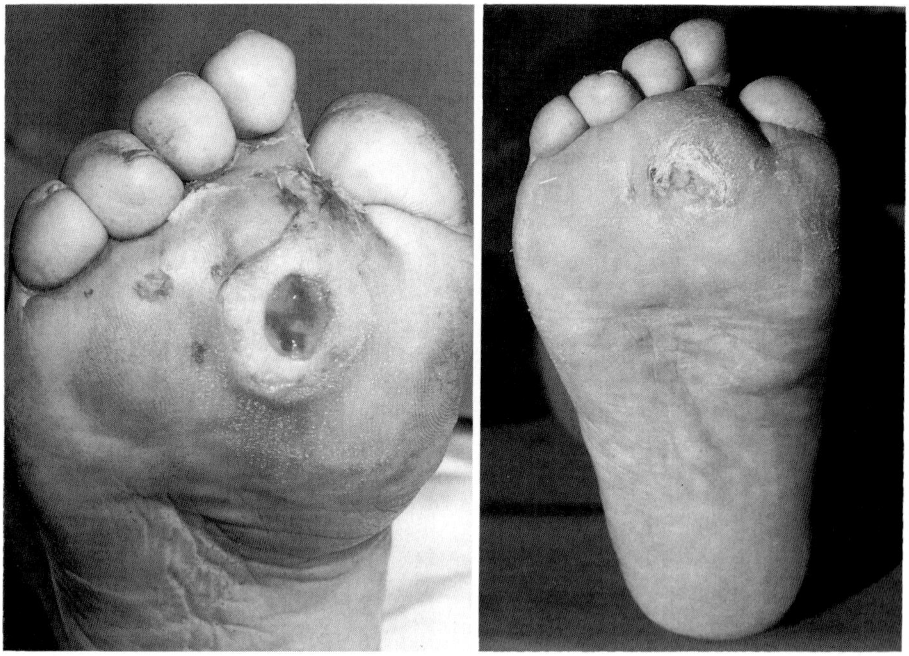

a b

Abb. 5.13 a, b. „Mal perforant du pied" bei diabetischer Mikroangiopathie vor der Therapie (**a**) und nach 1 Monat i.a.-Infusionsbehandlung (**b**)

Bei der Palpation ist zu beachten, daß warme Haut die arterielle Genese eines Ulkus keineswegs ausschließt, insbesondere nicht bei Sekundärinfektionen und bei diabetischer Mikroangiopathie. Jedoch fühlt sich in der Regel die Haut der Extremität bei arteriellen Ulkus kühl an.

Pulstastung, Gefäßauskultation und Ratschow-Lagerungsprobe schließen die klinische Untersuchung ab.

Bei gewissenhafter Durchführung kann damit ambulant die Diagnose gestellt werden.

Die Messung des systolischen Knöcheldrucks (Abb. 5.15) sowie die lichtplethysmographische Registrierung der akralen Pulsform (Abb. 5.16) dienen nur zur apparativen Bestätigung der klinischen Vermutungsdiagnose [1, 6, 27, 64].

Eine Oszillographie ist bei Verdacht auf arterielles Ulkus kontraindiziert, weil die chronische Ischämie unter der dabei notwendigen Druckbelastung verschlimmert werden kann [1, 64].

Sollte bei diagnostisch schwierigen Fällen trotz mehrerer Hinweise die arterielle Genese eines Ulcus cruris nicht primär erkannt werden, so weist allerspätestens die Verschlimmerung des Lokalbefundes und der Beschwerden unter Kompressionstherapie auf die richtige Diagnose hin (s. Abb. 5.14).

Da im Gegensatz zum venösen Ulcus cruris jedes arterielle Ulkus eine Gefahr für die gesamte Extremität ist und da die Amputation insbesondere bei alten Menschen mit einer Mortalität von über 30% auch eine vitale Bedrohung bedeutet, andererseits aber eine Vielzahl konservativer, halbinvasiver und operativer

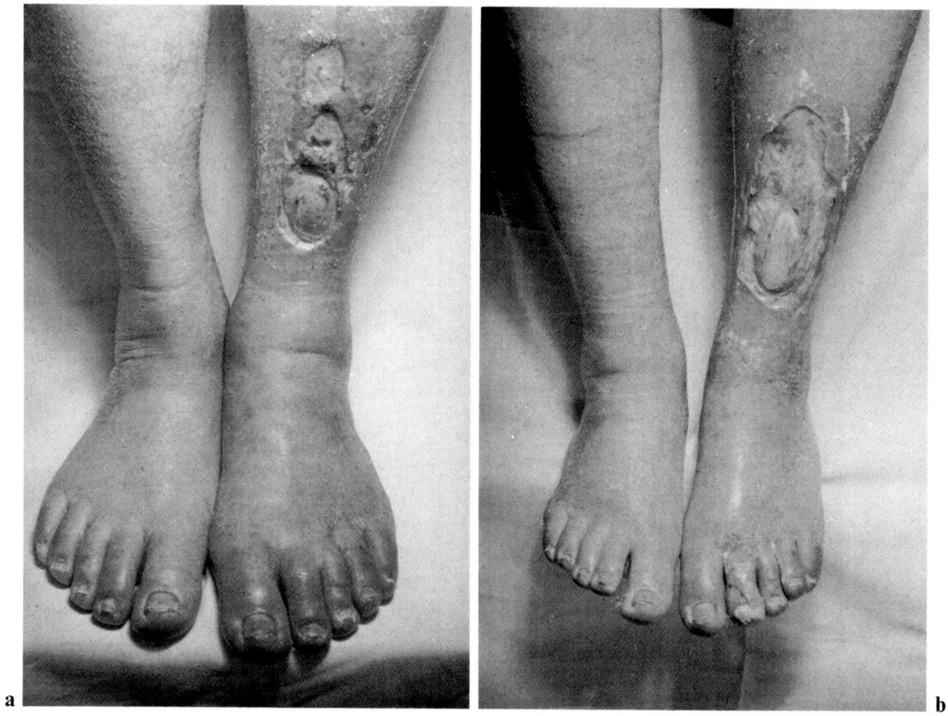

Abb. 5.14a, b. Arterielles Ulkus prätibial nach Bagatelltrauma (**a**) und Verschlimmerung durch zweiwöchige Kompressionsbehandlung (**b**). (Aus Sigg [54])

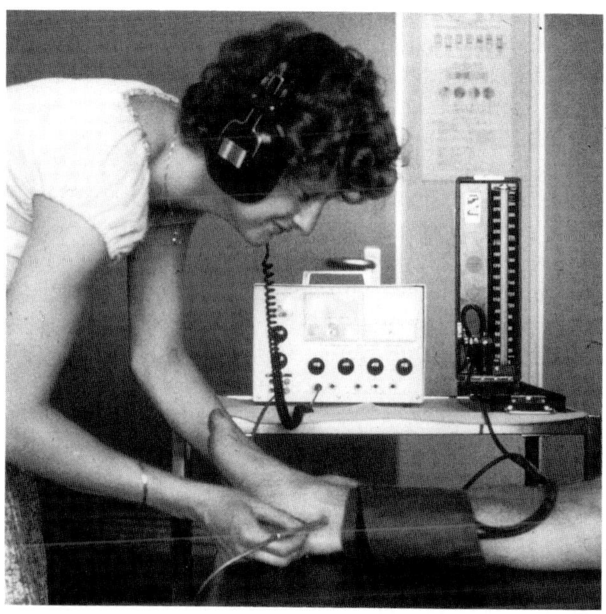

Abb. 5.15. Messung des systolischen Knöcheldrucks

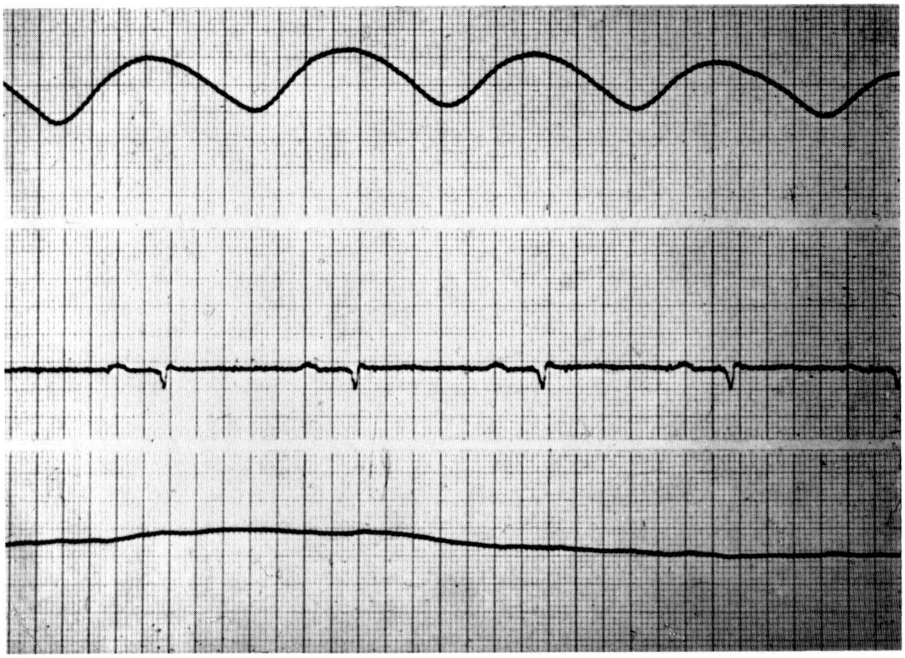

Abb. 5.16. Akrales lichtelektrisches Reflexplethysmogramm bei verschiedenen Stadien der arteriellen Verschlußkrankheit. *Oben* Kollateralpuls bei Stadium IIa; *Unten* Nullinie bei Stadium IV mit Ulkus

Maßnahmen zur Behandlung der arteriellen Durchblutungsstörung unter stationären Bedingungen bekannt ist, darf ein Patient mit einem arteriellen Ulkus nicht in der ambulanten Praxis behandelt werden, sondern muß möglichst bald zur stationären Diagnostik und Therapie überwiesen werden, um zu retten, was noch zu retten ist. Abwarten gefährdet Extremität und Leben des Patienten.

Bei jeder arteriellen Verschlußkrankheit im Stadium IV, d.h. jedem arteriellen Ulkus muß eine Arteriographie durchgeführt werden, um bei der Aufstellung des Therapieplans die Chance eines evtl. möglichen gefäßchirurgischen Eingriffs oder einer intravasalen Dilatationsbehandlung nicht zu versäumen [1, 6, 27].

Die einzige Kontraindikation gegen eine Arteriographie ist die Kontrastmittelallergie. Relative, d.h. vorübergehende Kontraindikationen sind die manifeste Herzinsuffizienz wegen der Gefahr eines Lungenödems auf dem Angiographietisch und eine gestörte Hämostase, z.B. ein Quick-Wert unter 35% oder eine Thrombozytopenie unter 50000 wegen der Gefahr einer unkontrollierbaren Nachblutung nach der Gefäßpunktion.

Die zunehmend angewandte digitale Subtraktionsangiographie ist bei gleicher absoluter Kontraindikation zwar für den Patienten angenehmer und bei gestörter Hämostase unbedenklich; sie bietet aber bei peripheren Verschlußbildern nicht die gleiche Prägnanz der Darstellung und bereitet oft Schwierigkeiten bei der Einschätzung von Stenosegraden.

Selbstverständlich muß vor der Arteriographie der klinische Allgemeinstatus des Patienten mit gründlicher klinischer Untersuchung, Spiegelung des Augenhintergrunds, Messung der wichtigsten humoralen Parameter, Gerinnungsstatus, Lungenfunktion, EKG und Sonographie erhoben worden sein. Der endgültige Therapieplan sollte immer erst nach Vorliegen aller Parameter, d.h. klinischem Allgemeinbefund, Funktionsparametern und Arteriographiebildern, festgelegt werden.

5.2.3 Therapie

Wegen der meist erheblichen Schmerzen des Patienten bei der Aufnahme und der häufig schlechten Kreislaufsituation muß in der Therapie des arteriellen Ulcus cruris zwischen sofortigen Notfallmaßnahmen und endgültigem Therapieplan unterschieden werden [2, 15, 63].

Notfalltherapie

Die Notfalltherapie als Basis jeder Behandlung eines arteriellen Ulkus umfaßt schnelle Analgesie, lokale Wundbehandlung mit Verband und einfache physikalische Maßnahmen. Sie beginnt sofort mit der stationären Aufnahme. Die analgetische Therapie des dauernden Ruheschmerzes wird entweder durch wiederholte Gabe eines wirksamen Analgetikums, intermittierend kombiniert mit Paracetamol, oder durch langdauernde Anästhesie mittels Periduralkatheter durchgeführt.

Danach wird die bedrohte Extremität bis zum Knie in Watte gepackt (Abb. 5.17), mit Mullstreifen zwischen den Zehen zur Verhütung feuchter Kammern. Ein Kompressionsverband ist streng kontraindiziert. Der Patient wird in ein Herzbett gelagert und das Fußende tief gestellt, um durch diese passive Erhöhung des prästenotischen Drucks den postthrombotischen Druck um we-

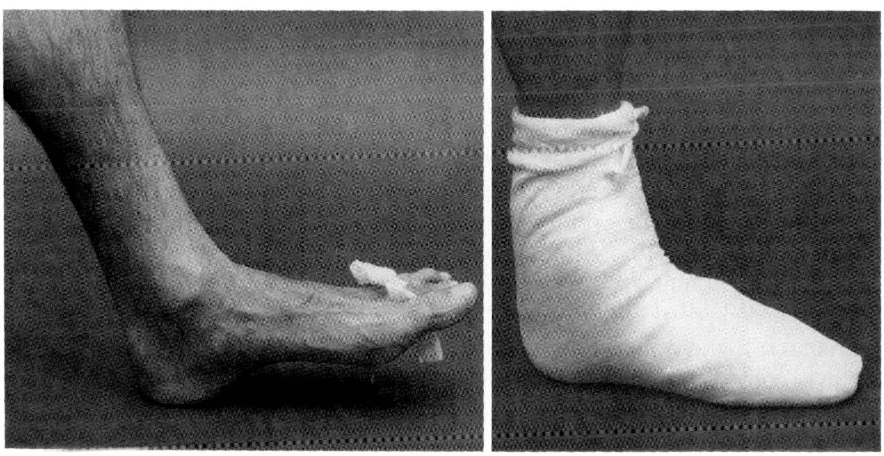

a b

Abb. 5.17a, b. Anlegen des Watteverbandes. **a** Mullstreifen interdigital; **b** Watteumhüllung mit Schlauchverband

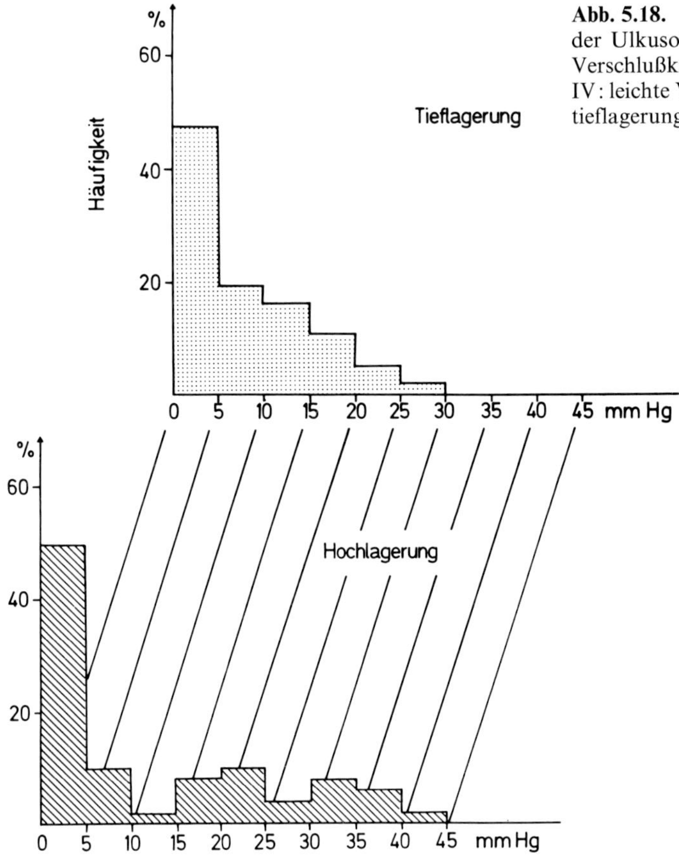

Abb. 5.18. Sauerstoffhistogramm der Ulkusoberfläche bei arterieller Verschlußkrankheit im Stadium IV: leichte Verbesserung nach Fußtieflagerung

nige mm Hg gegenüber der Flachlagerung zu erhöhen, damit die Perfusion der Gefäßperipherie verbessert wird (Abb. 5.18). Ebenfalls der Anhebung des Perfusionsdrucks dient die Behandlung einer Herzinsuffizienz und die diuretische Ausschwemmung des ischämischen Ödems. Bei lokaler Infektion muß ein bakteriologischer Abstrich erfolgen. Abszesse oder Phlegmonen, wie sie bei diabetischer Mikroangiopathie nicht selten vorliegen, müssen am Tag der stationären Aufnahme chirurgisch eröffnet werden [63]. Ein bestehender Diabetes mellitus ist zumindest vorübergehend mit Insulin einzustellen, um ein annähernd normales Blutzuckertagesprofil zu erreichen, welches parallel zur Senkung der glykolisierten Hämoglobinfraktion HB A_1C durch Verbesserung der Erythrozytenflexibilität die Mikrozirkulation fördert (Abb. 5.19). Eine diabetische Osteopathie muß durch Röntgenaufnahmen des Fußskeletts abgeklärt werden (Abb. 5.20).

Bei Zeichen einer Sepsis sind anaerobe und aerobe Blutkulturen mit antibiotischer Austestung vor Gabe eines Antibiotikums Pflicht.

Auf der Basis dieser symptomatischen Notfallmaßnahmen muß der langfristige Therapieplan erstellt werden. Sein Ziel kann beim arteriellen Ulkus leider kaum sein, einen gesunden Patienten mit durchgängigen Arterien und verheiltem

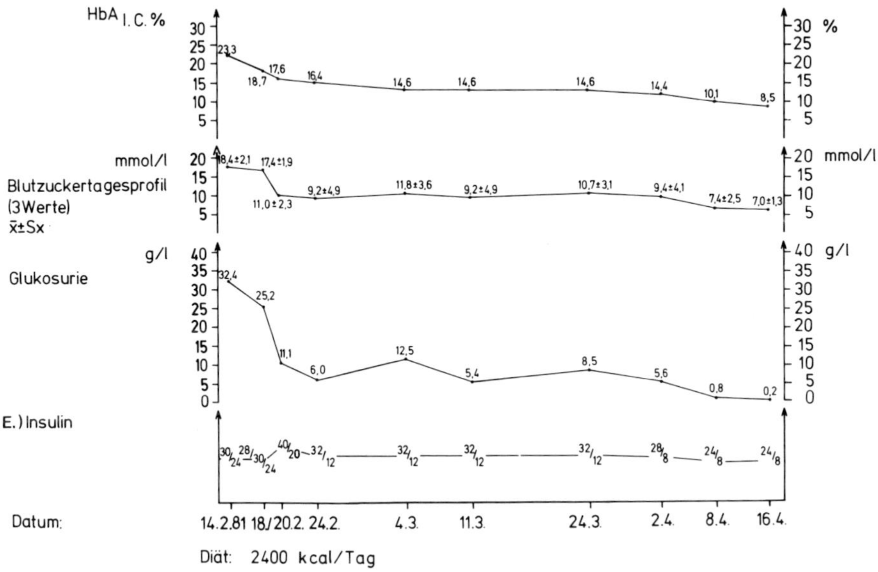

Abb. 5.19. Stationäre Blutzuckereinstellung bei infizierter diabetischer Gangrän

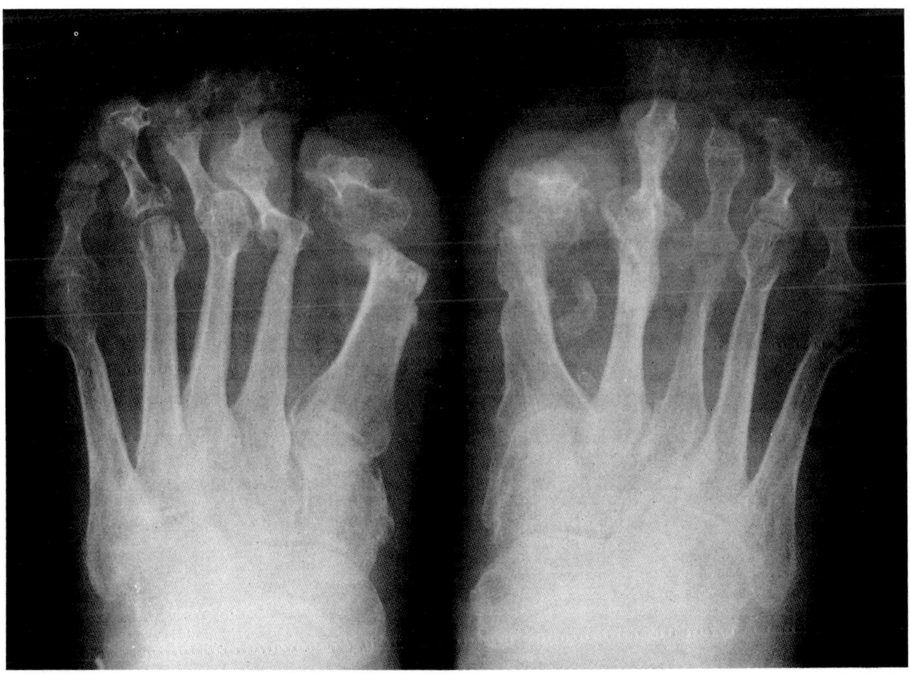

Abb. 5.20. Aseptische Knochennekrosen bei diabetischer Mikroangiopathie

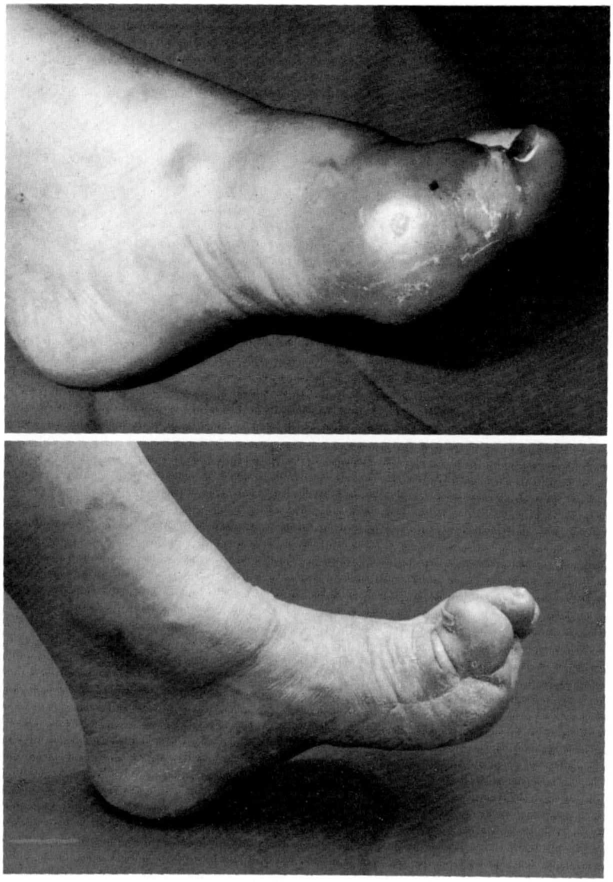

a

b

Abb. 5.21 a, b. Diabetische Gangrän bei stationärer Aufnahme (**a**) und 4 Jahre nach Entlassung (**b**)

Gewebsdefekt aus der Klinik zu entlassen. Es ist jedoch in vielen Fällen ein realistisches Ziel, selbst alte und hinfällige Patienten von ihren Schmerzen zu befreien und mit abgeheiltem Ulkus zum täglichen Gehtraining trotz weiterbestehender Claudicatio intermittens nach Hause zu schicken und ihnen damit die Amputation zu ersparen (Abb. 5.21).

Bei der langfristigen Therapieplanung ist als erstes zu entscheiden, ob dem peripheren arteriellen Ulkus operable oder dilatierbare Gefäßstenosen vorgelagert sind. Dies kann in der Regel nur ein routinierter Angiologe oder Gefäßchirurg anhand der Arteriographiebilder und bei Kenntnis des Allgemeinzustands des Patienten entscheiden.

Chirurgische Therapie

Bei rund 20% der Patienten mit arteriellem Ulkus stellt sich aufgrund des Angiographiebefundes die Indikation zu einem rekonstruktiven gefäßchirurgischen Eingriff. Ein Teil der angiographisch möglichen Operationen wird aber aufgrund

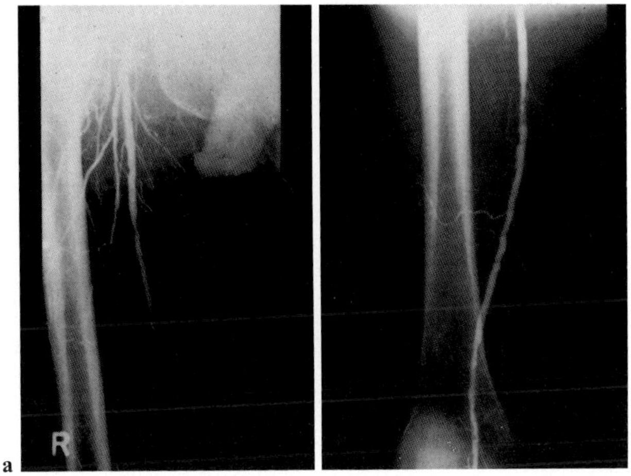

Abb. 5.22. Angioplastische Ballondilatation mehrerer Stenosen der A. femoralis superficialis. **a** Arteriogramm vor Dilatationsbehandlung (Knöcheldruck 40 mm Hg). **b** Arteriogramm nach Dilatationsbehandlung (Knöcheldruck 120 mm Hg)

des schlechten Allgemeinzustands des Patienten oder wegen eines ungenügenden peripheren Abflusses als so riskant eingestuft, daß vorher ein konservativer Behandlungsversuch angesetzt wird.

Als chirurgische Maßnahmen können je nach Angiographiebefund bei entsprechendem Allgemeinzustand des Patienten Y-Prothese, femoropoplitealer oder femorokruraler Bypass, axillofemoraler Bypass, Profundaplastik oder Sympathektomie erwogen werden. Bei diabetischer Makroangiopathie vom Oberschenkeltyp hat die Profundaplastik, d.h. die operative Desobliteration der „vaskulären Königin des Oberschenkels" (Fontaine) einen besonders hohen Stellenwert. Bei diabetischer Mikroangiopathie mit Knochennekrosen im Bereich des Fußskeletts ermöglicht in der Regel erst die Teilresektion im Bereich des Vorfußskeletts mit plastischer Deckung die Wundheilung.

Bei einem Teil der Patienten im Stadium IV zeigt das Angiogramm eine oder mehrere vorgeschaltete Gefäßstenosen oder einen kurzstreckigen Verschluß, die zwar nicht operationswürdig sind, deren Aufweitung durch Ballonkatheterdilatation nach Grüntzig, u.U. unterstützt durch niedrig dosierte Urokinaseinfiltration, den Druckgradienten zur Peripherie jedoch so weit senken kann, daß in Verbindung mit einer Dauertherapie mit Thrombozytenaggregationshemmern in einem nicht unerheblichen Prozentsatz der Fälle das Ulcus cruris abheilt (Abb. 5.22). Die intravasale Dilatationsbehandlung ist in der Regel auf die Eröffnung kurzstreckiger Stenosen und Verschlüsse im Verlauf der A. femoralis und der A. iliaca beschränkt. Bei konservativ austherapierten und gefäßchirurgisch nicht operablen Patienten im Stadium IV gelingt durch intravasale Ballondilatation in 61,9–77% der Fälle, die vom Arteriographiebefund her dazu geeignet sind, die Abwendung einer Amputation [11, 49].

Konservative Therapie

Für rund 70% aller Patienten mit arteriellem Ulcus cruris kommen nur konservative Maßnahmen in Frage.

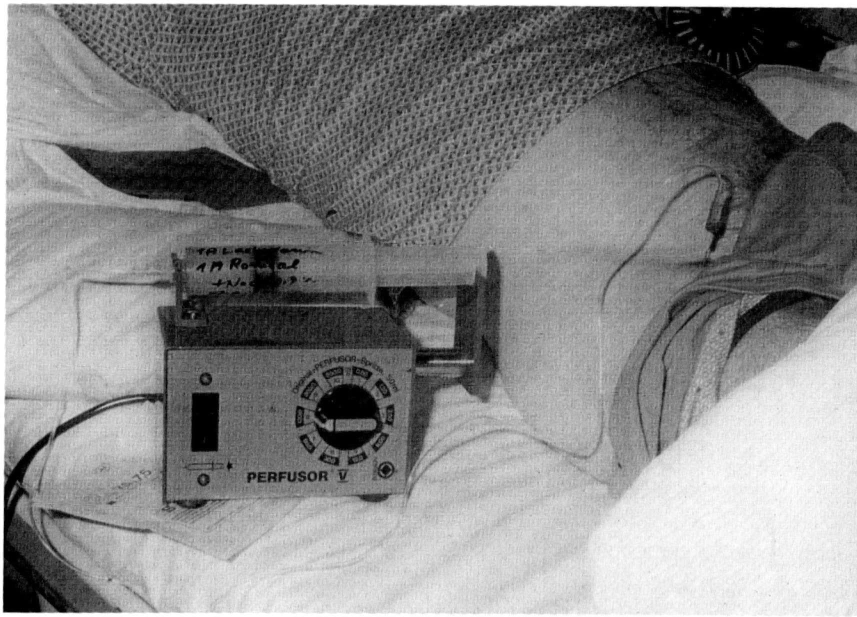

Abb. 5.23. Technik der intraarteriellen Infusionsbehandlung bei arteriellem Ulcus cruris

In der klinischen Angiologie hat sich im vergangenen Jahrzehnt ein ganzes Bündel konservativer therapeutischer Maßnahmen entwickelt und bewährt [2, 15]. Es sind dies die intraarterielle Infusionsbehandlung und die therapeutische Senkung entweder der plasmatischen Viskosität durch defibrinierende Substanzen oder der Vollblutviskosität durch isovolämische Hämodilution. Beide Behandlungswege können kombiniert werden, d.h. intraarterielle Infusionsbehandlung mit Defibrinierung oder mit isovolämischer Hämodilution. Die intraarterielle Infusion (Abb. 5.23) erfolgt mittels Perfusor über einen Zeitraum von täglich 2mal 40 min nach Punktion der Leistenarterie mit einer Einmalnadel. Infundiert werden, gelöst in 10%igem Rheomacrodex und nach vorheriger Gabe von Promit oder gelöst in physiologischer Kochsalzlösung, das Nukleotid-Nukleosid-Gemisch Lävadosin in 50 ml Lösungsmittel. Beim Auftreten von Ruheschmerzen während der Infusion muß die Behandlung bis zum nächsten Tag unterbrochen werden. Bei infizierten Ulzera wird dieser intraarteriellen Infusion ein Antibiotikum zugegeben. Intraarteriell verträglich sind Reverin (275 mg pro Infusion), Binotal (2 g pro Infusion) und Claforan (2 g pro Infusion) [2, 15, 42]. Durch intraarterielle Gabe wird etwa die 8fache Gewebekonzentration als bei intravenöser Gabe erzielt [42]. Die therapeutische Defibrinierung allein oder kombiniert mit intraarterieller Infusion wird durch subkutane Gabe einer gereinigten Fraktion bestimmter Schlangengifte (Arwin oder Defibrase) erreicht. Der Wirkungsmechanismus (Abb. 5.24) beruht auf der Umwandlung von Fibrinogen in lösliche Fibrinmonomere und die dadurch erzielte Senkung der Plasmaviskosität mit Verbesserung der Mikrozirkulation. Bei subkutaner Injektion kann diese Therapie etwa 4 Wochen lang bis zur Terminierung durch zu hohe Antikörperti-

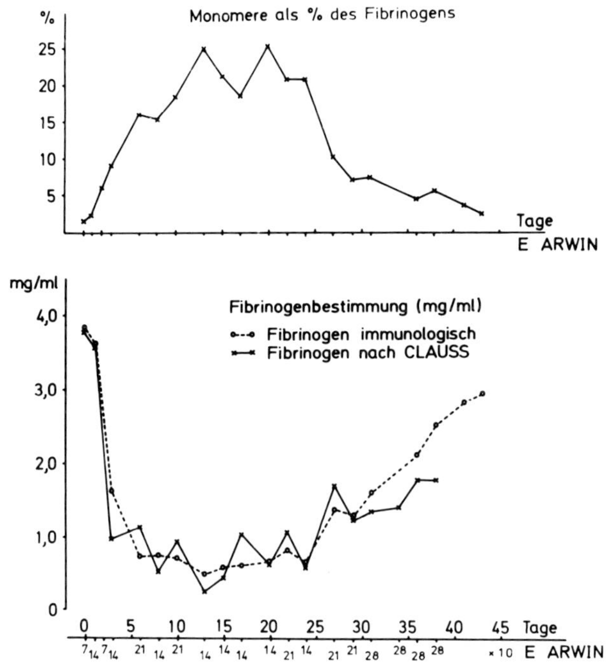

Abb. 5.24. Therapeutische Defibrinierung mit Arwin bei schwerer arterieller Durchblutungsstörung

ter durchgeführt werden. Durch Wechsel des Präparats ist eine Ausdehnung auf 8 Wochen oder länger möglich. Der optimale therapeutische Bereich liegt bei einem Fibrinogenspiegel zwischen 0,5 und 1 g/l [2, 15, 18].

Eine dritte Möglichkeit konservativer angiologischer Therapie stellt die isovolämische Hämodilution dar. Durch stufenweise Senkung des Hämatokrits auf 30–35% mittels wiederholter Aderlässe bei gleichzeitiger Substitution des entnommenen Blutvolumens mit niedermolekularen Dextranlösungen (Rheomacrodex 10% unter Haptenschutz mit Promit) wird eine Senkung der Vollblutviskosität mit Verbesserung der Mikrozirkulation erreicht [2, 15, 50].

Die Rettung der Extremität durch Abheilung des Ulkus unter diesen konservativen Maßnahmen gelingt in nur 63% der Fälle [49].

Noch nicht in der klinischen Routine eingesetzt, aber vermutlich besonders wirksam bei Ulzera auf dem Boden eines M. Winiwarter-Buerger ist die intermittierende, 2mal tägliche Infusion von Prostaglandin E_1.

Selbst in Notsituationen wie beim arteriellen Ulcus cruris behalten die Kontraindikationen gegen eine konservative Therapie ihre Gültigkeit:

Bei der intraarteriellen Infusionsbehandlung sind dies bekannte Allergien gegen eine der infundierten Substanzen, kurz bevorstehende Gefäßoperationen, frische venöse Thrombosen, ausgeprägte Blutungsneigung, motorische Unruhe des Patienten oder der Zustand nach Gefäßoperationen mit Einsatz eines Kunststoffpatch.

Die Arwinbehandlung ist kontraindiziert nach kürzlich abgelaufener zerebraler Ischämie, bei ausgeprägter diabetischer Retinopathie, nicht eingestellter Hypertonie, Nierensteinen und frischem Ulcus ventriculi oder duodeni sowie bei hämorrhagischen Diathesen, z.B. kurz nach Streptokinasebehandlung. Keine Kontraindikation gegen Arwin- oder Defibrinasebehandlung dagegen ist selbst höchstes Lebensalter.

Als Kontraindikation gegen die isovolämische Hämodilution gilt eine bekannte Allergie gegen Dextrane, bekannte oder zu vermutende höhergradige Koronarstenosen, Herzinsuffizienz sowie eine Thrombozytose [50].

Die Wirksamkeit der Ozon- oder Chelattherapie zu beweisen oder auch nur wahrscheinlich zu machen, war bisher nicht möglich.

Lokale Therapie

Die wichtigste Gemeinsamkeit invasiver und konservativer therapeutischer Maßnahmen ist die tägliche Lokalbehandlung des Ulkus.

Die erste Regel ist der tägliche Wechsel des Watteverbands am erkrankten Bein mit Erneuerung der interdigitalen Mullstreifen. Der behandelnde Arzt muß zu Beginn der Behandlung täglich das Ulkus selbst inspizieren. Dabei müssen die Ulkusränder in regelmäßigen Abständen durch Fingerdruck auf Sekret- und Eiterverhaltungen geprüft werden. Die lokale Behandlung sollte vorwiegend trocken durchgeführt werden, da eine Flüssigkeitsretention im Bereich nekrotischer Gewebsteile im arteriellen Ulkus unter stationären Bedingungen die Gefahr der Besiedlung mit malignen Keimen nach sich zieht. Gelegentliche reinigende Fußbäder mit lauwarmen, milden, desinfizierenden Lösungen (z.B. Rivanollösung) sind indiziert, um den Wundgrund von abgestoßenen nekrotischen Gewebsstücken zu reinigen, nicht aber während des ganzen stationären Aufenthalts. Gutes Abtrocknen und Trockentupfen nach dem Baden ist von größter Wichtigkeit. Abtrocknen mittels Fön ist verboten, da die Temperaturregulation der ischämisch gefährdeten Ulkusumgebung gestört ist und es bei Überwärmung zur Ausdehnung der Nekrosen kommen kann. Hyperkeratotische Borken können mit 0,5%iger Salizylvaseline bestrichen und damit für die wiederholte Abtragung in kleinen Stücken mit Pinzette und feiner Schere vorbereitet werden. Für die lokale antibiotische Behandlung nässender Regionen im Ulkus beschränken wir uns auf Nebacetinpuder. Spray sollte beim arteriellen Ulkus wegen der lokalen Abkühlung nicht angewandt werden. Kompressionstherapie ist kontraindiziert (s. Abb. 5.14a + b).

Nachbehandlung

Sichere Zeichen der Heilung sind Abstoßung von Nekrosen, Reinigung des Wundgrundes, Verschwinden des Ruheschmerzes und des ischämischen Ödems. Leider ist die Therapie des arteriellen Ulkus nicht in allen Fällen erfolgreich. Die Zeichen der Indikation zur rechtzeitigen Amputation zu erkennen, setzt große klinische Erfahrung voraus. Es sind dies neu auftretender Ruheschmerz, Ausdehnung einer Infektion trotz intraarterieller antibiotischer Therapie, erkenntlich an zunehmender Rötung und Erwärmung der Ulkusumgebung oder Zeichen einer generalisierten Bakteriämie mit Leukozytose, rezidivierendem septischem Fieber oder auch nur zunehmender Verschlechterung des Allgemeinzustandes.

Jeder Patient, dessen arterielles Ulkus abgeheilt ist, muß wiederholt darüber aufgeklärt werden, daß seine arterielle Durchblutungsstörung weiterbesteht, auch wenn eine Rekompensation mit viel Mühe gelungen ist. Der Patient bleibt gefährdet und muß über die bestehenden Risikofaktoren aufgeklärt sein. Rauchen ist streng verboten.

Von großer Bedeutung ist eine regelmäßige Fußpflege, wobei besondere Vorsicht geboten ist, damit nicht aus einer kleinen Verletzung des schlecht durchbluteten Gewebes erneut ein Ulkus entsteht. Heiße Bäder und Wechselbäder sind streng untersagt und können wegen der gestörten Temperaturregulation des chronisch ischämischen Gewebes zur endgültigen Dekompensation der Restdurchblutung führen.

Das 3mal tägliche Gehtraining vom Intervalltyp in ausreichend großen und warmen Schuhen auch bei fortbestehender Claudicatio intermittens ist zur Erhaltung der erreichten Rekompensation unumgänglich notwendig. Für das Gehtraining vom Intervalltyp muß jeden Morgen die optimale Gehstrecke vom Patienten selbst gemessen werden. Sie entspricht der Anzahl der Schritte bis zum Auftreten der Claudicatio intermittens abzüglich 10% der Schrittzahl. Diese Intervallstrecke muß täglich neu bestimmt werden, da sie, von zahlreichen veränderlichen Faktoren abhängig, stark schwankt.

Dem täglichen Gehtraining ist die Intervallstrecke mit intermittierendem Halt zugrunde zu legen. Bei schwer motivierbaren älteren Patienten kann zum Kauf eines Hundes geraten werden, der erfahrungsgemäß die Freude am täglichen Spaziergang und damit den Mobilisierungsgrad erhöht.

Die Verordnung von durchblutungsfördernden Medikamenten ist wesentlich weniger wirksam als tägliches Gehtraining.

Bei kontinuierlichem Absinken der Gehstrecke sollte der Patient vor dem Auftreten eines erneuten arteriellen Ulkus vom Hausarzt zur stationären Behandlung eingewiesen werden.

5.3 Ulcus cruris bei Hautkrankheiten. D. Lubach

Geschwüre an den Beinen, besonders an den Unterschenkeln, die unabhängig von einer chronischen venösen Insuffizienz oder einer arteriellen Durchblutungsstörung entstehen, treten zahlmäßig weit zurück. Derartige Hautdefekte bereiten jedoch nicht selten diagnostische Schwierigkeiten. Treten beispielsweise bei einem Patienten mit dekompensierter venöser Insuffizienz Pyodermien auf, so sind diese von einer multiplen perforierenden eitrigen Thrombophlebitis oft schwer zu unterscheiden. Auch können Ulzerationen, die im Gefolge eines gangränisierenden Erysipels entstanden sind, große diagnostische Probleme aufwerfen, namentlich, wenn das auslösende Ereignis schon Wochen zurückliegt.

Ein Teil der in den folgenden Abschnitten zu besprechenden Geschwürsbildungen kann auch an anderen Regionen des Körpers auftreten. Ulzera, die an den unteren Extremitäten vorkommen, heilen jedoch häufig schlechter von selbst als an anderen Arealen des Körpers.

5.3.1 Klinische Diagnostik

Einleitend sollen Kriterien der klinischen Diagnostik besprochen werden. Die genaue anamnestische Exploration ist bei der Diagnose hilfreich. Hohes Fieber und Schüttelfrost kann auf ein vorausgegangenes Erysipel hinweisen; eine gleichzeitig bestehende Colitis ulcerosa hingegen wird den Verdacht auf eine Dermatitis ulcerosa lenken.

Bei der Inspektion wird der Ulkusgrund in der Regel nur wenig über die Genese aussagen, zumindest bei länger bestehenden Hautdefekten; er vermittelt jedoch einen Eindruck über die Tiefe (z.B. Sichtbarwerden von Fettgewebe, Sehnen, Faszien), über Granulationsbildung und über die Intensität einer Superinfektion.

Wesentlich aufschlußreicher ist der Geschwürrand. Ein nach innen gerichteter, leicht unter Hautniveau befindlicher schwarzer Saum, kann Hinweise auf eine nekrotisierende Dermatitis geben. Ein unterminierter, partiell fistelnder Rand lenkt den Verdacht auf das Vorliegen einer Dermatitis ulcerosa hin. Ein derber, deutlich über dem Hautniveau liegender Rand hingegen sollte den Verdacht auf einen geschwürig zerfallenden Tumor richten. Somit gibt das Verhältnis zum umgebenden Hautniveau, die Farbe und Konsistenz des Geschwürs einen wichtigen Hinweis zur Ulkusklassifikation. Außerordentlich bedeutungsvoll erscheint die Konfiguration. Geschwüre, die im Gefolge einer ausgeprägten Vasculitis allergica auftreten, zeigen beispielsweise eine sehr unregelmäßige, häufig zackige, nicht selten angedeutet sternförmige Begrenzung, wohingegen Druckulzera an den Fersen rundlich und scharf begrenzt sind. Auch die Lokalisation kann gelegentlich bei der Diagnosestellung hilfreich sein; beispielsweise tritt eine Necrobiosis lipoidica bevorzugt prätibial auf, während das Erythema induratum Bazin im Wadenbereich lokalisiert ist.

Am bedeutungsvollsten ist jedoch die umgebende Haut. Durch eine gelbbraune, leicht unter Hautniveau liegende sklerotische Platte, die häufig bogig konfiguriert ist, kann die ulzerierende Necrobiosis lipoidica mit Sicherheit erkannt werden. Ein Nebeneinander von Flecken unterschiedlicher Größe, kleinen Narben mit braunem Hof, meist bei Bevorzugung des distalen Unterschenkeldrittels weist auf eine abgelaufene Vasculitis allergica hin. Ein im Gefolge einer Pyodermie entstandenes Geschwür erscheint häufig wie ausgestanzt, und nicht selten fällt ein brauner schmaler Randsaum auf.

5.3.2 Ausgewählte Krankheitsbilder

Da die hier zu besprechenden Ulzerationen völlig unterschiedlicher Genese sind, kann eine befriedigende Klassifizierung nicht vorgenommen werden. Es können nicht alle zur Ulkusbildung am Bein prädisponierenden Erkrankungen eingehend dargestellt werden, so daß eine Auswahl getroffen wurde, der zwangsläufig

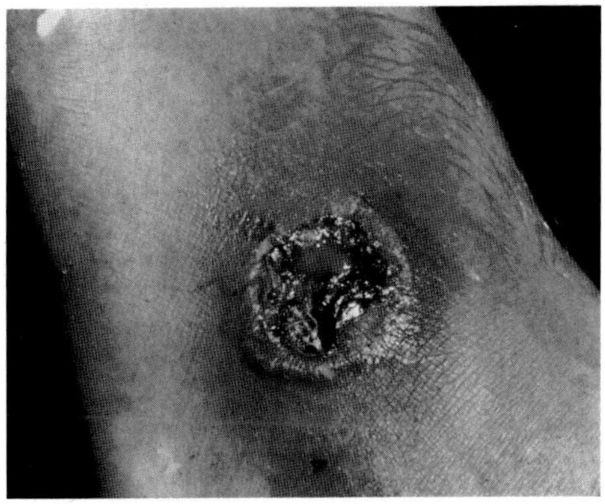

Abb. 5.25. Dermatitis ulcerosa (Pyoderma gangraenosum). Frisches Ulkus am Fußrücken

eine gewisse Willkür anhaftet. Weitere Ulzera, die bevorzugt an den unteren Extremitäten lokalisiert sind, werden tabellarisch am Schluß dieses Kapitels dargestellt.

Dermatitis ulcerosa (Abb. 5.25)

Diese Krankheit ist zwar relativ selten, sie verlangt aber eine schnelle und gründliche Abklärung. Es existieren zahlreiche Synonyma: Pyoderma gangraenosum, Pyodermia chronica ulcerosa serpiginosa, Pyodermia vegetans et ulcerosa, Pyodermia ulcerosa, postoperative progressive Gangrän Cullen [31, 53]. Das Anfangsstadium dieser Erkrankung ist morphologisch uneinheitlich. Plötzliches Auftreten markstück- bis handtellergroßer Infiltrate mit leichten rot-lividen Erythemen oder Auftreten von Blasen, Pusteln, Papeln oder auch lividfarbener, meist schmerzhafter Knoten charakterisieren den Beginn der ulzerösen Dermatitis. Gar nicht selten treten einige Tage nach Stich- oder Stoßtraumen bzw. nach einer Operation fortschreitende Nekrosen auf. Das ulzeröse Stadium ist gekennzeichnet durch solitär oder multilokulär auftretende Geschwüre. Nach dem Aufbrechen der Primärläsion entwickelt sich meist ein rasch wachsendes, flaches Geschwür. Der Ulkusgrund ist von schmierigen Nekrosen bedeckt, der Rand hingegen ist von düster-lividroter Farbe und schwammig weicher Konsistenz. Er ist gelegentlich druckschmerzhaft und unterminiert. Während einige Ulzera für längere Zeit oberflächlich zentrifugal wachsen, können andere innerhalb kurzer Zeit bis zur Fascie reichen. Der Verlauf kann sich über Wochen bis Monate erstrecken und sich dann spontan unter Hinterlassung atrophischer Narben zurückbilden. Er kann aber auch chronisch rezidivierend sein (Abb. 5.26) mit teilweise mehrjährigen klinisch erscheinungsfreien Intervallen. In solchen Fällen wurden als Folge der Erkrankung erhebliche Gewebsdefekte beobachtet, die dann in Einzelfällen Amputationen erforderlich machten. Eine Geschlechtsdominanz liegt nicht vor. Kinder erkranken jedoch selten. Die Erkrankung ist nicht durch spezifische histologische Befunde gekennzeichnet, jedoch mehren sich in letzter Zeit Hinweise für die Mitbeteiligung der Gefäße

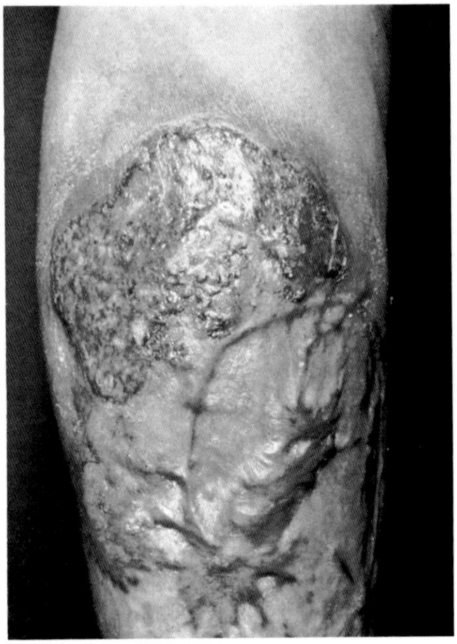

Abb. 5.26. Dermatitis ulcerosa (Pyoderma gangraenosum): Randrezidiv nach plastischer Deckung

(Endothelschwellung, fibrinoide Wandnekrose, perivaskuläre leukozytoklastische Infiltration). Die Gefäßbeteiligung scheint jedoch sekundärer Natur zu sein.

Als auslösende Faktoren werden etwa bei der Hälfte der Beobachtungen mechanische Traumen angegeben. Die Dermatitis ulcerosa kann im Gefolge oberflächlicher Abszesse, Furunkel, banaler Verletzungen (auch Insektenstiche) auftreten. Mikrotraumen wie Injektionen, beispielsweise bei einer Venenverödung oder beim Anlegen von Infusionen, Hautabschürfungen, Schnittverletzungen und Verbrennungen sind als auslösende Ursache beschrieben worden. Biopsien und kleinere oder größere chirurgische Eingriffe wirken ebenfalls als Wegbereiter für diese Erkrankung. Sie tritt häufig assoziiert mit internen Leiden auf, wobei die Colitis ulcerosa am bekanntesten ist. Zwar werden bei größeren Kollektiven von Patienten mit Colitis ulcerosa derartige Geschwürsbildungen nur zu 0,6–1,2% gefunden, andererseits läßt sich bei manifester Dermatitis ulcerosa bei 10–40% der Erkrankten eine Colitis ulcerosa nachweisen. Als weitere assoziierte Erkrankungen werden M. Crohn, monoklonale IgA-Gammopathien und Dysgammaglobulinämien beobachtet. Die Pathogenese der Dermatitis ulcerosa ist unbekannt. Eine Pyodermie, wie früher angenommen wurde, liegt nicht vor. Autoimmunologische Prozesse wurden diskutiert.

Therapie: Von wenigen Ausnahmen abgesehen verhindern Kortikosteroide ein Fortschreiten der Erkrankung und führen zur Abheilung. Die Initialdosierung sollte 1,5–2,0 mg Prednisolon/kg KG betragen; eine Kombination mit Azathioprin kann den Therapieerfolg verbessern. Vereinzelt wurde über Therapieerfolge mit Clofamizin, Tetrazyklinen oder Frischplasma berichtet.

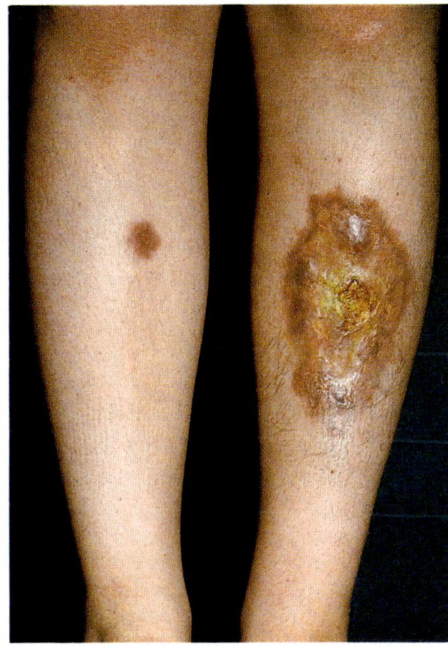

Abb. 5.27. Necrobiosis lipoidica mit zentraler Ulzeration

Necrobiosis lipoidica (Abb. 5.27)

Die Necrobiosis lipoidica neigt in starkem Maße zur Ulzeration [10]. Sowohl bei Kindern als auch bei Erwachsenen auftretend, mit deutlicher Gynäkotropie, ist diese Dermatose zu etwa 80% mit einem Diabetes mellitus assoziiert. Andererseits findet man unter 1000 Diabetikern nur 2–3 Personen, die Zeichen einer Necrobiosis lipoidica aufweisen. Die Vorzugslokalisation ist die Streckseite der Unterschenkel, nur selten finden sich Herde an den Oberschenkeln oder Armen. In symmetrischer Anordnung sind zunächst kleinere, blaurote bis braunrote, oft von einem violetten Saum umgebene Herde zu sehen, die sich im Verlauf von Monaten zu einer bis handtellergroßen, plattenartigen, blaurötlichen, später typisch gelblich-weißen, sklerodermieartigen Gewebsverhärtung entwickeln. Im weiteren Verlauf bildet sich ein atrophisches Zentrum aus, das von Teleangiektasien durchzogen ist und von einem rötlich-lividen bis braunroten Rand umgeben ist. Durch das Zusammenfließen benachbarter Herde kommt es oft zu polyzyklischer Begrenzung. Zentral treten nicht selten schlecht heilende, scharf begrenzte, ausgestanzt erscheinende Ulzerationen auf, welche häufig einen gelbbraunen, speckschwartenähnlichen Grund aufweisen. Das Ulkus wirkt areaktiv und zeigt kaum periulzeröse Entzündungserscheinungen. Über Schmerzen wird gelegentlich geklagt.

Therapie: Zur Behandlung wurden intraläsionale Injektionen von Steroidkristallsuspensionen empfohlen. Die Ulzerationen sollten mit antimikrobiellen und granulationsfördernden Externa versorgt werden. Steroidokklusivverbände finden ebenfalls Anwendung. Noch nicht geklärt ist die Effizienz einer Acetylsalicylattherapie. Kartavitsas et al. berichteten über gute Erfolge nach Gabe von

3,5 mg Acetylsalicylsäure/kg KG initial jeden zweiten und später jeden dritten Tag [28].

Bakterielle Infektionen

Ecthyma simplex. Lieblingssitz des Ecthyma simplex sind die Unterschenkel, obwohl auch das Gesäß und sehr selten noch andere Körperregionen befallen sein können [56]. Im Verlauf einer vulgären Pyodermie bildet sich eine Pustel mit einem schmalen lividroten, kräftig infiltrierten Hof. Die Pustel trocknet unter Bildung einer schmutzig-gelbbraunen Kruste ein, wobei die letztere oft tief eingesunken erscheint. Unter der Kruste findet sich ein durch das Randinfiltrat scharf begrenztes, ausgestanzt wirkendes, rundes oder ovaläres, am Grund mit dünnflüssigem Eiter bedecktes, oft bis zur Subkutis reichendes, stets schmerzloses, weiches Ulkus. Ursache ist eine Infektion mit Streptococcus pyogenes in Verbindung mit einem reduzierten Allgemeinzustand des Erkrankten.

Therapie: Antibiotische Salbenverbände, Bettruhe, Hebung des Allgemeinzustandes.

Erysipelas gangraenosum (Abb. 5.28). Erysipele treten gehäuft an den unteren Extremitäten auf. Charakteristisch für ein Erysipel ist, daß unter plötzlichem Auftreten von Schüttelfrost, hohem Fieber und schwerem Krankheitsgefühl einseitig ein flächenhaftes, hochrotes, heiß anzufühlendes, scharf begrenztes Erythem auftritt. Das Erythem weist zungenförmige Ausläufer auf. Ödem, Spannungsgefühl der Haut und schmerzhafte regionäre Lymphknoten ergänzen das Bild. Gelegentlich wird das Ödem durch ein kräftiges Infiltrat ersetzt, die Haut

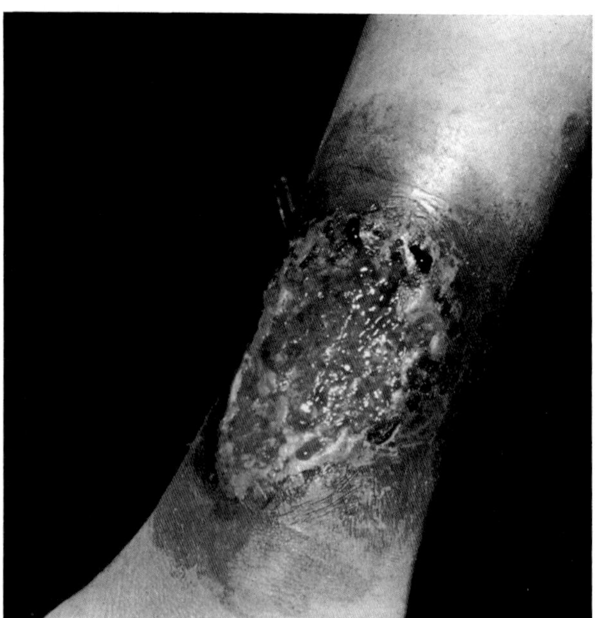

Abb. 5.28. Erysipelas gangraenosum

verfärbt sich grau-violett, es können hämorrhagische Blasen auftreten. Anschließend können größere Hautareale nekrotisch werden, woraus sich nach Demarkierung oft große und tief reichende Gewebsdefekte entwickeln. Inwieweit die in letzter Zeit häufig diskutierte Fasciitis necroticans ein eigenes Krankheitsbild oder die Maximalvariante eines Erysipelas gangraenosum darstellt, ist nicht entschieden [41, 57].

Therapie: Unter initialer Penicillinbehandlung, antiseptischen Umschlägen bzw. Externa und Ruhigstellung der befallenen Extremität heilen auch ausgedehnte Ulzera oft überraschend schnell ab. Gegebenenfalls ist eine plastische Deckung durchzuführen.

Erkrankungen des Gefäßsystems

Vasculitis allergica superficialis (Abb. 5.29). Das Leitsymptom der Vaskulitis allergica superficialis ist die palpable Purpura; sie ist überwiegend an den Beinen lokalisiert. Die Einzeleffloreszenz ist eine hell- oder lividrote, ausgesprochen exsudative, nicht selten quaddelförmig elevierte umschriebene Purpura. Der Gesamtaspekt ist häufig polymorph: am Oberschenkel seltener, zur Sprunggelenksregion jedoch sich verdichtend, sieht man zumeist ein Nebeneinander von stecknadelkopf-, über markstück- bis handtellergroßen, teils rundlichen, teils bizarr konfigurierten purpurischen Herden. Die Effloreszenzen sind meist zentral dunkler getönt und weisen selbst kleine Nekrosen auf. Größere Nekrosen, hämorrhagische Flecken und purpurische Papeln verleihen der Region ein charakteristisches Aussehen. Eine Sonderform stellt die nekrotisierende Angiitis [40]

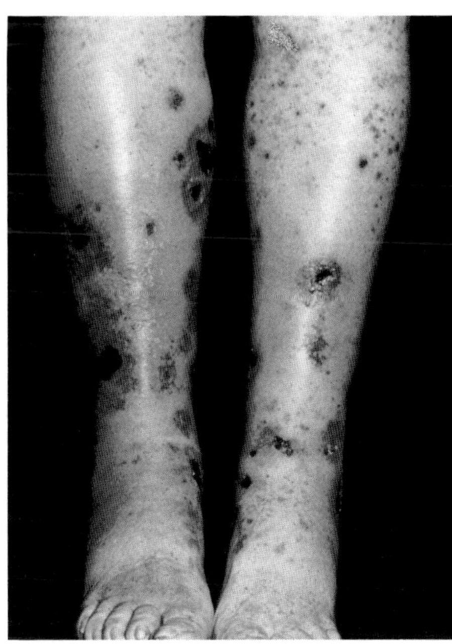

Abb. 5.29. Vasculitis allergica superficialis. Spätstadium mit multiplen Nekrosen

dar. Sie ergreift tiefkutane Gefäße (Arteriolen, Venolen) und führt zu mehr oder weniger ausgedehnten, meist unregelmäßig zackig begrenzten Ulzera. Meist liegen mehrere vor, und sie können bis zur Subkutis reichen. Sehr häufig geht die nekrotisierende Angiitis mit inneren Organmanifestationen an Lungen, Nieren, Herz und Milz einher.

Die Diagnose ist bei Berücksichtigung der Vorgeschichte einfach. Häufig sind noch Reste der Purpura sichtbar. Meist finden sich noch einige kleine, eingesunkene, scharf begrenzte, mit einem braunen oder schwarzen Saum versehene Nekroseherde in der Nachbarschaft eines größeren Ulkus. Die auf dem Boden einer oberflächlichen Vaskulitis entstandenen Ulzerationen weisen oft eine schlechte Heilungstendenz auf. Abtragen oder Ablösen restlicher Nekrosen, Reinigung des Ulkusgrundes, granulationsfördernde Maßnahmen führen jedoch fast immer zur Abheilung. Gelegentlich kann eine plastische Deckung erforderlich werden.

Erythema induratum Bazin. Das Erythema induratum wird gegenwärtig der Gruppe der Vasculitis nodularis [46] zugerechnet und soll darum an dieser Stelle besprochen werden. Dieser Gruppe liegt eine nichtsystemische Vaskulitis der Gefäße der Kutis-Subkutis-Grenze bzw. der Subkutis zugrunde. Die Hautveränderungen sind meist an der Beugeseite der Unterschenkel lokalisiert; selten sind zusätzlich Oberschenkel oder Arme befallen. Sie ist durch linsen- bis kinderhandtellergroße, plattenartige, livid gefärbte Infiltrate von derber Konsistenz gekennzeichnet. Eine Überwärmung fehlt. Schmerzen werden angegeben. Zentrale nekrotische Einschmelzungen sind häufig und führen zu rundlichen und randwärts nicht unterminierten Ulzera. Die Krankheit ist chronisch, Rezidive sind häufig.

Es erkranken überwiegend Frauen im mittleren und jüngeren Alter mit pyknischer Konstitution und gesteigerter Kälteempfindlichkeit. Deshalb treten die Rezidive bevorzugt in den kälteren Jahreszeiten auf.

Die Ätiologie ist unbekannt. Medikamentöse und bakterielle Antigene werden als Ursache erwogen.

Therapie: Vermeiden von Kälteexposition, Anlegen von Kompressionsverbänden [20, 50a]. Eine kurzfristige Kortikoidbehandlung bringt in der Regel Besserung. Eine gründliche internistische Untersuchung sollte in jedem Fall erfolgen.

Ulzerationen in Verbindung mit einer Livedo racemosa

Wir stimmen mit Klüken überein, daß das Symptom Livedo unzureichend klassifiziert ist [30]. Die Livedo racemosa tritt klinisch am klarsten in ihrer generalisierten, ursprünglich von Ehrmann beschriebenen Form auf. Blau-livide, baumartig verzweigte, oft an Blitzfiguren erinnernde streifige Hautzeichnungen, die palpatorisch kühler als die umgebende Haut sind, ermöglichen eine eindeutige Abgrenzung von der Livedo reticularis (Cutis marmorata), der eine feinere, netzartige Livedo zugrunde liegt. Die Livedo racemosa generalisata (Ehrmann) ergreift in kürzester Zeit Rumpf und Extremitäten und verursacht keine weiteren

Hautsymptome; sie ist jedoch in hohem Maße mit zerebrovaskulären Erkrankungen vergesellschaftet [37]. Zwei mit Ulkusbildungen an den Beinen einhergehende Erkrankungen, die mit dem Livedobegriff assoziiert sind, sollen hier näher besprochen werden: die Livedo racemosa mit sog. Sommerulzerationen [19] und die kutane (benigne) Form der Periarteriitis nodosa [13, 14, 61].

Livedo racemosa mit Sommerulzerationen. Dieses von O'Leary, Montgomery und Brunstig im Jahre 1944 beschriebene Syndrom ist dadurch ausgezeichnet, daß bei Personen mit einer Livedo racemosa in den Sommermonaten spontan kleine schmerzhafte Ulzera in der Malleolargegend auftreten. Während des Frühjahres oder der frühen Sommermonate entwickeln sich Ödeme in der Knöchel- oder Fußregion, die sich im Tagesverlauf verstärken. Bald verfärbt sich ein etwa linsen- bis pfenniggroßes umschriebenes Hautareal rot-blau, woraus sich in kurzer Zeit ein sehr schmerzhaftes Ulkus bildet, welches nach etwa 2–3 Monaten wieder abheilt [19]. Nach Klüken u. Gerl [30] sind die Ulzera überwiegend in der Malleolarregion, am Unterschenkel und am Fußrücken lokalisiert. Selten sind Fußrand und Fußsohle betroffen. Histologisch werden Innenwandveränderungen der Gefäße an der Kutis-Subkutis-Grenze nachgewiesen, die von Endothelschwellungen bis zum völligen Lumenverschluß durch Intimaproliferation gekennzeichnet sind.

Bei der Behandlung muß die spontane Rückbildungstendenz berücksichtigt werden. Eine Kombination von Azathioprin und Kortikosteroiden soll Besserung bringen.

Kutane Form der Periarteriitis nodosa. Die kutane Form der Periarteriitis nodosa ist durch 0,5–2 cm große kutan-subkutane Knoten gekennzeichnet, die einzeln oder in Vielzahl, meist symmetrisch, an den Unterschenkeln auftreten. Häufig besteht eine teils razemöse, teils fleckförmige Livedo. Die Hautzeichnung erinnert an explodierende Feuerwerksfiguren („Star-burst-Typ“) [13, 14]. Gar nicht selten treten im Verlauf der Erkrankung Ulzerationen unterschiedlicher Größe und Tiefe auf. Die Ulzera sind in der Regel bizarr konfiguriert und lassen in ihrer Umgebung eine livide bis rotbraune Hautverfärbung erkennen. Die Krankheit verläuft chronisch und in Schüben. Allgemeinsymptome pflegen, mit Ausnahme eines leichten Temperaturanstiegs im Schub, zu fehlen. Die befallenen Hautareale sind sehr schmerzhaft und berührungsempfindlich. Arthralgien und Myalgien sind nahezu ständige Begleitsymptome. Übergänge in eine systemische Periarteriitis nodosa scheinen nicht vorzukommen [13, 14]. Die histologische Untersuchung erbringt Zeichen einer Periarteriitis nodosa der kleinen bis mittelgroßen Arterien der Subkutis, selten auch der arteriellen Gefäße der unteren Dermis. Immunfluoreszenzmikroskopische Untersuchungsergebnisse sind nicht einheitlich.

Therapie: Eine kurzfristige, mittelhohe Kortikosteroidtherapie bringt bald Besserung, so daß eine 2- bis 3monatige Behandlungsdauer ausreicht. Mit Sulfapyridingaben lassen sich gelegentlich Remissionen erzielen, während die systemische Verabreichung von Acetylsalicylaten die Beschwerden mindert. Bei Verdacht auf chronische Streptokokkeninfektion kann Penicillin G verabreicht werden.

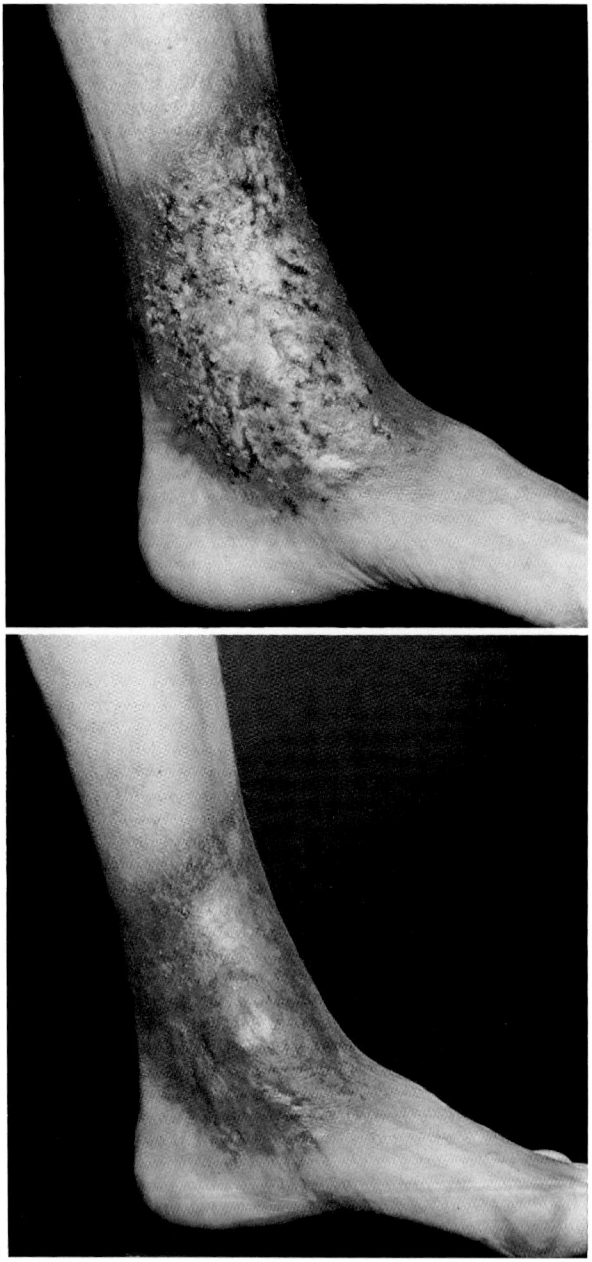

a

b

Abb. 5.30 a, b. Atrophie blanche. **a** Ausgedehnte Atrophie blanche (Livedovaskulitis). Phlebographisch keine Zeichen einer chronischen venösen Insuffizienz. **b** Zustand bei Abheilung nach 3monatiger Therapie mit Prednisolon und Azathioprin

Die sog. Livedoidvaskulitis (Atrophie blanche) (Abb. 5.30 a, b)

Der von Winkelmann et al. [62] vorgeschlagene Terminus einer Livedoidvaskulitis ist unseres Erachtens unglücklich, denn es handelt sich um eine Atrophie blanche [51]. Die Autoren beschrieben eine größere Anzahl von Patienten, bei denen sehr schmerzhafte und ausgedehnte Ulzerationen an Unterschenkeln und Fußrücken auftraten ohne die Zeichen einer chronisch-venösen Insuffizienz. Aufgrund immunfluoreszenzmikroskopischer Untersuchungen nahmen sie an, daß es sich hier um eine Immunkomplexvaskulitis handelt. Die Entität der Livedoidvaskulitis scheint jedoch noch nicht gesichert. Therapeutisch werden mit wechselnden Erfolgen Nikotinsäurepräparate und Sulfapyridine versucht. Wir sahen bei einem solchen Fall eine komplette Remission sehr hartnäckiger Ulzerationen durch die Kombination von Azathioprin und Kortikosteroiden. Gute Erfolge wurden in letzter Zeit mit Dipyridamol und Acetylsalicylsäure (Assasantin) erzielt.

Das sog. tropische Ulcus cruris

Chronische Unterschenkelgeschwüre bei Personen, die in den Tropen leben, werden gelegentlich als Ulcus tropicum bezeichnet. Eine solche Krankheitseinheit gibt es wahrscheinlich nicht; vielmehr handelt es sich um Erkrankungen unterschiedlicher Genese, wie Infektionen mit Mycobacterium leprae, tuberculosis oder ulcerans. Wurmerkrankungen, Schlangenbisse u.a. kommen hinzu. Die Behandlung richtet sich nach der Grundkrankheit [47].

Tabelle 5.1. Seltene Ulcera cruris infektiöser Genese

Krankheit	Diagnostischer Hinweis
Mykobakteriosen: Kolliquative und fistulöse Tuberkulose	Tuberkulintest, Erregernachweis. Histologie
Atypische Mykobakteriosen (Schwimmbadinfektion)	Vorgeschichte. Häufig nebeneinander nodöse und nodöse ulzerierende Effloreszenzen am Knie oder Fußrücken. Histologie. Mikrobiologie
Mycobacterium ulcerans (Buruli-Ulkus)	Vorgeschichte (Tropenaufenthalt, besonders Zentralafrika). Großes, chronisches, indolentes Ulkus mit unterminierten Rändern. Histologie. Kultur
Lepra	Vorgeschichte. Klinischer Gesamtaspekt. Leukoderm. Neurologische Störungen. Erregernachweis. Histologie
Syphilis: Ulzerierendes Gumma Tuberoulzeröses Syphilid	Serologie, Gabe von Jod-Jodkali über 3 Tage, neurologische Untersuchung evtl. Histologie
Leishmaniose	Vorgeschichte. Erregernachweis, direkt und kulturell
Herpes zoster gangraenosum	Gruppiert stehende Bläschen. Eventuell elektronenoptischer Virusnachweis aus Bläscheninhalt. KBR
Sporotrichose	Vorgeschichte. Meist Lymphangitischer Verlauf. Teilweise sekundär erweichte Knötchenbildung in den Lymphwegen, Krusten, erythematosquamöse Veränderung. Nativer und kultureller Pilznachweis. Histologie

Tabelle 5.2. Seltene Ulcera cruris bei Kollagenosen

Krankheit	Diagnostischer Hinweis
Progressive Sklerodermie	Glänzende gespannte Haut an den Extremitäten. Klinischer Gesamtaspekt. Ulzera akral
Thibierge-Weissenbach-Syndrom	Häufig harte Platten palpabel. Histologie
Chronische Polyarthritis	Glänzende gespannte atrophische Haut an den Extremitäten. Klinischer Gesamtaspekt mit Gelenkdeformitäten
Felty-Syndrom	Arthritis, Neutropenie, Splenomegalie, Geschwüre meist supramalleolär oder an den Streck- und Beugeseiten der Unterschenkel gelegen
Periarteriitis nodosa benigna	Zusätzlich Livedo, Knoten und subkutan infiltrierende Platten. Histologie

Tabelle 5.3. Seltene Ulcera cruris bei hereditären Dermatosen

Krankheit	Diagnostischer Hinweis
Dyskeratosis follicularis (Darier)	Schmutzig graue Papeln. Gleichzeitig im Ulkusbereich mächtige hyperkeratotische Auflagen
Progeria adultorum (Werner-Syndrom)	Katarakte. Vorzeitiges Ergrauen der Haare. Sklerose an den Extremitäten. Ulkusbildung
Erythrodermia congenitalis ichthyosiformis bullosa	Blasenbildung. Zeichen der Ichthyosis. Kein echtes Ulkus
Pachyonychia congenita	Schlecht heilende Blasen an Handteller und Fußrücken. Inselförmige Keratosen. Typische Nagelveränderungen. Postbullöse Erosionen, die ein Ulkus vortäuschen können
Hereditäre Epidermolysen	Klinischer Gesamtaspekt. Postbullöse Erosionen, die ein Ulkus vortäuschen können. Elektronenmikroskopie

Tabelle 5.4. Seltene Ulcera cruris bei Bluterkrankungen

Krankheit	Diagnostischer Hinweis
Polycythämia vera Perniziosa Sichelzellanämie Sphärozytose Familiäre hämolytische Anämie Morbus Hodgkin Chronisch-lymphatische Leukämie Kryoglobulinämie	Hämatologische Diagnostik

Tabelle 5.5. Physikalisch und chemisch bedingte Ulcera cruris

Krankheit	Diagnostischer Hinweis
Physikalisch bedingte Ulzera	Vorgeschichte. Erfrierungen. Verbrennungen. Mechanische Traumen. DD: Artefakte
Ulzeriertes Radioderm	Vorgeschichte. Ulkus scharf begrenzt. Poikilodermie in der Umgebung. Gelber Grund
Chemisch bedingte Ulzera	Vorgeschichte. Verätzungen oder Stickstofflost
Ulzeriertes Brom- oder Jododerma tuberosum	Vorgeschichte. Nachweis von Brom im Serum und Urin

Tabelle 5.6. Exulzerierende solide Tumoren

Krankheit	Diagnostischer Hinweis
Melanomalignom (Abb. 5.31) Basaliom Spindelzellkarzinom (Abb. 5.32) Kaposi-Sarkom Papillomatosis Gottron Hämangioendotheliom Keratoakantom	Histologie

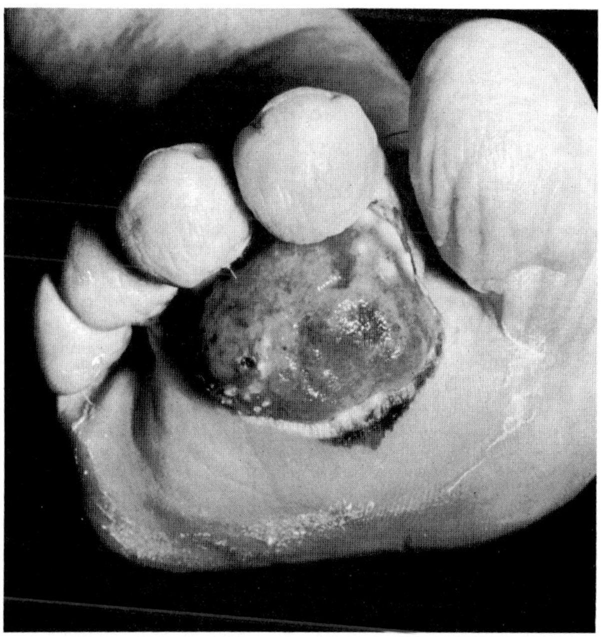

Abb. 5.31. Ulzeriertes malignes Melanom. Teilweise pigmentierter Rand- und dunkel gefärbte knotige Anteile

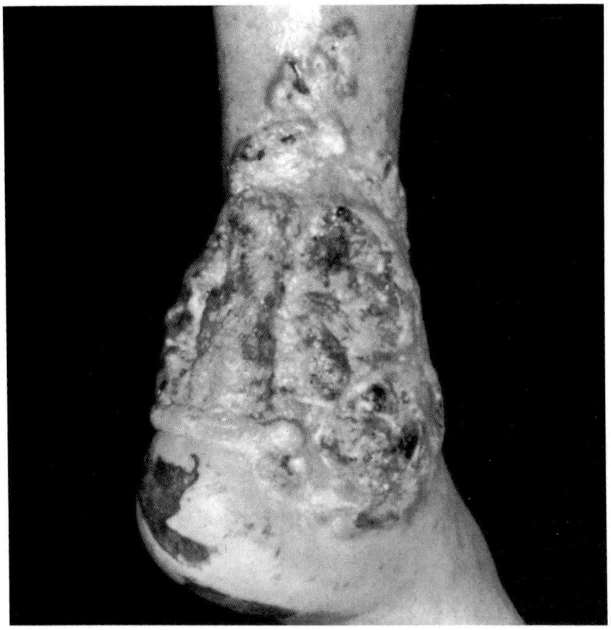

Abb. 5.32. Ulzerierendes spinozelluläres Karzinom auf dem Boden eines Ulcus cruris venosum

Tabelle 5.7. Vorwiegend am Fuß lokalisierte seltene Ulcera cruris

Krankheit	Diagnostischer Hinweis
Malum perforans pedis (Abb. 5.13a)	Am häufigsten auf dem Boden der diabetischen Mikroangiopathie und unterschiedlichen neurologischen Störungen: Tabes dorsalis, Syringomyelie, Poliomyelitis, Myelodysplasie, periphere Neuritis, Bandscheibenläsion, familiäre Acropathia ulceromutilans
Akroosteolysen	Trophische Ulzera an den Beugeseiten der Zehen oder an den Zehenballen. Familiär: z.B. Thèvenard-Syndrom. Erworben: z.B. Sudeck Dystrophie, PVC-Exposition
Arteriovenöse Fisteln des Fußes	Vorgeschichte. Angiographische Untersuchungen
Ulzerierende Tumoren an der Fußsohle	Histologie
Lichen ruber bullosus	Vorgeschichte. Gesamtaspekt (Mundhöhle). Häufig Fußsohlen betroffen. Anonychie. Histologie

Drucknekrosen

An den Beinen kommen Dekubitalgeschwüre namentlich über den Trochanteren und an den Fersen vor. Sie sind häufig rundlich, reichen oft sehr tief und weisen einen rot-violetten bis schwarzen Randsaum auf. Die Diagnose ist aus der Vorgeschichte leicht zu stellen. Die wichtigste therapeutische Maßnahme besteht in der mechanischen Entlastung der betroffenen Körperregionen und der Behandlung einer eventuellen Superinfektion.

Unklar ist es, ob Nekrosen, die im Verlauf einer Barbituratintoxikation auftreten (sog. Barbituratnekrosen), einfache Dekubitalgeschwüre darstellen oder ob ihrer Entstehung andere Mechanismen zugrundeliegen, da sie gelegentlich mehrere Tage nach der Vergiftung auftreten.

Seltene Ulcus-cruris-Formen

Ausgesprochen selten vorkommende Ulcera cruris sind in den Tabellen 5.1–5.6 mit diagnostischen Hinweisen dargestellt, eingeteilt in infektiöse Erkrankungen (Tabelle 5.1), Kollagenosen (Tabelle 5.2), heriditäre Dermatosen (Tabelle 5.3), Bluterkrankungen (Tabelle 5.4), physikalische oder chemische Ursachen (Tabelle 5.5) und exulzerierende solide Tumoren (Tabelle 5.6, s. auch Abb. 5.31 und 5.32). Eine Zusammenstellung der vorwiegend am Fuß lokalisierten Ulcera cruris wiederholt charakteristische Befunde, die z.T. schon besprochen wurden (Tabelle 5.7).

Literatur

1. Alexander K (1977) Arterienerkrankungen. Fischer, Stuttgart
2. Alexander K (1984) Konservative Therapie der arteriellen Verschlußkrankheit. Dtsch Ärztebl 81:785
3. Anning ST (1949) The ethiology of gravitational ulcus of the leg. Br Med J II:458
4. Baillod L, Biland L, Widmer LK, Ziegler WJ (1982) Das Risikoprofil von 210 Ulkuspatienten. Vasa [Suppl] 9:33
5. Bjordal R (1971) Pressure patterns in the saphenous system in patients with venous leg ulcers. Acta Chir Scand 137:495
6. Bollinger A (1979) Funktionelle Angiologie. Thieme, Stuttgart
7. Bollinger A, Jäger K, Geser A, Socer F, Seplias J (1982) Transcapillary and interstitial diffusion of Na. fluoresceine in chronic venous insufficiency with white atrophie. Int J Microcirc Clin Exp 1:5
8. Breit R (1972) Medikamentöse Kontaktallergie bei Ekzem und Geschwür des Unterschenkels. MMW 114:22
9. Brunner U (1976) Chirurgische Behandlungsmöglichkeiten des postthrombotischen Syndroms. Chirurg 47:118
10. Buhles N, Altmeyer P (1982) Necrobiosis lipoidica. Fortschr Med 18:859
11. Creutzig A, Luska G, Elgeti H, Alexander K (1983) Perkutane, transluminale Angioplastie der unteren Extremitäten in fortgeschrittenem Lebensalter. Dtsch Med Wochenschr 108:15
12. Creutzig A, Wuppermann Th, Hanauske U, Wrabetz W, Alexander K (1985) Sauerstoffdruckfelder in Unterschenkelgeschwüren. Der Hautarzt 36:612
13. Diaz-Perez JL, Winkelmann RK (1974) Cutaneous periarteriitis nodosa. Arch Dermatol 110:407
14. Diaz-Perez JL, Schröter AL, Winkelmann RK (1980) Cutaneous periarteritis nodosa. Immunofluorescence studies. Arch Dermatol 116:56
15. Diehm H (1984) Periphere arterielle Verschlußkrankheit – medikamentöse Therapie bei Ruheschmerzen und Gangrän. Med Welt 11:141

16. Dodd H, Cockett FR (1976) The pathology and surgery of the veins of the lower limb. Churchill Livingstone, Edinburgh
17. Echtermeyer V, Zwipp H, Wuppermann Th (1982) Die Problematik der Verödung insuffizienter Vv. perforantes. Tägl Prax 23:407
18. Ehrly AM (1983) Verbesserungen der nutritiven Durchblutung bei peripheren ischämischen Erkrankungen. Vasa [Suppl] 11
19. Feldaker M, Hines EA, Kierland RR (1955) Livedo reticularis with summer ulcerations. Arch Dermatol 72:31
20. Fischer H (1979) Erkrankungen des Venensystems. In: Korting GW (Hrsg) Dermatologie in der Praxis und Klinik, Bd III. Thieme, Stuttgart, S 310
21. Fischer H (1981) Venenleiden. Urban & Schwarzenberg, München
22. Földi M (1977) Physiologie und Pathophysiologie of lymph flow. In: Clodius L (ed) Lymphedema. Thieme, Stuttgart S 86
23. Franzeck UK, Huch A, Huch R, Bollinger H (1981) Simultane transcutane PO_2-Messung und Videomikroskopie bei Patienten mit chronisch venöser Insuffizienz. Vasa [Suppl] 9:30
24. Haeger K (1966) Die Bedeutung der Unterschenkelcommunicantes in der Pathogenese des Ulcus cruris varicosum. Zentralbl Phlebol 5:136
25. Haeger K, Leu HJ (1966) Jugend- und Mangelkrankheiten der Phlebologie. Zentralbl Phlebol 5:2
26. Isenring G, Franzeck U, Bollinger A (1982) Lymphatische Mikroangiopathie bei chronisch venöser Insuffizienz. Vasa 11:104
27. Kappert A (1981) Angiologie. Huber, Bern
28. Karkavitsas K, Miller JA, Dowd PM, Kirby JD (1982) Aspirin in the management of necrobiosis lipoidica. Acta Derm Venerol (Stockh) 62:1983
29. Klüken N (1978) Ätiologie und Pathogenese des Ulcus cruris. Schattauer, Stuttgart (Ergebnisse der Angiologie, Bd 17)
30. Klüken N, Gerl R (1972) Ätiopathogenetische und klinische Beziehungen der Livedo racemosa und der Vaskulitiden zum Syndrom von O'Leary, Montgomery und Brunsting. Z Hautkr 47:807
31. Korting GW, Denk R (1974) Dermatologische Differentialdiagnosen. Schattauer, Stuttgart
32. Lensing W (1980) Das Ulcus cruris unter besonderer Berücksichtigung mikrobiologischer Untersuchungsergebnisse. Med Dissertation, Universität Hannover
33. Leu HJ, Wenner A, Spycher MA, Brunner U (1980) Ultrastrukturelle Veränderungen bei der Atrophie blanche. Vasa 9:142
34. Leyh F (1979) Rheumatismus der Haut. Klinische Erscheinungsformen. In: Korting GW (Hrsg) Dermatologie in Praxis und Klinik, Bd III. Thieme, Stuttgart S 120
35. Lippmann HJ (1973) Unterhautverknöcherung bei der chronisch venösen Insuffizienz. In: Brunner U, Bolliger A, Stemmer R (Hrsg) Probleme des geschwollenen Beines. Huber, Bern (Aktuelle Probleme in der Angiologie, Bd 22, S 138)
36. Lofferer O, Mostbeck A, Partsch H (1972) Untersuchungen zur Pathophysiologie des Ödems bei der chronisch venösen Insuffizienz. In: Schneider KW (Hrsg) Die venöse Insuffizienz. Witzstrock, Baden-Baden S 74
37. Lubach D, Stamm T (1983) Zerebrale Gefäßerkrankungen bei jüngeren Patienten mit Livedo racemosa generalisata (Ehrmann). Fortschr Med 100:676
38. Maerz F (1957) Die ambulante Behandlung des varikösen Symptomenkomplexes und einiger weiterer alltäglicher Beinleiden. Fischer, Stuttgart
39. May R (1974) Chirurgie der Bein- und Beckenvenen. Thieme, Stuttgart
40. Metz J (1979) Entzündliche Vaskulitiden. In: Korting GW (Hrsg) Dermatologie in Praxis und Klinik, Bd III. Thieme Stuttgart S 261
41. Metz G, Metz J (1981) Pyoderma gangraenosum (Dermatitis ulcerosa). Hautarzt 32:443
42. Mörl H, Diehm C, Müller-Bühl U (1982) Intraarterielle Infusion von Rolitetrazyklin bei arterieller Verschlußkrankheit. Vasa 11:51
43. Molen HR van der, Kuiper JP (1962) Funktionelle ikonographische Analyse der venösen Stase. Zentralbl Phlebol 1:2
44. Nachbur B (1983) Chirurgische Aspekte des Ulcus cruris. In: Kappert A (Hrsg) Praxisrelevante Aspekte zur Diagnose und Therapie des peripheren Ödems. Klett, Stuttgart, S 150
45. Nobl G (1924) Druckbehandlung von Stauungsgeschwüren. Wien Klin Wochenschr 644

46. Nürnberger F (1979) Erythema induratum Bazin (Vasculitis nodosa). In: Korting GW (Hrsg) Dermatologie in Praxis und Klinik, Bd III. Thieme, Stuttgart
47. Oluwasanmi IO, Alao MO, Ofodile AF (1979) Tropical ulcers. Plast Reconstr Surg 64:41
48. Partsch H (1978) Neuropathien vom ulceromutilierenden Typ. Vasa [Suppl] 6
49. Rieger H, Reinecke B (1984) Ergebnisse spezieller Behandlungsmethoden bei ischämischen Gewebeläsionen. Internist (Berlin) 25:434
50. Rieger H, Köhler M, Schoop W, Schmidt-Schönbein H, Leyhe A (1979) Zur Indikation der isovolämischen Hämodilution bei Patienten mit arterieller Verschlußkrankheit im Stadium IV. In: Hild R, Spaan G (Hrsg) Therapiekontrolle in der Angiologie. Witzstrock, Baden-Baden, S 121
50a. Schneider W, Fischer H (1969) Die chronisch venöse Insuffizienz. Enke, Stuttgart
51. Schröter AL, Dias-Perez JL, Winkelmann RK, Jordon RE (1975) Livedo vasculitis (the vasculitis of atrophie blanche). Arch Dermatol 111:188
52. Standl E, Mehnert H (1981) Pathogenetic concepts of diabetic microangiopathy. Thieme, Stuttgart
53. Stingel G, Hintner H, Wolff K (1981) Pyoderma gangraenosum. Hautarzt 32:165
54. Sigg K (1976) Varizen, Ulcus cruris und Thrombose. Springer, Heidelberg
55. Stegmann W (1983) Differentialdiagnose und Therapie des Ulcus cruris venosum. Orthop Prax 19:755
56. Täuber H, Röckl H (1979) Vorzugsweise akute bakterielle Hautkrankheiten. In: Korting GW (Hrsg) Dermatologie in Praxis und Klinik, Bd II. Thieme, Stuttgart S 115
57. Thoma W, Metz I (1981) Fasciitis necroticans – Erysipelas gangraenosum. Zwei verschiedene Krankheitsbilder? Z Hautkr 56:777
58. Vigoni M (1970) Résultats à distance dans le traitement chirurgical des scléroses dermohypodermiques des jambes. Phlebologie 22:203
59. Wenner A, Leu HJ, Spycher M, Brunner U (1980) Ultrastructural changes of capillaries in chronic venous insufficiency. Exp Cell Biol 48:1
60. Wesener G (1967) A propos de la réversibilité clinique de l'atrophie blanche. Phlebologie 20:15
61. Winkelmann RK, Montgomery H (1960) Über die cutane periarteriitis nodosa. Hautarzt 11:82
62. Winkelmann RK, Schröter AL, Kierland RR, Ryan TM (1974) Clinical studies of livedoid vasculitis (segmental hyalizing vasculitis). Mayo Clin Proc 49:746
63. Wuppermann Th (1980) Das Problemulkus bei diabetischer Stoffwechsellage und arterieller Mitbeteiligung. In: May R (Hrsg) Alltagsprobleme und Alltagskomplikationen bei Venenerkrankung. Thieme, Stuttgart S 71
64. Wuppermann Th (1981) Ulcus cruris arteriosum: Apparative Diagnostik. Therapiewoche 31:2477
65. Wuppermann Th, Mellmann J, Jarosch von Schweder W (1978) Morphometric characteristics of incompetent perforating veins in primary varicosis of the lower leg. Vasa 7:66

6 Kompressionstherapie

TH. WUPPERMANN, D. HENTSCHEL, CH. HENTSCHEL und W. STEGMANN

Die Kompressionstherapie ist die älteste überlieferte und noch heute die am häufigsten angewandte Behandlungsmethode bei Krankheiten der Venen und Lymphgefäße.

Den zu Unrecht schlechten Ruf verdankt diese Behandlungsmethode einerseits einem manchmal bizzaren Anspruch auf Allheilwirkung bestimmter Verbände, zum anderen der Notwendigkeit einer unakademisch-handwerklichen Ausbildung. Schließlich ist erwiesen, daß gerade diese Therapieart häufiger als andere vorzeitig abgebrochen wird: Mit 47% ist die Patientencompliance bei der Kompressionstherapie niedriger als die anderer bei Venenkrankheiten möglichen Behandlungsarten [6].

Woher rührt dies? Die Kompressionsbehandlung ist für den Patienten mit einem gewissen Aufwand verbunden und wird speziell von Frauen – nicht zu Unrecht – als kosmetische Beeinträchtigung empfunden. Ein gewichtiger Anteil am Versagen dieser Therapie und an ihrem schlechten Ruf rührt jedoch leider von der unzureichenden ärztlichen Ausbildung in der handwerklichen Technik sowie von mangelhafter Kenntnis der Auswirkung der Kompressionsbehandlung auf den gestörten venösen Rückfluß her.

Selbst bei guter Technik und Verständnis der Wirkungsmechanismen dürfte darüber hinaus in vielen Fällen eine zu laxe Kontrolle des Patienten in der Anfangsphase der Behandlung, in der Nebenwirkungen mit minimalem Aufwand korrigiert werden könnten, für den vorzeitigen Abbruch verantwortlich sein.

Dieses Kapitel soll es dem behandelnden Arzt ermöglichen, die funktionalen und textiltechnischen Voraussetzungen dieser Therapie besser erklären zu können, und ihm eine zuverlässige handwerkliche Kenntnis der Verbandstechnik vermitteln; schließlich soll er unter den vorhandenen Möglichkeiten die für den jeweiligen Patienten geeignete Kompressionstherapie wählen können.

Ohne die Grundlagen der Pathophysiologie und die Unterschiede der verschiedenen Bindenmaterialien zu kennen, ohne die Technik der wichtigsten Verbandsformen zu beherrschen und ohne die Fragen des Patienten zur Kompressionstherapie beantworten zu können, steht der behandelnde Arzt den Problemen, welche diese meist langjährige Behandlung mit sich bringt, hilflos gegenüber und trägt eine Teilschuld an der hohen Abbruchquote dieser oft einzig wirksamen Therapie.

6.1 Pathophysiologie

Wenn schon die Pathophysiologie des venösen Rückflusses als „Stiefkind der Zirkulationsphysiologie“ bezeichnet wird, so gilt dies erst recht für die Pathophysiologie des venösen Rückstroms unter Kompression.

Die Wirkung der Kompression bei Venenkrankheiten kann in 2 Komplexe unterteilt werden:

(1) Wirkung der Kompression auf die Hämodynamik des venösen Rückflusses
(2) Wirkung der Kompressionstherapie auf das Ödem.

Beim Aufstehen aus dem Liegen zum Sitzen, Stehen oder Gehen kommt es zur Verschiebung von rund 350 ml Blut aus Thorax und Abdomen in das Beinvenensystem. Unter dem hydrostatischen Druck dieser zusätzlichen Blutmenge entfalten und dehnen sich die kollabierten Venen des Beines. Die venöse Kapazität ist folglich von dem auf die Venen wirkenden hydrostatischen Druck abhängig und somit stark variabel. Temperaturschwankungen nehmen zusätzlich auf die druckabhängige venöse Kapazität beträchtlichen Einfluß.

Das ins Beinvenensystem verschobene Blutvolumen wird durch drei ineinander verzahnte Mechanismen zum rechten Ventrikel zurückgefördert. An erster Stelle ist die arteriovenöse Druckdifferenz zu nennen, an zweiter die Muskelarbeit der Waden- und Sprunggelenkpumpe [17] und an dritter Stelle der Ventilebenenmechanismus von Herzaktion und Zwerchfellexkursion mit atemsynchronem Kavakollaps um den Indifferenzpunkt [7].

Der dichte Besatz an Venenklappen, besonders in den Unterschenkelvenen, gibt dem durch Systole und Diastole der peripheren Wadenmuskelpumpe schwankende Rückfluß die Richtung zurück zum Herzen.

Von den geschilderten Mechanismen der Rückförderung des Blutes kommt der gemeinsamen Wirkung von Wadenmuskel- und Sprunggelenkpumpe der entscheidende Anteil bei der Abschöpfung des überschüssigen Blutvolumens aus den Wadenmuskelvenen beim Gehen zu. Die intrafaszialen Unterschenkelvenen werden dabei durch Sog und Druck der Muskelpumpe in das Poplitealvenensegment entleert, welches als eine Art „venöser Windkessel“ funktioniert, während die tiefen Venen im Bereich der Oberschenkelmuskulatur fast ausschließlich als Blutleiter dienen. Dem entspricht ihr geringer Klappenbesatz.

Die Muskel- und Sprunggelenkpumpe entleert keineswegs gleichzeitig alle tiefen Unterschenkelvenen. Vielmehr wirken die durch Faszien gebündelten Muskelgruppen als simultan innervierte Funktionseinheiten. Beim Gehen arbeiten sie als fein aufeinander abgestimmte Sequenzen von Pumpgruppen.

Das Netz der oberflächlichen Venen wird von über einhundert Vv. perforantes in das tiefe Venensystem drainiert. Durch den intermittierenden Verschluß dieser Perforansvenen während der Kontraktionsphase der Wadenmuskulatur wird das komplizierte System von Einwegventilen zwischen diesen beiden Venensystemen gesteuert [17].

Bei der chronischen venösen Insuffizienz kann dieses komplexe Pump-, Saug- und Ventilsystem aus Klappen, Verbindungsvenen, oberflächlichem Varizennetz, tiefen Leitvenen und Muskelvenen am Bein an den verschiedensten Stellen gestört sein. Die Folge ist ein chronischer Rückstau von Blut im Beinvenensystem, das im Sitzen, Stehen oder Gehen nur noch unvollständig abgeschöpft wird.

In den erweiterten oberflächlichen Varizen und in insuffizienten Perforansvenen bilden sich pathologische Pendelflüsse und „Privatkreisläufe", so daß der Abstrom des Blutpools aus den tiefen Unterschenkelvenen und Varizen dekompensiert und entgegen der ursprünglichen Flußrichtung retrograd über das tiefe Venensystem und insuffiziente Vv. perforantes in das oberflächliche Varizennetz umgeleitet wird [3, 4].

Diese chronische Fehlbelastung der Beinvenen manifestiert sich an bestimmten Prädilektionsstellen, bevorzugt an der Knöchelregion. Hier ist zum einen der Abgangswinkel der Vv. perforantes aus den tiefen Venen besonders flach, zum anderen die komprimierende Muskelschicht so dünn, daß ein Durchschlagen der Ventile in die verkehrte Richtung von innen nach außen in dieser Region zuerst klinisch manifest wird und in letzter Konsequenz zum Ulcus cruris führt [26].

Eng mit der Störung der venösen Hämodynamik ist die Pathophysiologie des Extrazellularraums verknüpft. Der chronische Blutrückstau in den Beinvenen bei venöser Hypertension führt zur vermehrten Filtration von Wasser, Plasmaproteinen und Elektrolyten ins Gewebe. Wenn die Reservekapazität des abtransportierenden Lymphgefäßsystems überschritten wird, entsteht ein sichtbares Ödem.

Das Ziel jeder Kompressionstherapie muß es deshalb sein, den venösen Blutpool im Bein zu verringern, die venöse Hämodynamik im Sinne einer Drucksenkung zu verbessern und das Ödem zu beseitigen.

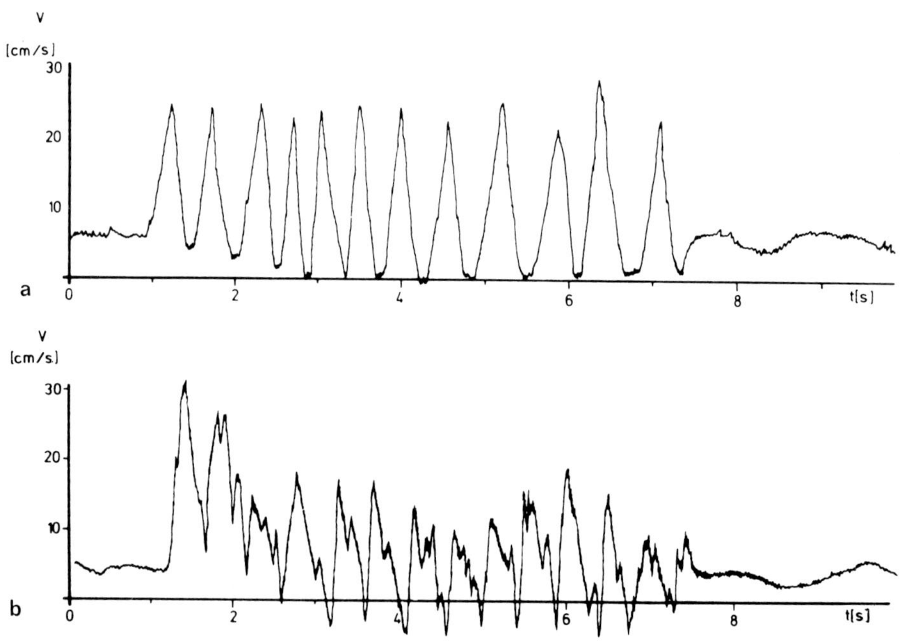

Abb. 6.1 a, b. Fließgeschwindigkeit in der V. iliaca externa bei Fußwippen eines Varizenträgers. **a** Ohne Kompression, **b** mit Kompression

Unser bisheriges Wissen über die Verbesserung der krankhaft gestörten Hämodynamik durch Kompressionsbehandlung ist leider noch um einiges bruchstückhafter als die Kenntnis der Physiologie oder Pathophysiologie der venösen Zirkulation.

Belegbar sind bisher folgende Auswirkungen der Kompression:

(1) Veränderung des Rückflusses in den Beckenvenen [7],
(2) Veränderung des Pendelflusses in den oberflächlichen Varizen [4],
(3) Drucksenkung im Beinvenensystem [23],

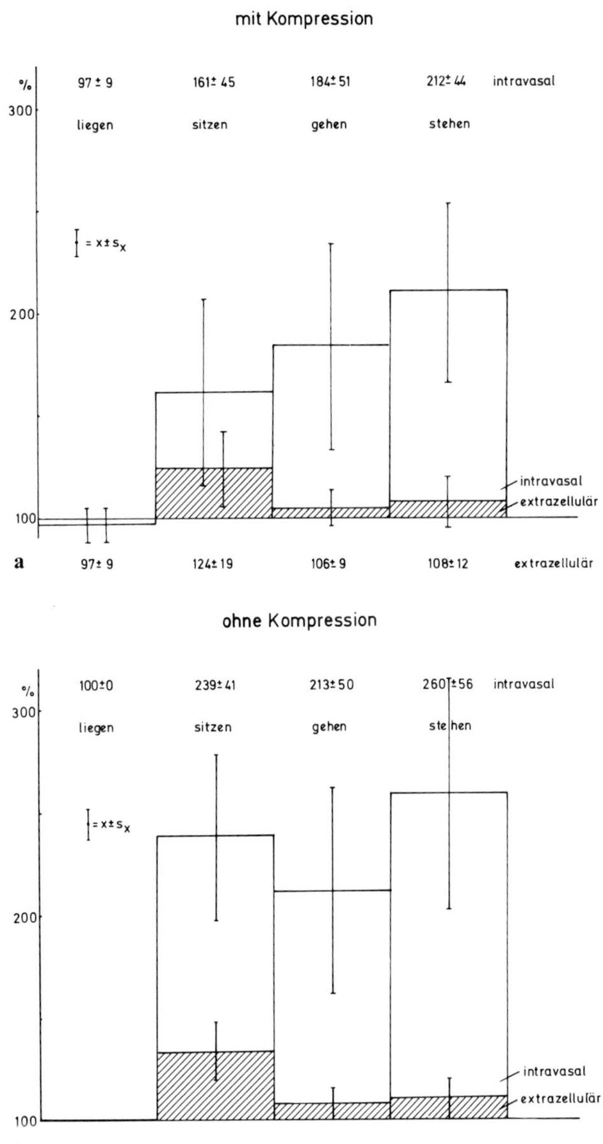

Abb. 6.2a, b. Blutvolumen und Extrazellularraum bei verschiedenen Haltungen mit (**a**) und ohne Kompression (**b**)

(4) Verringerung des vermehrten intravasalen Blutvolumens [27],
(5) Abnahme des extrazellulär filtrierten Ödems bzw. Senkung des Gewebedrucks am komprimierten Bein [2, 27].

Unterscheidet man bei der Messung der Flußgeschwindigkeit in den Beckenvenen zwischen initialer Spitzengeschwindigkeit zu Beginn der Gehbewegung und der niedrigeren Dauergeschwindigkeit des zum Herzen fließenden Blutes, welche sich nach etwa 10 Schritten einstellt, so läßt sich das Verhältnis zwischen initialem Spitzenfluß und niedrigerem Dauerfluß nach 10 Zehenständen bei ausgeprägter chronischer venöser Insuffizienz durch Kompressionstherapie signifikant verbessern (Abb. 6.1; vgl. [7]).

Der an der insuffizienten V. saphena magna meßbare Pendelfluß wird unter Kompressionsbehandlung ebenfalls optimiert, d.h. seine Amplitude wird vergrößert und der Mittelwert des Abflusses angehoben [4]. Die Länge der Refluxstrecke in der insuffizienten Vene bleibt dabei jedoch gleich.

Zusätzlich kommt es unter Kompressionstherapie zu einer effizienteren Drucksenkung im Venensystem bei Kontraktionen der Wadenmuskulatur [23].

Am deutlichsten ändert sich unter Kompression jedoch das Blutvolumen im Bein: Bei der chronischen venösen Insuffizienz läßt sich in den Wadenvenen beim Sitzen eine Volumenzunahme um rund 170% und beim Gehen um rund 140% gegenüber dem Liegen messen. Unter Kompression wird im Sitzen der Füllungszustand der Wadenvenen um rund 80%, beim Gehen um rund 100% gesenkt. Sowohl beim Gehen als auch beim Sitzen wird also durch Kompressionsbehandlung die Blutfülle der Wadenvenen erheblich verringert [27] (Abb. 6.2).

Auch das Ödem im Extrazellularraum wird im Sitzen durch Kompression gemindert [27], und der epifasziale Gewebedruck beim Sitzen fällt unter Kompressionstherapie ab [2].

Gesichert sind also als Auswirkungen der Kompressionstherapie die Senkung des Gewebedrucks und Verringerung des Ödems, die Abnahme der Blutfüllung der Venen, die Optimierung des Abflusses sowohl im oberflächlichen wie auch im tiefen Venensystem und die deutliche Senkung des venösen Blutdrucks.

6.2 Textiltechnische und physikalische Grundlagen

Zusätzlich zur Kenntnis der Pathophysiologie bedarf es, um die Wirkungsweise eines Kompressionsverbands oder -strumpfs verstehen und dem Patienten erklären zu können, einiger weniger physikalischer und textiltechnischer Grundkenntnisse.

Die wichtigsten Variablen in der komplexen physikalischen Wirkung der Kompressionstherapie, welche sich zu den wirksamen Andrücken in Ruhe und unter Belastung zusammensetzen, sind die jeweilige Krümmung der Oberfläche des Beines [22], seiner Haltung und Bewegungsphase [15, 17] sowie die Elastizität der komprimierenden Binde [20, 24].

Der Druck, den eine Binde auf eine gekrümmte Oberfläche am Bein ausübt, ist umgekehrt proportional der Krümmung, d.h. dem Radius dieses „Zylinders“.

Je stärker die Krümmung des „Zylinders" ist, desto höher ist auch der Druck der Binde, und je geringer die Krümmung der Oberfläche des Beines ist, desto niedriger ist bei gleichem Zug der Druck der Binde auf die Hautoberfläche [8, 15, 22]. Dies bedeutet in der Praxis, daß z.B. bei gutem Druck der Binde im Bereich der Wade dieselbe Binde bei gleichem Zug in der Knöchelregion oder an der Schienbeinvorderkante keinen ausreichenden Druck ausübt [15, 22].

Beim Anlegen eines Verbands am Bein muß also der Zug der Binde je nach der Krümmung der Oberfläche variieren und evtl. zusätzlich durch Unterpolsterung die Krümmung der Oberfläche an bestimmten Stellen verstärkt werden [15, 22].

Der daraus resultierende Andruck unter einem Verband ist lage- und bewegungsabhängig starken Schwankungen unterworfen. Dies rührt daher, daß der Umfang des Beines sich an verschiedenen Stellen bei Bewegung erheblich verändert, z.B. im Sprunggelenk zwischen Dorsal- und Plantarflexion um rund 1,5 cm [8].

Deshalb wird zwischen „Ruhedruck" und „Arbeitsdruck" eines Kompressionsverbands unterschieden [9]. Ruhedruck bedeutet Druck auf die Hautoberfläche durch das komprimierende Material beim ruhigen Liegen. Dieser Ruhedruck entspricht der Kraft, welche durch Rückkehr der gedehnten Binde zum ungedehnten Zustand frei wird [24]. Unter Arbeitsdruck werden alle die Drücke verstanden, welche bei Beinbewegungen unter einem Kompressionsverband auftreten können. Der Arbeitsdruck entspricht also dem Widerstand, den die Binde einer Dehnung entgegensetzt [24]. Der Ruhedruck ist die untere Grenze des Andrucks des jeweiligen Kompressionsverbands. Er liegt zwischen rund 35 mm Hg (4,7 kPa) am Knöchel und etwa 20 mm Hg (2,7 kPa) an der Wade. Die Arbeitsdrücke dagegen schwanken beim gleichen Kompressionsverband an derselben Meßstelle erheblich; erst recht variieren diese Andrücke zwischen verschiedenen Arten von Kompressionsverbänden. Unter einem Zinkleimverband z.B. läßt sich beim Sitzen an der Wade ein Andruck von 40 mm Hg (5,3 kPa), beim Stehen von 50 mm Hg (6,7 kPa) und bei Gehbewegungen zwischen 20 und 60 mm Hg (2,7 und 8,0 kPa) messen. Unter einem Pflasterverband dagegen betrugen die Andrücke an derselben Meßstelle 25 mm Hg (3,3 kPa) beim Sitzen, 35 mm Hg (4,7 kPa) beim Stehen, während sie beim Gehen zwischen 20 und 30 mm Hg (2,7 und 4,0 kPa) pendelten [9].

Diese erhebliche Bandbreite der Druckwerte unter einem Kompressionsverband macht es verständlich, daß die Messung des Andrucks eines Kompressionsverbands oder Kompressionsstrumpfs zwar von hohem theoretischem Interesse ist, für die praktischen Belange, z.B. die Kontrolle des richtigen Sitzes eines Verbands oder Strumpfes, jedoch von untergeordneter Bedeutung ist.

Auf den Andruck der Binde nimmt außerdem die Elastizität des Bindengewebes wesentlichen Einfluß, obwohl daneben auch noch andere textiltechnische Kriterien, wie etwa das verwendete Material, sein Verhalten gegenüber Feuchtigkeit, seine Ermüdbarkeit oder die Rutschfestigkeit, zu nennen wäre. Diese Eigenschaften sind jedoch im Vergleich zur Elastizität von untergeordneter Bedeutung und nur für den Spezialisten von Interesse.

Wegen der großen praktischen Bedeutung der Elastizität des Kompressionsmaterials für den gewünschten Therapieeffekt werden die Kompressionsbinden

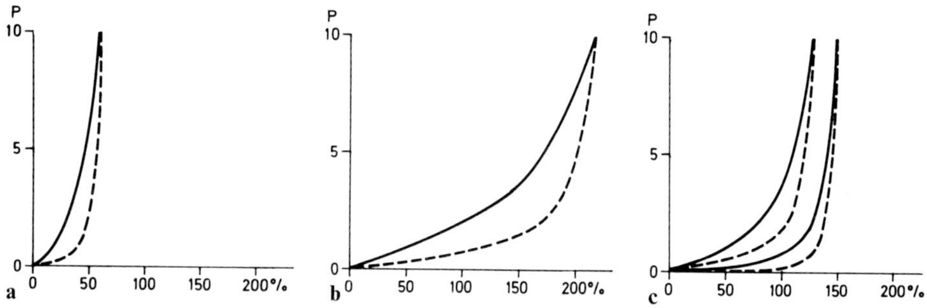

Abb. 6.3a–c. Arbeitsdruck (——) und Ruhedruck (----) für Kurzzugbinden (**a**), Mittelzugbinden (**c**) und Langzugbinden (**b**) (*p* Zunahme des Andrucks) (Nach v. Gregory [24])

in 3 Klassen unterschiedlicher Elastizität aufgeteilt, nämlich Kurzzugbinden, Mittelzugbinden und Langzugbinden: Kurzzugbinden besitzen eine maximale Dehnungsfähigkeit von 70%. Die Dehnungsfähigkeit von Mittelzugbinden liegt zwischen 70 und 140% ihrer Ausgangslänge, Langzugbinden sind auf über 140% dehnbar.

Die Relation von Kraftaufwand zu Elastizität in diesen 3 Klassen von Kompressionsverbänden sei am Diagramm demonstriert (Abb. 6.3). Die durchgezogenen Linien zeigen den Widerstand an, welchen die Binde einer Dehnung entgegensetzt. Sie entsprechen dem Arbeitsdruck der Binde. Die gestrichelten Kurven entsprechen der Kraft, welche durch Rückkehr zum gedehnten Zustand durch die Binde auf das Bein ausgeübt wird. Sie entsprechen dem Ruhedruck. Die 3 Diagramme demonstrieren deutlich die Unterschiede der Ruhe- und Arbeitsdrücke von Langzug-, Mittelzug- und Kurzzugbinden. Sie weisen die Kurzzugbinde als zu bevorzugende Binde aus. Je elastischer die in dem Verband verwendete Kompressionsbinde ist, desto kleiner sind also die Druckschwankungen des Verbands [20, 24].

Die Vielzahl von Faktoren, welche über die Wirkung eines Kompressionsverbands entscheiden, rechtfertigt die praktische Regel, daß in einem Kompressionsverband immer nur eine Bindenklasse verwendet werden soll, z.B. nicht im gleichen Unterschenkelverband eine Kurzzug- neben einer Langzugbinde.

6.3 Praktische Verbandstechnik

Das für die Praxis wichtigste Einteilungsprinzip der Verbände ist die Unterscheidung zwischen Wechsel- und Dauerverbänden. Wechselverbände können vom Patienten selbst erneuert werden, wogegen Dauerverbände nur in der Praxis des Arztes neu angelegt werden sollten. Aus jeder dieser Gruppen werden im folgenden 2 Verbände beschrieben. Bei der Vielzahl verschiedener Kompressionsverbände zur Behandlung von Venenkrankheiten ist diese Auswahl nicht nur von streng sachlichen Kriterien, sondern auch von persönlichen Erfahrungen beeinflußt.

Als Wechselverbände werden der Verband nach Sigg [18] und der nach Pütter [14], als Dauerverbände der Zinkleimverband nach Harbich [10] und der Pflasterverband nach Stegmann beschrieben. Der Druckpolstergehverband nach Rotter nimmt eine Sonderstellung zwischen den beiden Gruppen ein, kann aber bei sonst therapierefraktären Patienten zum Retter in der Not werden.

Dem Anfänger wird empfohlen, die Technik je eines Wechsel- und eines Dauerverbands zu üben und ein Jahr lang ausschließlich zu verwenden. Am besten sind hierzu der Wechselverband nach Sigg und der Pflasterverband nach Stegmann geeignet. Es ist besser, je einen Wechsel- und einen Dauerverband zu beherrschen als zahlreiche unterschiedliche Verbände ohne ausreichende Übung zu praktizieren. Der Erfahrene wird jedoch bestätigen, daß die Kenntnis zusätzlicher Verbandsarten die Schwierigkeiten, welche sich in der Durchführung der Kompressionstherapie bei Problempatienten ergeben können, erheblich verringert.

Der Druckpolstergehverband nach Rotter nimmt insofern eine Sonderstellung in der Verbandstechnik ein, als er langjährige phlebologische Erfahrungen voraussetzt sowie kosten- und zeitaufwendig ist.

Kontraindikationen und Indikationen der verschiedenen Kompressionsverbände unterscheiden sich so wenig, daß sie übergreifend dargestellt werden können [8, 15, 17, 18, 20, 21].

Kontraindikation gegen jede Art von Kompressionstherapie ist ein mit Ultraschall gemessener systolischer Knöcheldruck unter 60 mm Hg (<8 kPa) (Abb. 5.14). Bei ausgedehnter lokaler bakterieller Infektion ist eine Kompressionsbehandlung mit Dauerverbänden kontraindiziert. Patienten mit stark sezernierenden Ulzera oder Ekzemen sowie mit ausgeprägter Ödembildung sollten zumindest anfangs nur mit Wechselverbänden behandelt werden. Patienten, die aus welchen Gründen auch immer nicht in der Lage sind einen Wechselverband anzulegen, müssen mit einem Dauerverband versorgt werden.

Vor der Beschreibung der einzelnen Kompressionsverbände seien *7 Grundregeln* für die Praxis des Kompressionsverbands aufgezählt, welche sowohl für den Wechselverband wie auch für den Dauerverband obligatorisch sind:

(1) Jeder Verband muß in Dorsalflexion des Fußes gewickelt werden (Merksatz für den Patienten: „Der Großzeh muß zur Nase zeigen").

(2) Die Binden müssen den Unterschenkel voll umschließen, d.h. zwischen Vorfuß und Knie, insbesondere an der Ferse, darf keine Haut sichtbar sein.

(3) Die Binden müssen beim Wickeln nahe am Bein geführt werden und dürfen weder verkantet werden noch unter ungleichem Zug stehen.

(4) Der Andruck der Binden soll von distal nach proximal, d.h. vom Knöchel zum Knie stufenlos abnehmen.

(5) Es soll nur in an- oder absteigenden zirkulären Touren bandagiert werden, nicht aber horizontal verlaufend, da sonst der Verband leicht rutscht oder einschneidet.

(6) Wo keine Rundung ist, reicht der Andruck der Binde nicht aus. Deshalb müssen Knöchelregion, Schienbeinkante und Kniekehle häufig zusätzlich gepolstert werden.

(7) In einem Verband dürfen nie 2 verschiedene Bindenklassen nebeneinander verwendet werden, z.B. Kurzzug- neben Langzugbinden.

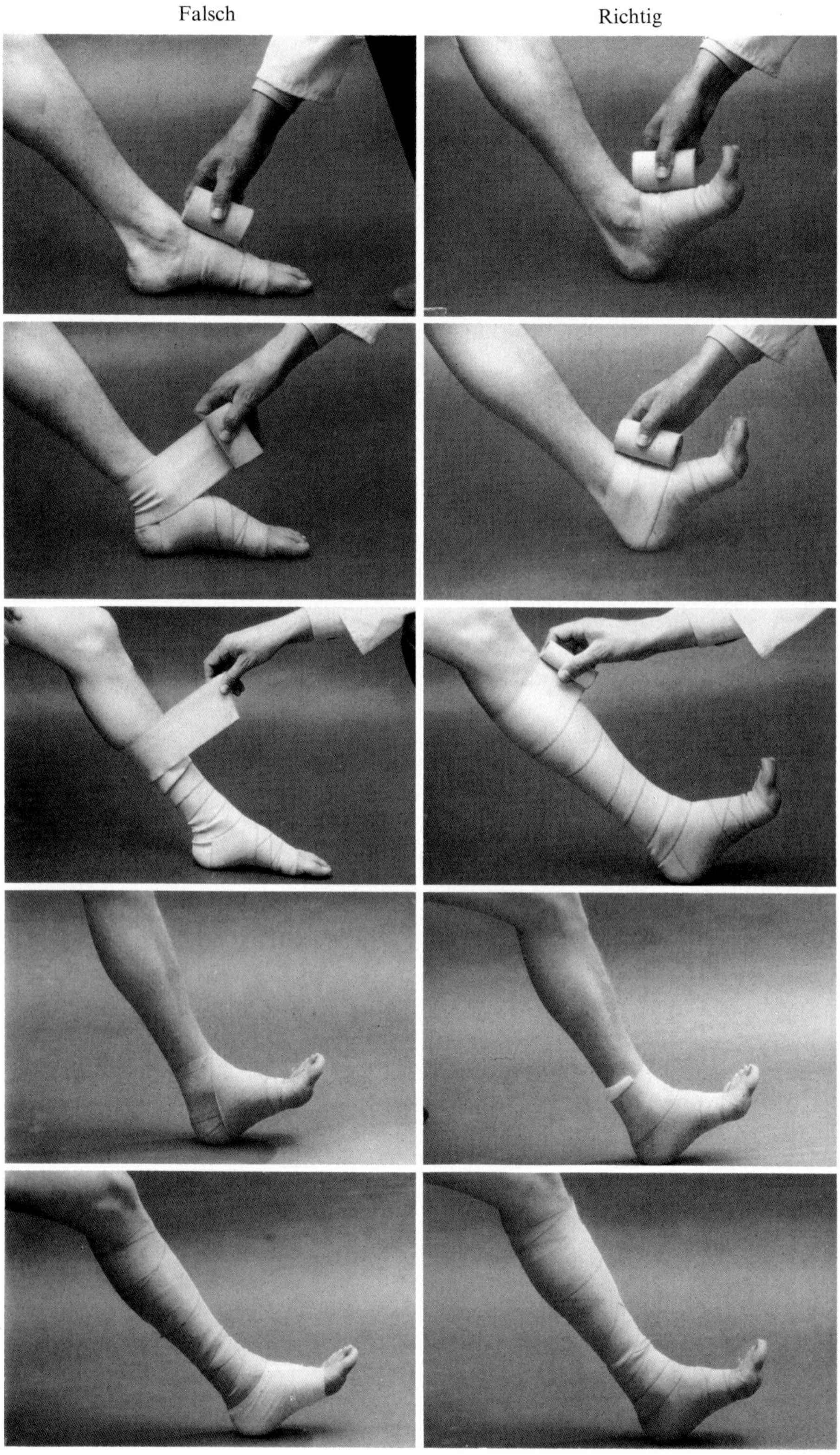

Abb. 6.4. Häufige Fehler beim Anlegen eines Kompressionsverbands und ihre Korrektur

Die Mißachtung dieser Regeln (Abb. 6.4) erkennt man daran, daß die beim Anlegen des Kompressionsverbands regulär entstehende livide Verfärbung der Zehen beim Gehen nicht verschwindet, außerdem am Auftreten von Schmerzen beim Gehen oder Liegen. Nach Abnahme des Verbands zeigen das Einschneiden von Bindenkanten, Reibe- oder Druckstellen an Schienbein, Knöchel oder Kniekehle, umschriebene Schwellungen, z.B. an der Schienbeinkante, Kulisse oder am Fußrücken, daß beim Anlegen des Verbands eine oder mehrere der obligaten Vorschriften mißachtet wurden.

Im folgenden soll die handwerkliche Technik der einzelnen Kompressionsverbände in den Worten der Autoren vermittelt werden.

6.3.1 **Wechselverband nach Sigg** [18] (Abb. 6.5)

„Der Verband wird angelegt mit 2 Binden, von denen die erste 8 cm breit, die zweite 10 cm breit ist. Die erste Tour beginnt über den Zehengrundgelenken mit einer 8 cm breiten Binde (Abb. 6.5, *1*). Die Binde wird unter kräftigem Zug bei rechtwinkeliger Stellung des Fuß- und Kniegelenks so straff angelegt, daß eine leichte Blauverfärbung der Zehen eintritt, die bei Bewegung sofort wieder verschwindet. Mit dieser ersten, 8 cm breiten Binde werden Fuß und Fußgelenk von den Zehen bis zum Wadenansatz eingebunden, wobei sich die einzelnen Touren mehrfach überdecken, bis die Binde aufgebraucht ist (*2*, *3*). Die Binde wird so angelegt, daß sie von selbst abrollt. Damit läuft sie mehrfach vom Fuß über das Fußgelenk zur Fessel und wieder zurück.

Mit dieser ersten Binde sollte nie höher gewickelt werden als bis zum Wadenansatz. Von hier aus fährt man mit einer zweiten, 10 cm breiten, bei dicken Beinen 12 cm breiten Binde weiter und bindet bis zur Kniekehle, indem man auch hier der sich aufrollenden Binde ohne Zwang folgt und dabei jede Tour kräftig anzieht (*4*, *5*). Auf diese Weise bedeckt die Binde den Unterschenkel in Achtertouren an jeder Stelle 4- bis 5mal. Beide Bindenkanten müssen beim Abwinkeln gleichstark angezogen werden, da sonst Schnürfurchen entstehen und der Unterschenkel ungleichmäßig bedeckt und die Binde einseitig verzogen

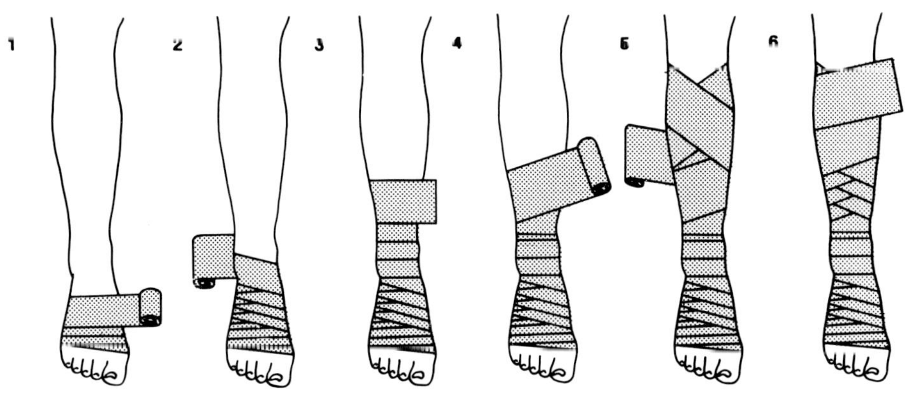

Abb. 6.5. Wechselverband nach Sigg [18]

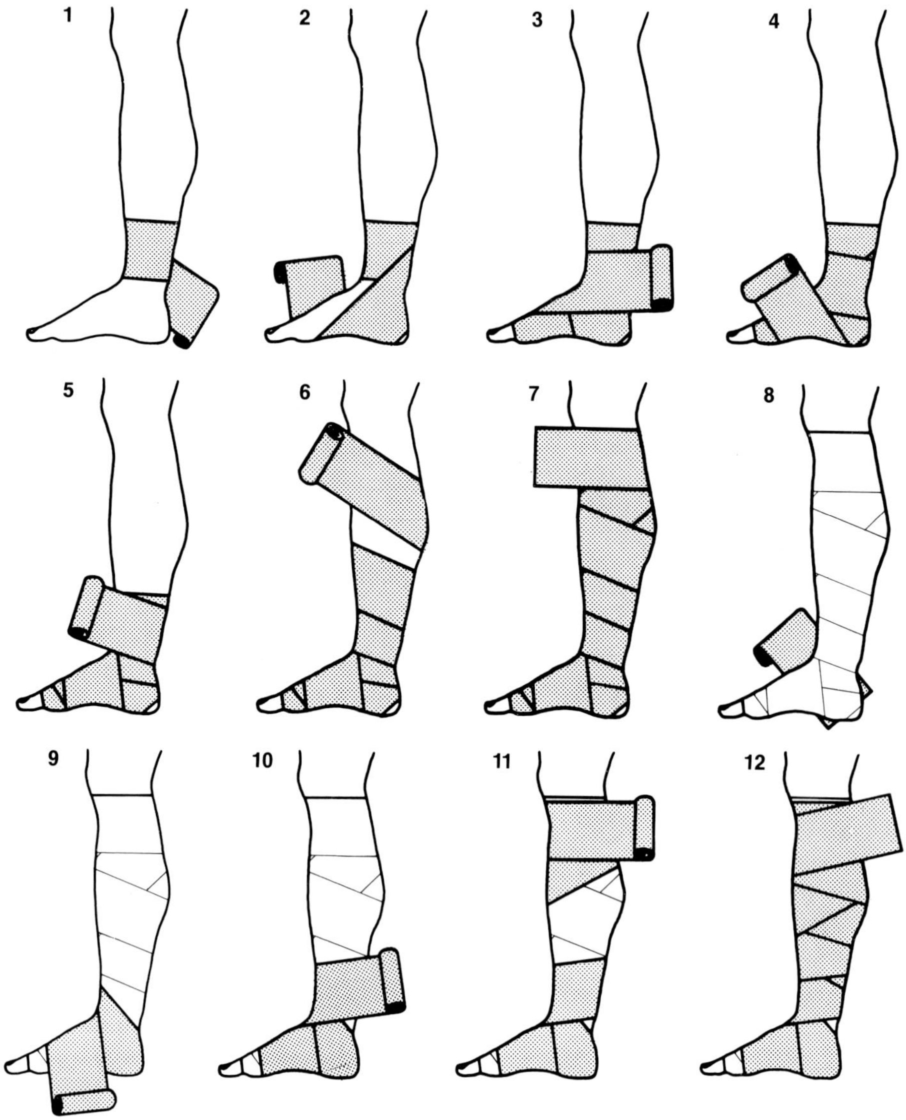

Abb. 6.6. Kompressionsverband nach Pütter [14] und Schneider u. Fischer [17]

wird. Die Binde schließt unterhalb des Kniegelenks ab (*6*). Der Verband soll über Nacht abgenommen werden."

Materialien

(1) Rhena-Varidress-Binden 8 und 10 cm breit (Kreussler)
(2) Compridur-Binden 8 und 10 cm breit (Beiersdorf)
(3) Lastobind, 8 und 10 cm breit (Hartmann)

6.3.2 **Unterschenkelverband nach Pütter** [14] **und Schneider u. Fischer** [17] (Abb. 6.6)

„Der Verband beginnt an der Innenseite des Unterschenkels oberhalb des Knöchels in der Fesselgegend von innen nach außen (Abb. 6.6, *1*) und verläuft nach der ersten Zirkeltour an der Medialseite der Ferse zur Fußsohle (*2*), in einer Achtertour über die Beugeseite des Fußgelenks auf die Dorsalseite der Fessel (*3*), an der Außenseite der Ferse wieder zur Fußsohle (*4*) und in gleicher Weise wie vorher zur Fesselgegend zurück (*5*). Die Binde wird sodann auf die Außenseite des Fußes in die Höhe der Zehenballen und zirkulär um diesen herum geführt, dann durch das Längsgewölbe über den Fußrücken zum äußeren Knöchel.

Die weitere Bindenführung am Unterschenkel verläuft in schrägen Touren zur Kniekehle, dann zirkulär um den Unterschenkel herum und infolge der konischen Wadenkontur zwangsläufig wieder schräg nach unten, bis schließlich die ganze Wade ebenfalls eingewickelt ist (*7*). Die zweite Binde beginnt gegenläufig am äußeren Knöchel und wird über das Fußgelenk straff zur Ferse über diese hinweg gespannt, so daß das Fersenbein proniert wird (*8, 9*). Mit der nächsten Tour wird der distale Rand der ersten am Fuß eingewickelt und fixiert, mit der folgenden der proximale in der Fesselgegend (*10*). Die Binde verläuft dann einmal zirkulär um den Fuß herum und dann wieder zum Unterschenkel wie oben (*11, 12*).“

Materialien

(1) Zwei 10 cm breite Comprilan-Binden (Beiersdorf)
(2) Pütter-Verband (Hartmann)

6.3.3 **Unterschenkelpflasterverband nach Stegmann** (Abb. 6.7)

Beim Anlegen des Verbands ist darauf zu achten, daß der Fuß rechtwinklig zum Unterschenkel und leicht supiniert steht. Andernfalls bilden sich leicht Druckstellen über dem Spann und zwingen zur vorzeitigen Entfernung. Es ist empfehlenswert, den Verband über dem Spann, der Ferse und der Achillessehne durch schmale Moltoprenstreifen oder Polsterwatte zu unterpolstern. Erforderlichenfalls werden zusätzliche Polster in den Kulissen und über vorhandenen Infiltraten angebracht.

Für den Fuß- und Sprunggelenkbereich eignen sich besonders längs- und querelastische Klebebinden, da sie besonders anschmiegsam sind und bei guter Abstützung trotzdem ausreichende Bewegungsexkursionen ermöglichen. Je nach Fußgröße kommen 6, 8 oder 10 cm breite Pflasterbinden in Frage. Für den Unterschenkelbereich werden längselastische Binden von 8 und 10 cm Breite bevorzugt.

Der Verband beginnt von innen nach außen an den Zehengrundgelenken mit einer Festlegetour (Abb. 6.7, *1*) läuft dann über den Spann und oberen

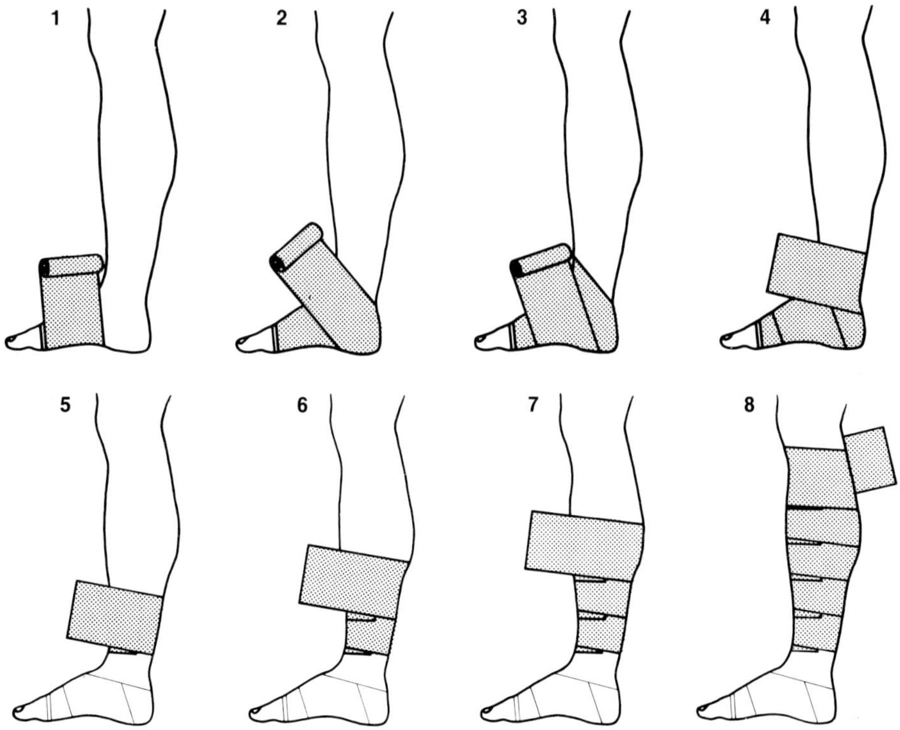

Abb. 6.7. Unterschenkelpflasterverband nach Stegmann [20]

Teil der Ferse (*2*) zirkulär um den Fuß, um mit der nächsten Tour (*3*) auch den unteren Teil der Ferse einzuhüllen. Nach einer zirkulären Tour um die Fessel (*4*) sollte die Binde abgeschnitten werden. Es folgt die darüber angelegte Versorgung des Unterschenkels mit sich überkreuzenden Einzeltouren aus längselastischen Binden (*5–8*), die ggf. abgeschnitten und neu angesetzt werden müssen, um „Tütenbildungen" zu vermeiden. Das proximale Ende des Verbandes wird mit Heftpflaster fixiert. Falls erforderlich kann der Verband unter Verwendung von längs- und querelastischem Bindenmaterial im Kniebereich und Polsterung der Kniekehle bis zur Leiste verlängert und dort mit einer Rundtour abgeschlossen werden.

Sitz und Haltbarkeit dieses überaus rutschfesten Verbandes können durch Überzug von Schlauchmull noch weiter verbessert werden. Die modernen Acrylatkleber haben die Hautverträglichkeit erheblich verbessert. Sie sind nicht so feuchtigkeitsempfindlich wie Zinkleim- oder Zinkgelverbände und können 8 Tage oder länger belassen werden.

Materialien

(1) Acrylastik
Tricoplast
(alles Beiersdorf)

(2) Idealhaft
Lastohaft
(alles Hartmann)

Die jeweils erste Binde der beiden Hersteller wird an langen Strecken, z.B. dem Unterschenkel verwendet, da sie längselastisch sind, die jeweils zweite Binde an den Gelenken, da sie längs- und querelastisch sind.

6.3.4 Zinkleimverband nach Harbich [10] (Abb. 6.8)

„Der Fußrist wird mit einem kleinen Schaumgummistück gepolstert, da der Verband an dieser Stelle manchmal Druckstellen verursacht. Für die Bisgaard-

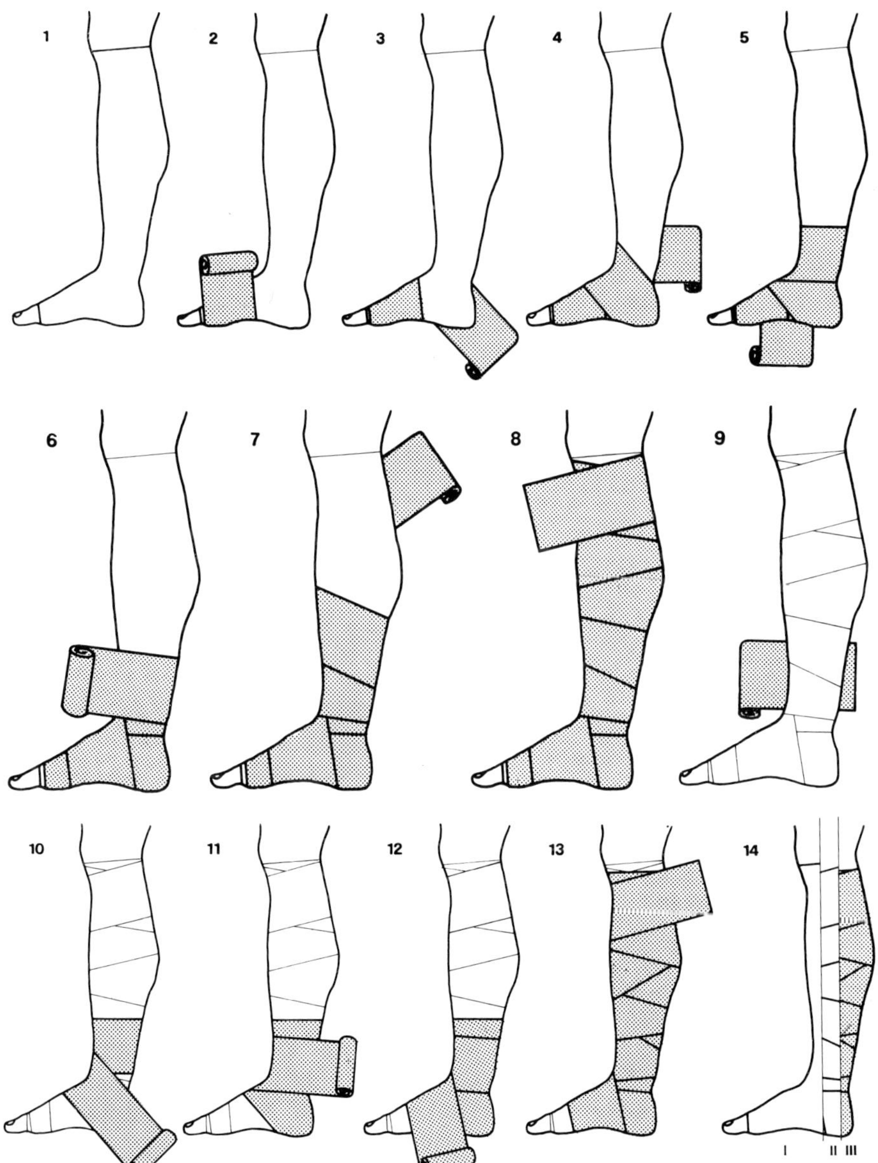

Abb. 6.8. Unterschenkelzinkleimverband nach Harbich [10]

Kulisse werden zusätzlich Polster aus Schaumgummi oder Schaumstoff verwendet. Der Fuß und Unterschenkel wird locker mit der fertigen Zinkleimbinde abgedeckt, wobei der Fuß im rechten Winkel gehalten werden muß (Abb. 6.9, *1*). Den Kompressionsdruck erzeugen die beiden über den Zinkleim gewickelten Idealbinden. Mit der ersten Bindentour wird i.allg. an der Fessel, und zwar immer von innen nach außen begonnen. Bei besonders großen Füßen wird am Vorfuß (*2*), und zwar auch hier von innen nach außen begonnen. Die zweite Tour läuft immer über die Mitte der Ferse (*3*), die dritte über die Malleolen (*4*) und die vierte über den Mittelfuß (*5*), von da aus wieder über die Ferse (*6*), um dann zur Wade (*7*) bzw. Kniekehle (*8*) aufzusteigen. Der Rest der Binde wird nun in Achtertouren um das Bein gelegt, wobei man sich der jeweiligen Wadenform anpassen muß, mit der Tendenz, die Wade zu heben. Die zweite Binde wird in gleicher Weise, aber entgegengesetzt gewickelt. Jetzt wird wieder an der Ferse (*9*) begonnen, und zwar von außen nach innen. Die Touren sind wieder die gleichen, Fessel (*10*), Knöchel (*11*), Mittelfuß (*12*) umfangend und dann wieder nach oben zur Wade (*13*) bzw. Kniekehle. Wichtig ist, daß der Bindenkopf nicht vom Bein abgehoben, sondern mit Druck über das Bein gewikkelt wird. Bei besonders großen und stark geschwollenen Beinen wird noch eine dritte Binde gewickelt, wiederum gegenläufig zur vorherigen, aber in so einem Fall nicht über das Fußgelenk. Anschließend wird der Unterschenkelverband mit einem Stück Schlauchverband gesichert, um das Verrutschen der Bindentouren durch das An- und Ausziehen der Strümpfe und Schuhe zu vermeiden. Der Unterschenkelverband wird i.allg. nach 8 Tagen gewechselt."

Materialen

(1) Gelocast 10 m mal 10 cm
2 Comprilan-Binden 10 cm breit
Tricofix
(alles Beiersdorf)

(2) Varolast 10 m mal 10 cm
Pütter-Verband
Stülpa Gr. 3 und 4
(alles Hartmann)

6.3.5 Oberschenkelkompressionsverband (Abb. 6.9)

Nach Auspolsterung der Kniekehle mit einem 12 cm breiten Schaumgummistreifen wird, beginnend mit der Schaumgummibinde über der obersten Tour des Unterschenkelverbands der Oberschenkel bei rechtwinklig gebeugtem Knie spiralförmig nach oben aufsteigend unter gleichmäßigem Druck gewickelt. Über die Schaumgummibinde wird gegenläufig, unter dem Knie beginnend und nach oben in steilen Spiralen aufsteigend, eine ebenso breite Kurzzugbinde bis zur Leiste gewickelt und dort das Ende fixiert.

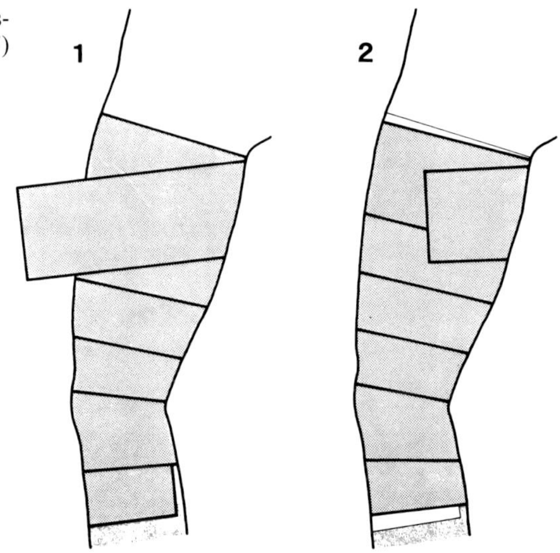

Abb. 6.9. Oberschenkelkompressionsverband aus Schaumgummibinde (*1*) und Kurzzugbinde (*2*)

Materialien

(1) Autosana-Schaumstoffbinden (Kreussler)
und Rhena-Varidress-Binden 12 cm (Kreussler)
oder Compridurbinden 12 mal 10 (Beiersdorf)
oder Lastobind 12 mal 10 (Hartmann)
(2) Lastocomp 15 mal 2,5 (Hartmann)

6.3.6 **Druckpolstergehverband nach Rotter** (Abb. 6.10–6.15)

Der individuell dosierte Druckpolstergehverband ist eine gamaschenartige Unterschenkelhülle mit eingeklebten Druckpolstern aus Schaumgummi. Die Härte des eingeklebten Polstermaterials richtet sich jeweils nach dem am Bein ertasteten Befund. 2–3 Binden komprimieren die am Bein angelegte Hülle in einer abgestimmten Wickeltechnik.

Der Druckpolstergehverband besteht also aus 2 Teilen, der „Gamasche" und dem Verband. Die Gamasche wird folgendermaßen angefertigt: eine vorgeschnittene, stoffbezogene Schaumgummiplatte, der sog. Rohling (Abb. 6.10), wird um den Unterschenkel gelegt und mit einem Steg aus zwei aneinandergelegten gummierten Stoffstreifen fersennah um die Fußwölbung in die gewünschte Position gebracht. Der Patient hält dabei den Fuß in einer Dorsalflexion von 90°. Der Steg und eine Markierung auf der Gamasche entlang der Schienbeinkante (Abb. 6.11) sichert den korrekten Sitz. Der ertastete behandlungsbedürftige Bezirk im Unterschenkel-Fuß-Bereich wird unter Berücksichtigung der Beinanatomie mit einem schwarzen Fettstift auf die Haut gezeichnet. Im Abklatschverfahren überträgt man die Zeichnung (Abb. 6.12) auf den mit dem Steg versehenen Rohling und anschließend auf den gewählten Schaumgummi.

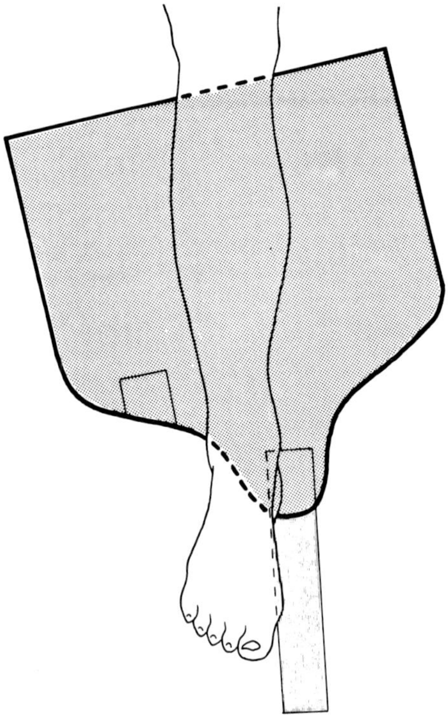

Abb. 6.10. Rohling des Druckpolsterverbands nach Rotter

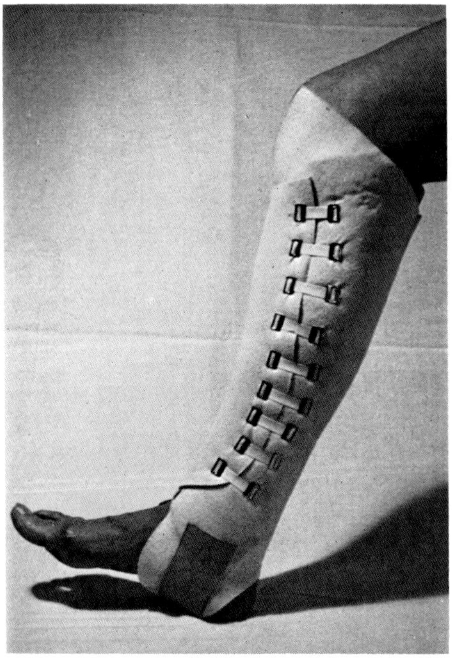

Abb. 6.11. Korrekt sitzende Gamasche vor Anlegen des Verbands

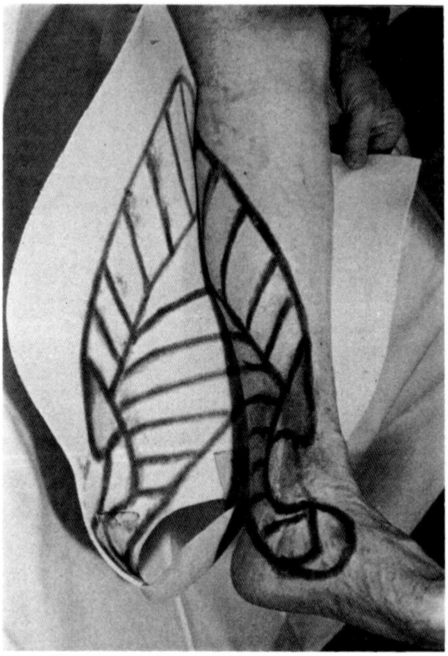

Abb. 6.12. Übertragung lokaler Indurationen vom Bein auf den Rohling durch Abklatsch

Abb. 6.13. Mehrschichtiges Schaumgummipolster zum Einkleben in den Rohling

Abb. 6.14. Spreizfußpolster im Druckpolstergehverband

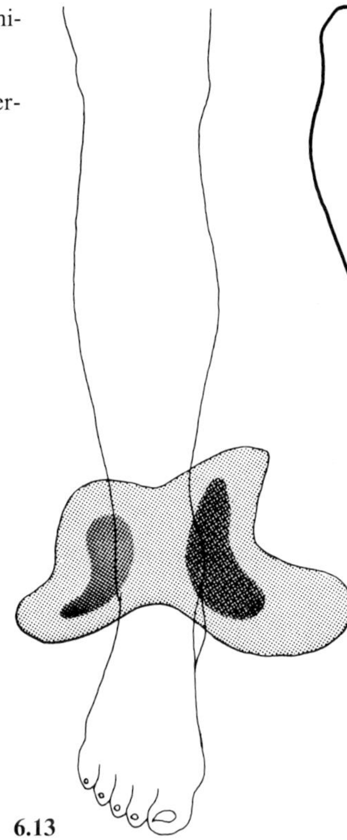

6.13

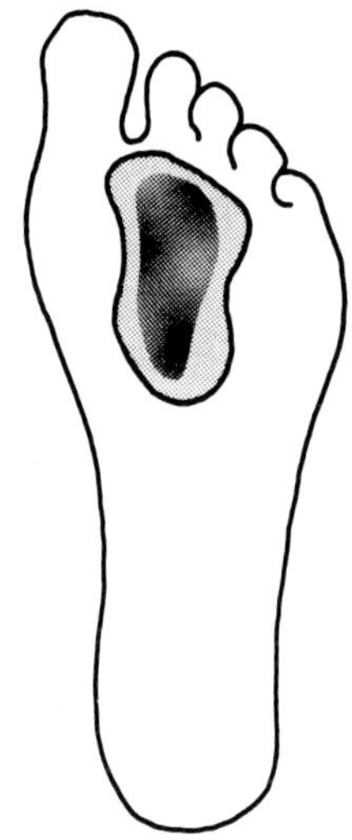

6.14

Das zurechtgeschnittene Schaumgummipolster wird in den Rohling geklebt, die Polsterkanten werden mit einer Schere abgeflacht (Abb. 6.13). Die Kompression bei dieser ersten Form des Druckpolstergehverbands geschieht in der Regel mit einer Idealbinde. Der Patient wird mit der Wickeltechnik vertraut gemacht und darin gründlich geschult. Unter der Gamasche trägt der Patient eine Baumwollschlauchbinde oder eine locker angelegte Baumwollbinde.

Bei Vorliegen eines Spreizfußes kann durch ein zusätzliches Polster das Vorfußgewölbe gestützt werden oder bei knöcherner Fixierung in Verbindung mit der Unterschenkelgamasche ein Polster in die Grube über dem durchgedrückten Vorfußquergewölbe eingelegt werden (Abb. 6.14).

Bei der Wickeltechnik nach Rotter (Abb. 6.15) wird der Fuß beim Anwickeln der Binde in „Laufstellung" gehalten. Die Binden werden von innen nach außen gewickelt (Abb. 6.15, *1*). Eine 10 cm breite Idealbinde wird von innen nach außen locker um die Fessel gelegt, dann mitten über die Ferse geführt (*2*) und fest angezogen (*3*). In 5 bis 8 leicht ansteigenden Touren wird gleichmäßig bis unterhalb der Kniekehle gewickelt (*4*) und aus der Kniekehle die Binde steil nach unten zur Fessel geführt (*5*). Der Rest der Binde wird nach oben in ansteigenden Touren gewickelt. Über die Idealbinde wird eine 10 cm breite Kurzzugbinde in gleichmäßigem, auf den Patienten abgestimmtem Zug angelegt, wobei der Zug an der Innenseite des Beins erfolgt. Die Binde wird wie die

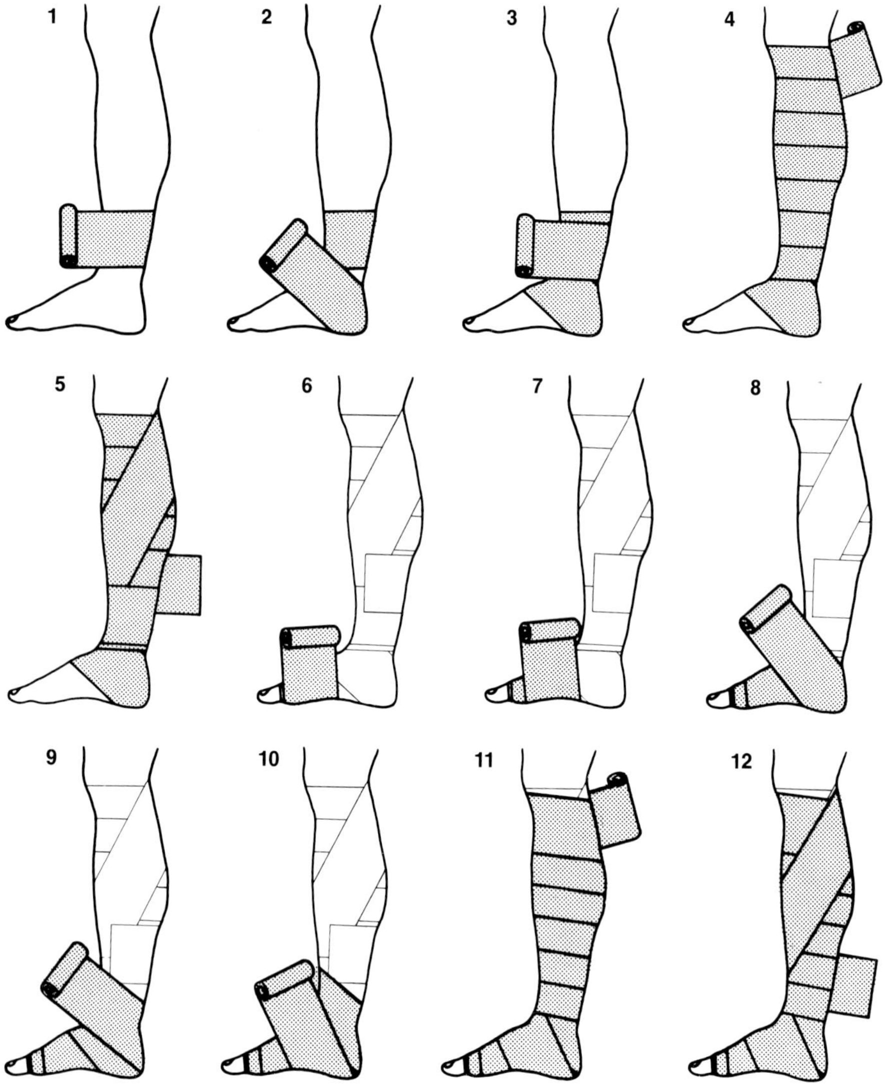

Abb. 6.15. Verbandstechnik nach Rotter

erste an der Fessel begonnen, dann aber über die Zehenansätze vom kleinen Ballen zum großen Ballen (*6*) und je nach Fußlänge ein- bis zweimal in die Fußhöhlungen in Richtung Ferse gewickelt (*7*), anschließend 3mal um die Ferse, d.h. zuerst mitten um die Ferse (*8*), dann um eine halbe Bindenbreite versetzt nach oben um die Ferse (*9*) und danach um eine halbe Bindenbreite versetzt nach unten um die Ferse geführt (*10*). Von da an wird in 5–7 Touren wendeltreppenartig gleichmäßig bis unterhalb der Kniekehle gewickelt (*11*), aus der Kniekehle die Binde steil nach unten zur Fessel geführt und der Rest der Binde nach oben gewickelt (*12*).

Der Patient ist gehalten, täglich den Druckpolstergehverband beim Aufstehen anzulegen, ihn tagsüber zu tragen und ihn erst am Abend vor dem Zubettgehen abzulegen. Mindestens 2mal am Tag sollte der Patient mit dem Verband einen ausgedehnten Spaziergang unternehmen.

Im Laufe der Behandlung verträgt der Patient immer härtere Schaumgummipolster in der Gamasche. Sie werden nötig, um den jeweils verbleibenden Verschwielungszonen wirksam zu begegnen. Bei diesen Gewebeindurationen kann man 4 Schweregrade unterscheiden. Unterschenkelgeschwüre werden mit Schaumgummi der Härteklasse 16–19 komprimiert. Harte, jedoch reizlose Narbenplatten erfordern gegen Ende der Behandlung das Tragen eines Druckpolstergehverbands mit einmodellierten Lederpolstern. In Abständen von 4–12 Wochen werden in die Gamasche die neuen, in der Regel härteren Schaumgummipolster eingearbeitet. Nach diesem „Ummodellieren" entspricht die Gamascheninnenfläche dem jeweiligen Spiegelbild des am Patientenbein erhobenen Tastbefundes. Abhängig von der Chronizität des Beinleidens, der Gehfähigkeit des Patienten und anderen individuellen Faktoren bedarf es einer Behandlung über Monate bis Jahre mit dem Polstergehverband, um eine Dauerheilung zu sichern.

Bestehen zusätzlich am Oberschenkel behandlungsbedürftige Befunde, so wird der Druckpolstergehverband mit Oberschenkeldruckpolstern und Oberschenkelbinden kombiniert angelegt.

6.3.7 Bewertung der verschiedenen Verbandstechniken

Versucht man mit aller Vorsicht, die Vor- und Nachteile verschiedener Verbände gegeneinander abzuwägen, so kann cum grano salis der Kompressionsverband nach Sigg mit Kurzzugbinden als der Wechselverband mit den höchsten Arbeits- und Ruhedrücken bezeichnet werden. Er sollte zur Nacht abgelegt werden, setzt also die Fähigkeit des Patienten voraus, den Verband am nächsten Tag zu erneuern. Sein Nachteil ist, daß er von besonders empfindlichen Patienten nicht toleriert wird. Bei zusätzlicher arterieller Verschlußkrankheit ist er der gefährlichste aller Kompressionsverbände. Seine Vorteile sind die leichte Erneuerbarkeit und die besonders hohe Effizienz.

Der Pütter-Verband bewirkt weniger hohe Arbeits- und Ruhedrücke. Seine hervorragenden Vorteile als Wechselverband sind die hohe Rutschfestigkeit, so daß er nicht jeden Tag neu gewickelt werden muß, da er wegen seines geringeren Ruhedrucks auch nachts belassen werden kann. Bei zusätzlicher arterieller Verschlußkrankheit ist der Pütter-Verband der Kompressionsverband der Wahl.

Unter den Dauerverbänden hat der Pflasterverband den Vorteil der günstigen Anwendbarkeit im Knie- und Oberschenkelbereich und der geringen Feuchtigkeitsempfindlichkeit.

Der Zinkleimbindenverband mit hohen Arbeits- und niedrigen Ruhedrücken kann besonders lange getragen werden, gibt dem erkrankten Bein eine optimale Stütze, sollte jedoch bei Bewegungseinschränkung im Sprunggelenk wegen der Gefahr fortschreitender Inaktivierung möglichst nicht angelegt werden.

Der Druckpolstergehverband nach Rotter ist ein Verband für Spezialisten, der langjährige phlebologische Erfahrungen voraussetzt und in der Routinepraxis wegen des hohen Kosten- und Zeitaufwands nur bei Problempatienten angewendet werden sollte.

Über die Wirkung der anderen Kompressionsverbände hinaus dient der Verband nach Rotter als eine Art lokale Massage mit individuellen Härtegraden zur Auflösung von Gewebsinfiltrationen, Indurationen und Verschwielung als Folge chronischer Schwellungszustände.

6.4 Langzeittherapie mit Kompressionsstrümpfen

Die Indikation zur Behandlung mit Kompressionsstrümpfen ergibt sich bei Erkrankungen des Beinvenensystems praktisch immer dann, wenn eine restitutio ad integrum nicht mehr möglich ist. Die einzige vorübergehende Indikation zum Tragen von Kompressionsstrümpfen sind Schwangerschaftsvarizen, postoperative Schwellungszustände nach Strippingoperation und der Zustand nach rechtzeitiger, totaler medikamentöser Lyse einer Phlebothrombose ohne bleibende Klappen- und Wandschädigungen.

Die Kompressionsbehandlung mit Strümpfen darf bei Vorliegen von Ödemen niemals schon nach der ersten Untersuchung begonnen werden, selbst wenn die Indikation auf den ersten Blick gestellt wird [5, 7, 11, 13, 16, 18, 20, 21, 25]. Zwischen Indikationsstellung und der Verordnung von Kompressionsstrümpfen steht vielmehr die Behandlung mit Kompressionsverbänden. Erst nach Beseitigung des Ödems durch den Kompressionsverband darf ein Zweizugkompressionsstrumpf zur Langzeitbehandlung angemessen und verordnet werden. Ebenso sollte vor der Wiederholung einer Rezeptur von Zweizugkompressionsstrümpfen, in der Regel nach einem halben Jahr Tragezeit, eine erneute ärztliche Untersuchung stehen und bei Feststellung peripherer Ödeme zuerst die Behandlung mit Verbänden wiederholt werden, ehe erneut die Größe des optimalen Strumpfes festgelegt und dieser rezeptiert wird.

6.4.1 Voraussetzungen für die Verordnung von Zweizugkompressionsstrümpfen

Die erste Voraussetzung ist eine intakte Hautoberfläche, da durch ein nässendes Ekzem oder ein Ulcus cruris die teuren Strümpfe vorzeitig zerstört würden.

Als zweite Voraussetzung zur Rezeptur eines Strumpfes gilt die Zusicherung des Patienten, die Strümpfe auch wirklich zu tragen. Zu diesem Punkt muß der Patient dezidiert vor der Verordnung gefragt werden. Insbesondere junge Patientinnen lehnen das Tragen von Kompressionsstrümpfen gelegentlich kategorisch ab. In diesem Fall ist von einer Verordnung Abstand zu nehmen.

Die dritte Voraussetzung ist besonders bei älteren Patienten zu beachten, nämlich ob sie in der Lage sind, sich den Strumpf selbst an- und auszuziehen. Zu diesem Zweck muß mindestens geprüft werden, ob im Sitzen mit beiden Händen der Fuß erreicht wird. Bei Einschränkung der Beweglichkeit in der Wirbelsäule, im Hüft- oder Kniegelenk sowie bei Parese eines Armes oder Beines ist die Verordnung von Zweizuggummistrümpfen kontraindiziert, wenn Angehörige oder Pflegepersonal das An- und Ausziehen nicht regelmäßig stellvertretend übernehmen können. Im Zweifelsfall ist mit einem Probestrumpf in der Praxis ein Anziehversuch durchzuführen.

Beschränken sich die Schwierigkeiten beim Anziehen des Strumpfes auf höhere Kompressionsklassen, so können z.B. statt der Klasse III zwei übereinander getragene Strümpfe der Klasse I und II bei gleichem Therapieeffekt die Anstrengung beim An- und Ausziehen für den Patienten mindern [8, 16].

Kontraindikationen gegen die Verordnung von Kompressionsstrümpfen sind also [8, 9, 11, 12, 13, 16, 18, 21, 23]:

(1) Arterielle Verschlußkrankheit mit einem Knöcheldruck unter 60 mmHg (< 8 kPa), bei 70–80 mmHg (9,3–10,7 kPa) nur die Kompressionsklasse I.
(2) Einschränkung der Beweglichkeit der Wirbelsäule, der Hüft-, Knie- oder Handgelenke oder das Vorliegen von Paresen, wenn Hilfspersonen fehlen.
(3) Unbehandelte Herzinsuffizienz, da durch Verschiebung von rund 500 ml Blut beim Anziehen eines Strumpfes in Abdomen und Thorax eine akute Dekompensation durch Volumenüberlastung des Kreislaufs provoziert werden kann. Auch eine koronare Herzerkrankung mit häufiger Belastungsangina prädestiniert nicht zum Anziehen von Kompressionsstrümpfen.
(4) Nässende Dermatosen, infektiöse Hauterkrankungen oder ein Ulcus cruris.

6.4.2 Kompressionsklasse

Die Wahl der Kompressionsklasse richtet sich nach dem Krankheitsbild und ist ausschließlich Angelegenheit des Arztes.

Eine Mißachtung der rezeptierten Kompressionsklasse durch den ausliefernden Bandagisten, selbst auf Wunsch des Patienten, bedeutet eine gesetzeswidrige Veränderung der Rezeptur des Arztes und darf in keinem Fall geduldet werden. Um die Auswahl zu erleichtern, wurden alle 4 Kompressionsklassen zweifach definiert, und zwar einerseits nach Indikationsgruppen, andererseits nach dem Ruhedruck im Bereich der Fessel [12].

Die Indikationstabelle der 4 Klassen lautet folgendermaßen:

Klasse I: Bei Schwere- und Müdigkeitsgefühl in den Beinen, bei geringer Varikose ohne wesentliche Ödemneigung und beginnender Schwangerschaftsvarikose.

Klasse II: Bei stärkeren Beschwerden, ausgeprägter Varikose mit Ödemneigung, posttraumatischen Schwellungszuständen, nach Abheilung unerheblicher Ulzerationen, nach oberflächlichen Thrombophlebitiden, nach Verödung und Varizenoperation zur Fixierung des Behandlungserfolges und bei stärkerer Schwangerschaftsvarikose.

Klasse III: Bei allen Folgezuständen der konstitutionellen oder postthrombotischen venösen Insuffizienz, schwerer Ödemneigung, sekundärer Varikose, Atrophie blanche, Dermatosklerose und nach Abheilung schwerer, besonders rezidivierender Ulzera.

Klasse IV: Bei Lymphödem und elefantiasischen Zuständen.

Zusätzlich sind diese Kompressionsklassen nach dem Ruhedruck in der Fesselgegend definiert:

Klasse I: ca. 20 mm Hg
Klasse II: ca. 30 mm Hg
Klasse III: ca. 40 mm Hg
Klasse IV: über 60 mm Hg Andruck in der Fesselgegend.

Die Kontrolle des Andrucks in der Knöchelgegend hat an Bedeutung verloren, da der Ruhedruck an der Fessel nur eine einzelne Größe in dem individuell stark schwankenden Meßraster darstellt, welches über die Eignung eines Strumpfes entscheidet. Zusätzlich kann schon bei geringer Verlagerung des Meßstreifens zwischen Strumpf und Hautoberfläche eine erhebliche Schwankung des Andrucks produziert werden. Die Auswahl der notwendigen Kompressionsklasse nach dem gemessenen Andruck in Ruhe ist deshalb mit zahlreichen Fehlern behaftet. Die Durchführung solcher Messungen ist zwar für experimentelle Untersuchungen und für das Training in Wickelkursen sinnvoll [1, 9, 22], bei der täglichen Versorgung der Patienten in der Praxis scheint jedoch eine zusätzliche Druckmessung zwischen Strumpf und Hautoberfläche allenfalls beim Problempatienten notwendig zu sein.

6.4.3 Größe

Zusätzlich zur Wahl der Kompressionsklasse fällt auch die Bestimmung der richtigen Größe und Länge in den Entscheidungsbereich des Arztes. Trägt das Rezept die Angabe „nach Maß", wird die exakte Maßaufnahme an den Bandagisten delegiert.

Bei der hohen Zuverlässigkeit der im Handel befindlichen maschinell gewirkten Strümpfe empfiehlt es sich jedoch, anhand der notwendigen Strumpflänge und durch Messung von 4 Umfangmaßen den passenden Strumpf aus einer vorgegebenen Tabelle auszuwählen (Abb. 6.16).

Die Wahl der gewünschten Strumpflänge sollte sich nach der Höhenlokalisation einer venösen Erkrankung am Bein richten. Da das Gefühl der Belästigung beim Patienten wesentlich für den Abbruch einer Kompressionsbehandlung verantwortlich ist, sollte die notwendige Strumpflänge zumindest beim postthrombotischen Syndrom durch die phlebographisch objektivierte Verschlußhöhe bestimmt sein: Beim Verschluß in den Unterschenkelvenen ist ein Unterschenkelstrumpf zu verordnen, bei Okklusion der V. poplitea ist ein Halbschenkelstrumpf indiziert, bei Befall der V. femoralis ein Schenkelstrumpf, und bei Thrombosierung der Beckenvenen muß eine Strumpfhose verordnet werden. Dem klinischen Blick allein entgehen besonders häufig Verschlüsse in der V. femoralis, wo ein Unterschenkelstrumpf unzureichend wäre.

Abb. 6.16. Beispiel einer Mustertabelle zur Auswahl von Zweizugkompressionsstrümpfen, die nicht nach Maß verordnet werden ▶

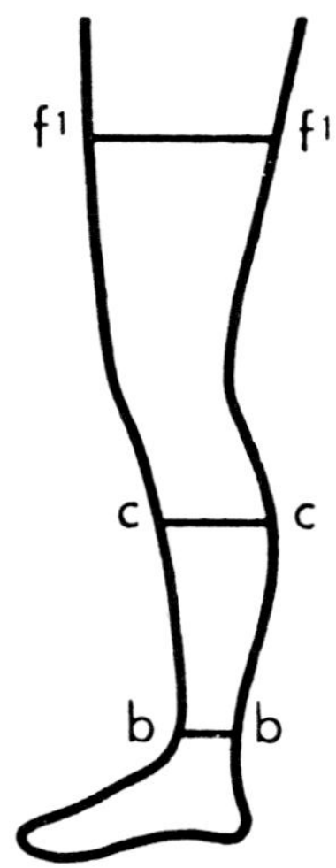

Strumpfgrösse / Taille du bas / Grandezza della calza / Size of stocking	4	4 maxi	6	6 maxi	8	8 maxi	10	10 maxi	12	12 maxi
Fesselumfang -b- cm / Circonférence de la cheville -b- cm / Circonferenza della caviglia -b- cm / Circumference above ankle -b- cm	18–19	18–19	20–21	20–21	22–23	22–23	24–25	24–25	26–27	26–27
Wadenumfang -c- cm / Circonférence du mollet -c- cm / Circonferenza del polpaccio -c- cm / Circumference of the calf -c- cm	28½–30	28½–30	31½–33	31½–33	34½–36	34½–36	37½–39	37½–39	40½–42	40½–42
Umfang -f¹- cm / Circonférence -f¹- cm / Circonferenza -f¹- cm / Circumference -f¹- cm	40–42½	49–51	44–46	53–55	47½–50	57–60	51–53	61½–64	54½–56½	65½–68

Lieferbare Ausführungen/exécutions livrables/confezioni disponibili/executions available

a–b	Socken
a–d	Wadenstrümpfe
a–dT	Wadenstrümpfe mit Trikotansatz
a–f	Kniestrümpfe
a–f¹	Halbschenkelstrümpfe
a–g	Schenkelstrümpfe
a–T	Strumpfhosen
a–TU	Umstands-Strumpfhosen
a–TH	Strumpfhosen für Herren
a–gT	Strumpf mit Hosenteil
a–gG	Strumpf mit Gürtel

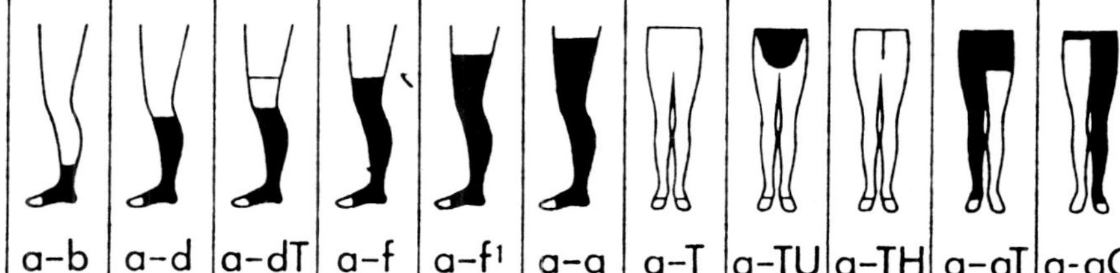

a–b	bas protège-cheville
a–d	bas au mollet
a–dT	bas au mollet avec prolongation en tricot
a–f	bas-genouillère
a–f¹	bas mi-cuisse
a–g	bas long
a–T	collant
a–TU	collant maternité
a–TH	collant pour messieurs
a–gT	bas avec partie de culotte
a–gG	bas avec ceinture

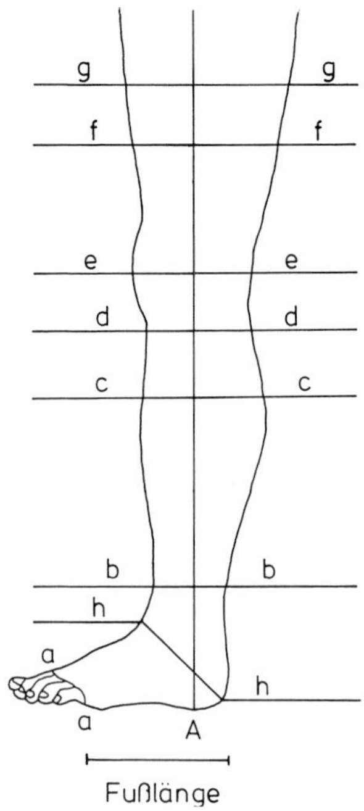

Abb. 6.17. Die wichtigsten Umfangmaße am Bein

Pauschal Schenkelstrümpfe oder Strumpfhosen zu verordnen, bedeutet andererseits für einen Teil der Patienten eine unnötige Mehrbelastung, senkt ihre Bereitwilligkeit, diese Strümpfe zu tragen, und erhöht die Kosten.

Bei Verordnung von Konfektionsstrümpfen reicht also die Angabe, ob ein Kniestrumpf (a–d), ein Halbschenkelstrumpf (a–f), ein Schenkelstrumpf (a–g) oder eine Strumpfhose (a–T) notwendig ist. Eine genaue Längenmessung des Beines ist bei der Verordnung von Konfektionsstrümpfen überflüssig.

Die Entscheidung, ob ein Konfektions- oder ein Maßstrumpf zu verordnen ist, sollte anhand folgender Umfangmaße bestimmt werden: Der Umfang an der Fußwurzel (a), der Umfang knapp oberhalb des Knöchels (b), der Umfang an der Wadenmitte (c), der Umfang knapp unterhalb des Knies (d) und der Umfang an der Oberschenkelmitte (f) (Abb. 6.17).

Der Hauptfehler bei der Bestimmung der Umfangmaße für Konfektionsstrümpfe in der Praxis ist die Messung eines falschen Sprunggelenkmaßes in Plantarflexion. Dabei wird der Strumpf im Knöchel im Durchschnitt um 1,5 cm zu eng, und es treten Schmerzen beim Abrollen des Fußes auf [11, 16].

Bei etwa 15% der Patienten ist eine Maßanfertigung durch den Bandagisten notwendig. Sie empfiehlt sich für folgende Beinabnormitäten [8, 11, 16]:

(1) wenn sich die Umfänge a und b deutlich voneinander unterscheiden;
(2) bei einem „Engfesselbein“, d.h. $b < 18$ cm;
(3) wenn der Umfang d gleich oder größer als c ist;
(4) bei extremer Körpergröße, Teilamputation im Fußbereich oder auffälligen Bein- bzw. Fußdeformitäten;

(5) wenn Behinderungen bestehen, die Reißverschlüsse an den Strümpfen notwendig machen;
(6) meist in der Kompressionsklasse III, da bereits geringe Druckabweichungen den Patienten Beschwerden bereiten können;
(7) immer beim Lymphödem, d.h. der Notwendigkeit der Verordnung der Kompressionsklasse IV.

Bei Vorgabe der Kompressionsklasse durch den Arzt soll das genaue Anmessen von „Maßstrümpfen", welche speziell angefertigt werden müssen, im Regelfall einem Bandagisten überlassen werden. Es ist außerordentlich zeitaufwendig, und Meßfehler von ungeübter Hand stellen den Therapieeffekt des Strumpfes in Frage. Da diese Tätigkeit jedoch den Strumpfpreis nahezu verdoppelt, sollte nicht jeder Kompressionsstrumpf routinemäßig „nach Maß" verordnet werden.

Bei rund 85% der Patienten reichen die vorhandenen Konfektionsgrößen aus und können in jeder Praxis mit einem Zeitaufwand von wenigen Minuten von einer geschulten Arzthelferin herausgefunden werden.

An einem Beispiel soll dies praktisch demonstriert werden:
Bei der Patientin liegt ein schweres postthrombotisches Syndrom vor mit phlebographisch gesicherten Verschlüssen in den Unterschenkelvenen und in der Femoralvene. Es ist folglich ein Schenkelstrumpf der Länge a–g in Kompressionsklasse III notwendig. Das Knöchelmaß bei rechtwinkliger Fußstellung im Fußgelenk betrug 21 cm, der Wadenumfang 33 cm und der Oberschenkelumfang 53 cm. Die aus der Tabelle (s. Abb. 6.16) anhand dieser 3 Umfänge ablesbare Größe betrug „6 maxi".

Das Rezept für einen Zweizugkompressionsstrumpf muß folgende Daten enthalten:

(1) Firmenname,
(2) Kompressionsklasse,
(3) Größe und Länge des Strumpfes,
(4) eine evtl. zu verordnende Halterung,
(5) Anzahl der Strümpfe,
(6) Angabe, ob ein Konfektionsstrumpf oder ein Strumpf nach Maß verordnet wird,
(7) Diagnose.

Eine Verordnung ohne diese Angaben ist vergleichbar einer Rezeptur, bei welcher dem Apotheker die Wahl des Analgetikums überlassen wird.

6.4.4 Aufklärung des Patienten

Zusätzlich zur richtigen Anmessung und Verordnung eines Kompressionsstrumpfes muß der behandelnde Arzt ein Minimum an Aufklärungsarbeit beim Patienten leisten: Sie betrifft die Anziehtechnik, den Haltemechanismus und die Pflege des Strumpfes.

Mit falscher Technik kann das Anziehen eines richtig angemessenen Kompressionsstrumpfes, besonders bei höheren Kompressionsklassen, so mühevoll

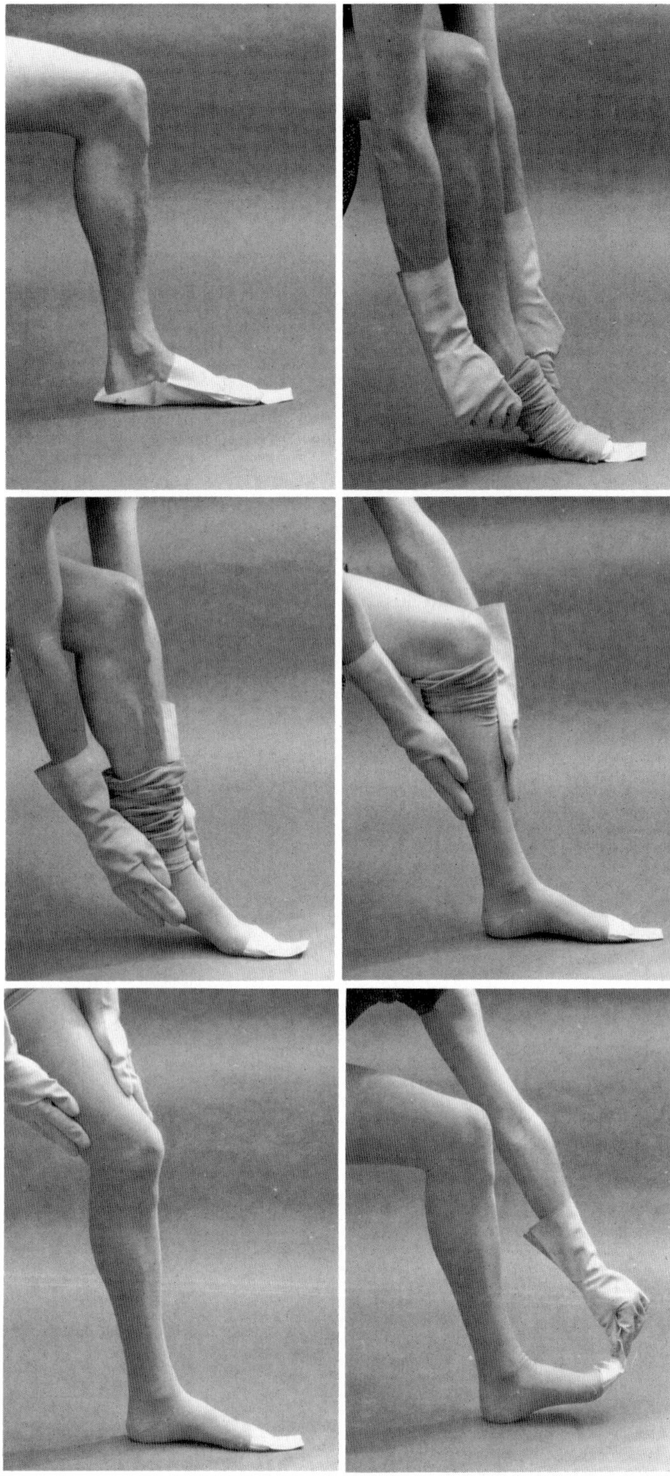

Abb. 6.18. Richtiges Anziehen des Kompressionsstrumpfs

sein, daß ungenügend aufgeklärte Patienten die Behandlung vorzeitig abbrechen (Abb. 6.18). Falsch ist es, den Strumpf in einem Stück hochziehen zu wollen oder keine Anziehhilfen zu benutzen, da dadurch der Kraftaufwand erheblich steigt und Löcher in das Strumpfgewebe gerissen werden. Vielmehr muß der Strumpf vor dem Anziehen gewendet, d.h. die Innenseite nach außen gekehrt werden. Vor dem Anziehen über den Vorfuß muß ein den meisten Strümpfen beigegebenes Fußstück (Anziehhilfe) übergezogen (Abb. 6.18, *1*) oder aber stattdessen ein abgeschnittenes Vorfußteil eines Feinstrumpfs benutzt werden. Der gewendete Kompressionsstrumpf wird über den Vorfuß gestülpt (*2*), zum Knöchel hochgezogen, eventuelle Falten werden geglättet (*3*). In einem weiteren Schritt wird der gewendete Unterschenkelteil des Strumpfes bis unter das Knie hochgezogen, und wiederum werden die Falten geglättet (*4*). Bei Schenkel- und Halbschenkelstrümpfen wird zuletzt das Oberteil im Stehen hochgezogen, Falten werden geglättet, und der Strumpf wird befestigt (*5*). Danach wird das als Gleithilfe verwendete Fußstück zur Zehenöffnung des Kompressionsstrumpfs herausgezogen (*6*).

Der Patient soll also nicht versuchen, den Strumpf in einem Stück heraufzuzerren, sondern er muß durch Umschlagen des Strumpfes den Akt des Anziehens in die 3 Stufen Vorfuß, Knöchel und Knie unterteilen. Für die richtige Anziehtechnik soll ein möglichst bebildertes Aufklärungsblatt jedem Patienten zur häuslichen Lektüre mitgegeben werden.

Das Problem der Befestigungshilfen dürfte bei älteren Patienten mit dem Tragen eines Korseletts leicht zu lösen sein. Bei jüngeren Patientinnen und Patienten empfiehlt es sich, Haltehilfen, insbesondere einen Gürtel bzw. Leibteil zu verordnen oder aber bei beidseitiger Erkrankung eine Strumpfhose. Häufig genügt als Haltehilfe, insbesondere bei Halbschenkelstrümpfen eine über den Kompressionsstrumpf gezogene Feinstrumpfhose.

Die Aufklärung über die Pflege des Strumpfes muß folgende Details enthalten: Der Kompressionsstrumpf sollte möglichst nur per Hand gewaschen werden. Im Fall einer vorsichtigen Maschinenwäsche oder auch bei stark verschmutzten Strümpfen darf kein Weichspüler verwendet werden, da dieser häufig zu Allergien mit starkem Juckreiz führt. Der Strumpf darf nicht chemisch gereinigt und beim Waschvorgang nicht mit chlorbleichehaltigen Waschmitteln behandelt werden. Bügeln beschädigt das Gewebe des Strumpfes. Nach dem Waschen sollte der Strumpf nicht an der Leine aufgehängt werden, sondern in einem Frottéetuch ausgerollt nachts über den Tisch gelegt getrocknet werden. Ein Trocknen durch Schleudern schädigt das Gewebe des Strumpfes.

Es empfiehlt sich, diese im Gespräch mitgeteilten Details dem Patienten auf einem Merkblatt zur häuslichen Lektüre mitzugeben.

6.4.5 Kontrolle

Nach der Verordnung von Kompressionsstrümpfen und der Instruktion des Patienten muß stets eine umgehende Kontrolle des ausgelieferten Strumpfes in der Praxis erfolgen. Dabei kann dem Patienten eine geschulte Arzthelferin den Anziehvorgang demonstrieren und auf Verbesserungen der Anziehtechnik hinweisen. Die am Nachmittag nach erstmaligem Tragen eines Strumpfes festgestellten Fehler, z.B. Druckstellen, Schnürfurchen, Schmerzen beim Gehen und unerwünschte Ödembildungen, lassen sich um so leichter korrigieren, je schneller die Korrektur erfolgt. Die Ursachen hierfür reichen von einer falschen Auslieferung durch Wahl einer zu niedrigen Kompressionsklasse entgegen der Rezeptur bis zu Übertragungsfehlern beim Anmessen der Umfangmaße. Häufig kann durch zusätzliche Schaumgummipolster in der Knöchelgrube oder an Druckstellen ein großer Teil der Beschwerden beseitigt werden. Irrtümer bei der Rezeptur von Konfektionsstrümpfen können bei nur halbtägigem Tragen des Strumpfes in der Regel durch Austausch in die richtige Größe beim Bandagisten korrigiert werden. Ohne Kontrolle des verordneten Strumpfes nach Auslieferung durch den Bandagisten bleibt manches Mal der gewünschte Therapieeffekt fragwürdig. Nach einem weiteren halben Jahr sollte eine Kontrolluntersuchung erfolgen, um im Einzelfall entscheiden zu können, wann die Kompressionskraft des Strumpfes nachläßt und wann ein neuer Strumpf rezeptiert werden muß. Wenn die Strümpfe schon zu einem früheren Zeitpunkt die Kompressionskraft verlieren, etwa aufgrund besonderer Strapazierung während der Arbeit, ist der Krankenkasse durch eine vorzeitige Neurezeptur die zusätzliche Verordnung von Ersatzstrümpfen durchaus zuzumuten [5, 8, 16, 18]. Die Bereitschaft des Patienten, Kompressionsstrümpfe zu tragen, erspart auf die Dauer erhebliche Summen. Dies sollte vom Kostenträger rechtzeitig honoriert werden.

6.5 Physiotherapie. Ch. Hentschel

Die Physiotherapie ist eine wesentliche Ergänzung der Behandlung mit Kompressionsverbänden. Es wird deshalb die konsequente Eingliederung bestimmter Formen der Physiotherapie in den Alltag der Patientin mit chronischer venöser Insuffizienz oder Lymphödem angestrebt. Die Basis der Behandlung bleibt freilich stets das Gehen und Bewegen in Kompressionsverband oder mit Kompressionsstrümpfen.

An besonderer Stelle steht die Unterweisung des Patienten in der physikalischen Entstauungstherapie. Die Übungen der Stauungsgymnastik sind der aktive Teil. Sie dienen der venösen und lymphatischen Abflußförderung und Muskelkräftigung. Der Patient sollte daneben häufig schwimmen, da sich in dieser Art der Bewegungstherapie Konditionsstärkung und entstauende Wirkung ideal vereinigen.

Zum passiven Teil der Physiotherapie werden apparative intermittierende Kompression, hydrotherapeutische Maßnahmen, Lymphdrainage, Zwickmassage und Bürstungen gezählt. Speziell die apparative intermittierende Kompression kann zusätzlich zum Kompressionsverband und zur Entstauungsgymnastik angewendet werden, ersetzt diese bei der physikalischen Behandlung der chronischen venösen Insuffizienz jedoch nicht.

Die Hydrotherapie wird nach Ablegen des Kompressionsverbands oder der Kompressionsstrümpfe am Abend angewendet in Form eines „quellkalten Gusses", um den momentan aufkommenden Juckreiz am Bein zu beseitigen. Der Patient führt hierzu den Wasserstrahl aus dem Schlauch wie aus einer Gießkanne erst am einen, dann am anderen Bein langsam von den Zehenspitzen zum Knie, umkreist dieses und führt den Strahl in die Wade und Fußsohle zurück. Der Guß kann bis in die Leiste oder sogar bis auf den Unterbauch ausgedehnt werden. Über das Kreuz, den Oberschenkel und die Kniekehle wird dann der Wasserstrahl wieder abwärts geführt.

Wassertreten, entweder im Sommer in einer Kneipp-Anlage oder zu Hause in der zu 3 Vierteln mit kaltem Wasser gefüllten Badewanne kann die Hydrotherapie ergänzen. Im „Storchengang", die Beine abwechselnd aus dem Wasser hebend, wird bis zu mehreren Minuten in der Wanne hin- und hergeschritten (rutschfeste Matte auf dem Wannenboden!).

Eine Saunabehandlung verbietet sich bei akuten und schweren Formen der lymphatischen und venösen Stauungsleiden. Bei leichten Formen der chronischen venösen Insuffizienz ist sie jedoch nicht grundsätzlich untersagt. Es können bis zu 3 Saunagänge von maximal 10minütiger Dauer ohne Herabhängen der Beine durchgeführt werden. Die heißen Phasen sollten kürzer als die Kalten gehalten werden.

Zur passiven Physiotherapie wird weiter die sog. Zwickmassage gerechnet. Sie sollte immer vom Patienten selbst durchgeführt werden. Massiert wird dabei das durch die Kompressionstherapie weitgehend unempfindlich gewordene Gewebe in den Knöchelgruben, welches noch verbackene und harte Narbenstrukturen enthält. Die linke und rechte Daumenkuppe werden hierzu im Abstand von 1 cm einander gegenüber gesetzt. Beide Kuppen versuchen nun, eine Gewebefalte vor sich herzuschieben, und wandern dabei rhythmisch von Punkt zu Punkt. Die Zwickmassage sollte nicht länger als 2–3 min durchgeführt werden. Auch das Trockenbürsten kann vom Patienten selber am Morgen mit ein oder zwei Bürsten aus Naturborsten oder einem entsprechenden Handschuh durchgeführt werden. Man beginnt an der Fußsohle mit kreisenden Bürstungen, bürstet dann herzwärts ausstreichend die Beine und kreisend Gelenke, Lendenwirbelsäule, Bauch und Brust.

Bei stark ausgeprägtem Spreizfuß, dessen Beschwerden bei chronischer venöser Insuffizienz verstärkt werden können, empfiehlt sich ein eigenes Übungsprogramm. Der stärkste Reiz auf das Vorfußquergewölbe wird durch Vor- und Zurückkrabbeln der Füße im Sitzen oder Stehen und Greifübungen mit dem Fuß erreicht. Daneben ist bequemes Schuhwerk ohne hohen Absatz zu empfehlen. Zu Hause sollten die Schuhe ausgezogen und nur in Socken gegangen werden, um die Zehen zu aktivem Muskelspiel und Beteiligung an der Fußmuskelpumpe zu zwingen.

Bei Sprunggelenkkontrakturen mit Einschränkung der Beweglichkeit im Sprunggelenk, welche bei ausgeprägter chronischer venöser Insuffizienz, insbesondere bei langjährigen Ulkusträgern, die Regel sind, ist eine passive Mobilisierung durch Krankengymnastik und aktives Üben des geschulten Patienten unumgänglich. Knicksübungen beim stehenden Patienten mit bandagierten Unterschenkeln ohne Schuhwerk werden folgendermaßen durchgeführt: Der Patient wippt leicht in den Knien, ohne dabei die Ferse vom Boden zu heben. Zur weiteren Mobilisierung wird das Bein mit dem versteiften Sprunggelenk zurückgestellt und dann leicht wippend in die Knie gegangen ohne die Fersen zu heben.

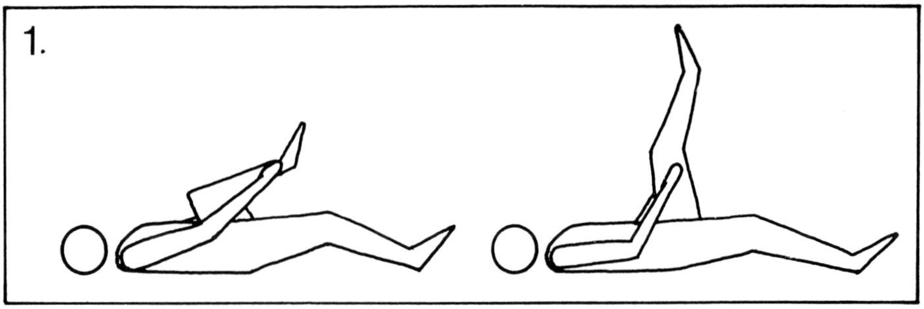

1. Mit beiden Händen einen Fuß (Sprunggelenk) umfassen; das sich hochstreckende Bein bis zur Leiste austreichen.

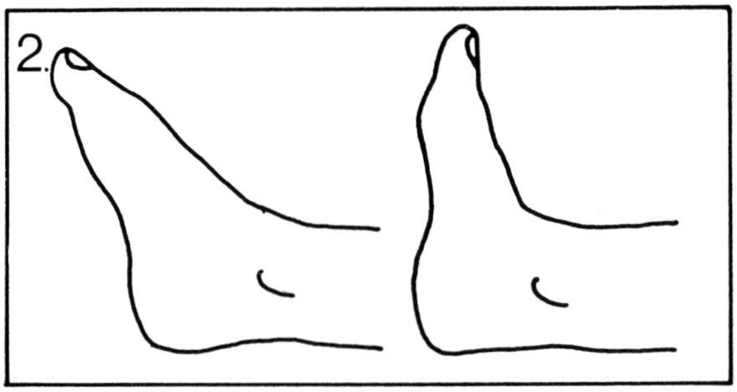

2. Die Füße auf- und abbewegen. Beine entweder flach liegen lassen oder anheben.

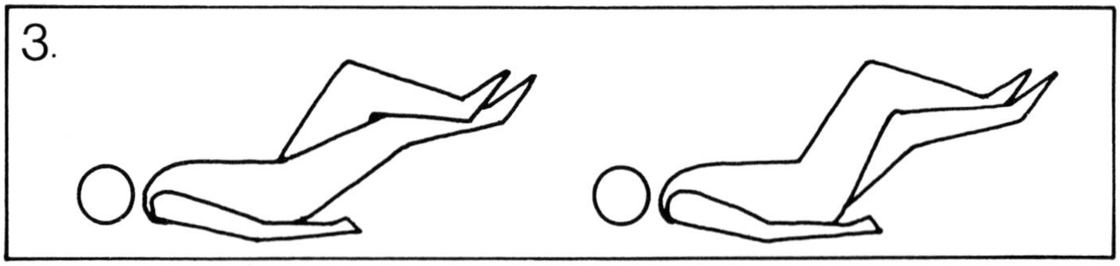

3. Die wenig gehobenen Beine scherenförmig kreuzen.

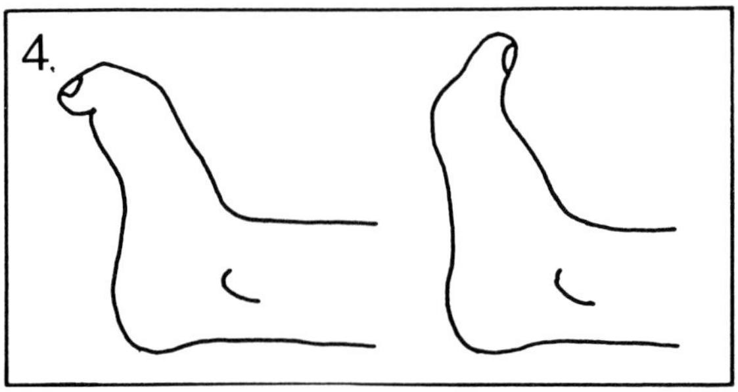

4. Die Zehen krallen. Beine entweder flach liegen lassen oder anheben.

Abb. 6.19. Krankengymnastische Übungen bei chronischer venöser Insuffizienz

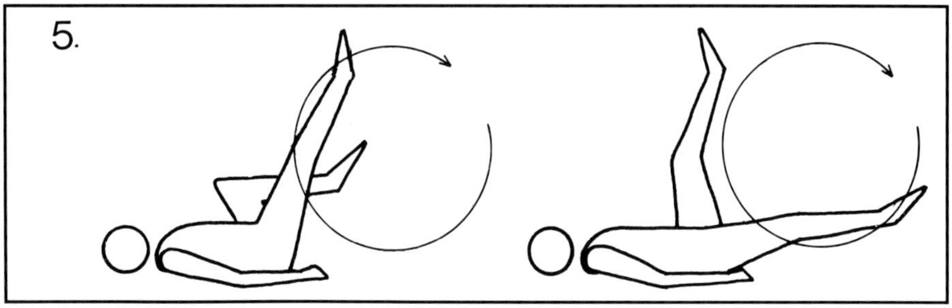

5. Ruhige fließende, radfahrähnliche Bewegungen.

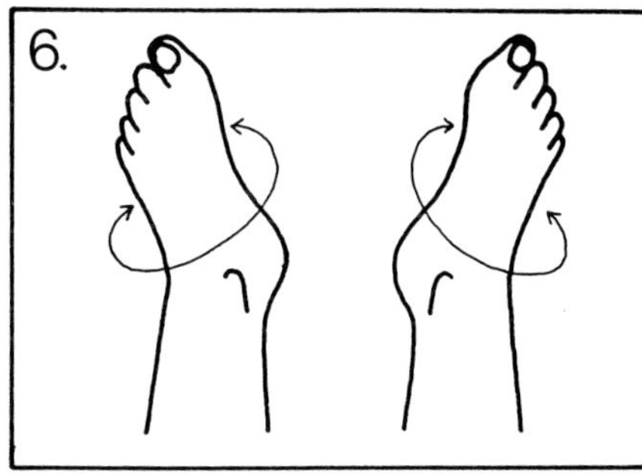

6. Füße links- bzw. rechtsherum kreisen. Beine entweder flach liegen lassen oder anheben.

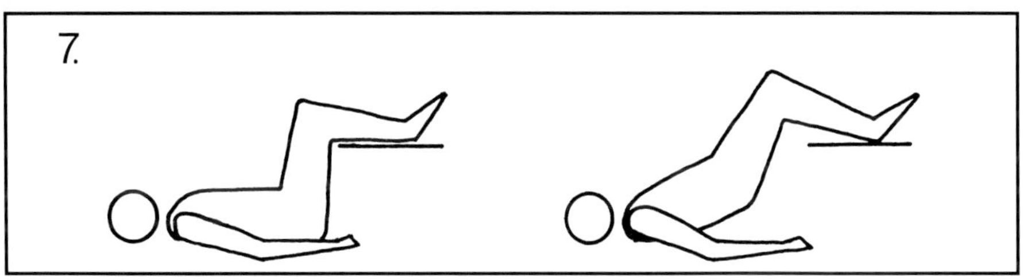

7. Das Gesäß abwechselnd heben und senken. Die Beine sind in Hüfte und Knie rechtwinklig gebeugt, der Unterschenkel ist unterstützt, z.B. auf einem gekippten Stuhl.

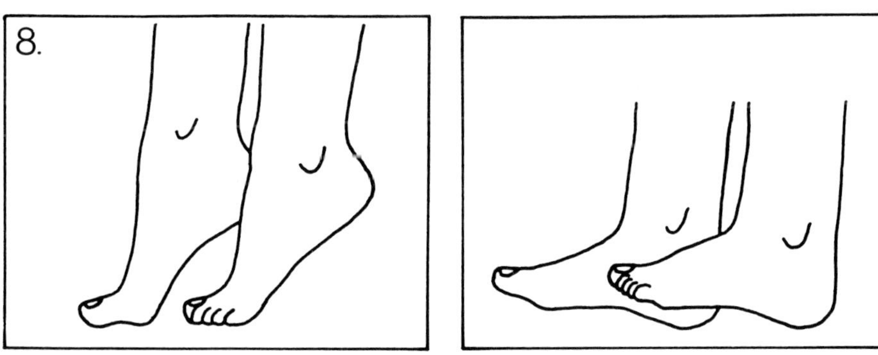

8. Zehen- und Hackengang. Beine dafür mit Kompressionsbinden oder Kompressionsstrümpfen versorgen.

Der wesentliche Teil der Physiotherapie sind die verschiedenen Übungen der Entstauungsgymnastik (Abb. 6.19). Sie sollten täglich 2mal morgens und abends durchgeführt werden. Der Patient liegt hierzu auf dem Rücken auf ebener und nicht zu harter Unterlage, er beginnt stets mit ruhiger kontrollierter Bauchatmung, die auch während der Übung fortgeführt wird. Die Auswahl aus dem Übungsprogramm wird individuell festgelegt und allmählich erweitert.

Literatur

1. Aussum JF (1965) Druckmessung am Kompressionsstrumpf. MMW 44:2195
2. Bell SN, Pflug JJ (1981) Tissue pressure changes in the epifascial compartment of the bandaged leg. Vasa 10:199
3. Bjordal R (1970) Simultaneous pressure and flow recordings in varicous veins of the lower extremity. Acta Chir Scand 136:309
4. Bollinger AA (1980) Flußgeschwindigkeit in der Vena saphena und der Vena femoralis mit und ohne Kompressionsverbände. Swiss Med 2:61
5. Ellerbroek U (1974) Therapie mit Kompressionsstrümpfen. Phlebol Proktol 3:305
6. Fischer H (1981) Venenleiden (Tübinger Studie). Urban & Schwarzenberg, München
7. Fröhlich H, Wuppermann Th (1978) Verhalten der venösen Hämodynamik unter Kompressionsstrümpfen. Medita 3A:7
8. Goor W, Stegmann W, Schmitz R, May R (1980) Häufige Fehler der Kompressionsbehandlung mit Bandagen und Kompressionsstrümpfen. In: May R (Hrsg) Alltagsprobleme und Alltagskomplikationen bei Venenerkrankung. Thieme, Stuttgart, S 107
9. Haid-Fischer F, Haid H (1980) Venenerkrankungen. Thieme, Stuttgart
10. Harbich C (1982) Verbandstechnik bei der ambulanten Reverdin-Plastik. Phlebol Proktol 11:183
11. Hohlbaum GG (1983) Maß- und Konfektionsstrumpf. Phlebol Proktol 11:42
12. Kassenärztliche Bundesvereinigung (1974) Verordnung von medizinischen Kompressionsstrümpfen (Merkblatt Nr. 5). Kassenärztliche Bundesvereinigung, Köln
13. Olsen G (1969) Langzeittherapie mit Kompressionsstrümpfen. Ärztl Prax 21:3122
14. Pütter G (1952) Grundlagen und Ausführung einer neuen Verbandstechnik zur Behandlung des Ulcus cruris. Privatklin Sanatorium 4:1
15. Schmitz R (1976) Phlebologische Therapie mit Kompressionsverbänden. Therapiewoche 26:2361
16. Schmitz R (1981) Der richtige Kompressionsstrumpf. Phlebol Proktol 10:193
17. Schneider W, Fischer H (1967) Grundlagen und Technik der Kompressionsbehandlung. Internist (Berlin) 8:398
18. Sigg K (1976) Varizen, Ulcus cruris und Thrombose. Springer, Heidelberg
19. Staubesand J (1980) Die anatomischen Grundlagen der sogen. Sprunggelenkspumpe. Swiss Med 2:48
20. Stegmann W (1980) Kompressionstherapie tiefer okklusiver Venenprozesse. Medica 1:662
21. Stemmer R (1969) Die Kompressionsbehandlung der unteren Extremitäten, insbesondere durch Gummistrümpfe. Kassenarzt 9:372
22. Van der Molen HR (1970) Gummistrumpfprobleme. Ergeb Angiol 4:169
23. Varady Z (1978) Wie beeinflußt der Kompressionsstrumpf die Hämodynamik. Medita 39:14
24. Von Gregory R (1981) Über die Verwendung von Kompressionsbinden in der Phlebologie. Phlebol Proktol 10:43
25. Wesener G (1972) Die verschiedenen Arten von Kompressionsstrümpfen und die Technik ihrer Anwendung. Orthopädietechnik 24:203
26. Wuppermann Th, Mellmann J, Jarosch von Schweder W (1978) Morphometric characteristics of incompetent perforating veins in primary varicosis of the lower leg. Vasa 7:66
27. Wuppermann Th, Pretschner DP, Empter M, Brenneisen A (1983) Simultane nuklearmedizinische Messung des intravasalen und extrazellulären Volumens am Bein und unter Kompressionstherapie. In: Nobbe F, Rudofsky G (Hrsg) Begutachtung arterieller und venöser Gefäßschäden. Pflaum, München, S 351

7 Tiefe Thrombose und oberflächliche Thrombophlebitis

7.1 Genese, Risiken und Lokalisation. Th. Wuppermann

Zum Verständnis der *Genese* venöser Thrombosen liefert die Virchow-Trias zwar einen theoretischen Rahmen, für die Klärung des Einzelfalls ist diese geniale Abstraktion jedoch wertlos.

Die klinische Statistik der Baseler angiologischen Abteilung [57] besagt, daß bei 50% aller tiefen Beinvenenthrombosen keine Ursachen zu ermitteln sind, daß 25% mit einem operativen Eingriff oder Immobilisation in Zusammenhang zu bringen sind, 16% mit Trauma oder Überanstrengung, 6% mit Einnahme von Ovulationshemmern und 3% mit dem Wochenbett.

Von den 50% Thrombosen „ohne Ursache" läßt sich bei rund 3% ein Tumor nachweisen, nach einem weiteren Jahr nochmals 3% Tumoren mit Thrombosen als paraneoplastische Syndrome [33]. Nach einem Jahr Beobachtungszeit verdoppelt sich also der Anteil der Tumoren an den Thromboseursachen. Eine Triage der Beckenorgane allein erscheint deshalb bei einer Thrombose unzureichend, da unter den Malignomen das Magenkarzinom dominiert.

Vorbestehende Venenkrankheiten, seien sie postthrombotischer Genese oder primäre Varizen, führen zu einem deutlich erhöhten Thromboserisiko [23, 47].

Zur Thrombusbildung unter stationären Bedingungen prädisponieren neben thrombembolischen Ereignissen in der Vorgeschichte des Patienten in hohem Maße ein Lebensalter über 60 Jahre, Varizen sowie Schwere und Art des operativen Eingriffs [16, 37]. Daneben wird jedoch Malignomen, Übergewicht, postoperativen Infektionen, Dauer der Operation, Anzahl der Bluttransfusionen und einer pathologischen Partialthromboplastinzeit ursächliche Bedeutung beigemessen [21, 23].

All diese „Ursachen" sind allerdings mehr vordergründige Befriedigungen unseres Kausalbedürfnisses und können nicht verhüllen, daß unser Verständnis der Thrombogenese noch ungenügend ist.

Von den statistisch ermittelten Auffälligkeiten für die perioperative Thrombogenese ist bedeutungsvoll, daß 50% der perioperativen Thrombosen am Tag der Operation und fast der gesamte Rest am 1.–3. postoperativen Tag nachweisbar werden [37].

Zur Verknüpfung der Kausalkette zwischen der nachgewiesenen Thrombose und mutmaßlichen Ursachen bzw. Risikokombinationen gibt es zwar zahlreiche Versuche hämostaseologischer, hämodynamischer und röntgenmorphologischer Beweisführung. Da aber bisher eine auch nur für die Mehrzahl der Patienten lückenlose Kausalkette fehlt, muß man sich derzeit mit der Vermutung behelfen, daß eine große Zahl verschiedener Ursachenkonstellationen denkbar ist, die zwar ausnahmslos von hohem theoretischem Interesse, aber für den ärztlichen Alltag von untergeordneter praktischer Bedeutung sind.

Die *Lokalisation* der venösen Thrombose im tiefen Venensystem und ihre Ausdehnung sind für die therapeutischen Konsequenzen, die Gefährdung des Patienten durch Lungenembolien und für die spätere Entstehung eines postthrombotischen Syndroms von entscheidender Bedeutung.

Bei Patienten mit ausgedehnter Thrombosierung sind die tiefen Unterschenkelvenen in 42–45%, die V. poplitea in 13–28%, die Oberschenkelvenen in rund 50% und die Beckenvenen in rund 10% der Fälle betroffen [11, 38, 47]. In rund 75% der Fälle sind diese Thrombosen zusammenhängend, in 25% erscheinen sie diskontinuierlich angelegt [11]. Bei perioperativ entstandenen und diagnostizierten Thrombosen liegen rund 90% der Thromben in den Soleusvenen der Wade [21, 38].

Daraus aber Rückschlüsse über die Ursprungsregion aller Thrombosen abzuleiten, erscheint zweifelhaft, da es einerseits Indizien gibt für die Entstehung von Thrombosen an mehreren Orten gleichzeitig, d.h. in Klappentaschen und Wadenmuskelvenen [11], andererseits deszendierendes wie auch aszendierendes Thrombuswachstum beschrieben wird [47].

Wichtig ist es, bei der praktischen Diagnostik im Gedächtnis zu behalten, daß, wenn ein Thrombus gefunden worden ist, mit hoher Wahrscheinlichkeit an anderen Stellen noch weiteren Thromben existieren: ein Thrombus ist selten allein [11, 38].

Isolierte Unterschenkelvenenthromben finden sich in 18,5–46% der Fälle, isolierte Thromben in der V. poplitea sind in 0,7–6,3%, isolierte Femoralvenenthromben in 0,7–17,1% und isolierte Beckenvenenthromben in 0,3–4,3% phlebographisch nachweisbar [11, 38].

Drei Tatsachen sind im Zusammenhang mit Ausdehnung und Sitz der Thrombose für den Kliniker von eminenter Bedeutung: die Therapierbarkeit, die Emboliegefahr und das postthrombotische Syndrom.

Der Sitz der Thrombose in den tiefen Bein- und Beckenvenen ist – vorausgesetzt es handelt sich um frische Thromben – für den *Therapieerfolg* neben anderen Faktoren von großer Bedeutung: bei Lysistherapie mit einem wesentlichen Erfolg in 48% der Fälle betrug der relative Anteil vollständig eröffneter Venen in der V. iliaca communis 33%, in der V. iliaca externa 52%, in der V. femoralis 47%, in der V. poplitea 45% und in den distalen Unterschenkelvenen nur 33%.

Bei umflossenen Thromben war dieser Therapieerfolg höher als bei okkludierenden Thrombosen [47, 57].

Das Risiko einer *Lungenembolie* hängt noch deutlicher mit dem Sitz des Thrombus zusammen: Lungenembolien werden zu 62–85% aus Ileofemoralvenenthrombosen abgeschwemmt und nur zu 15–37% aus der V. poplitea oder aus Unterschenkelvenen [47]. Auch die Röntgenmorphologie des Thrombus ist hier von Bedeutung: Zu 72% stammen Lungenembolien aus umflossenen und nur zu 28% aus okkludierenden Thromben [47].

Die Entwicklung eines *postthrombotischen Syndroms* hängt ab von der Ausdehnung des Thrombus: Bei Unterschenkelvenenthrombosen beträgt sie 4%, bei ausgedehnten Bein- und Beckenvenenthrombosen über alle Etagen 24%.

Ein kompetentes Urteil über alle diese wichtigen Aspekte der Thrombose erlaubt nur das Phlebogramm. Es ist unveräußerliche Forderung der Diagnostik jeder venösen Thrombose. Die Stellung der Diagnose „Thrombose“ allein ist heutzutage nicht mehr ausreichend, selbst wenn es sich um eine Schwangere handelt, bei welcher der Strahlenschutz von höherer Bedeutung ist als in anderen Abschnitten des Lebens.

7.2 Diagnostik. Th. Wuppermann

7.2.1 Klinische Untersuchung bei tiefer Beinvenenthrombose

Die Bedeutung der klinischen Untersuchung für die Diagnostik tiefer Beinvenenthrombosen wurde in den vergangenen 2 Jahrzehnten niedrig eingestuft. Bei Untersuchung der Gründe fällt auf, daß die Angaben über den Untersuchungsgang sich in der Regel nur auf die Beobachtung einer Zyanose im Stehen, Konsistenzvermehrung, Druckschmerz in der Wade, Umfangdifferenz und Homans-Zeichen beschränken [23, 36, 39, 42]. Es stellt sich deshalb die Frage, ob die in den Jahrzehnten vor der Zeit der apparativen oder phlebographischen Diagnostik entwickelten Tricks klinischer Thrombosediagnostik wirklich so unbrauchbar sind, wie sie heutzutage dargestellt werden, oder ob in der Euphorie über die moderne apparative Diagnostik die Möglichkeiten der klinischen Untersuchung nur zum Teil ausgeschöpft wurden.

Da der in der Praxis tätige Kollege, in dessen Händen die ambulante, möglichst frühzeitige Diagnose der Thrombose liegt, in der überwiegenden Mehrzahl der Fälle den häufig uncharakteristischen Beschwerden des Patienten sein Ohr leihen und mit Augen und Händen eine Verdachtsdiagnose stellen muß, ohne sie selbst sichern zu können, muß diese Frage nach dem Wert der klinischen Untersuchung besonders gründlich geprüft werden.

Unserer Meinung nach kann sie auch deshalb nicht pauschal beantwortet werden, weil die venöse Thrombose bei ambulanten und bei stationären Patienten verschiedene klinische Gesichter zeigt. Vielmehr ist die Frage nach dem Wert der klinischen Diagnostik für ambulant und stationär behandelte Patienten getrennt zu prüfen, um sinnvolle Konsequenzen für den ärztlichen Alltag ziehen zu können.

Die vom Patienten angegebenen Beschwerden reichen vom akuten Wadenschmerz bis zum leichten Schweregefühl im Bein. Kein Symptom ist typisch und macht eine weitere Untersuchung überflüssig [36, 42].

Die Suche nach diskreter umschriebener Ödembildung, bevorzugt in der Kulisse, prätibial oder am Fußrücken, sowie das Beachten einer Zyanose des hängenden Unterschenkels steht am Anfang jeder Untersuchung.

Stets muß an beiden Beinen parallel vom Oberschenkel bis zum Fußrücken an wenigsten 3, besser 7 Stellen der Umfang gemessen und notiert werden. Wir messen den Umfang über der Patellamitte, 10 cm, 15 cm und 20 cm oberhalb und unterhalb davon, sowie am Knöchel und am Vorfuß. Umfangsdifferenzen

a, b

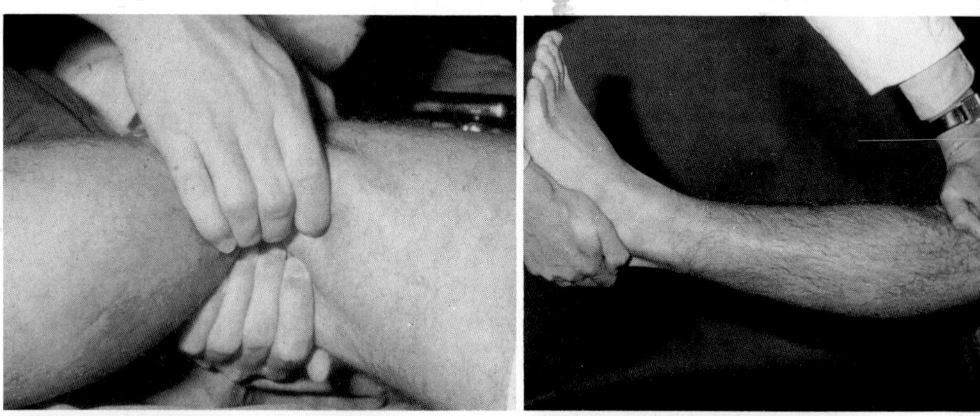

e, f

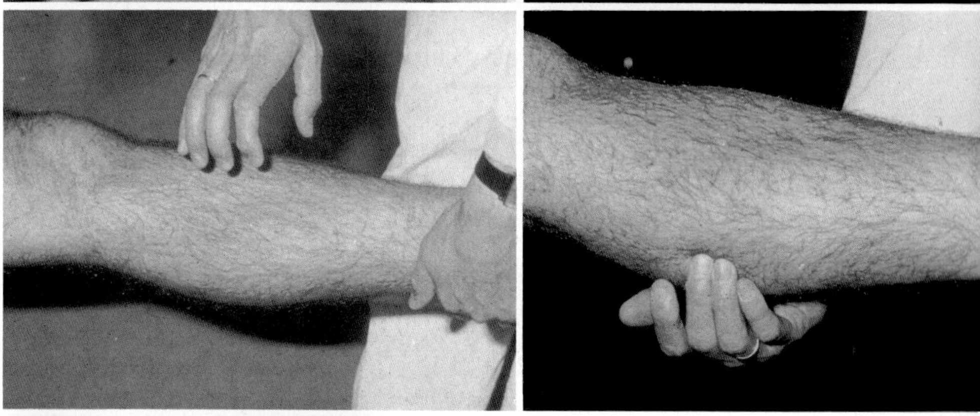

i

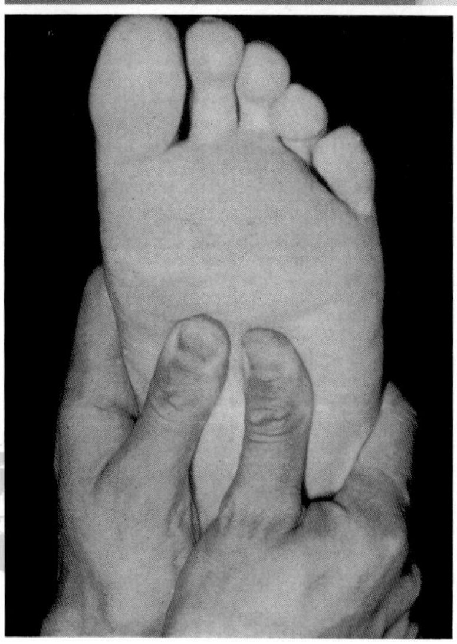

Abb. 7.1 a–i. Klinische Thrombosezeichen. **a** Pratt-Zeichen, **b** Sigg-Zeichen, **c** Meyer-Wadendruckschmerz, **d** Lowenberg-Zeichen, **e** Lisker-Zeichen, **f** Ballotement der Wade, **g** Homans-Zeichen, **h** Bisgaard-Zeichen, **i** Payr-Fußsohlenschmerz

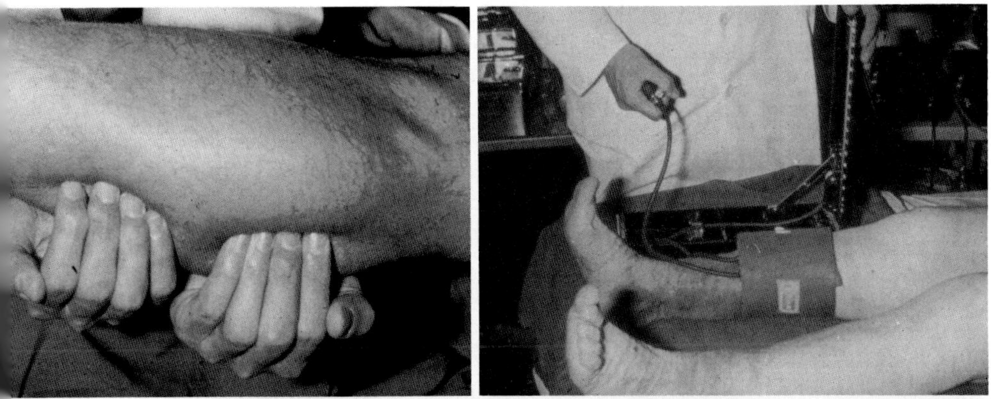

c, d

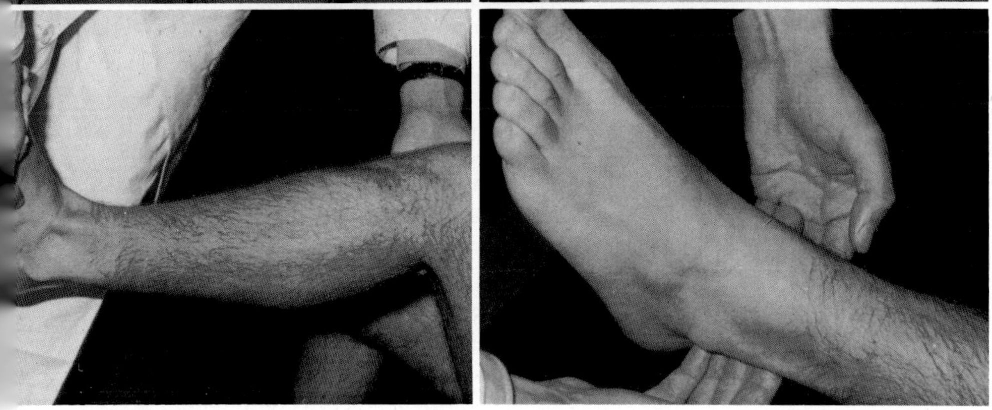

g, h

zwischen beiden Beinen sind erst ab 1,5 cm diagnostisch verwertbar. Eine Messung ist immer genauer als der schätzende Blick und erlaubt bei ausgeprägten Seitendifferenzen die grobe Etagenlokalisation des okkludierenden Thrombus: Läßt sich das Maximum der Umfangsdifferenz am Oberschenkel messen und bestehen daneben gleichzeitig Spontan- und Druckschmerz in der Leiste, so ist ein Abflußhindernis im Becken sehr wahrscheinlich. Entsprechend ist die überwiegende Schwellung des Unterschenkels für eine Okklusion auf Höhe der V. poplitea oder der Unterschenkelvenen typisch. Dabei bleiben jedoch höhersitzende, nichtokkludierende Thromben unberücksichtigt.

Natürlich sind diese Umfangszunahmen nur im Zusammenhang mit Schmerzprovokationszeichen für die Thrombosediagnostik brauchbar, da auch ein Lymphödem mit Schwellung, allerdings in der Regel ohne Schmerzzeichen, verläuft.

Von den klinischen Schmerzprovokationszeichen dagegen, seien sie am Unter- oder am Oberschenkel auszulösen, ist keine Hilfe bei der Lokalisation des Thrombus zu erwarten, da die zuverlässigsten von ihnen doch nur am Unterschenkel und in der Kniekehle auszulösen sind.

Die wichtigsten Schmerzprovokationszeichen am Bein bei Thrombosen werden im Folgenden in der Reihenfolge von oben nach unten geschildert:

(1) Pratt-Zeichen an der Kniekehle (Abb. 7.1a): „Mit beiden Händen wird das leicht angebeugte Knie von vorn umfaßt und mit den Fingerspitzen Druck auf die in der Tiefe der Kniekehle verlaufenden Venen ausgeübt. Ein auslösbarer Druckschmerz ist thromboseverdächtig."
(2) Sigg-Zeichen (Abb. 7.1b): „Das gestreckte Bein wird mit einer Hand leicht angehoben, mit der anderen Hand wird von oben auf die Patella gedrückt und das Kniegelenk somit überstreckt. Schmerzen in der Kniekehle gelten als Hinweis auf eine Thrombose [64]."
(3) Meyer-Wadendruckschmerz (Abb. 7.1c): „Die entspannte Wade wird von außen her mit einer Hand umfangen, die Muskulatur von der Tibia abgezogen und komprimiert. Kann damit Schmerz hervorgerufen werden, so gilt das Zeichen als positiv. Anschließend wird im proximalen Drittel des Unterschenkels der Druck von seitlich medial und dorsal gegen die Tibiakante geführt, im mittleren Drittel von medial und ventral und ebenso im distalen Drittel, jedoch 2 Finger breit neben der Tibia. Bei Druckempfindlichkeit gilt das Zeichen als positiv."
(4) Lowenberg-Zeichen (Abb. 7.1d): „Eine Blutdruckmanschette wird um das mittlere Drittel des Unterschenkels gelegt und vorsichtig aufgepumpt. Die Druckhöhe, bei welcher der Patient Schmerz äußert, wird notiert und mit der Gegenseite verglichen. Bei einer Schmerzäußerung vor 150 mm Hg Manschettendruck wird die Differenz zur gesunden Seite ausgerechnet. Eine vorzeitige Schmerzangabe mit einer Differenz von mehr als 20 mm Hg zur Gegenseite gilt als positives Lowenberg-Zeichen."
(5) Lisker-Zeichen (Abb. 7.1e): „Die Tibiavorderkante wird mit dem gebeugten Finger perkutiert und vergleichsweise die Klopfschmerzhaftigkeit der Patella geprüft. Bei Schmerzangabe während des Klopfens über der Tibia und negativem Befund über der Patella wird dieses Zeichen als positiv gewertet."
(6) Ballotement der Wade nach Ducuing (Abb. 7.1f): „Der Patient wird aufgefordert, das Bein im Kniegelenk abzuwinkeln, und die Wade bei entspannter Muskulatur von medial und lateral wechselweise ballottiert. Dabei auftretende Mißempfindungen in der Tiefe der Wade gelten als thromboseverdächtig."
(7) Homans-Zeichen (Abb. 7.1g): „Mit einer Hand wird der Unterschenkel von oben, mit der anderen Hand der Vorfuß von medial und plantar her umfaßt. Schmerzen in der Wade bei forcierter Dorsalflexion des Fußes sind thromboseverdächtig."
(8) Bisgaard-Zeichen (Abb. 7.1h): „Bei gestrecktem Bein wird die Regio calcaneomalleolaris sowohl von medial als auch von lateral ausgetastet. Schmerzäußerung erweckt den Verdacht auf eine tiefe Thrombose."
(9) Payr-Fußsohlenschmerz (Abb. 7.1i): „Mit beiden Daumen wird auf die Fußsohle des Patienten entlang der medialen Plantarfläche ein kräftiger Druck ausgeübt. Ein deutlicher Druckschmerz ist verdächtig auf eine tiefe Thrombose."

Nach einer gründlichen klinischen Untersuchung des Beins bei Verdacht auf eine Phlebothrombose ergeben sich 2 Fragen:

(1) Welchen Stellenwert besitzt das Ergebnis dieser Untersuchung für die Diagnose?

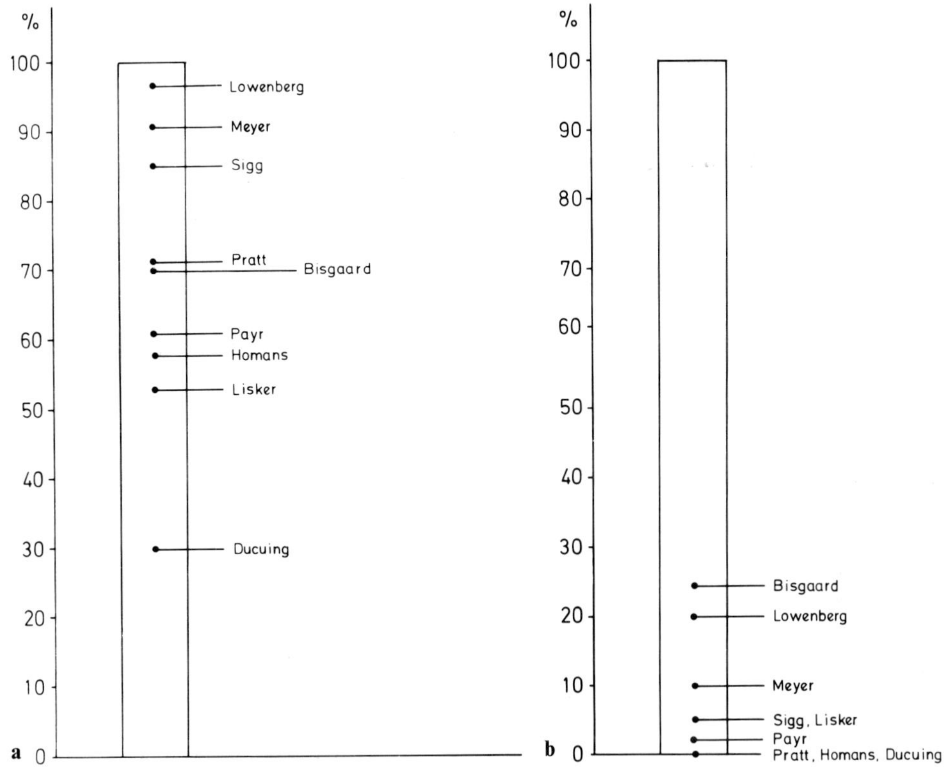

Abb. 7.2a, b. Relative Häufigkeit klinischer Thrombosezeichen. **a** Erste stationäre Untersuchung bei ambulant entstandenen Thrombosen (n = 41). **b** Untersuchung am 2. Tag nach der Operation bei stationär entstandenen Thrombosen (n = 40)

(2) Kann man mit Hilfe der klinischen Untersuchung den Erfolg einer Thrombosebehandlung feststellen?

Zur ersten Frage: Bei der ausgeprägten, meist ambulant entstandenen Thrombose sind die klinischen Thrombosezeichen meistens nachweisbar, insbesondere wenn die Thrombose frisch ist (Abb. 7.2a).

Bei einer Gruppe solcher Patienten war in 97% der Fälle das Lowenberg-Zeichen, in 91% der Druckschmerz an der Wade und in 86% das Sigg-Zeichen nachweisbar. Das Pratt-Kniekehlenzeichen war positiv bei 72%, das Bisgaard-Kulissenphänomen war bei 70% der Patienten, das Payr-Zeichen bei 61%, das Homans-Zeichen bei 57% und das Lisker-Zeichen bei 53% der Patienten vorhanden. Schmerz durch Ballottement der Wade konnte bei 30% der Patienten ausgelöst werden.

Die Thrombosediagnose war bei der Mehrzahl dieser Patienten allein mit klinischen Mitteln zu stellen und wurde phlebographisch bestätigt.

Dagegen war die Häufigkeitsverteilung dieser klinischen Zeichen bei den unter stationären Bedingungen perioperativ beobachteten Frühthrombosen deutlich anders gelagert (Abb. 7.2b). Bei dieser zweiten Patientengruppe war Wadendruckschmerz nur bei 35% der Patienten nachweisbar, und keines der

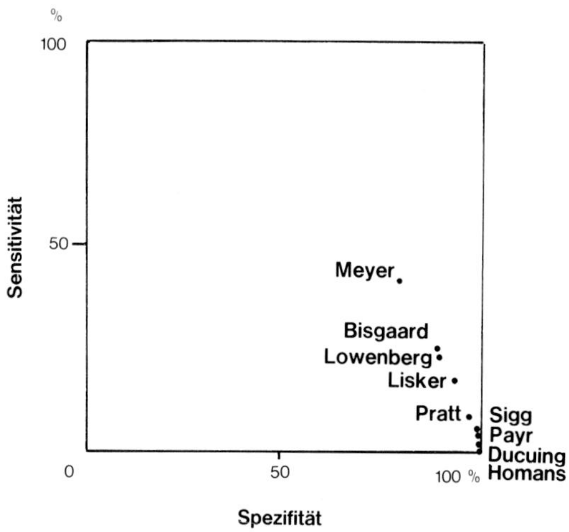

Abb. 7.3. Sensitivität und Spezifität klinischer Thrombosezeichen bei stationär diagnostizierten Phlebothrombosen

anderen Zeichen war bei mehr als 25% der phlebographisch gesicherten Frühthrombosen vorhanden.

Differenziert man in dieser Gruppe der Frühthrombosen die Spezifität, d.h. die Wahrscheinlichkeit, mit der merkmalsfreie Patienten durch ein negatives Testergebnis ausgewiesen werden, von der Sensitivität, d.h. der Wahrscheinlichkeit mit der Merkmalsträger, d.h. Patienten mit tiefer Thrombose, aufgrund eines positiven Tests festgestellt wurden, im Hinblick auf klinische Thrombosezeichen, so führt in der Sensitivität der Wadendruckschmerz mit 35%, während alle anderen klinischen Zeichen eine Sensitivität von unter 25% aufweisen. Die Spezifität der klinischen Zeichen für die Diagnose einer tiefen Beinvenenthrombose lag dagegen für vier von ihnen, nämlich das Sigg-, das Payr-, das Homans-, und Ducuing-Zeichen bei 98%. Der Wadendruckschmerz war mit 80% das Zeichen mit der niedrigsten Spezifität, während alle anderen klinischen Zeichen dazwischen lagen (Abb. 7.3).

Dies besagt, daß auch bei der Frühthrombose eine klinische Untersuchung sinnvoll ist. Sind klinische Zeichen bei postoperativen Patienten auslösbar, so ist die Wahrscheinlichkeit einer tiefen Beinvenenthrombose hoch. Sind jedoch keine klinischen Zeichen vorhanden, kann eine tiefe Thrombose nicht mit der notwendigen Sicherheit ausgeschlossen werden.

Die geschilderten Unterschiede lassen es uns zumindestens als unkritisch erscheinen, Untersuchungsergebnisse bei Früh- und Vollbildern zu einem Mittelwert zusammenzurechnen. Diese verbreitete Unsitte wird den praktischen Erfordernissen der klinischen Diagnostik nicht gerecht.

Die zweite Frage, welche an die klinische Untersuchungstechnik bei der Beinvenenthrombose gestellt ist, lautet: Sind klinische Thrombosezeichen zur Therapiekontrolle geeignet?

Zur Klärung dieses Problems wurden 3 annähernd gleich große Gruppen mit tiefer Beinvenenthrombose vergleichbarer Ausdehnung, aber unterschiedlicher Therapie, nämlich Streptokinase, Heparin und Beinhochlagerung allein, prospektiv untersucht [61].

Im Nachhinein ließen sich weder bei der Aufnahme noch am 7. stationären Tag zwischen den 3 Gruppen Unterschiede bezüglich der klinischen Befunde feststellen. In allen 3 Therapiegruppen zeigte sich die gleiche Abnahme der Schwellung, der Schmerzwelle im Lowenberg-Test und in der Summe nachweisbarer klinischer Zeichen, obwohl die erste der 3 Gruppen mit Streptokinase und Beinhochlagerung, die zweite mit Heparin und Beinhochlagerung und die dritte mit Beinhochlagerung allein behandelt wurde und dementsprechend sich auch die phlebographisch gesicherten Therapieerfolge der 3 Gruppen stark voneinander unterschieden.

Nach unserer Erfahrung [61] erlaubt demnach eine klinische Besserung keinen Rückschluß auf einen Therapieerfolg am tiefen Venensystem: wenn ein Bein unter Therapie abschwillt und schmerzfrei wird, heißt das nicht, daß die tiefen Venen phlebographisch unauffällig sind.

Die klinische Untersuchung kann also bei der Behandlung tiefer Thrombosen höchstens einen Hinweis auf den Zeitpunkt der Mobilisierung des Patienten geben. Das Verschwinden klinischer Thrombosezeichen darf aber nicht als Zeichen für einen Therapieerfolg am tiefen Venensystem gewertet werden: es ersetzt in keinem Fall ein Kontrollphlebogramm.

Die Möglichkeiten und Schwächen der klinischen Untersuchung bei der tiefen Beinvenenthrombose seien nochmals zusammengefaßt:

(1) In der Frühdiagnose ist die klinische Untersuchung wenig empfindlich, beim Feststellen von Symptomen jedoch hochspezifisch.
(2) Bei ausgeprägten Krankheitsbildern erlaubt die Klinik fast immer die richtige Diagnosestellung, z.T. sogar die grobe Etagenlokalisation des okkludierenden Thrombus, jedoch keineswegs die von nichtokkludierenden Thromben.
(3) Eine Therapiekontrolle bei tiefen Thrombosen mittels klinischer Untersuchung ist sinnlos.

Den wirklichen Befund am tiefen Venensystem liefert nur das Phlebogramm. Die klinische Untersuchung ist also nicht mehr und nicht weniger als eine wichtige Voruntersuchung. Isoliert für sich ist die klinische Untersuchung das Tor für eine Unzahl von Fehlentscheidungen.

7.2.2 Doppler-Ultraschall-Untersuchung bei tiefer Beinvenenthrombose

Auf die klinische Untersuchung bei Thromboseverdacht sollte besonders in der ambulanten Praxis als nächster Schritt die Doppler-Ultraschalluntersuchung folgen. Gerade in der ambulanten Praxis zeigen die Patienten einen hohen Prozentsatz von Thrombosierungen in der Ileofemoralregion, welche dem Doppler-Ultraschall gut zugänglich ist. Zudem ist bei 10% der Thrombosen die Lungenembolie das erste klinische Signal [11]. Diese Embolien stammen zu 75% aus Oberschenkel- und Beckenvenen [62].

Das physikalische Prinzip dieser Untersuchungsmethode beruht darauf, daß Ultraschall mit der Frequenz von 8 MHz am Blutstrom in oberflächlichen Venen reflektiert wird. Die Phasenverschiebung der reflektierten Ultraschallwellen ist proportional zur Geschwindigkeit des Blutstroms im untersuchten Gefäß [24, 48, 52].

Die Aussage der Doppler-Ultraschalluntersuchung ist eine qualitative, keine quantitative, d.h. es werden deutliche Veränderungen der Flußgeschwindigkeiten in den hörbaren Bereichen übersetzt. So können auffällige Abweichungen des Blutflusses von der Norm in bestimmten Venenabschnitten zur Thrombosediagnose verwertet werden.

Für die praktische Thrombosediagnostik sind billige, nicht direktionale Geräte völlig ausreichend. Das Schreiben von Kurven ist völlig überflüssig: man hört die Signale und braucht sie nicht zu lesen.

Blutfluß in den Becken- und Femoralvenen

Um die typischen Flußphänomene interpretieren zu können, auf denen die Doppler-Ultraschalldiagnostik von tiefen Becken- und Beinvenenthrombosen beruht, muß kurz auf die Physiologie des Blutflusses in den Becken- und Femoralvenen eingegangen werden [6, 53].

Das Blut aus den Beinvenen fließt in den Beckenvenen und in der V. femoralis keineswegs kontinuierlich zum Herzen ab. Es ist vielmehr starken rhythmischen Schwankungen unterworfen. Der rhythmische Wechsel der Flußgeschwindigkeit hängt mit der Atmung zusammen: der Druckwechsel in Thorax und Abdomen bewirkt bei der Ausatmung eine Entfaltung der V. cava abdominalis, so daß Blut aus den Beinvenen in die V. cava inferior strömt, während es bei der Einatmung aus der kollabierenden V. cava inferior zum Herzen weiterfließt und in den Beckenvenen der Blutfluß stark verlangsamt wird.

Die gemessenen Druckschwankungen im Bereich des Abdomens bewegen sich zwischen 0 und 10 mm Hg (0–1,3 kPa) [6].

Wichtigstes Merkmal des Blutflusses bei der Doppler-Ultraschalluntersuchung der Leistenvenen ist also die atemabhängige Schwankung der Flußgeschwindigkeit des Blutes, wobei der Stopp je nach Atemtyp in 75% der Fälle spätinspiratorisch und in 10% spätexspiratorisch erfolgt. Bei rund 15% der Untersuchten, insbesondere bei erhöhtem Herzzeitvolumen (z.B. Gravidität, Hyperthyreose), erscheint der Blutfluß erst bei vertiefter Atmung moduliert [6, 42, 53].

Es besteht zudem ein Zusammenhang zwischen verschiedenen Flußtypen und dem Körperbau [6]. Bei forcierter Atmung gleichen sich die verschiedenen Flußtypen jedoch einander an.

Neben der Atemverschieblichkeit des Blutflusses ist für die Doppler-Untersuchung ein weiteres Phänomen von großer Bedeutung, nämlich das Verhalten des Blutflusses bei Valsalva-Manöver [6, 17].

Beim Preßversuch nach Valsalva steigt gleichzeitig der Druck in der V. cava abdominalis, in der V. femoralis und dem rechten Vorhof auf Werte von mindestens 40 mm Hg (5,3 kPa) an. Als Folge davon kommt es im Normalfall stets zu einem Stillstand des Blutflusses in den Femoralvenen [6, 52, 53]. Ein venöses Doppler-Ultraschallsignal kann dann nicht mehr registriert werden. Nach Beendigung der Preßdruckprobe kommt es jedoch infolge des aufgebauten höheren

Tabelle 7.1. Normale venöse Flußphänomene in der Leiste und Kniekehle (Auftreten in %)

	Leiste	Kniekehle
Modulation der Flußgeschwindigkeit bei normaler Atmung	85	15
Modulation der Flußgeschwindigkeit bei verstärkter Atmung	100	75
Stop beim Valsalva-Manöver	100	65

Druckgefälles zu einer vorübergehenden Zunahme der venösen Abstromgeschwindigkeit.

Beide Phänomene, nämlich der wechselnde atemabhängige Blutfluß wie auch der Stillstand des Blutflusses beim Valsalva-Manöver, sind die Basis der Doppler-Ultraschalluntersuchung auf tiefe Thrombosen in den Leistenvenen.

Die Fließverhältnisse in der V. poplitea dagegen sind nur ein verzerrtes Abbild der Verhältnisse in der Leiste (Tabelle 7.1). Bei Normalatmung ist dort die Flußgeschwindigkeit des Blutes nur in 15% der Fälle atemmoduliert, in der Leiste in 85%, bei verstärkter Atmung in 75% im Vergleich zu 100% in der Leiste.

Ein Verschwinden der Flußsignale beim Valsalva-Manöver beobachtet man in der Kniekehle nur in 65% der Fälle, während dies Phänomen in der Leiste bei durchgängigen Venen stets nachweisbar ist.

Erklärlich ist diese Diskrepanz durch den ausdämpfenden Effekt der Klappen in den Femoralvenen und in der V. poplitea. Sichere Normalbefunde in den Leistenvenen sind demnach eine deutliche Modulation des Blutflusses bei tiefer Ein- und Ausatmung und ein Verschwinden der venösen Flußsignale beim Valsalva-Manöver (Abb. 7.4). In der V. poplitea gilt dies nur mit den beschriebenen Einschränkungen (Abb. 7.5).

Von den bisher geschilderten „S-sounds" („spontaneous sounds") sind die sog. „A-sounds" (-augmented sounds"), d.h. künstlich verstärkte Geräusche zu unterscheiden [4, 17, 24, 43, 48, 53]. Es sind dies durch Kompression der Vene distal oder proximal der Sonde provozierte Flußspitzen, die zwar zum Auffinden einer Vene brauchbar sind, eine zuverlässige Unterscheidung zwischen durchgängiger und thrombosierter Vene jedoch nicht gestatten.

In der Leiste abgeleitete „A-sounds", als Flußspitzen durch Wadenkompression provoziert, sind kein zuverlässiger Hinweis für das Vorliegen einer tiefen Femoralvenenthrombose. Theoretisch müßten sie bei Verschluß der V. femoralis fehlen, werden in praxi jedoch über die nur selten thrombosierte V. saphena magna geleitet und sind dann falsch-positiv trotz Verschluß der V. femoralis nachweisbar.

Falsch-negative A-sounds in der Leiste werden häufig bei Unterschenkelödemen beobachtet, selbst wenn die tiefen Venen nicht verschlossen sind. Am ödematösen Unterschenkel ist die Kompression mit der Hand nicht ausreichend, um Flußspitzen zu erzeugen.

Da also die „A-sounds" sich bei der Thrombosediagnostik als unzuverlässig erwiesen haben, werden sie bei uns nicht mehr untersucht.

Die Diagnose von tiefen Thrombosen mit der Doppler-Ultraschalluntersuchung ist grundsätzlich beschränkt auf die tiefe Leitvene im Becken- und Obera

b

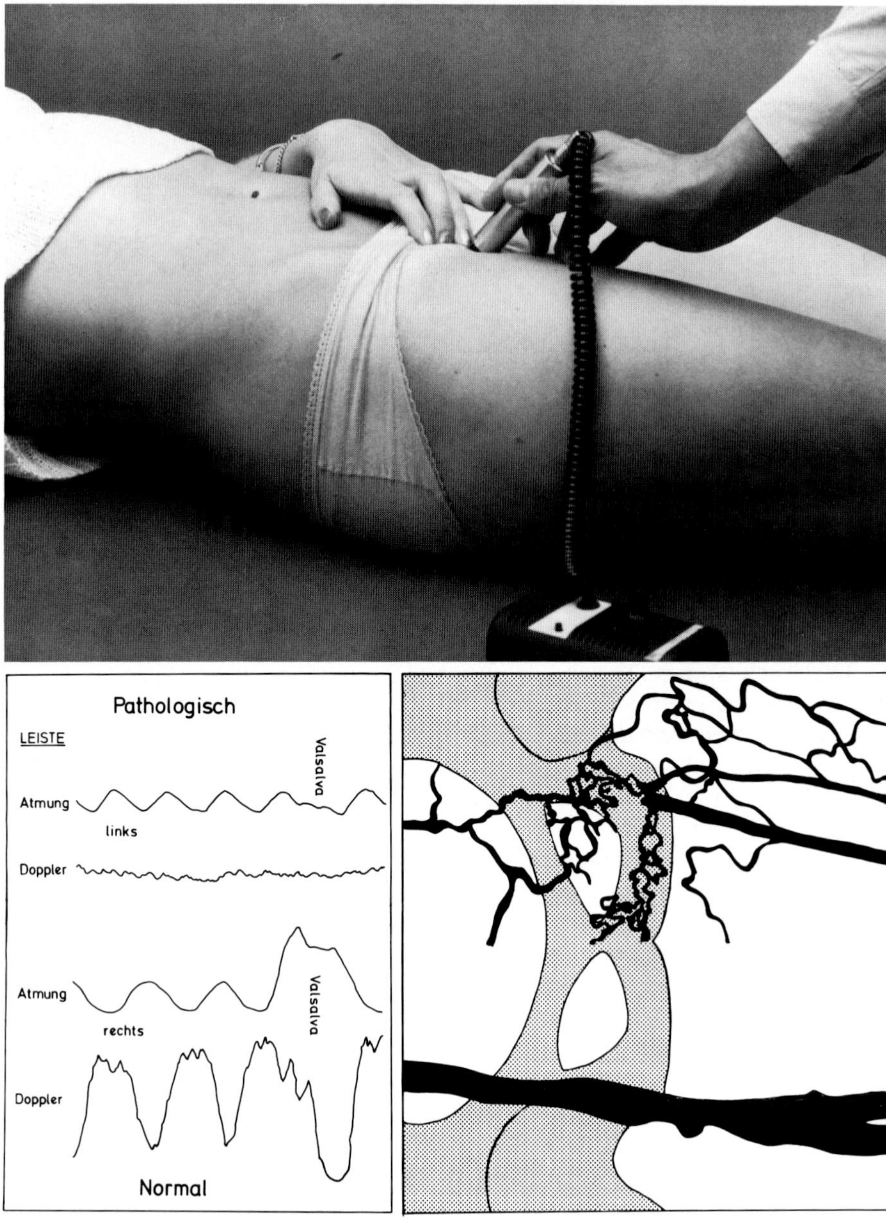

Abb. 7.4. a Doppler-Ultraschalluntersuchung bei Beckenvenenthrombose. **b** Meßkurven und schematische Darstellung der Befunde

schenkel. Zur Diagnostik am Unterschenkel ist die Technik ungeeignet [4, 5, 17, 24, 52].

Als pathologisches Doppler-Signal ist das Fehlen der Atemmodulation des Blutflusses bei forcierter Atmung in der Leiste zu werten (Abb. 7.4a). Dieser

Befund ist bis zum Beweis des Gegenteils verdächtig auf eine Ileofemoralvenenthrombose. Wird in der Leiste ein kontinuierliches, atemunabhängiges venöses Flußsignal gefunden, muß zunächst der Patient zur vertieften Atmung aufgefordert werden, um einen thorakalen Atemtyp auszuschließen. Wird eine Seitendifferenz mit deutlicher Atemschwankung des Blutflusses auf der gesunden Seite festgestellt, während auf der Gegenseite ein kontinuierliches, atemunabhängiges venöses Flußsignal trotz vertiefter Atmung weiterbesteht, so ist die Diagnose einer Beckenvenenthrombose sehr wahrscheinlich. Das kontinuierliche Flußsignal entspricht dem Rinnen des Blutes in den schnell entstehenden und größer werdenden Kollateralen.

Die Kombination von kontinuierlichem Fluß in der Leiste bei forcierter Atmung und kontinuierlichem Fluß in der Kniekehle ist besonders verdächtig auf eine Ileofemoralvenenthrombose (Abb. 7.4 und 7.5). Kontinuierlicher Fluß nur in der V. poplitea beweist nichts.

Uneinigkeit herrscht über die Anwendung des Valsalva-Manövers bei Thromboseverdacht [4]. Da jedoch trotz theoretischer Überlegungen die praktische Gefahr einer Lungenembolie bei vorsichtigem Valsalva-Manöver zu vernachlässigen ist – wir selbst haben noch keine Lungenembolie im Gefolge eines kurzen Valsalva-Manövers bei Beckenvenenthrombose erlebt –, halten wir das Risiko, bei unvollständiger Untersuchung eine Thrombose zu übersehen, für größer als die theoretische Gefahr einer Lungenembolie und untersuchen deshalb stets bei forcierter Atmung und unter Valsalva-Manöver.

Bei Normalpatienten ist der Stopp des Blutflusses durch das Valsalva-Manöver in der Leiste immer nachzuweisen, bei Thrombosepatienten dagegen meist nicht.

Die Zuverlässigkeit der Doppler-Ultraschalluntersuchung bei Thrombosediagnostik wird in der Literatur folgendermaßen eingeschätzt [4, 13, 17, 43]: Bei Beckenvenenthrombosen besteht Übereinstimmung zwischen Doppler-Ultraschallbefund und Phlebogramm bei 87–95% der Untersuchten. Die Spezifität der Methode liegt bei 90–93% und ihre Sensitivität bei 91–93%.

Bei Femoralvenenthrombose beträgt die Übereinstimmung zwischen Doppler-Ultraschallbefund und Phlebogramm 75%, die Untersuchung ist also unzuverlässiger als bei Beckenvenenthrombose. Ihre Spezifität liegt zwischen 51 und 90% und ihre Sensitivität zwischen 65 und 79%.

Bei Femoralvenenthrombosen ist die Methode also unsicherer als bei Beckenvenenthrombosen.

Da jedoch die isolierte Femoralvenenthrombose mit 4,3–17,1% und die isolierte Beckenvenenthrombose mit 0,3–0,7% der Fälle [11, 38] weitaus seltener sind als kombinierter Befall in Form einer Ileofemoralvenenthrombose, braucht eine strenge Unterscheidung zwischen Femoral- und Beckenvenenthrombose bei der Doppler-Ultraschalluntersuchung nicht getroffen zu werden. Die Differenzierung mittels Doppler-Ultraschall ist auch deswegen überflüssig, da auf die Verdachtsdiagnose einer Thrombose immer das Phlebogramm folgen muß, welches viel zuverlässiger zwischen verschiedenen Lokalisationen unterscheiden kann.

Verwendet man immer den Doppler zur Thrombosesuche, so beträgt die Zuverlässigkeit der Doppler-Ultraschalluntersuchung rund 50%, da bei Unterschenkelvenenthrombosen die Methode mit einer Trefferquote von 10% ohne nennenswerte Aussagekraft ist. Kombiniert man die Doppler-Ultraschalluntersuchung mit der klinischen Untersuchung, so erhöht sich die Zuverlässigkeit von rund 50% auf 70%.

Trotzdem gilt ausnahmslos die Vorschrift, daß bei Thromboseverdacht auch nur aufgrund von einer der beiden Methoden der Patient sofort zum Phlebogramm weiterüberwiesen werden muß.

Untersuchungstechnik

Optimal für die Untersuchung sind ein nichtdirektionales Doppler-Ultraschallgerät mit möglichst dicker 8-MHz-Sonde und Lautsprecher. Kopfhörer erschweren die Untersuchung.

Die Untersuchungstechnik muß vor Beginn einer Thrombosesuche bei Gesunden geübt werden, um alle Varianten des normalen Blutflusses sicher „im Ohr zu haben".

Der Patient muß bei der Untersuchung flach liegen. Ein hochgestelltes Kopfteil des Bettes wird deshalb flachgestellt, Kissen werden entfernt. Das Aufsuchen der V. femoralis ist einfach. Sie liegt medial der tastbaren Arterie (Merkwort: IVAN – innen, Vene, Arterie, Nerv), die nach Auftragen des Ultraschallgels auf die Haut durch Registrierung des pulssynchron zischenden arteriellen Geräusches lokalisiert wird.

Im nächsten Schritt wird der Druck der Sonde (Abb. 7.4) auf die Haut etwas gemindert, so daß die Sondenspitze langsam in der Leiste nach innen gleitet. Man gelangt dann wie von selbst zum venösen atemmodulierten Geräusch. Es ähnelt einem mit der Atmung an- und abschwellenden „Windheulen". Unter forcierter Atmung wird sein Maximum aufgesucht und anschließend das Valsalva-Manöver geprüft.

Erfahrungsgemäß sollte der Preßversuch mit dem Patienten vor der Doppler-Ultraschalluntersuchung geübt werden, da der Patient sonst im Ernstfall vor Aufregung die Kommandos falsch ausführt und, statt zu pressen, die eingeatmete Luft wieder ausatmet.

Ein elementarer Grundsatz der Untersuchung ist der Seitenvergleich. Stets müssen zuerst beide Leisten verglichen werden, ehe die Untersuchung zur Kniekehle fortschreitet. Die Untersuchung nur eines Beines ist unvollständig.

Die V. poplitea ist ebenfalls bei auf dem Rücken flach liegenden Patienten (Abb. 7.5) zu untersuchen, dessen Knie in 45° gebeugt sind und dessen Fuß fest auf der Unterlage aufsitzt [24, 52]. In Bauchlage würde die Atmung behindert, und der Blutfluß in der V. poplitea bei durchgestrecktem Knie wäre gestört. Von lateral kommend sucht man mit der Sonde in der Kniekehle das pulsierende Geräusch der A. poplitea. Nachdem das Geräuschmaximum gefunden ist, wird die Sonde vorsichtig weiter nach innen geführt, bis das windartige, meist sehr leise venöse Flußgeräusch hörbar wird. Durch Wadenkompression kann eine Flußspitze und damit ein „A-Sound" provoziert werden, wodurch die V. poplitea leichter zu orten ist. Wenn die Vene in der Kniekehle gefunden worden ist, senkt man den Druck der Sondenspitze, bis das venöse Geräusch seine

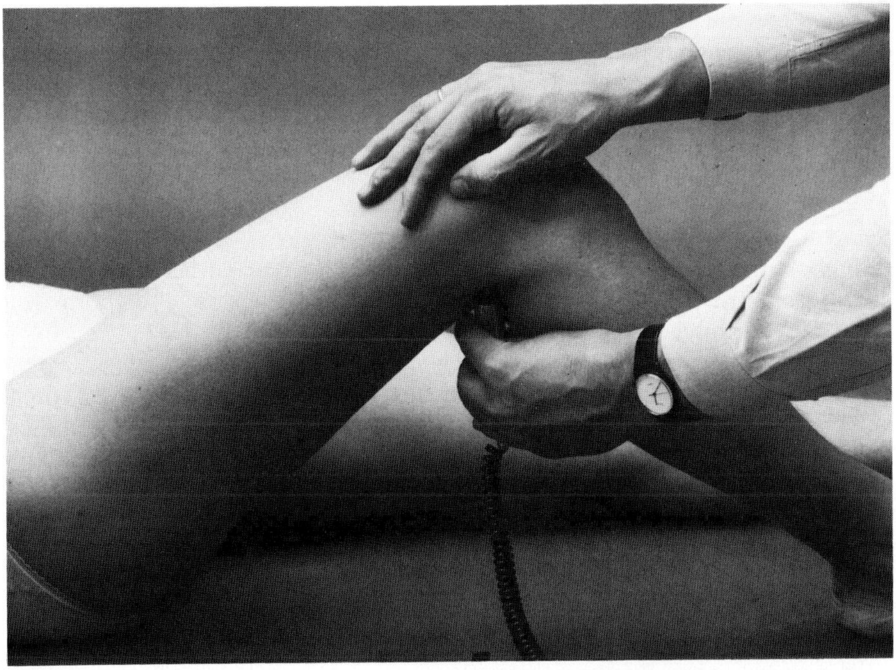

a

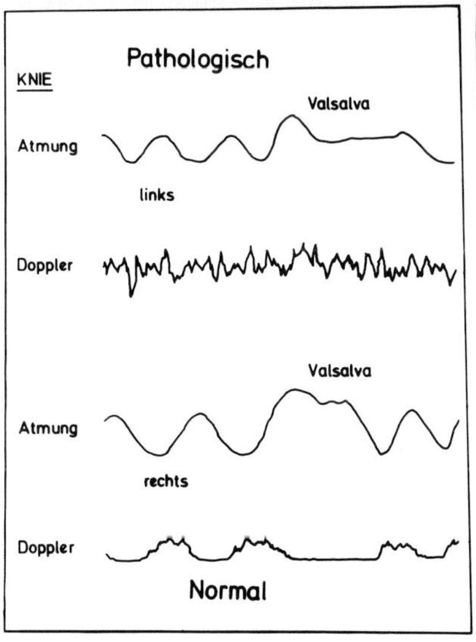

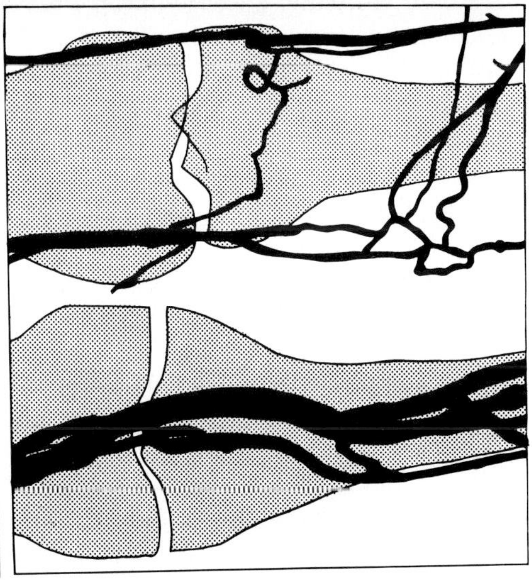

b

Abb. 7.5. a Doppler-Ultraschalluntersuchung bei Femoralvenenthrombose. **b** Meßkurven und schematische Darstellung der Befunde

maximale Lautstärke erreicht (Abb. 7.5). Auch hier ist stets das Geräusch bei normaler Atmung, forcierter Atmung und beim Preßversuch nach Valsalva zu prüfen.

Wie schon beschrieben, ist die Flußgeschwindigkeit des Blutes in der V. poplitea nur mit Einschränkung dem Leistenvenenblutfluß vergleichbar.

Die Beurteilung der V. poplitea im Hinblick auf eine Thrombose ist deshalb deutlich unsicherer als Befunde in der Leistenvene. Darum ist der Seitenvergleich noch wichtiger.

Fehlerquellen

Bei der Doppler-Ultraschalluntersuchung von Becken- und Femoralvenenthrombosen kommt es in mindestens 15% der Fälle, und zwar bei den Femoralvenenthrombosen häufiger als bei Beckenvenenthrombosen, zu falsch-normalen Befunden. Wodurch sind diese zu erklären?

Vom Anfänger wird häufig irrtümlich ein thrombotischer Verschluß diagnostiziert, weil er eine Leisten- oder Poplitealvene mit dem Doppler nicht orten konnte. Dieser Fehler verschwindet bei zunehmender Übung schnell: ein venöses Strömungsgeräusch ist in jeder Leiste und in jeder Kniekehle aufzufinden. Nur bei ausgeprägten Leistenhernien bleibt das venöse Signal durch den Doppler-Ultraschall unauffindbar.

Fallgruben der Diagnostik [4], selbst für den Erfahrenen sind ältere Beckenvenenverschlüsse mit guter Kollateralisierung, eine doppelläufige V. femoralis oder V. poplitea, nicht okkludierende Thrombosen sowie Thromben außerhalb des Hauptleiters, z.B. in der V. iliaca interna oder in der V. femoralis profunda.

Ein zu vorsichtig durchgeführter Preßversuch, besonders häufig bei älteren Patienten mit Beckenbodeninsuffizienz, läßt gelegentlich einen erhaltenen venösen Blutfluß als Kollateralfluß bei Beckenvenenokklusion erscheinen.

Zum Abschluß sei klar festgestellt, was die Doppler-Ultraschalluntersuchung bei Thrombosediagnostik nicht kann:

(1) Sie kann nicht mit auch nur annähernd ausreichender Zuverlässigkeit Unterschenkelvenenthrombosen diagnostizieren.
(2) Sie kann nicht die Ausdehnung und das ungefähre Alter von Femoral- oder Beckenvenenthrombosen festlegen.
(3) Sie ist nicht zur Therapiekontrolle von tiefen Bein- oder Beckenvenenthrombosen geeignet.
(4) Die Doppler-Ultraschalldiagnostik ist zwar eine recht zuverlässige Hilfsmethode bei der Thrombosediagnose, aber unsicherer als ein Phlebogramm. Jeder Verdachtsfall muß deshalb zusätzlich phlebographiert werden. Die Beschränkung auf die Doppler-Ultraschalluntersuchung allein ist ebenso wie die Beschränkung auf die klinische Untersuchung allein eine kritiklose Gefährdung unserer Patienten, auch wenn die Methode in den beschriebenen Grenzen von hoher Zuverlässigkeit ist [31, 36, 48].

7.2.3 Abflußplethysmographie bei tiefer Beinvenenthrombose

Als Methode der nichtinvasiven Thrombosediagnostik ist die Plethysmographie in vielen Varianten im Gebrauch. In Europa am gebräuchlichsten ist die Straingauge-Plethysmographie (Quecksilbermeßstreifen-Dehnungsplethysmographie),

Tabelle 7.2. Eigene Referenzwerte zur Beurteilung von Abflußplethysmogrammen in der Thrombosediagnostik (ml/100 ml Gewebe/min)

	Normal	Thrombose
Flachlagerung	56 ± 12 (44–68)	16 ± 4 (10–19)
Hochlagerung	85 ± 16 (68–100)	15 ± 6 (8–21)

während im amerikanischen Schrifttum die Impedanzplethysmographie favorisiert wird [5, 12, 19, 22, 36, 59, 63, 66].

Die verschiedenen Formen der Venenverschlußplethysmographie können grundsätzlich 2 verschiedene Größen bestimmen: durch Volumenplethysmographie in verschiedenen Staudruckstufen die druckabhängige venöse Kapazität und durch Abflußplethysmographie das maximale Abstromvolumen des Beins. Es besteht weitgehende Übereinstimmung [5, 12, 19, 22, 36, 42, 59, 66], daß die Abflußplethysmographie in der Strain-gauge-Technik die zur Thrombosediagnose geeignetste Variante ist.

Allgemein anerkannt ist die Forderung nach Konstanz der Meßbedingungen, d.h. Lagerung des Beines und Standardisierung der Außentemperatur (Abb. 7.6a).

Im Gegensatz zum Normalbefund, zur primären Varikose und zum postthrombotischen Syndrom zeigt die frische Thrombose bei Flach- und Hochlagerung keine unterschiedlichen Meßwerte (Tabelle 7.2). Bei keiner anderen Venenerkrankung werden im Abflußplethysmogramm so niedrige Werte gemessen wie bei der frischen Thrombose.

Bei ausgeprägten Ileofemoralvenenthrombosen (Abb. 7.6b) besitzt diese Methode mit einer Spezifität von 80–99% und einer Sensitivität von 73–96% eine hohe Treffsicherheit [19, 62, 66], jedoch ist sie bei Oberschenkelvenenthrombosen wahrscheinlich größer als bei Beckenvenenthrombosen. Biphasische Entleerungskurven sprechen, wenn keine Schwangerschaft vorliegt, für eine isolierte Beckenvenenthrombose [19, 66].

Unzuverlässig ist die Methode dagegen bei der Diagnostik am Unterschenkel und leider völlig unbrauchbar zur Frühdiagnose von perioperativen Soleusvenenthrombosen [5, 12, 36, 42, 63].

Die Messung des maximalen Abstromvolumens (venöse Drainage, Blutabstrom, maximaler venöser Abfluß, maximaler venöser Abstrom) und seine Berechnung erfolgt bei uns nach folgendem Schema [59, 63] (Abb. 7.6a): Der Patient liegt bequem mit hochgelagertem Bein und leicht gebeugtem Knie, so daß die Schienbeinkante gering zum Körper hin abfällt; die konische Staumanschette ist fest an der Oberschenkelmitte angewickelt und der als Meßfühler dienende Quecksilberfaden locker um die Wade gelegt, so daß überall Hautkontakt besteht. Nach 5minütigem, ruhigem Liegen wird die Staumanschette am Oberschenkel apparativ auf 60 mmHg (8 kPa) aufgeblasen, bis sich auf dem Schreiberpapier erkennbar ein Plateau einstellt. Es folgt das Schreiben einer Eichzacke und das schlagartige Ablassen der Luft aus der Staumanschette, so daß in den Venen gestautes Blut abfließen kann.

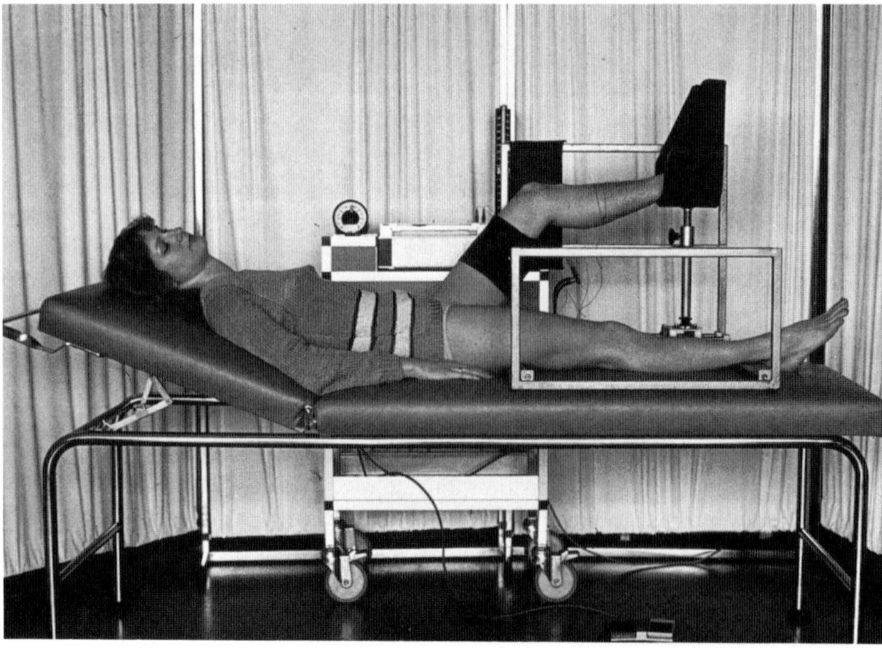

a

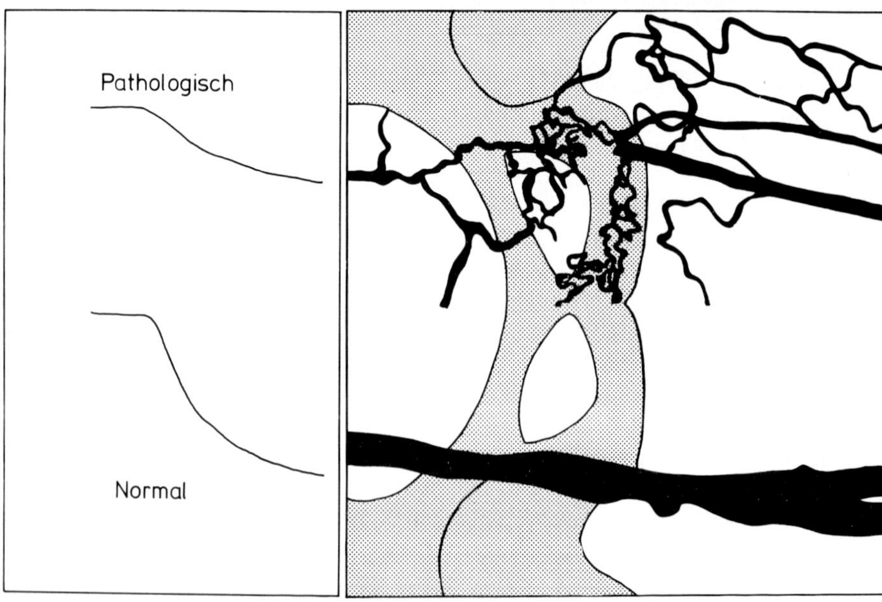

b

Abb. 7.6. a Meßanordnung zur Abflußplethysmographie. **b** Meßkurven und schematische Darstellung der Befunde

Zur Berechnung des Abstromvolumens in ml/100 ml Gewebe/min (Abb. 7.7) wird die Tangente an den Punkt des steilsten Kurvenabfalls während der Drainage angelegt und über ihr ein rechtwinkliges Dreieck konstruiert. Die 3 Schenkel dieses rechtwinkligen Dreiecks sind die Tangente an den Punkt des steilsten

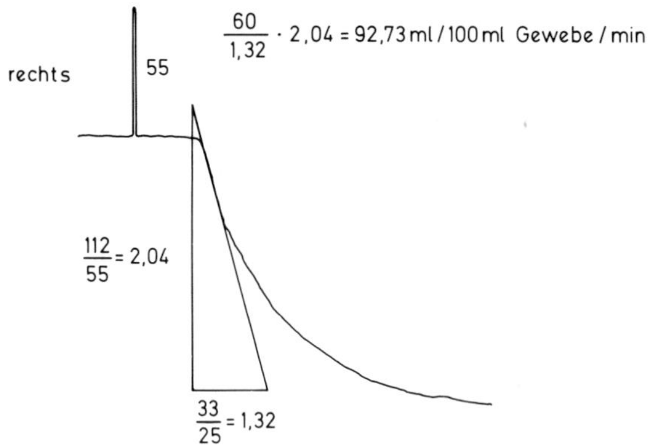

Abb. 7.7. Beispiel für die mathematische Auswertung eines Abflußplethysmogramms (Normalbefund)

Kurvenabfalls, das Lot vom obersten Punkt der Kurve auf die Grundlinie und die Grundlinie, auf der das Lot im rechten Winkel errichtet ist.

Aus der Länge des Lots und der Eichzacke wird ein Quotient berechnet. Mit dem kurzen Schenkel des rechtwinkligen Dreiecks wird bei bekannter Papiervorschubgeschwindigkeit die Abflußzeit bestimmt. Nach Umrechnung auf die international üblichen 60 s wird die Abflußgeschwindigkeit mit 60 multipliziert, so daß man am Schluß ein Abflußvolumen von 92,7 ml/100 ml Gewebe/min am normalen hochgelagerten Bein erhält. Bei uns liegen die Normalwerte für diese Technik der Abflußplethysmographie in Beinhochlagerung bei 25° C zwischen 68 und 100 ml/100 ml Gewebe/min, bei der tiefen Thrombose betragen die Werte zwischen 8 und 21 ml/100 ml Gewebe/min (Tabelle 7.2).

Da die Meßbereiche jedoch von Arbeitsgruppe zu Arbeitsgruppe variieren [12, 19], empfiehlt es sich für jeden Untersucher, eigene Referenzbereiche festzulegen.

Die Abflußplethysmographie ist zuverlässig geeignet, ausgeprägte Oberschenkel- oder Beckenvenenthrombosen nicht invasiv zu diagnostizieren.

Wegen des großen zeitlichen Aufwands bei der Messung, der notwendigen Temperaturkonstanz und des nicht unbeträchtlichen Zeitaufwands für die Auswertung der Kurve ist die Methode in der täglichen Untersuchungspraxis letztendlich nur bei Kontrastmittelallergien, bei gutachterlichen Fragen und in der Gravidität sinnvoll, nicht aber in der alltäglichen Routine.

Einem pathologischen Befund im Abflußplethysmogramm mittels Strain-gauge-Technik muß, wenn keine Kontraindikation besteht, ein Phlebogramm folgen. Ein Normalbefund schließt eine Unterschenkelvenen- oder gar Soleusvenenthrombose nicht aus.

7.2.4 Jodfibrinogentest zur Thrombosefrühdiagnose

Der heutige Stand unseres Wissens zur Thromboseprophylaxe beruht im wesentlichen auf der Verwendung des Jodfibrinogentests. Er ist nach wie vor die ideale Untersuchungsmethode zur perioperativen Frühdiagnose von Wadenvenen- und Unterschenkelvenenthrombosen unter stationären Bedingungen [14, 21, 35, 44, 60].

Er beruht im Prinzip darauf, daß nach intravenöser Injektion von isotopenmarkiertem homologem oder autologem Fibrinogen im Falle einer beginnenden Thrombusbildung die zirkulierende markierte Gerinnungssubstanz in den Thrombus mit eingebaut wird und dann als lokale Ansammlung von Radioaktivität auf der Hautoberfläche gemessen werden kann.

Ideale Meßbedingungen zur Vermeidung von falsch-negativen Meßergebnissen wären:

(1) Meßtechnik mit digitaler Anzeige bei fixiertem Meßplatz;
(2) Wahl des Mittelwerts der an 4 Unterschenkelsegmenten gemessenen Aktivität als Bezugspunkt zur Berechnung des prozentualen Aktivitätsanstiegs, da auf diese Weise Thrombosen in beiden Beinen erkannt werden können [4] (Abb. 7.8b);
(3) Verwendung des ^{131}J-Isotops zur Markierung des Fibrinogens [35, 65];
(4) Injektion des Isotops nach Abschluß der Operation, um die Kontamination des Operationssaals zu verhüten, und um falsch-negative Ergebnisse durch Bezug auf eine unrichtige präoperative Ausgangsaktivität zu vermeiden [44];
(5) regelmäßige diskelektrophoretische Qualitätskontrolle der Struktur des Trägerproteins Fibrinogen [65].

Durchführung (Abb. 7.8)

Nach Blockierung der Schilddrüse mit Natriumperchlorat (3mal 20 Tropfen Irenat/Tag) und Beendigung der Operation werden 10 μCi ^{131}J-Fibrinogen injiziert und nach 30 min die Herddosis über der Schilddrüse und über je 7 Segmenten an beiden Beinen, die vorher mit Farbstrichen für die gesamte Meßzeit markiert worden waren, gemessen. Die Messung wird in 10° Kopftieflagerung des Patienten mit achsengerecht in Schaumgummischienen fixiertem, leicht abduziertem Bein und 90°-Stellung des Fußes durchgeführt. Die Meßsonde wird an einem arretierbaren Träger um 30° geneigt, so daß am Unterschenkel nicht über der Tibia, sondern von innen über der Wadenmuskulatur gemessen wird. Eine Szintillationssonde mit 2-Zoll-NAJ-Kristall, hochenergetischem Kollimator und Digitalanzeigegerät dienen zur Messung.

Zuverlässigkeit

An Treffsicherheit bei der nichtinvasiven Diagnostik von frisch entstehenden Wadenvenenthrombosen ist die Methode kaum zu überbieten.

Setzt man die diagnostische Zuverlässigkeit der Phlebographie mit 100% an, so zeigt sich für den Jodfibrinogentest eine Übereinstimmung von 76–92% mit dem Phlebogramm [21, 65]; in einer eigenen Serie (n = 142) betrug die Übereinstimmung 76%, die Spezifität 72% und die Sensitivität 81% [65].

Die Fehlerquote des Tests mit 17% falsch-negativen Meßergebnissen, d.h. übersehenen Thrombosen, kann folgende Ursachen haben:

(1) Thrombosen im Knie-, Oberschenkel- und Beckenbereich lassen sich wegen der niedrigen Gewebehalbwertschicht von 1,6 cm für ^{125}Jod bzw. von 4,1 cm

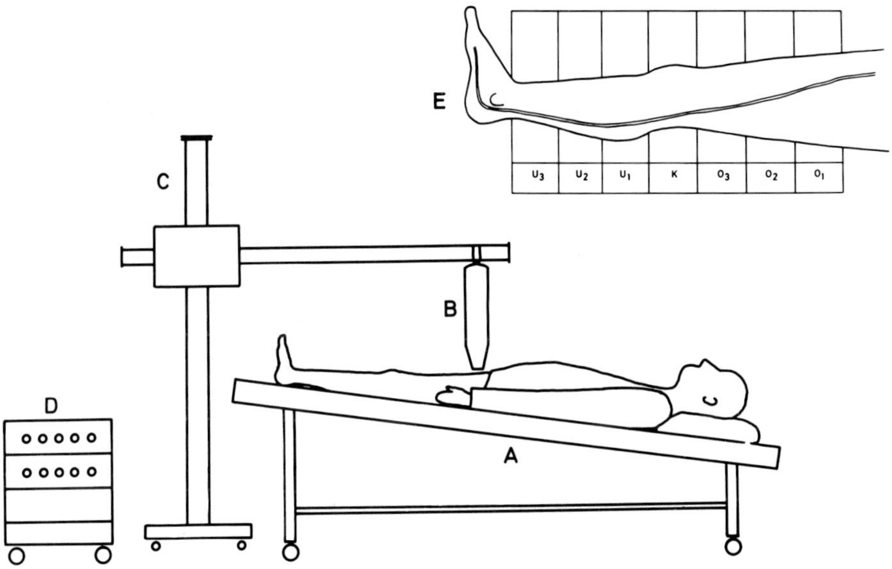

a

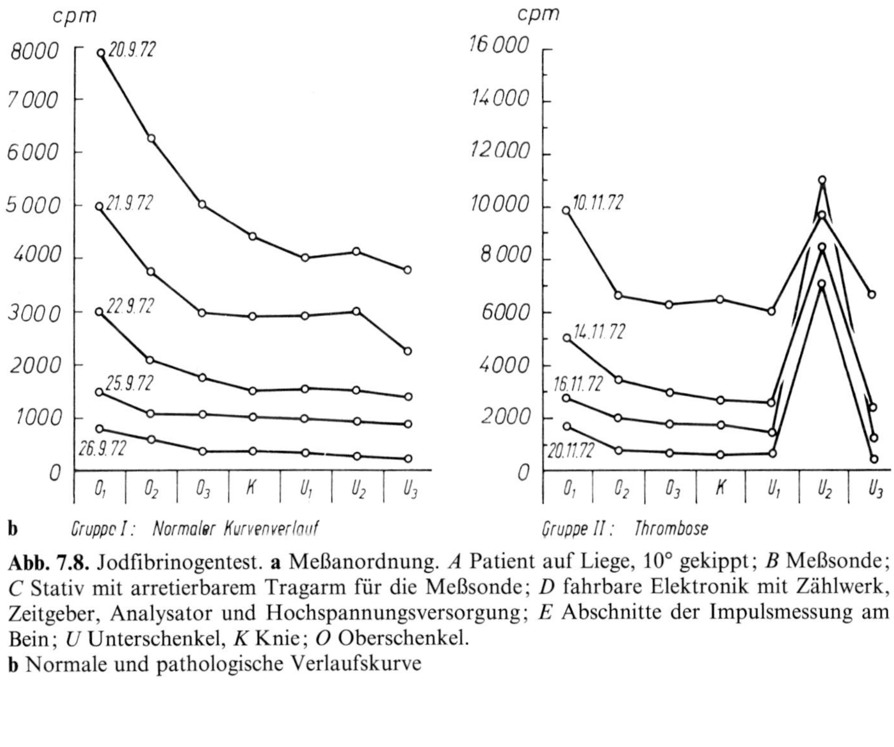

b

Abb. 7.8. Jodfibrinogentest. **a** Meßanordnung. *A* Patient auf Liege, 10° gekippt; *B* Meßsonde; *C* Stativ mit arretierbarem Tragarm für die Meßsonde; *D* fahrbare Elektronik mit Zählwerk, Zeitgeber, Analysator und Hochspannungsversorgung; *E* Abschnitte der Impulsmessung am Bein; *U* Unterschenkel, *K* Knie; *O* Oberschenkel.
b Normale und pathologische Verlaufskurve

für ^{131}Jod nicht immer messen [14, 35]. Obwohl perioperative Thrombosen überwiegend in den Soleusvenen der Wade entstehen, können in seltenen Fällen auch Oberschenkel- und Beckenvenen der Ort der ersten Thrombusentstehung sein.

(2) Die Thromben können so klein sein und bleiben, daß sie von der Hintergrundstrahlung des zirkulierenden Isotops überdeckt werden, selbst wenn sich markiertes Fibrinogen an einen kleinen Thrombus anlagert. Bei unseren Patienten, wie auch in der Literatur [60, 65], betrug die mittlere Thrombuslänge bei nuklearmedizinisch nicht mehr nachweisbaren Thromben 3,4 cm.
(3) Das Trägerprotein Fibrinogen kann so zerstört sein, daß es möglicherweise in den entstehenden Thrombus unvollständig eingebaut wird [14, 65].
(4) Bei einem Isotop mit niedriger Gewebehalbwertsschicht kann sich bei voluminöser Extremität trotz Anlagerung von markiertem Fibrinogen an einen sich bildenden Thrombus die an der Hautoberfläche meßbare Strahlung von der Hintergrundsaktivität nur so gering abheben, daß ein Aktivitätsanstieg von unter 20% resultiert, der unterhalb der diagnostischen Marke liegt.
(5) Auch meßtechnische Probleme können die Aussagekraft der Methode mindern, z.B. die relativ großen Meßfehler bei transportablen Geräten mit tabellarischer Messung gegenüber fixierten Geräten mit digitaler Messung [35].
(6) Da nur relative Aktivitätsanstiege über 20% diagnostische Aussagekraft besitzen, kann die Wahl eines ungünstigen Bezugspunkts zur Errechnung des prozentualen Anstiegs zu Irrtümern führen. Im Gebrauch sind als Bezugspunkte die Aktivität über dem Herzen, der Mittelwert der Aktivität von Knie- und 3 Unterschenkelsegmenten sowie die Aktivität über dem gleichen Meßpunkt am parallelen Bein. Für uns hat sich pragmatisch der zweite, nämlich der Mittelwert der Unterschenkelaktivitäten, bewährt.

Außer Diskussion ist die Hepatitisfreiheit des Trägerproteins Fibrinogen. Auch die physikalische Halbwertszeit des Isotops spielt keine Rolle, da allein schon die biologische Halbwertszeit des Trägerproteins Fibrinogen von rund 2 Tagen die Überwachungszeit auf 5 Tage beschränkt und somit Unterschiede zwischen den deutlich längeren physikalischen Halbwertszeiten der üblicherweise verwendeten Jodisotopen nicht zum Tragen kommen können.

Die mit 7% in unserem Patientengut seltenen falsch-positiven nuklearmedizinischen Befunde sind durch Hämatom, Hautwunden, Ulzera, oberflächliche Thrombophlebitiden, ausgedehnte einseitige Varizen, Ödem oder Arthritiden zu erklären [14, 21].

Zusammenfassend kann gesagt werden, daß mittels Jodfibrinogentest im stationären Bereich die Thromboseverhütung eine neue Dimension bekommen hat. Er ist nach wie vor die sicherste nichtinvasive Untersuchungsmethode für die Frühdiagnose von stationär entstandenen tiefen Unterschenkelvenenthrombosen.

7.2.5 Phlebographische Diagnostik bei der venösen Thrombose

H. Fröhlich und Th. Wuppermann

Bei jedem klinischen Verdacht auf eine tiefe Bein- oder Beckenvenenthrombose oder eine Lungenembolie besteht die absolute Indikation zur Phlebographie der Bein- und Beckenvenen.

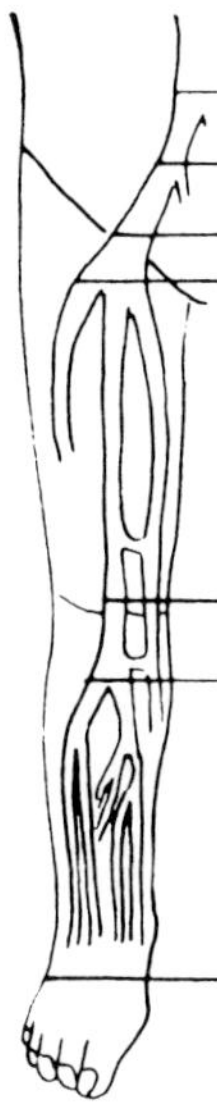

Vollständig [%]	Partiell [%]	Fehlend [%]
61	17	22
72	13	15
96	3	1
96	4	0
94	4	2
81	15	4

Abb. 7.9. Fehlerraten bei phlebographischer Darstellung verschiedener Venensegmente. (Nach Schmitt [47])

Von den möglichen Nebenwirkungen der Phlebographie, d.h. leichte Übelkeit, Hitzegefühl und Erbrechen in etwa 10%, oberflächliche Thrombophlebitis in 6,4% Hämatom bei Punktion in 3,8% und wesentliche Kontrastmittelallergie mit Urtikaria oder Lidödem in 1,4% der Fälle, [47] stellt nur die anamnestisch bekannte Kontrastmittelallergie eine Kontraindikation gegen das Phlebogramm dar. Der klinische Verdacht auf eine Hyperthyreose bis zum Ausschluß durch einen TRH-Test, eine Phlegmasia coerulea dolens und eine Frühschwangerschaft bis zum Ende des ersten Trimenons sind weitere Kontraindikationen.

Der Anteil vollständiger Darstellungen im Phlebogramm liegt für verschiedene Venenabschnitte des Beines zwischen 61 und 96%, für die partielle Darstellung zwischen 4 und 17% und der Anteil fehlender segmentaler Darstellungen bei 1–22% [47] (Abb. 7.9).

Die Nachweisbarkeit von Thromben in Beinphlebogrammen beträgt je nach Venenabschnitt 79–92% [47].

Aufnahmetechnik

Die Standardaufnahme bei Verdacht auf eine frische Thrombose erfolgt auf 2 dreigeteilten 35·35 cm bzw. 43·35 cm großen Filmen.

(1) Aufnahme: a.–p. in Innenrotation von 20–30°, um die Vv. peronaeae und die Vv. tibiales posteriores von der Tibia frei zu projizieren. Es wird nur so viel Kontrastmittel injiziert, daß sich die V. poplitea nicht füllt. Das Kontrastmittel sollte in der a.-p.-Aufnahme möglichst noch nicht in die Muskelvenen abgesunken sein, um Überlagerungen mit den Leitvenen zu vermeiden.

(2) Aufnahme: Seitlich. Nach Außenrotation um 90° wird der Stauschlauch gelöst und das restliche Kontrastmittel injiziert. Durch Pressen und leichte passive Bewegung des Vorfußes lassen sich zusätzlich die Muskelvenen des M. soleus und des M. gastrocnemius füllen.
(3) Aufnahme: a.-p. V. poplitea seitlich.
(4) Aufnahme: Distale V. femoralis und proximale V. poplitea a.-p.
(5) Aufnahme: a.-p. Distale V. femoralis. Erhöhung des Kontrastmittelanfärbung durch dosierte manuelle Kompression des Unterschenkels.
(6) Aufnahme: Vv. iliacae externae communes. Kräftiges Ausstreichen des Unterschenkels. Bei den Aufnahmen 5 und 6 sollte der Einstrom des V. profunda femoris in die V. femoralis superficialis miterfaßt werden, um durch Turbulenzen des Bluteinstroms bedingte inkonstante Kontrastmittelschlieren von konstanten Kontrastmittelaussparungen unterscheiden zu können.

Abhängig vom klinischen Befund fügen wir noch folgende ergänzende Aufnahmen an:

(1) Bei Druckschmerz der Plantarmuskulatur (Payr-Zeichen): Fußphlebogramm in 2 Ebenen (24·30 cm).
(2) Bei Druckschmerz der Wadenmuskulatur (Meyer-Zeichen): Mehrere Zielaufnahmen des Unterschenkels in unterschiedlicher Innen- und Außenrotation mit kräftigem Valsalva-Manöver und leichtem Klopfen auf die Wadenmuskulatur.
(3) Bei Schwellung des gesamten Beines: Beckenübersicht zur Darstellung eines evtl. schon ausgebildeten Kollateralkreislaufs zur kontralateralen Seite.
(4) Bei klinisch eindeutigen frischen Thrombosen des Oberschenkels und Beckens: Immer a.-p.-Aufnahmen zur Kontrolle.

Üblicherweise wird man zuerst versuchen, mit einer antegraden Phlebographie von den Fußvenen her das Bein- und Beckenvenensystem darzustellen. Bei unzureichender Darstellung in der Beckenregion muß via Direktpunktion der Leistenvenen die zusätzliche Darstellung der Beckenvenen, evtl. auch der V. cava erfolgen. Vorsicht sollte hier jedoch bei klinischem Verdacht auf eine Beckenvenenthrombose geübt werden, um nicht durch Direktpunktion der Leistenvene einen Thrombus mechanisch zu lösen. In den Beckenvenen werden Thrombosen besonders häufig übersehen. Die direkte Korrelation zwischen der Menge des antegrad vom Fuß her injizierten Kontrastmittels und der Anzahl diagnostizierter Beckenvenenthrombosen sollte jeden Radiologen stutzig machen: Verwendet man 100 ml Kontrastmittel, wird ein Befall der Beckenvenen bei 57,5% [47] der tiefen Thrombosen nachgewiesen; handelt es sich um 20 ml Kontrastmittel, findet man bei nur 1,8% [38] der Beinvenenthrombosen Thromben in der Beckenetage.

Bei ungenügender Kontrastierung der Beckenvenen mit der antegraden Technik muß der behandelnde Arzt vom Radiologen eine Darstellung der Beckenvenen durch Direktpunktion fordern. Nur in Einzelfällen wird man darüber hinaus eine pertrochantere Phlebographie oder eine retrograde Katheterokklusionsphlebographie zur Darstellung des Einflußgebiets der V. iliaca interna durchführen [31, 47, 55].

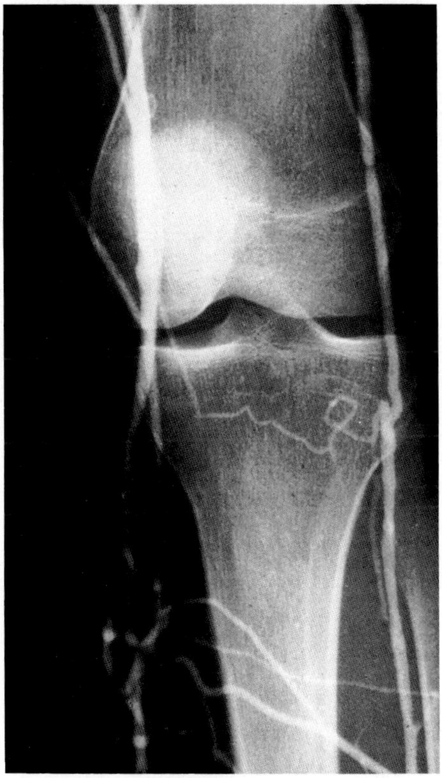

Abb. 7.10. „Radiergummiphänomen“ bei kompletter Thrombose der V. poplitea mit Darstellung von Kollateralen

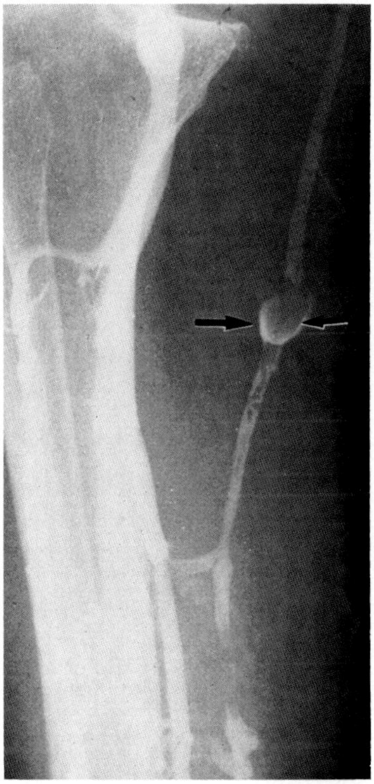

Abb. 7.11. Kugelthrombus mit „Kuppelphänomen“

Die Thrombosierung der V. cava ist für den Patienten viel schonender durch sonographische Untersuchung des Abdomens abzuschätzen.

Grundsätzlich muß jeder thromboseverdächtige Befund auf wenigstens 2 Aufnahmen dargestellt sein [31, 47].

Direktzeichen einer tiefen Beinvenenthrombose im Phlebogramm sind das sog. Radiergummiphänomen [31], wenn bei sonst völlig normalem Venenbild ein bestimmter Abschnitt der Venen fehlt, als wenn er auf dem Bild wegradiert worden sei. Dabei müssen feine Kollateralvenen zu erkennen sein (Abb. 7.10).

Nach May u. Nissl [31] sind als direkte Röntgenzeichen eines frischen Thrombus zusätzlich das „Kuppelphänomen“ (Abb. 7.11) und das „Bleistiftphänomen“ (Abb. 7.12) benannt. Der von Kontrastmittel umflossene Thrombus zeichnet sich an seinem Ende wie eine Kuppel im Gefäßlumen ab. Diese Kuppel kann jedoch auch wie ein Schlangenkopf in das Gefäßlumen ragen. Das Phänomen wird vielfach als „flottierender Thrombus“ oder als „umspülter Thrombus“ bezeichnet, womit die Gefahr des Abreißens mit embolischer Verschleppung angedeutet wird. Das „Bleistiftphänomen“ entspricht einem scharfen Kontrastmittelsaum zwischen Wand und Thrombus. Dieser Saum ist manchmal so zart,

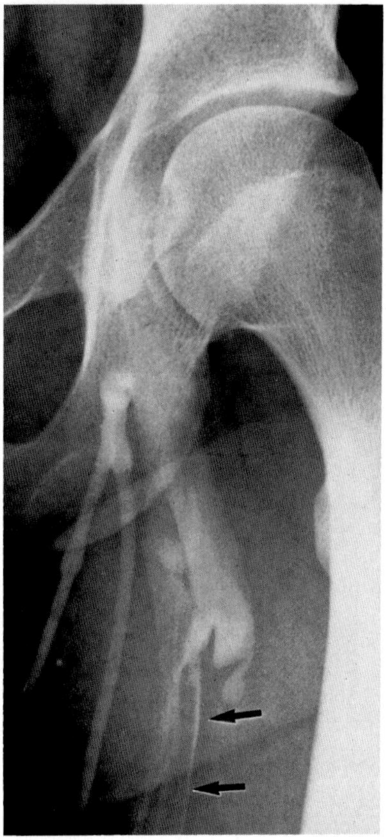

Abb. 7.12. Frische Femoralvenenthrombose mit „Bleistiftphänomen“

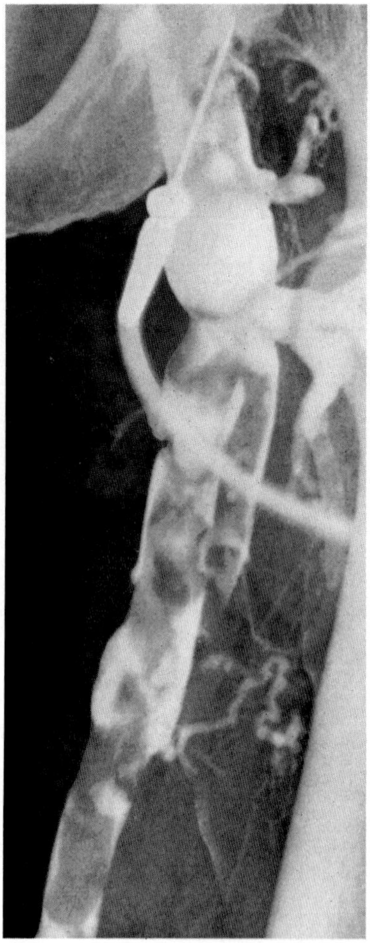

Abb. 7.13. Umschlossener, retrahierter, d.h. nicht mehr ganz frischer Thrombus in der V. femoralis mit „Kuppelphänomen“. (Aus Sigg [49])

daß die Venenkontur wie mit einem Bleistift nachgezeichnet erscheint. Die deutliche, d.h. mit einem breiten Kontrastmittelsaum von der Venenwand abgesetzte Thrombose, spricht für die Retraktion des Thrombus und damit für ein Thrombusalter von mehreren Tagen (Abb. 7.13).

Grundsätzlich sei daran erinnert, daß ein einzelner Thrombus nur in 10% der Fälle vorkommt. Der Prozeß der Thrombosierung beginnt in der Regel an mehreren Stellen (Abb. 7.14). Findet man daher einen Thrombus in den Soleusvenen, so darf der Radiologe sich nicht zufrieden geben, wenn andere Venengebiete, z.B. die Beckenvenen, flau dargestellt sind. Die Therapieentscheidung des behandelnden Arztes hängt nicht etwa nur von der Diagnose per se ab, sondern auch von der Lokalisation der zusätzlichen Thromben, z.B. in den Becken- oder den Unterschenkelvenen.

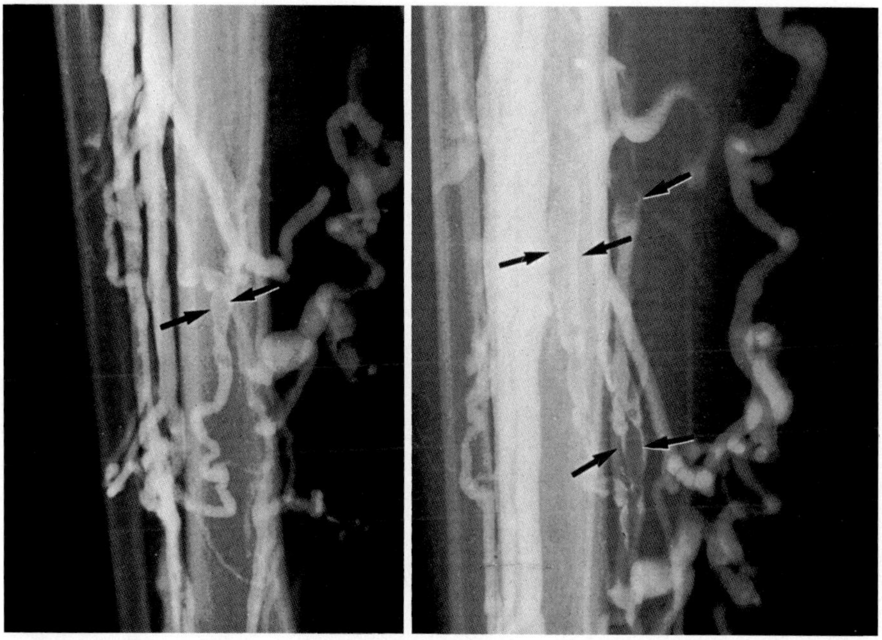

Abb. 7.14. Deutliche Zunahme der Thrombuszahl bei Darstellung in zweiter Ebene (*rechts*)

Sogenannte indirekte phlebographische Thrombosezeichen sollten besser nicht zur Diagnose verwendet werden. Es sind dies Nichtfüllung tiefer Venen bei guter Darstellung der oberflächlichen Venen, umschriebene Nichtdarstellung ohne Kollateralzirkulation, beschleunigter Durchfluß in oberflächlichen Venen, Erweiterung oberflächlicher Venen bei verstärkter Kontrastmittelfüllung oder sog. Stromumkehr aus tiefen in oberflächliche Venen über Vv. perforantes und verzögerter Abstrom aus tiefen Venen.

Fehlermöglichkeiten

Die häufigsten Ursachen mangelhafter Darstellung sind am Unterschenkel zu straffe Kompression durch die Knöchelstaubinde und Anspannung der Wadenmuskulatur (Abb. 7.15), an der V. poplitea eine Überstreckung im Kniegelenk und an der V. femoralis eine mit dem maximalen Kontrastmittelfluß nicht synchrone Aufnahme, d.h. eine Aufnahme, wenn das Kontrastmittel bereits in die Beckenetage abgeflossen ist.

Nicht jede dargestellte Kontrastmittelaussparung oder Kontrastierung der Beinvenen berechtigt zur Äußerung eines Thromboseverdachts, insbesondere wenn keine Kollateralvenen gefüllt sind.

Irrtümlich als Thrombosen diagnostiziert werden gelegentlich Füllungsdefekte durch Muskelkontraktion (Abb. 7.15), „Astloch-" und „Einflußphänomene" (Abb. 7.16) sowie Pelottenphänomene im Becken, speziell die „zone normalement invisible" der linken V. iliaca communis (Abb. 7.17).

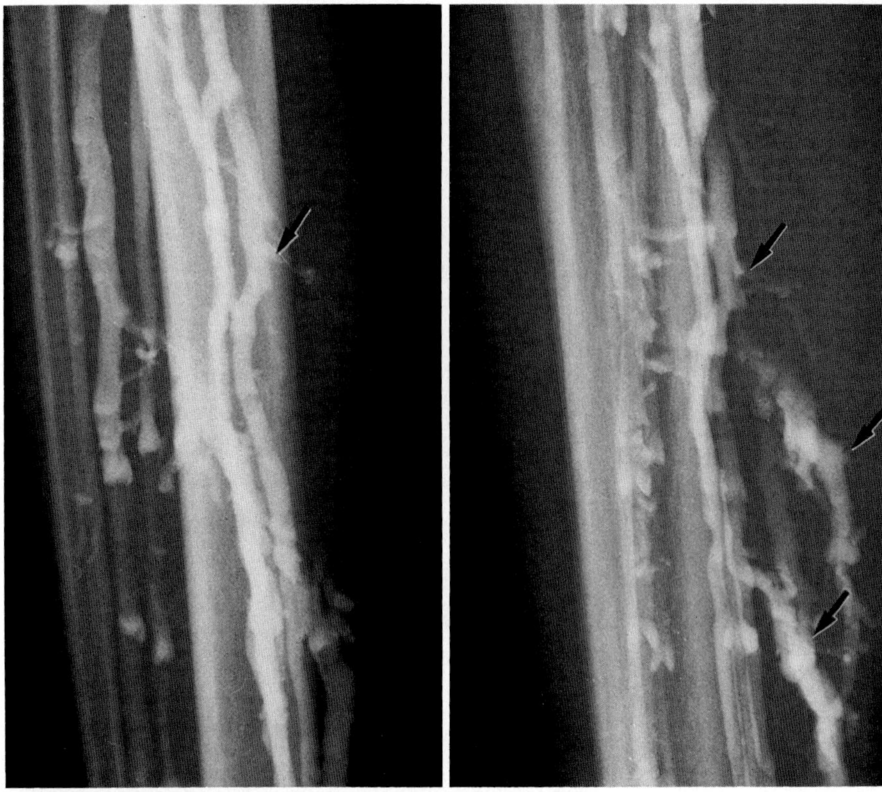

▲
Abb. 7.15. Füllungsdefekt der Soleusvenen durch Muskelkontraktion (*links*). Darstellung der Soleusvenen bei Muskelentspannung (*rechts*): Normalbefund

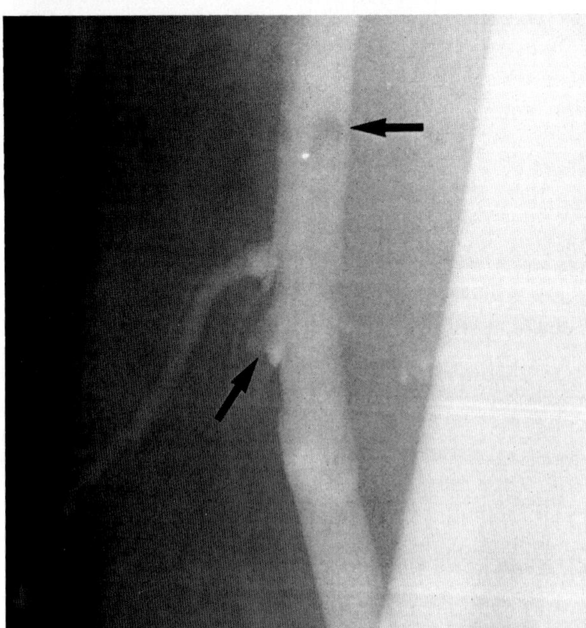

Abb. 7.16. „Astloch-“ und „Einflußphänomen“ (Normalbefund)

Abb. 7.17.
„Zone normalement invisible" bei Überquerung des Promontoriums (Normalbefund)

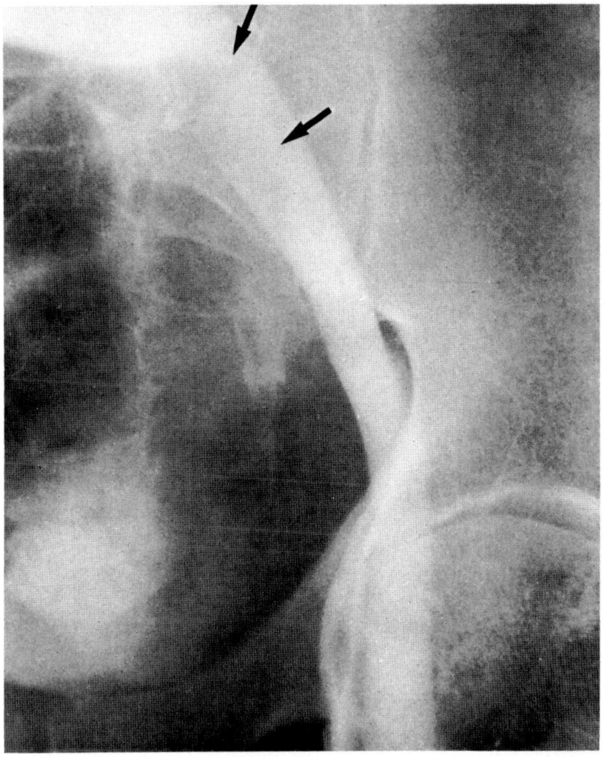

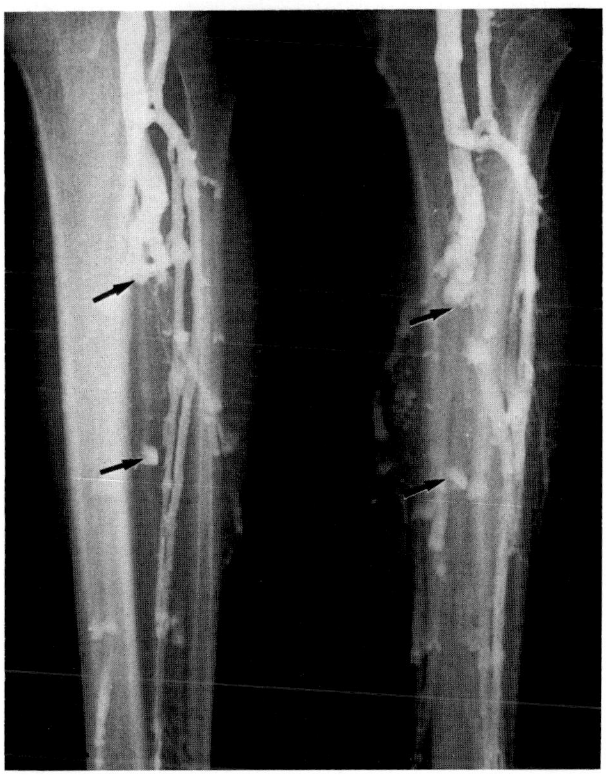

Abb. 7.18.
Schlecht gefüllte Venensegmente zwischen 2 suffizienten Klappen (Normalbefund)

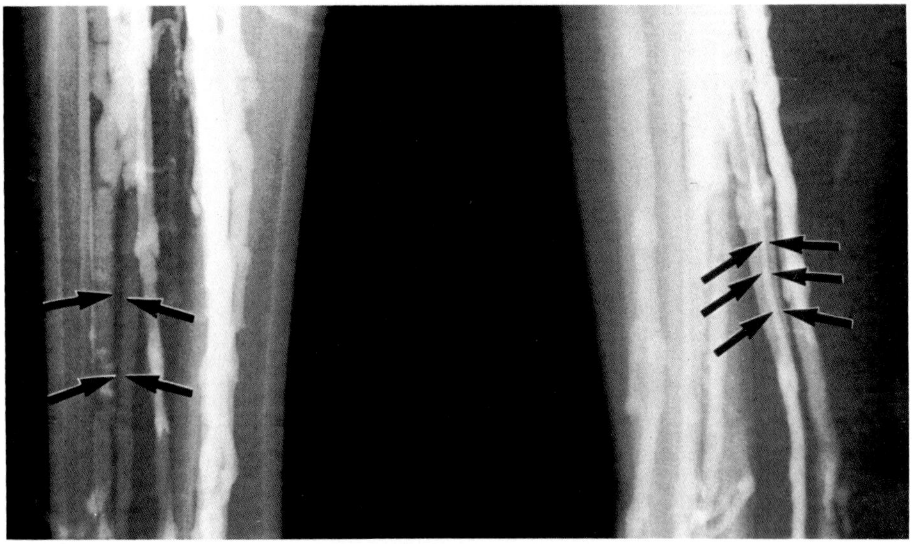

Abb. 7.19. „Pseudobleistiftphänomen" (*rechts*) durch Projektion zweier kontrastmittelgefüllter Venen aufeinander. Auflösung durch Aufnahme in zweiter Ebene (*links*, Normalbefund)

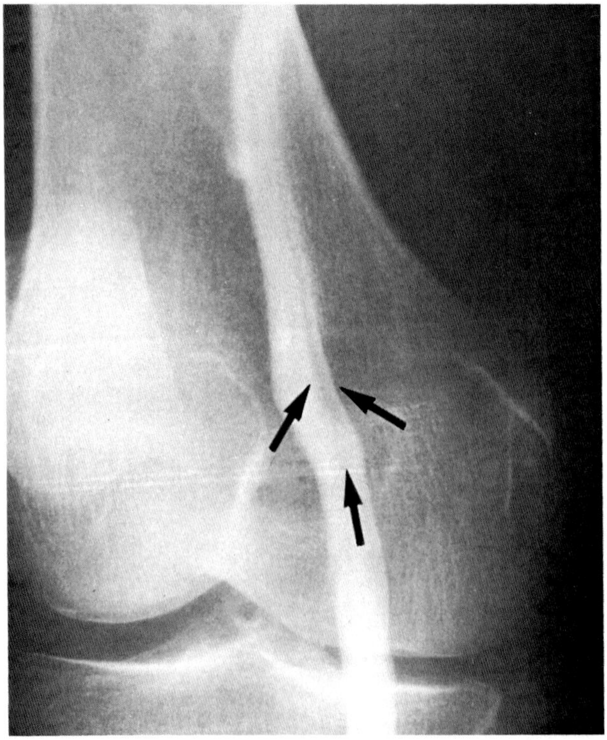

Abb. 7.20. Flußphänomen in der V. poplitea (Normalbefund)

Beim Unerfahrenen entstehen häufig Interpretationsfehler im Unterschenkelphlebogramm durch unvollständig oder nicht gefüllte Venensegmente zwischen 2 suffizienten Klappen (Abb. 7.18), fehlende Kontrastierung eines Bündels der tiefen Unterschenkelvenen, besonders der Vv. tibiales anteriores bei liegendem Knöchelstau sowie die Darstellung von „Pseudobleistiftphänomenen" (Abb. 7.19) durch Überlagerung der Randbereiche zweier nur noch schwach mit Kontrastmittel gefüllter Venen, so daß ein normales Venenlumen als umflossener Thrombus interpretiert wird. Auch Flußphänomene in der V. poplitea werden nicht selten als Thromben fehlgedeutet (Abb. 7.20).

Die Darstellung all dieser Phänomene sagt dem erfahrenen Radiologen nichts Neues. Sie soll jedoch zeigen, wieviel Erfahrung und Sorgfalt zur Durchführung und Interpretation eines Phlebogramms notwendig ist.

Nicht zu Unrecht ist das Phlebogramm die oberste Autorität in der Thrombosediagnostik und der Bezugspunkt für die Wertung der Aussagekraft aller anderen Untersuchungsverfahren in der Thrombosediagnostik. Thrombosediagnostik und Thrombosetherapie sind ohne Phlebogramm heutzutage undenkbar.

7.2.6 Diagnostische Probleme bei Thrombosen in der Schwangerschaft und im Wochenbett

Die exakte Häufigkeit thromboembolischer Komplikationen in der Schwangerschaft und im Wochenbett zu ermitteln, stößt aus 2 Gründen auf erhebliche Schwierigkeiten: Zum ersten werden in der geburtshilflichen Literatur die Begriffe Thrombophlebitis und Thrombose häufig synonym gebraucht, so daß nicht zweifelsfrei zu ermitteln ist, ob tiefe Beinvenen oder oberflächliche Hautvenen erkrankt sind. Zum zweiten beziehen sich sämtliche Zahlenangaben auf klinisch diagnostizierte Krankheitsbilder und niemals auf phlebographisch gesicherte Befunde.

Nur unter Beachtung dieser Einschränkung lassen sich folgende Häufigkeitsraten ermitteln: Klinisch diagnostizierbar sind tiefe Thrombosen in der Gravidität in einer Häufigkeit von 0,01–0,3% [1, 50, 54]. Im Wochenbett dagegen werden Phlebothrombosen durch klinische Untersuchung in 0,15–1,0% der Fälle diagnostiziert [1, 50, 56], durch ^{125}J-Fibrinogentest sogar in 3% [15].

Die im Gegensatz dazu mit klinischen Mitteln zuverlässig zu diagnostizierende oberflächliche Thrombophlebitis tritt in der Gravidität bei 0,02–0,15% der Frauen auf [1, 54], während im Wochenbett die Frequenz auf 1,19–3,08% ansteigt [1, 32, 50].

Der Zeitpunkt der klinischen Diagnose der Schwangerschaftsthrombose liegt bei 16,8% der Erkrankten im 1. Trimenon, bei 30,3% im 2. Trimenon und bei 52,9% im letzten Trimenon [1, 8, 28, 50, 54]. Es handelt sich also um eine Erkrankung, die gegen Ende der Schwangerschaft häufiger wird, zu Beginn des Wochenbetts die größte Frequenz erreicht und danach wieder abnimmt [1, 7, 50, 54].

Als Sonderform der tiefen Thrombose in der Schwangerschaft und im Wochenbett muß die Ovarialvenenthrombose genannt werden. Typisch für Ovarialvenenthrombosen im frühen Wochenbett ist die Fehldiagnose einer Appendizitis [9, 18, 27, 40, 45].

Was die Phlebothrombose der Schwangerschaft von tiefen Thrombosen anderer Genese und zu anderen Zeitpunkten unterscheidet, ist zum einen ihr häufiges Rezidivieren im Wochenbett [7, 28, 30, 49, 50, 54, 56]. Zum anderen imponiert die Bevorzugung des linken Beines, welche in Gravidität und Wochenbett noch deutlicher wird als schon in anderen Lebensabschnitten [50, 56, 57]. Durch den Druck des vergrößerten Uterus auf die schon vorbestehenden Engen der linksseitigen V. iliaca communis [55] ist dies unschwer zu erklären.

Besonders im Hinblick auf die zunehmend in Abhängigkeit von der Lokalisation differenzierte Behandlung der Thrombose ist es schwer verständlich, daß für die Thrombose in Wochenbett und Gravidität diesbezüglich keine genauen Vorstellungen existieren. Bis zur Klärung dieser Frage muß angenommen werden, daß die Verteilung der Thrombuslokalisation in Becken und Bein ähnlich ist wie außerhalb von Schwangerschaft und Wochenbett.

Epidemiologisch belegte Risiken im Hinblick auf die Thrombogenese in der Gravidität und im Wochenbett sind Alter über 25 Jahre, vorangegangene thromboembolische Ereignisse, Übergewicht, Varikose [1, 7, 8, 16, 32, 34, 50, 56] und speziell im Wochenbett Hemmung der Laktation mit Östrogenen [7, 10, 15, 20, 25] sowie Zustand nach Sectio caesarea [7, 50, 56]. Bei Müttern über 25 Jahre mit einer Thromboseanamnese und Zustand nach Sectio wird deshalb von einer Unterdrückung der Laktation mit Östrogenen nachdrücklich abgeraten [20, 25].

Die klinische Diagnose von tiefen Beinvenenthrombosen im Frühstadium gelingt nur in etwa der Hälfte der Fälle, während bei der oberflächlichen Thrombophlebitis eine sichere klinische Diagnose möglich ist. Wie oft sich unter einer oberflächlichen Thrombophlebitis eine zusätzliche tiefe Thrombose verbirgt, ist unbekannt. Bei einer Fehlerquote von rund 50% muß deshalb nach zusätzlichen diagnostischen Maßnahmen Ausschau gehalten werden. Außerdem ist die Frage nach der Thrombuslokalisation auch in der Gravidität und im Wochenbett zu klären. Zur Verfügung stehen an nichtinvasiven Methoden die Untersuchung mittels Doppler-Ultraschall und Plethysmographie.

Indikationsbereiche und Trefferquoten dieser beiden nichtinvasiven Methoden außerhalb der Gravidität wurden bereits besprochen. Beide Methoden verlieren in der späten Schwangerschaft und dem frühen Wochenbett an Treffsicherheit, da der vergrößerte Uterus sowohl bei der Doppler-Ultraschalluntersuchung als auch im Abflußplethysmogramm das Bild einer Beckenvenenthrombose vortäuschen kann [19, 46, 66]. Von welcher Schwangerschaftswoche an diese Einschränkung gilt, ist bisher nicht bekannt. Die beiden Untersuchungsmethoden erhöhen dennoch deutlich die diagnostische Treffsicherheit der klinischen Untersuchung. Sie müssen deshalb in das diagnostische Vorgehen vor der Phlebographie mit eingeplant werden.

Wegen der hohen Strahlenbelastung und der Ausscheidung des Isotops über die Muttermilch sollte in der Gravidität und der Stillzeit die ^{125}Jodfibrinogentechnik keine Verwendung finden. Allenfalls bei nicht stillenden Müttern ist sie unbedenklich [15]. Obwohl die Lungenembolie hinter dem Abort immer noch die zweithäufigste Ursache der Müttersterblichkeit stellt [1, 7, 16, 32,

34, 50, 56] und obwohl es nach tiefer Beinvenenthrombose in einem hohen Prozentsatz zur Ausbildung eines postthrombotischen Syndroms kommt, welches die Frau ihr ganzes Leben lang in zunehmendem Maße beeinträchtigt, ist doch die Phlebographie in der Geburtshilfe als unabdingbares diagnostisches Hilfsmittel in keiner Weise etabliert. Dies hat seine Ursachen in der Furcht vor einer Strahlenschädigung des Feten, die sicher bis zum 4. Monat berechtigt ist [51].

Da jedoch die kritische Strahlenbelastung des Feten (10 rem) [51] bei sorgfältiger Bleiabdeckung des Beckens und der Durchführung einer antegraden Phlebographie durch einen erfahrenen, schnell arbeitenden Radiologen bei Unterschenkelaufnahmen mit einer Strahlenbelastung von 10 mrem, bei Oberschenkelaufnahmen mit 20–30 mrem bei weitem nicht erreicht wird, ist die Unterlassung eines Phlebogramms bei Thromboseverdacht in der zweiten Schwangerschaftshälfte und erst recht im Wochenbett durch nichts anderes als eine bekannte Kontrastmittelallergie zu entschuldigen [2, 7, 30].

Sich allein auf die klinische Untersuchung zu verlassen, ist unzureichend, da die Phlebographie die einzige zuverlässige Methode der Thrombosediagnostik und die Grundlage einer differenzierten Thrombosebehandlung auch in der Gravidität und im Wochenbett ist.

7.2.7 Phlegmasia coerulea dolens

Die Phlegmasia coerulea dolens ist eine sehr seltene, perakut verlaufende und mit hochgradigen Arterienspasmen einhergehende lebensbedrohliche Erkrankung. Es ist unbekannt, warum sie entsteht. Tumoren sind deutlich häufiger als bei der üblichen tiefen Thrombose.

Die Diagnose ist stets allein mit klinischen Mitteln zu stellen. Typisch ist eine hochgradige, schnelle Schwellung der ganzen Extremität mit hartem, „holzigem" Ödem [22]. Die Haut ist livide verfärbt und kühl. Es kommt schnell zur Ausbildung hämorrhagischer Blasen. Die Pulse sind schwach oder nicht mehr tastbar, selbst in der Leiste. Es besteht meist eine motorische Schwäche der Extremität. Der Patient ist häufig bei der Aufnahme im Schock und hat stets starke Schmerzen.

Da die Diagnose klinisch eindeutig zu stellen ist, sind nicht-invasive Untersuchungen wie Doppler-Ultraschall- oder Plethysmographie überflüssig. Ein Phlebogramm ist bei dem „holzigen" Ödem unmöglich.

Wegen der hohen Lungenemboliefrequenz und der vitalen Gefährdung muß der Patient ohne weitere Diagnostik sofort an den Chirurgen zur Thrombektomie weitergeleitet werden [5, 22]. Ein Therapieversuch mit Streptokinase ist kontraindiziert.

7.2.8 Thrombophlebitis

Die Bezeichnung Thrombophlebitis ist für die oberflächliche Venenentzündung reserviert. Der vormals übliche Ausdruck „tiefe Thrombophlebitis" sollte nicht mehr verwendet werden, da er zur Verwechslung mit der oberflächlichen Thrombophlebitis Anlaß gibt. Man spricht deswegen heute bei Erkrankung der tiefen Venen von der Phlebothrombose.

Die Pathogenese der oberflächlichen Venenentzündung ist letztendlich ebenso unbekannt wie die der tiefen Venenentzündung. Auch hier hilft die Virchow-Trias im Einzelfall zur Erklärung nicht weiter.

Vielfach wird die Thrombophlebitis als „kleine Schwester der tiefen Thrombose" abgetan und häufig wie eine tiefe Thrombose mit Immobilisation behandelt, was nicht gerechtfertigt ist.

Eine einheitliche Wertung der Thrombophlebitis ist nicht möglich, da man 5 verschiedene Formen der Thrombophlebitis unterscheiden muß:

(1) Varikophlebitis,
(2) flächenhafte Thrombophlebitis,
(3) Thrombophlebitis saltans et mitgrans,
(4) infektiöse (oder septische) Thrombophlebitis,
(5) Mondor-Thrombophlebitis.

Charakteristisch für die ersten 4 Thrombophlebitiden ist ausgeprägter Berührungsschmerz, lokale Rötung und örtliche Hyperthermie. Die Diagnose einer Thrombophlebitis kann also allein durch die klinische Untersuchung gestellt werden.

Für die Varikophlebitis ist typisch die Ausdehnung entlang einem Varizenstrang, sodaß dieser auch im Liegen prominent bleibt und bei Palpation induriert und hoch druckdolent ist [5, 49] (Abb. 7.41 a).

Bei Varikophlebitiden am Oberschenkel sollte ein Phlebogramm angefertigt werden, da die Thromben sich gelegentlich über die Saphenamündung in die V. femoralis hin ausdehnen und damit die Gefahr einer Lungenembolie mit sich bringen.

Die flächenhafte Thrombophlebitis dagegen breitet sich großflächig bevorzugt an der unteren Extremität aus und wird häufig in der Gravidität beobachtet [49]. Sie ist ebenfalls sehr berührungsempfindlich und hochrot. Die Verwechslung mit einem Erysipel ist vom Aspekt her durchaus möglich. Die Differentialdiagnose kann jedoch leicht geklärt werden, wenn man die Lymphknoten in der Leiste untersucht. Diese sind beim Erysipel stets druckdolent, bei einer flächenhaften Thrombophlebitis meistens nicht.

Die Thrombophlebitis saltans et migrans ist charakterisiert durch eine etwa münzgroße lokale Rötung entlang von Venen, welche nicht varikös verändert sind. In der Mehrzahl der Fälle springt sie ohne Kontinuität von einer Extremität auf die andere oder vom Unterschenkel auf den Oberschenkel. Das kontinuierliche Fortschreiten, d.h. die Migransform, ist seltener [5, 26].

Zur infektiösen oder septischen Thrombophlebitis gehören eine erkennbare Eintrittspforte sowie die Schwellung regionaler Lymphknoten. Nach klinischen Zeichen und Laborbefunden einer beginnenden oder manifesten Sepsis muß immer gesucht werden, auch wenn der Patient kein Fieber und keine Leukozytose zeigt [5, 29].

Die Mondor-Thrombophlebitis („thrombophlebitis en fil de fer", Eisendrahtthrombophlebitis) tritt v.a. am lateralen Thorax auf, fühlt sich wie ein unter der Haut verlaufender Draht an und ist eine völlig gefahrlose Rarität [5].

Bei allen Formen der Thrombophlebitis außer der infektiösen und der Mondor-Thrombophlebitis bestehen folgende Gefahren:

(1) Verdecken einer begleitenden Phlebothrombose [5, 49];
(2) Fehleinschätzung eines paraneoplastischen Syndroms, besonders bei alten Patienten, als Thrombophlebitis [5, 49];
(3) Übersehen einer Winiwarter-Bürger-Gefäßerkrankung bei der Thrombophlebitis saltans et migrans [5, 26, 49];
(4) Vergessen einer Varikophlebitis als Zeichen dafür, daß die gleichzeitig bestehende, wenn auch beschwerdefreie primäre Varikose dringend behandlungsbedürftig ist.

Besonders häufig ist die flächenhafte Thrombophlebitis mit einer Phlebothrombose der tiefen Venen gekoppelt. Selbst in der Gravidität empfiehlt sich deshalb ein Phlebogramm. Beim Auftreten einer Thrombophlebitis saltans et migrans, besonders beim jungen Raucher, muß immer eine Endangitis obliterans Winiwarter-Bürger ausgeschlossen werden, die etwa bei der Hälfte dieser Patienten gefunden wird. Hierzu sind eine sofortige Probeexzision aus der Thrombophlebitis [26] und eine sorgfältige Abklärung des arteriellen Gefäßstatus an allen Extremitäten erforderlich, d.h. Pulstastung, Faustschlußprobe, Ratschow-Lagerungsprobe, Anfertigung eines Oszillogramms, eines lichtelektrischen Reflexplethysmogramms aller Zehen und Finger und die Messung des systolischen Knöchel- und Armarteriendrucks mittels Doppler-Ultraschall.

Die seltene Sonderform der infektiösen oder septischen Thrombophlebitis ist überwiegend ein Problem des Hospitalismus: länger liegende zentralvenöse Katheter, besonders bei immunsupprimierten Patienten, sind die häufigste Ursache. Seltener ist ihr Auftreten nach Verbrennungen oder Phlegmonen [29]. In jedem Fall müssen sofort die potentielle Sepsisquelle, z.B. die Katheterspitze entfernt, mehrere Blutkulturen angefertigt, Ansammlungen von Eiter chirurgisch eröffnet und nach antibiotischer Testung behandelt werden.

Literatur (zu 7.1 und 7.2)

1. Aaro LA, Johnson TR, Jürgens JL (1967) Acute superficial thrombophlebitis associated with pregnancy. Am J Obstet Gynecol 97:514
2. Bergqvist A, Bergqvist D, Hallböök T (1976) Venous thromboembolism in pregnancy. Br Med J I:456
3. Bockslaff H, Barthels M, Stolle E, Trentz O, Wuppermann Th, Zech G (1974) Frühdiagnose von Beinvenenthrombosen mit dem Radiofibrinogen-Test bei Patienten mit alloplastischem Hüftgelenksersatz. MMW 116:1397
4. Bollinger A (1975) Was leistet die Doppler-Ultraschalltechnik in der Diagnose der tiefen Beinvenenthrombose. Vasa 4:16
5. Bollinger A (1979) Funktionelle Angiologie. Thieme, Stuttgart
6. Bollinger A, Rutishauser W, Mahler F, Grüntzig A (1970) Zur Dynamik des Rückstroms aus der Vena femoralis. Z Kreislaufforsch 591:963
7. Bonnar J (1975) Thromboembolism in obstetric and gynaecological patients. In: Nicolaides AN (ed) Thromboembolism. MTP, St. Leonard Gate, p 311
8. Byrne JJ (1970) Thrombophlebitis in pregnancy. Clin Obstet Gynecol 13:305

9. Cowie DHG (1967) Postpartum thrombophlebitis of the ovarian vein. J Obstet Gynecol Br Commonw 74:608
10. Daniel DG, Campell H, Turnbull AC (1967) Puerperal thromboembolism and suppression of lactation. Lancet II:287
11. Diener L (1975) Origin and distribution of venous thrombi studied by postmortem intraosseous phlebography. In: Nicolaides AN (ed) Thromboembolism. MTP, St. Leonard Gate, p 149
12. Ehringer H, Ingerle H, Walchshofer M, Pokieser H, Czembirek H, Mayrhofer HP (1977) Plethysmographie in der Diagnose der tiefen Beinvenenthrombose. Huber, Bern (Aktuelle Probleme in der Angiologie, Bd 33)
13. Evans DS (1970) The early diagnosis of deep-vein thrombosis by ultrasound. Br J Surg 57:726
14. Fridrich R (1977) Radio-Fibrinogen in der Diagnose der akuten tiefen Venenthrombose. Huber, Bern (Aktuelle Probleme in der Angiologie, Bd 33)
15. Friend JR, Kakkar VV (1970) The diagnosis of deep vein thrombosis in the puerperium. J Obstet Gynecol Br Commonw 77:820
16. Gallus AS (1976) Venous thromboembolism: Incidence and clinicial risk factors. In: Madden JL, Hume M (eds) Venous thromboembolism. Wiley, New York, p 1
17. Grüntzig A, Bollinger A, Zehender O (1971) Möglichkeiten und Grenzen der qualitativen Venendiagnostik mit Doppler-Ultraschall (Ergebnisse einer Blindstudie). Klin Wochenschr 49:245
18. Guralnick MS (1969) Postpartum ovarian vein thrombophlebitis. Can Med Assoc J 100:725
19. Hallböök T, Bergqvist D (1977) Biphasic venous emptying as an indication of intrapelvic venous thrombosis. In: Kappert A (ed) New trends in venous diseases. Huber, Bern, p 86
20. Jeffcoate TNA, Miller J, Roos RF, Tindall VR (1968) Puerperal thromboembolism in relation to the inhibition of lactation by oestrogen therapy. Br Med J 4:19
21. Kakkar VV (1980) Diagnosis of deep vein thrombosis. In: Verstraete M (ed) Methods in angiology. Nijhoff, Boston
22. Kappert A (1981) Lehrbuch und Atlas der Angiologie. Huber, Bern
23. Koller F, Duckert F (1983) Thrombose und Embolie. Schattauer, Stuttgart
24. Kriessmann A, Bollinger A, Keller H (1982) Praxis der Dopplersonographie. Thieme, Stuttgart
25. Leading Article (1968) Thrombosis and inhibition of lactation. Br Med J II/5622:1
26. Leu HJ, Brunner U (1973) Zur pathologisch-anatomischen Abgrenzung der Thrombangitis obliterans von der Arteriosklerose. DMW 98:158
27. Lotze EC, Kaufmann RH, Kaplan AL (1966) Postpartum ovarian vein thrombophlebitis. Obstet Gynecol Surg 21:853
28. Ludwig H (1973) Results of streptokinase therapy in deep venous thrombosis during pregnancy. Postgrad Med J [Suppl] 13:65
29. Maki D (1982) Septische Thrombophlebitis. Klin J 12:12
30. May R (1975) Thrombosebehandlung in der Gravidität. Med Welt 21:1037
31. May R, Nissl R (1959) Die Phlebographie der unteren Extremität. Thieme, Stuttgart
32. McDevitt E, Smith B (1969) Thrombophlebitis during pregnancy and the puerperium. Thrombosis. National Academy of Sciences, Washington, p 55
33. Minar E, Ehringer H, Ahmadi RA, Hirschl M, Kornecny U, Marosi L (1981) Die Venenthrombose ungeklärter Ätiologie – Hinweis auf paraneoplastisches Syndrom? Vasa [Suppl] 8/153
34. Moore JG, O'Leary JA, Johnson PM (1969) The changing impact of pulmonary thromboembolism in obstetrics. Am J Obstet Gynecol 97:507
35. Mostbeck A (1977) Der ^{125}Jod-Fibrinogen-Test in der Diagnose der akuten tiefen Beinvenenthrombose. Huber, Bern (Aktuelle Probleme in der Angiologie, Bd 33)
36. Müller-Brand J, Schmitt HE, Freund R, Füllemann GG, Widmer LK (1979) Frühdiagnose tiefer Unterschenkelvenenthrombosen bei ambulanten Patienten. Vasa 8:231
37. Nicolaides AN, Irving D (1975) Clinical factors and the risk of deep venous thrombosis. In: Nicolaides AN (ed) Thromboembolism. MTP, St. Leonard Gate, p 193

38. Nicolaides AN, O'Connell JD (1975) Origin and distribution of thrombi in patients presenting with clinical deep venous thrombosis. In: Nicolaides AN (ed) Thromboembolism. MTP, St. Leonard Gate, p 167
39. Nicolaides AN, Meadway J, Irving D (1975) The value of clinical signs in the diagnosis of deep venous thrombosis. In: Nicolaides AN (ed) Thromboembolism. MTP, St. Leonard Gate, p 243
40. O'Lane JM, Lebherz TB (1965) Puerperal ovarian thrombophlebitis. Obstet Gynecol 26:676
41. Partsch H, Lofferer O (1971) Untersuchungen des venösen Rückstroms aus der unteren Extremität mit einem direktionalen Ultraschalldopplerdetektor. Wien Klin Wochenschr 83:781
42. Partsch H, Mostbeck A (1979) Die Früherkennung der tiefen Unterschenkelthrombophlebitis. Vasa 8:237
43. Partsch H, Mostbeck A, Lofferer O (1974) Vergleichende Untersuchungen mit Dopplerultraschall und Isotopenphlebographie bei venösen Abflußstörungen im Becken. Wien Klin Wochenschr 86:511
44. Roberts VC (1975) Fibrinogen uptake scanning for diagnosis of deep vein thrombosis. A plea for standardization. Br Med J 3:455
45. Robinson DW (1972) Postpartum ovarian vein thrombophlebitis. Am J Obstet Gynecol 113:497
46. Schlunk T, Göltner E (1974) Prüfung der Iliofemoralvenenfunktion mit Doppler-Ultraschall. Z Geburtsheilk u. Perinatol 178:214
47. Schmitt HE (1977) Ascendierende Phlebographie bei tiefer Beinvenenthrombose. Huber, Bern (Aktuelle Probleme in der Angiologie, Bd 36)
48. Sigel B, Popky GL, Wagner DK, Boland JP, Mapp E, Feigl P (1968) Composition of clinical and Doppler ultrasound evaluation of confirmed lower extremity venous diseases. Surgery 64:332
49. Sigg K (1976) Varizen, Ulcus cruris und Thrombose, 4. Aufl. Springer, Heidelberg
50. Stamm H (1967) Thromboembolische Komplikationen in der Schwangerschaft. Gynaecologia 164:137
51. Stieve FE (1976) Indikationen zum Schwangerschaftsabbruch nach Einwirkung ionisierender Strahlen. Demeter, Gräfelfing, S 114
52. Strandness DE, Summer DS (1975) Ultrasonic techniques in angiology. Huber, Bern
53. Thulesius O (1978) Pathophysiologische Gesichtspunkte über den venösen Rückstrom. In: Kriessmann A, Bollinger A, Keller H (Hrsg) Ultraschall-Doppler-Diagnostik in der Angiologie. Thieme, Stuttgart, S 181
54. Villasanta U (1965) Therapy in antepartum thrombophlebitis. Obstet Gynecol 26:534
55. Weber J (1978) Phlebographie und Venendruckmessung im Abdomen und Becken. Witzstrock, Baden-Baden
56. Weil A, Freund R (1978) Thrombose veineuse profonde durant la grossesse: Etat actuel des possibilités diagnostiques et thérapeutiques. Praxis 67:966
57. Widmer LK, Madar G, Schmitt HE, Duckert F, da Silva MA, Müller G (1974) Heparin oder Thrombolyse in der Behandlung der tiefen Beinvenenthrombose. Vasa 3:422
58. Widmer LK, Brandenberg E, Widmer MT, Schmitt HE, Duckert F, Marbet G, Ritz R (1982) Late sequelae of deep venous thrombosis. Int Angiol 1:31
59. Wille B, Wuppermann Th, Fischer M, Holm I, Wille G (1982) Die Optimierung der Abflußplethysmographie am Bein. Phlebol Proktol 11:30
60. Wolf E, Hume M (1974) The semiquantitative classification of thrombus size by the ^{125}J-labelled fibrinogen technique. Thromb Res 4:757
61. Wuppermann Th (1979) Kontrolle therapeutischer Effekte bei Venenerkrankungen: Klinische Tests. In: Hild R, Spaan G (Hrsg) Therapiekontrolle in der Angiologie. Witzstrock, Baden-Baden, S 411
62. Wuppermann Th (1981) Die Diagnostik der Beckenvenenthrombose. In: Breddin HK (Hrsg) Thrombose und Atherogenese. Witzstrock, Baden-Baden, S 183
63. Wuppermann Th, Wille B (1983) Was leistet die Venenverschlußplethysmographie bei Venenkrankheiten und wie wird sie durchgeführt. Phlebol Proktol 12:105
64. Wuppermann Th, Rienhoff O, Jarosch von Schweder HW, Jobst U, Jester HG (1979)

Ein neues klinisches Thrombosezeichen bei tiefer Beinvenenthrombose: Das Sigg'sche Zeichen. MMW 121:725
65. Wuppermann Th, Rath NF, Zielonka J, Iben M, Rienhoff O, Pretscher DP, Mellmann J (1979) Die Früherkennung der tiefen Unterschenkelthrombophlebitis: Untersuchungen zum radiojodmarkierten Fibrinogen. Vasa 8:247
66. Zetterquist S, Ericsson K, Volpe U (1975) The clinical significance of biphasic venous emptying curves from the lower limb in venous occlusion plethysmography. Scand J Clin Lab Invest 35:497

7.3 Therapie

7.3.1 Orale Antikoagulation mit Cumarinen. Th. Wuppermann

Für den kritischen, um das Wohl seiner Patienten bemühten Arzt gilt, daß die Behandlung einer Thrombose nur mit Antikoagulation oder nur mit Kompressionsbehandlung nur eine halbe Therapie ist. Auf die Bedeutung und Durchführung der Kompressionsbehandlung wurde deshalb in Kap. 6 hingewiesen.

Seit 50 Jahren ist die gerinnungshemmende Wirkung von Cumarinderivaten bekannt. Sie sind in vitro völlig wirkungslos auf die Blutgerinnung. Erst nach oraler Verabreichung und Resorption werden sie in der Leber wirksam, indem sie als Antagonisten von Vitamin K_1 sowohl die enzymatische Reduktion des Vitamin K zu Vitamin K_1 als auch die Wirkung einer Vitamin-K_1-abhängigen Carboxylase stören (Abb. 7.22), welche die zum Prothrombinkomplex gehörigen Gerinnungsfaktoren II, VII, IX und X aus unwirksamen Vorstufen in wirksame Gerinnungsfaktoren umwandelt (Abb. 7.21). Die Synthese der Vorstufen dieser Gerinnungsfaktoren ist jedoch durch Cumarine unbeeinflußt [33, 126, 127, 128].

Diese nicht carboxylierten Vorstufen des Prothrombins, der Faktoren VII, IX und X unterscheiden sich von den normalen Gerinnungsfaktoren dadurch, daß sie keine Kalziumionen binden können und deshalb, obwohl sie im Blut in ausreichender Menge nachweisbar sind, nicht an der Thrombinbildung teilnehmen können.

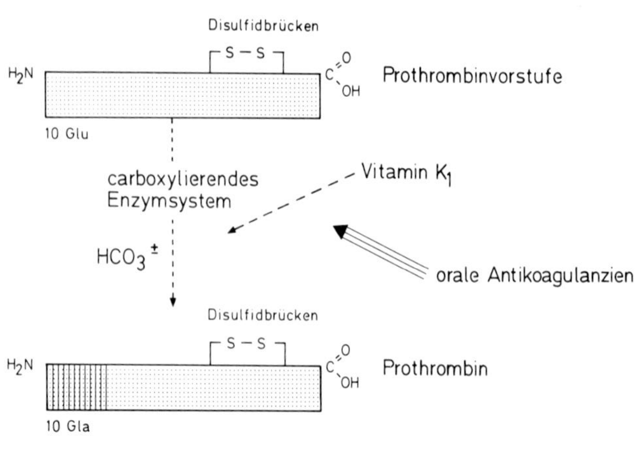

Abb. 7.21. Carboxylierungsreaktion der Prothrombinvorstufe und ihre Hemmung durch Cumarinderivate

Abb. 7.22. Schematische Darstellung der Carboxylierungsreaktion Vitamin-K-abhängiger Gerinnungsfaktoren. α, β, γ Stellenbezeichnung der Kohlenstoffatome innerhalb der Glutaminsäure (*Glu*); *Gla* γ-carboxylierte Glutaminsäure

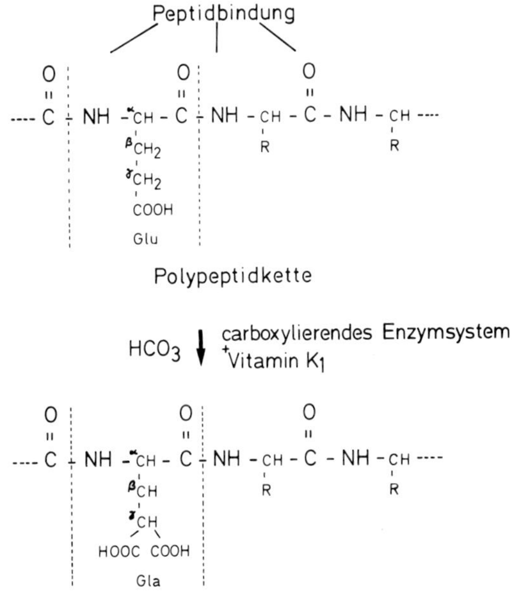

Indikationen und Kontraindikationen

In der Thromboseverhütung und zur Rezidivprophylaxe venöser Thrombosen und Lungenembolien sind Cumarine zusammen mit einer lege artis durchgeführten Kompressionstherapie das Mittel der Wahl [33, 38]. Die Markumarprophylaxe vor einer Thrombose ist nur bei Patienten mit ausgeprägtem nephrotischem Syndrom indiziert. Da diese Indikation relativ selten ist, bleiben im wesentlichen zur Marcumarprophylaxe Patienten nach einer tiefen Thrombose und/oder Lungenembolie zur Verhütung eines Rezidivs. Der bloße klinische Thromboseverdacht ohne phlebographischen Nachweis darf ebensowenig wie eine oberflächliche Thrombophlebitis Indikation zur Antikoagulation sein [122].

Die Kontraindikationen gegen eine Behandlung mit Cumarinen müssen stets beachtet werden [33, 38]:

Kontraindikationen gegen Marcumartherapie

Absolut

- Alter >65 Jahre
- Hypertonus über 200/100 mm Hg
- Zustand nach Hirninfarkt, Schädel-Hirn-Trauma oder neurochirurgischem Eingriff
- Florides Ulcus ventriculi oder duodeni, Refluxösophagitis, M. Crohn oder Colitis ulcerosa
- Metastasierende Malignome
- Gerinnungsstörungen, z.B. Thrombozyten <50000/mm^3
- Ausgeprägte Niereninsuffizienz

- Schwerer Leberschaden
- Perikarditis
- Diabetische Retinopathie oder maligner Fundus hypertonicus
- Alkoholismus
- Vaskulitiden
- Endokarditis und Sepsis
- Pankreatitis
- Gravidität im ersten Trimenon und frühes Wochenbett
- Unzuverlässiger Patient oder schlechte Einstellbarkeit (>25% aller Quick-Werte außerhalb des therapeutischen Bereichs)

Relativ

- Zustand wenige Tage nach Lumbalpunktion
- Zustand wenige Tage nach Arteriographie
- Zustand wenige Tage nach i.m.-Injektion oder Organpunktion
- Hypertonus 160/100–200/100 mm Hg
- Hochfebriler Infekt bei Allgemeinerkrankungen
- Anamnestisch: Ulkus oder Nierenkoliken
- Vorgealterter Patient zwischen dem 60. und 65. Lebensjahr

Die Liste umfaßt plasmatische oder thrombozytäre hämorrhagische Diathesen, ein frisches Ulcus ventriculi oder duodeni, eine Colitis ulcerosa oder einen M. Crohn, Nephrolithiasis, Zustand nach i.m.-Injektionen sowie Eingriffen und Punktionen an stark vaskularisierten Organen, z.B. Niere, Leber oder Schilddrüse. Ausgeprägter Hypertonus, ein Alter über 65 Jahren und die Anamnese eines zerebralen Insults erweitern die Verbotsliste.

Relative Kontraindikationen sind ein Hypertonus mit Werten zwischen 160 zu 100 und 200 zu 110 mm Hg, ein hochfebriler Infekt bei Allgemeinerkrankung, Ulkusanamnese, Nephrolithiasis ohne Rezidiv und Polypen sowie das 60. Lebensjahr bei vorgealterten Patienten [73].

Im ersten Trimenon der Gravidität ist Marcumar strikt untersagt. Jedoch ist auch in den letzten 2 Schwangerschaftsdritteln weder das Kind vor Mißbildungen noch die Mutter vor Blutungskomplikationen sicher, so daß eine Gravidität per se heute eher zu den strengen Kontraindikationen gezählt wird [43, 52, 72, 73, 89].

Durchführung der Therapie

Die Technik der oralen Antikoagulation steht wegen der nicht ganz exakt kalkulierbaren Dosis-Wirkungs-Relation im Gegensatz zur Heparin-, Streptokinase- und Urokinasetherapie. Es hat sich in der täglichen Praxis nicht bewährt, mit 3 verschiedenen Derivaten dieser Gruppe zu arbeiten, d.h. dem kurzwirksamen Tromexan, dem mittelwirksamen Sintrom und dem langwirkenden Marcumar. In der ambulanten Thromboseprophylaxe hat sich Markumar wegen der längeren Kontrollintervalle als Präparat der Wahl durchgesetzt [33, 38, 73].

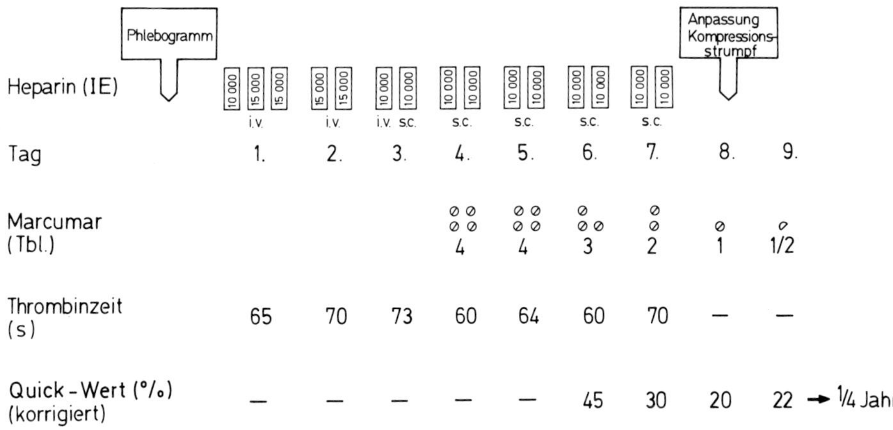

Abb. 7.23. Beispiel einer Antikoagulantienbehandlung mit Heparin und Marcumar bei frischer Beinvenenthrombose

Eine Tablette Marcumar enthält 3 mg Phenprocoumon. Die Plasmahalbwertszeit dieser Substanz beträgt 160 h. Das Wirkungsmaximum wird nach 24–28 h erreicht, die therapeutische Wirkung nach 12–18 h. 7–14 Tage nach Verabreichung der letzten Dosis ist der Quick-Wert wieder normalisiert [44, 73].

Bei normalem Ausgangs-Quick-Wert empfiehlt es sich, das Therapieschema des sog. „langsamen Wirkungseintritts" anzuwenden, wogegen das früher häufiger benutzte Schema des „schnellen Wirkungseintritts" wegen der größeren Komplikationsdichte eher vermieden werden sollte [33, 38].

Die „orale Antikoagulation mit langsamem Wirkungseintritt" bringt weniger Blutungskomplikationen mit sich und scheint insbesondere beim Übergang von intravenöser Heparintherapie auf Marcumarbehandlung vorteilhafter.

Am 1. Tag werden 4 Tbl. Marcumar (12 mg), am 2. Tag nochmals 4 Tbl. (12 mg) und am 3. Tag 3 Tbl. (9 mg) eingenommen. Danach wird individuell nach Quick-Wert weiterbehandelt (Abb. 7.23).

Nach Erreichen des therapeutischen Quick-Werts von 15–25% der normalen Thromboplastinzeit gilt für die Weiterführung der Therapie folgendes [33, 38]:

(1) Die Erhaltungsdosis sollte jeweils in 7 Einzeldosen für eine Woche im voraus festgelegt werden. Je nach „Cumarintoleranz" schwankt sie individuell zwischen 1/4 und 2 Tbl./Tag (0,75–6 mg/Tag).
(2) Es sollte stets eine orientierende diätetische Beratung erfolgen, bei der besonders vor Kohl, grünem Salat, Blattgemüse und Innereien, d.h. Vitamin-K-reichen Nahrungsmitteln gewarnt wird. Damit kann ein unbeabsichtigter Anstieg des Quick-Werts vermieden werden.
(3) Die Tagesdosis sollte abends eingenommen werden, um Abweichungen vom optimalen Bereich bei einer Kontrolle am nächsten Morgen noch berücksichtigen zu können.
(4) Die tägliche Erhaltungsdosis sollte von Woche zu Woche nie um mehr als 1 Tbl. korrigiert werden.

(5) Die Überwachung der Marcumarbehandlung, d.h. die Blutabnahmetechnik, alle Details der Bestimmungsmethodik des Quick-Werts und die exakte Buchführung auf dem Markumarausweis, muß standardisiert sein.

Für die Bestimmungstechnik ist bedeutungsvoll, daß der optimale therapeutische Bereich je nach verwendetem Thromboplastin etwas schwankt, d.h. für die 13 verschiedenen im Handel befindlichen Thromboplastine zwischen 5 und 35%, meist zwischen 15 und 25%. Der vom Hersteller angegebene therapeutische Bereich und das jeweilige Thromboplastin müssen auf dem Marcumarausweis angegeben sein [33].

Dem behandelnden Arzt sollte geläufig sein, welche Erkrankungen die Wirkung von Marcumar verstärken oder abschwächen. Bei gestörter Vitamin-K-Verwertung (Hepatitis, Leberzirrhose und Herzinsuffizienz mit Leberstauung) ebenso wie bei Erkrankungen mit verringerter Vitamin-K-Resorption (Gallengangverschluß, Malabsorption, Hypothyreose, Durchfall) ist die Marcumarwirkung verstärkt [73, 74].

Fieber, Hyperthyreose und langanhaltender Streß schwächen die Marcumarwirkung wegen erhöhter Metabolisierung der Cumarine ab.

Komplikationen

Viele der Komplikationen bei Langzeitbehandlung mit Marcumar beruhen auf Unkenntnis der Interaktion zwischen Cumarinen und anderen Medikamenten [33, 44].

Zusätzliche Medikamente können die Marcumarwirkung entweder antagonisieren oder verstärken. Antagonismus ist möglich durch Enzymreduktion, durch Verringerung der Resorption oder durch Hemmung der Synthese von Gerinnungsfaktoren. Eine Verstärkung der Wirkung wird beobachtet durch Enzymhemmung, Verdrängung aus der Proteinbindung, durch erhöhte Affinität zu Rezeptorbindungsstellen, durch Herabsetzung der Verfügbarkeit von Vitamin K oder Senkung der Synthese von Gerinnungsfaktoren.

Allein schon diese verschiedenen möglichen Mechanismen der Interaktion, in noch erschreckenderem Maße aber die Anzahl der hemmenden und verstärkenden Medikamente macht es verständlich, daß auf dem Weg der Langzeitbehandlung mit oralen Antikoagulantien zahlreiche gefährliche pharmakologische Fallen gestellt sind. Mit der regelmäßigen Kontrolle des Quick-Werts, einer Diätberatung und der Kenntnis interferierender Erkrankungen ist es nicht getan: Der behandelnde Arzt muß eine Tabelle der möglichen Interaktionen bei Markumartherapie zur Hand haben und bei jeder neuen Rezeptur mögliche Wechselwirkungen beachten sowie bei jeder auffälligen Abweichung des Quick-Werts von der Norm nach oben und nach unten versuchen, einer Eigenmedikation des Patienten auf die Spur zu kommen.

In der Minderzahl sind die antagonisierenden Medikamente, welche die Cumarinwirkung abschwächen, d.h. den Quick-Wert erhöhten: Dies sind Barbiturate, das Antikonvulsivum Carbamazepin, Glutethimid, Eticholynon, Carbamat, Kortison, Thyreostatika und Laxantien, die lösliches Paraffin enthalten.

Noch größer ist leider die Zahl der Medikamente, welche die Cumarinwirkung verstärken, d.h. den Quick-Wert unkontrolliert senken: Es sind dies sowohl Alkohol wie auch Antabus, bei den Antiphlogistika alle Salizylate, Indometacin, Ketoprofen und Naproxen, Phenylbutazon und Oxyphenbutazon, Azapropazon, Menaminsäure und Phenyramidol-Hydrochlorid. Von den Antibiotika gehören dazu Cefaloridin, Chloramphenicol, Griseofulvin, Kanamycin, Nalidixinsäure, Sulfonamide und Co-Trimoxazol, Tetrazykline und die Tuberkulostatika Neomycinsulfat, Streptomycinsulfat und Paraaminosalizylsäure sowie alle zur Gruppe der Metronidazole gehörenden Antibiotika. Von den Antidepressiva können alle MAO-Hemmer und alle trizyklischen Antidepressiva durch Verstärkung der Cumarinwirkung zu Blutungszwischenfällen führen, ebenso Chloralhydrat und das Antikonvulsivum Phenytoin. Bei den oralen Antidiabetika kann die Kombination von Cumarinen mit Tolbutamid sowohl zu unerwarteter Hypoglykämie als auch zur Senkung des Quick-Werts führen. Alle oralen Kontrazeptiva, Östrogene, Anabolika und Schilddrüsenhormone verstärken die gerinnungshemmende Wirkung von Cumarinen und erhöhen damit die Blutungsgefahr. Bei den Diuretika sind etacrynsäurehaltige Präparate zu meiden, ebenso wie spironolaktonhaltige Kombinationspräparate. Die Antiurämika Allopurinol, Sulfinpyrazon und Benziodaron ebenso wie die Antilipämika Alufibrat, Bezafibrat und Clofibrat potenzieren die Marcumarwirkung. Von den Antiarrhythmika verstärkt nur Amidaron die Wirkung der Cumarine auf das Gerinnungssystem. Mit der Warnung vor Cimetidin und Quantalan wird auch die Gastroenterologie betroffen.

Diese umfangreiche Liste, noch dazu mit internationalen Freinamen, kann kein praktisch tätiger Arzt ständig parat haben. Sie soll jedoch dazu anregen, bei Patienten mit oraler Antikoagulationsbehandlung die eigenen Rezeptierungsgewohnheiten anhand eines gängigen Lehrbuchs der Pharmakologie und der „Roten Liste" zu überprüfen, um sie so sicher wie möglich durch die Zeit der Marcumarbehandlung zu führen.

Nochmals sei kurz zusammengefaßt, daß die gleichzeitige Medikation von Marcumar und Phenylbutazon, Oxyphenbutazon, Acetylsalicylsäure, Indometazin, Kortikosteroiden, Tolbutamid, Phenytoin, Chloramphenicol, Barbituraten, MAO-Hemmern, Quantalan und Allopurinol verboten ist.

Trotz aller Vorsicht können die Nebenwirkungen der Cumarine nicht völlig vermieden werden. Unter ihnen ist der Blutungszwischenfall die gefährlichste, während der reversible Haarausfall bei rund 5% der Patienten und die sehr seltene reversible cholestatische Hepatose ungefährlich sind. In der Schwangerschaft sind Cumarine wenn irgend möglich zu vermeiden und zumindest im 1. Schwangerschaftsdrittel wegen der Gefahr von Mißbildungen und Fehlgeburten strikt kontraindiziert [74, 89].

Sehr selten (0,1–0,7%) werden Cumarinnekrosen beobachtet, meist zwischen dem 3. und 5. Tag der Marcumarbehandlung. Die typische Konstellation ist eine hohe Anfangsdosierung bei stark übergewichtigen Frauen, wobei umschriebene Nekrosen der Haut und Subkutis über fettreichen Regionen auftreten. Als Soforttherapie gesichert ist der Stop der Cumarinmedikation, Verabreichung von Konakion und Heparin sowie evtl. zusätzlich ein Kortisonstoß [74].

Die Häufigkeit des Blutungszwischenfalls als Hauptkomplikation bei der Cumarintherapie wird mit 3,5–6,6 Blutungen pro 1000 Patienten angegeben, bei Langzeitantikoagulation durchschnittlich ein Fall auf 10 Behandlungsjahre [74]. Etwa die Hälfte dieser Blutungen sind auf vorher unbekannte organische Läsionen wie Nephrolithiasis, okkulte Ulzera oder Malignome zurückzuführen.

Tödliche Blutungen sind mit einer auf 126–500 Behandlungsjahre noch seltener.

Die Therapie des leichten Blutungszwischenfalls unter Marcumar besteht in Gabe von Konakion, Absetzen von Marcumar und Kontrolle des Quick-Werts [74]. Bei Anzeichen einer lebensbedrohlichen Blutung ist sofort Prothrombinkonzentrat und Frischblut unter intensivmedizinischer Kontrolle zu infundieren. Die Gabe von Konakion ist hier wenig sinnvoll, da dessen Wirkung selbst bei intravenöser Gabe erst nach 4–6 h einsetzt, d.h. bei der lebensbedrohlichen Blutung viel zu spät [74].

Die Dauer einer Marcumartherapie bei venösen Thrombosen sollte auf 3 Monate terminiert werden [104]. Nach diesem Zeitraum sollte ein Absetzversuch unter guter Kompressionsbehandlung des betroffenen Beins durchgeführt werden. Für eine längere Nachbehandlung gibt es keine gesicherte Statistik. Für eine sog. vorsichtig ausschleichende Dosierung gibt es ebenso keine vernünftigen Argumente, da nach gänzlichem Absetzen von Marcumar eine Normalisierung des Quick-Werts erst nach 10–14 Tagen zu erwarten ist.

7.3.2 Heparintherapie. Th. Wuppermann

Zu Beginn sei daran erinnert, daß grundsätzlich jede Thrombose sowohl über die Beeinflussung der Blutgerinnung als auch über den Kompressionsverband am betreffenden Bein, d.h. über die Hämodynamik, behandelt werden muß.

Die gerinnungshemmende Wirkung des Heparins wurde vor über 100 Jahren zum ersten Mal beschrieben [88]. Heparin ist ein Gemisch saurer Polymere zweier Disacharide, deren Molekulargewicht zwischen 6000 und 25000 variiert.

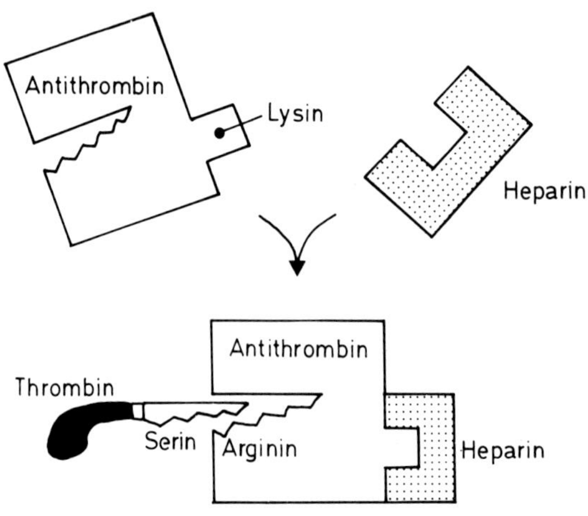

Abb. 7.24. Modell der heparininduzierten Konformationsänderung des Antithrombin III mit rascher Inhibierung von Thrombin

Die verschiedenen Moleküle unterscheiden sich je nach Molekulargewicht und negativer Ladung erheblich in ihrer antikoagulatorischen und antithrombotischen Wirkung [32]. Der antithrombotischen Wirkung der niedermolekularen Heparinfraktion gilt derzeit besonderes Interesse [66, 119].

Heparin besitzt in vitro und in vivo, jedoch erst nach Koppelung an Antithrombin III [110], zahlreiche Effekte auf das Gerinnungssystem (Abb. 7.24). In Komplexbildung mit Antithrombin III potenziert es dessen direkte hemmende Wirkung auf alle Serinproteasen des Gerinnungssystems, d.h. auf die aktivierten Faktoren XIIa, XIa, Xa, VIIa und IXa sowie auf Thrombin [140]. Durch Bildung des Antithrombin-III-Heparin-Thrombin-Konplexes werden darüber hinaus indirekt die Faktoren XIIIa, Va, und VIIIa sowie die Freisetzung und irreversible Aggregation von Thrombozyten gehemmt [32, 140]. Im Brennpunkt (Abb. 7.25) des Interesses der medikamentösen Thromboseprophylaxe steht derzeit die deutlich antithrombotische, aber kaum antikoagulatorische Wirkung des Komplexes aus niedermolekularem Heparin und Antithrombin III auf Faktor Xa [66, 119].

Die Indikation zur Sofortbehandlung mit Heparin bei einer frischen venösen Thrombose oder Lungenembolie ist unbestritten [32, 87, 88]. Der Patient soll dabei hospitalisiert sein.

Die Kontraindikationen sind praktisch die gleichen wie bei den Cumarinen [32, 73].

Die Probleme bei der Verwendung von Heparin zur Thromboseprophylaxe sowie in der Schwangerschaft werden in gesonderten Abschnitten besprochen (7.3.5 und 7.3.6).

Heparin ist wegen seiner kurzen Halbwertszeit von 45 min bis 3,5 h, der sofortigen Wirkung des Antidots Protamin und dem völligen Fehlen von Arznei-

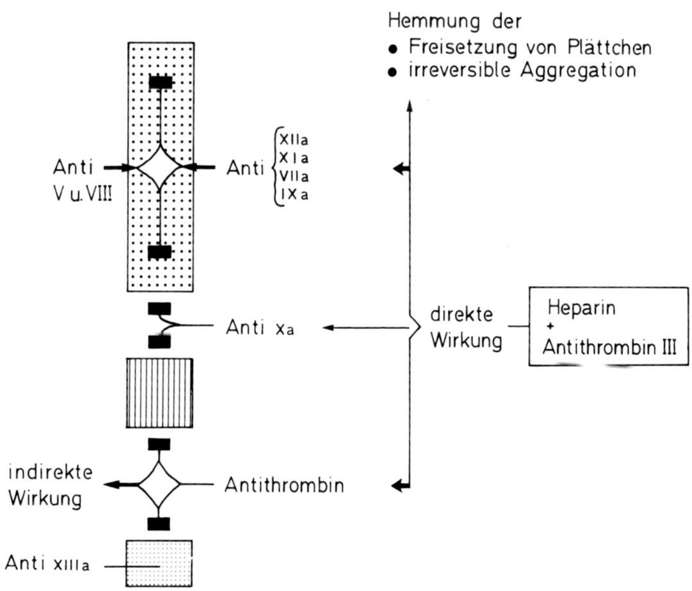

Abb. 7.25. Biologische Wirkung des Heparin-Antithrombin-III-Komplexes

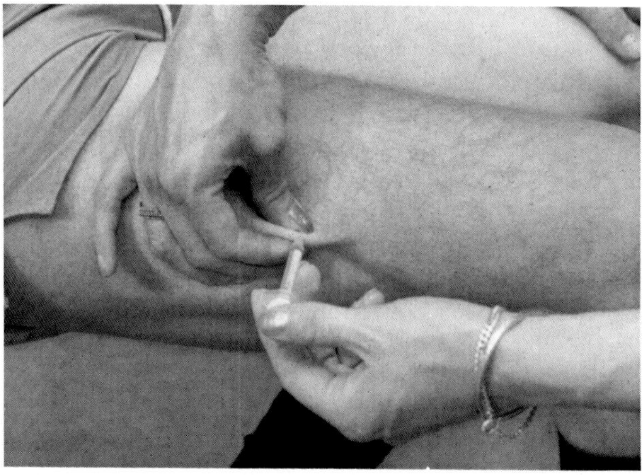

Abb. 7.26. Optimale Technik zur subkutanen Heparinapplikation nach R. Marx

mittelinteraktionen das ideale Antikoagulans [32, 44, 73]. Um eine Sofortwirkung zu erzielen und um die Behandlung der durch Blutungskomplikationen gefährdeten Patienten gut steuern zu können, ist der intravenöse Infusion von Heparin zu Beginn der Therapie der Vorzug zu geben. Initial sollten 5000–10000 IE gegeben werden, anschließend als Erhaltungsdosis im Durchschnitt 20000–40000 IE/24 h. Dabei muß angemerkt werden, daß der individuelle Bedarf sehr unterschiedlich ist und besonders bei adipösen Patienten bis zu 60000 IE in 24 h betragen kann [73].

Die Laborkontrolle der Heparinbehandlung erfolgt durch Bestimmung von Thrombinzeit oder Partialthromboplastinzeit (PTT) [152].

Eine sichere therapeutische Antikoagulation ist bei einer Verlängerung von Thrombinzeit oder PTT auf das 3fache der Norm gewährleistet. Bei der maschinellen Messung der Thrombinzeit kann es bei längeren Zeiten zu Meßfehlern kommen, die Streubreite der Normalzeit ist jedoch gering. Bei Kontrolle der Heparinbehandlung durch die PTT ist die maschinelle Bestimmung der Gerinnungszeit wegen des kompakteren Gerinnsels v.a. bei längeren Zeiten viel zuverlässiger, jedoch ist die interindividuelle Streuung der Normwerte so erheblich, daß das Ausmaß der Verlängerung nur bei bekannter individueller Normalzeit vor der Heparintherapie abgeschätzt werden kann [152].

Nach der Akutphase kann bei Entfernung des venösen Zugangs komplikationslos auf subkutane Gaben eines Depotheparins umgewechselt werden [11, 70, 86, 88]. Der Bedarf schwankt von Patient zu Patient, sinkt in der postakuten Phase meist etwas ab und liegt bei 2mal 10000 bis 2mal 30000 IE in 24 h bei einem Injektionsintervall von 12 h. Die subkutane Injektion an der Außenseite des Oberschenkels nach der Technik von Marx [86] ist wegen der geringeren Gefahr der intramuskulären Injektion durch die Fascia lata hindurch und damit die viel geringere Hämatombildung zu bevorzugen (Abb. 7.26).

Eine Miniheparintherapie, wie sie zur Thromboseprophylaxe verwendet wird, ist bei der Behandlung der frischen Thrombose oder gar der Lungenembolie ein sinnloser Kompromiß und scharf abzulehnen.

In den allerwenigsten Fällen wird bei der venösen Thrombose nur mit Heparin antikoaguliert. Meist wird die Gerinnungshemmung ambulant für ein Vierteljahr mit Marcumar fortgeführt unter gleichzeitiger Kompressionstherapie des betroffenen Beins.

Während der Umstellung von Heparin auf Marcumar liegt die Schwierigkeit in der labortechnischen Kontrolle einer nahtlos wirksamen Antikoagulation, da in der Übergangszeit der Quick-Wert nicht durch Markumar, sondern auch durch Heparin verändert wird. Das Labor muß also von der Umstellung wissen. Billigste und einfachste Lösung ist es, aus der gleichen Plasmaprobe zuerst mittels Thrombinzeit die Heparinwirkung und dann nach Neutralisierung des Heparins mit Protamin den nur noch durch Marcumar beeinflußten Quick-Wert zu messen [11, 32].

Auch bei der schematischen Marcumareinnahme von 4 Tabletten am 1. Tag, 4 Tabletten am 2. Tag und 3 Tabletten am 3. Tag (Abb. 7.23) muß die Heparindosis dem korrigierten Quick-Wert und der Thrombinzeit angepaßt werden. Erst bei einem Quick-Wert im therapeutischen Bereich kann Heparin abgesetzt werden. Im Hinblick auf Blutungskomplikationen gelten für die Heparintherapie die gleichen Kontraindikationen wie bei Marcumar:

Kontraindikationen gegen Heparintherapie

- Hypertonus >200/100 mm Hg
- Zustand nach frischem Hirninfarkt, frischem Schädel-Hirn-Trauma oder kurz nach neurochirurgischem Eingriff
- Florides Ulcus ventriculi oder duodeni, Refluxösophagitis, M. Crohn oder Colitis ulcerosa
- Ausgedehnte Perikarditis
- Diabetische Retinopathie oder maligner Fundus hypertonicus
- Endokarditis
- Frische Pankreatitis
- Zustand kurz nach Lumbalpunktion
- Zustand kurz nach intramuskulärer Injektion oder Organpunktion
- Bekannte Heparinallergie
- Makroglobulinämie Waldenström.

Die Blutungshäufigkeit liegt bei Heparin wohl ebenso hoch wie unter Marcumar [74], jedoch ist der Blutungszwischenfall unter Heparin viel leichter zu beherrschen. Bei nicht bedrohlichen Blutungen reicht das Absetzen von Heparin, bei schweren Blutungen sollte das verabreichte Heparin mit Protaminchlorid neutralisiert werden: 1 ml Protaminchlorid 1000 neutralisiert 1000 IE Heparin. Es sollte dabei mit 1 ml Protaminchlorid 1000, verdünnt in physiologischer Kochsalzlösung, langsam i.v. gegeben, begonnen werden und dies bis zur Normalisierung der Thrombinzeit oder bis zum Stillstand der Blutung wiederholt werden.

Andere seltene unerwünschte Nebenwirkungen des Heparins sind allergische Reaktionen mit einer Häufigkeit zwischen 2 und 3% [132], welche auf die Konservierungssubstanzen zurückzuführen sind. Daneben sind reversible Thrombozytopenie, reversibler Haarausfall und Osteoporose bei längerer Behandlung als Komplikationen bekannt geworden [125, 151]. Als Rarität sei vermerkt, daß bei der Makroglobulinämie Waldenström Heparin kontraindiziert ist, da es mit dem Paraprotein Komplexe bilden kann, welche die Blutviskosität stark erhöhen [74].

7.3.3 Fibrinolytische Therapie. M. BARTHELS

Zur Zeit stehen für die fibrinolytische Therapie 2 Substanzen zur Verfügung, nämlich Streptokinase und Urokinase.

Die Streptokinase mit einem Molekulargewicht von 47000 ist eine Eiweißsubstanz aus β-hämolysierenden Streptokokken der Gruppe Lancefield C mit antigenen Eigenschaften. Sie aktiviert das fibrinolytische Proenzym Plasminogen nicht direkt, sondern über Komplexbildung mit einem Teil der Plasminogenmoleküle (Abb. 7.27). Der Streptokinase-Plasminogen-Komplex wirkt dann als Aktivator, der andere Plasminogenmoleküle in ihre aktive Form Plasmin überführt. Ein Molekül Streptokinase-Plasminogen-Aktivator kann maximal 9 weitere Moleküle Plasminogen aktivieren. Dabei kommt es zur schnellen Bildung von Antikörpern, welche nach 7 Tagen ein Maximum erreichen [73].

Die Urokinase, welche aus menschlichem Urin oder Nierengewebskulturen gewonnen wird und keine antigenen Eigenschaften besitzt, besteht aus 2 verschiedenen Fraktionen, von denen die eine aus einer Kette und die andere aus 2 Ketten besteht mit Molekulargewichten von 34000 und 54000. Sie aktiviert Plasminogen direkt zu Plasmin.

Beide Substanzen bewirken sowohl eine Lyse des Fibringerinnsels als auch eine systemische Lyse des in der Blutbahn zirkulierenden Fibrinogens und anderer Gerinnungsfaktoren. Für den Therapieerfolg ist weniger das Ausmaß dieser

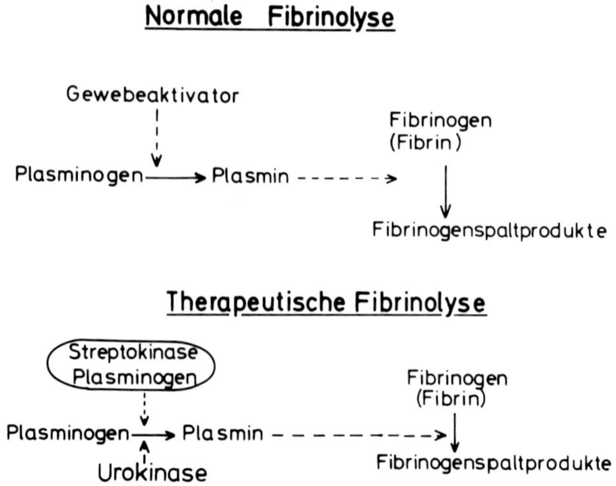

Abb. 7.27. Schema der normalen und therapeutischen Fibrinolyse

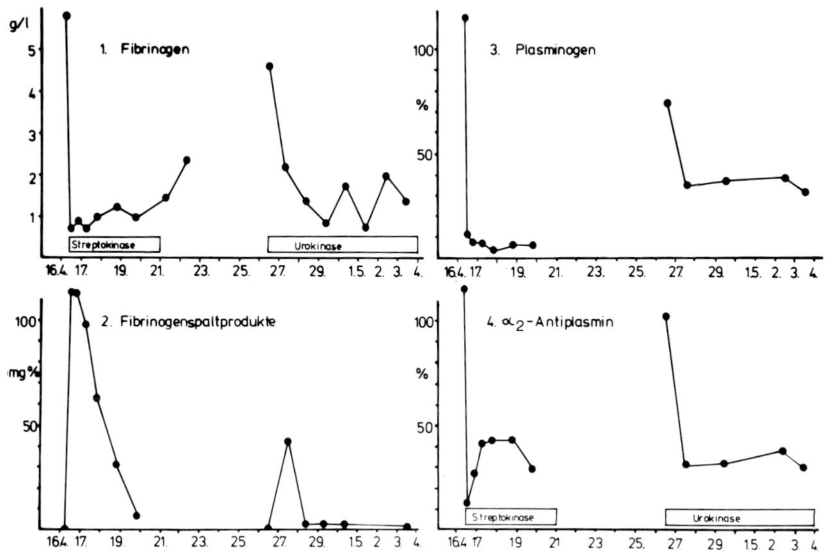

Abb. 7.28. Fibrinolyseparameter während einer Streptokinase- und anschließender Urokinasetherapie (♂, 20 Jahre)

systemischen Lyse [26, 30, 62] als vielmehr die lokale Lyse am Fibringerinnsel entscheidend.

Bei den derzeit gebräuchlichen Dosierungen führt die Streptokinasetherapie zu einer meist ausgeprägten Plasminämie mit erheblichem Verbrauch an Fibrinogen, α_2-Antiplasmin und Gerinnungsfaktoren bei gleichzeitigem Anstieg der Spaltprodukte des Fibrinogens (Abb. 7.28). Die Urokinasetherapie verläuft bei den z.Z. üblichen Dosierungen mit einer schwächeren fibrinolytischen Aktivität, welche die Fibrinolyseparameter nur wenig verändert. Bei steigender Dosierung wird allerdings auch hier das fibrinolytische Potential stärker verbraucht [26].

Zur Behandlung der fibrinreichen tiefen venösen Thrombose bietet sich die fibrinolytische Therapie an erster Stelle an. Die Indikation darf jedoch erst nach Vorliegen eines Phlebogramms gestellt werden.

Die wenigen bislang vorliegenden vergleichenden klinischen Studien ergaben denn auch einen deutlichen Vorteil der fibrinolytischen Therapie gegenüber der Heparintherapie. Gemessen am Anteil wesentlicher Erfolge im Kontrollphlebogramm nach Lysisbehandlung mit 42–69% [8, 137, 147] erzielt im Vergleich dazu die Heparinbehandlung keine wesentliche Besserung bei phlebographischer Kontrolle [17, 30, 73, 134]. Auch im Hinblick auf die spätere Verhütung eines postthrombotischen Syndroms ist die Fibrinolysetherapie der Heparintherapie deutlich überlegen [4, 26, 62, 133, 134, 148].

Therapeutisches Ziel sind die frühzeitige Rekanalisation der Vene unter Erhalt der Klappenfunktion [34], Verhütung eines postthrombotischen Syndroms [4, 15, 26, 62, 118, 133, 136, 148] sowie die Vermeidung oder Wiederauflösung von Lungenembolien.

Indikationen und Kontraindikationen

Der Grund, warum die fibrinolytische Therapie dennoch nicht häufiger eingesetzt wird, liegt in den zahlreichen Kontraindikationen und in der Furcht vor Blutungszwischenfällen, die weniger wegen ihrer Häufigkeit als wegen der vitalen Bedrohung äußerste Vorsicht zum Gebot machen.

Der Konsens des National Institute of Health aus dem Jahre 1980 hat festgelegt, daß bei gesicherter Diagnose der Schweregrad der möglichen Thrombosefolgen größer sein muß als das Blutungsrisiko [135].

Eine über 20jährige Erfahrung mit der fibrinolytischen Therapie hat zur Festschreibung von Indikationen und Kontraindikationen geführt.

Erst wenn die tiefe Thrombose phlebographisch dokumentiert ist, kann bei Patienten unter 60 Jahren das Für und Wider der Fibrinolysetherapie diskutiert werden.

Der Entschluß zur Fibronolysetherapie wird beeinflußt durch das mutmaßliche Alter und die Morphe des Thrombus, durch Lokalisation und Ausdehnung der Thrombose im tiefen Venensystem [117, 118, 147] wie auch durch die relativen und absoluten Kontraindikationen gegen die Lysetherapie.

Der venöse Verschluß ist um so besser lysierbar, je rascher die Behandlung einsetzt [67, 118], obwohl noch bei bis zu 3 Wochen alten Thrombosen eine erfolgreiche Lysetherapie beschrieben worden ist und auch über einen Monat alte Verschlüsse in Einzelfällen noch eröffnet werden konnten [4, 118, 134, 133, 136, 137].

Vor allem Thrombosen im proximalen Bereich der unteren Extremität, d.h. der Becken- und Femoralvenen, sind gut lysierbar. Je weiter peripher der Verschluß sitzt, desto mehr sinkt die Erfolgsquote, was nicht ausschließt, daß ein gewisser Prozentsatz von Verschlüssen der V. poplitea oder auch der Unterschenkelvenen wieder eröffnet werden kann [22, 30, 113] (Abb. 7.29). Die Chance einer erfolgreichen Lyse von isolierten Unterschenkelthrombosen ist jedoch so gering, daß sie meist [73] zu den relativen Kontraindikationen gerechnet und nur mit Heparin behandelt werden.

Bei Kavathrombosen gelingt eine Lyse nur im Einzelfall. Bei Verschlüssen über mehrere Etagen ist die Erfolgsaussicht geringer als bei Einetagenverschlüssen [118, 134].

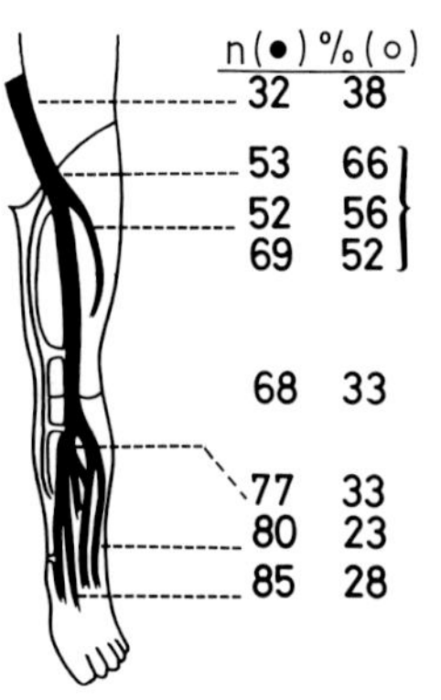

Abb. 7.29. Lysiserfolg bei Streptokinasetherapie, gemessen an der Rate kompletter Wiedereröffnung (%) in Abhängigkeit vom Sitz der Thrombose. (●) Anzahl verschlossener Venen, (○) Prozentsatz wiedereröffneter Venen. (Nach Widmer [147])

Etwas vereinfacht gilt folgende Faustregel:

„Je größer die Vene, je frischer der Thrombus, je glatter seine Oberfläche, je größer sein Kontakt mit dem umfließenden Blut, desto besser ist die Lysierbarkeit ... [116]".

Alle diese Informationen kann nur das Phlebogramm liefern.

Folgende Kontraindikationen der fibrinolytischen Therapie gehen über die der Heparinbehandlung hinaus:

Kontraindikationen gegen Streptokinasetherapie

- Alter >60 Jahre
- Hypertonus >180/100 mm Hg
- Zustand nach Hirninfarkt, Schädel-Hirn-Trauma oder neurochirurgischem Eingriff
- Anamnestische oder frische gastrointestinale Blutung, M. Crohn oder Colitis ulcerosa
- Metastasierendes Malignom
- Gerinnungsstörungen, z.B. Thrombozyten $<50\,000/mm^3$
- Ausgeprägte Niereninsuffizienz
- Schwerer Leberschaden
- Perikarditis
- Diabetische Retinopathie oder maligner Fundus hypertonicus
- Alkoholismus
- Vaskulitiden
- Endokarditis und Sepsis
- Pankreatitis
- Gravidität im ersten Trimenon und frühes Wochenbett
- Polycythämia vera
- Zustand bei bzw. kurz nach Streptokokkeninfekt oder kurz nach Streptokinasetherapie oder bei bekannter Streptokinaseallergie
- Absolute Arrhythmie, besonders bei Mitralvitien
- Große Operationen vor <2 Wochen
- Intramuskuläre Injektionen vor <8 Tagen
- Arterienpunktion oder Arteriographie vor <8 Tagen
- Subklaviakatheder vor <8 Tagen
- Phlegmasia coerulea dolens

(1) Blutungsrisiko: Der Einsatz von fibrinolytisch wirksamen Substanzen zur Auflösung eines thrombotischen Venenverschlusses beinhaltet leider die unerwünschte Lyse gleichzeitiger frischer Wundverschlüsse und auch von Mikrotraumen. Die beste Verhütung von Blutungskomplikationen ist daher eine sorgfältige Suche nach potentiellen Blutungsquellen.

(2) Anaphylaktische Reaktion: Bei Verwendung des Fremdeiweißes Streptokinase können allergische Reaktionen in Form von Urtikaria, Fieber, Kreuz- und Kopfschmerzen bis hin zum anaphylaktischen Schock auftreten. Prädestiniert sind Patienten mit eigener oder familiärer Neigung zur Allergie, mit hohem Antistreptolysintiter, z.B. nach frischem Streptokokkeninfekt oder kurz zurückliegender fibrinolytischer Therapie.

(3) Gefahr der Embolisation: Diese Gefahr besteht v.a. bei Patienten mit Thromben im linken Vorhof, d.h. bei Vorhofflimmern, insbesondere bei Mitralvitien. Bei Phlegmasia coerulea dolens besteht hochgradige Lungenemboliegefahr. Bei beiden Patientengruppen besteht eine strikte Kontraindikation gegen Lysebehandlung. Die fibrinolytische Therapie per se bedingt jedoch keine höhere Emboliegefahr als die Heparinbehandlung [30].
(4) Mangel an fibrinolytischem Potential: Bei Plasminogenmangel, d.h. verzögerter Syntheserate des Plasminogens, z.B. beim Leberparenchymschaden, kann das fibrinolytische Enzym Plasmin nicht ausreichend gebildet werden. Für den Erfolg der fibrinolytischen Therapie ist allerdings nicht so sehr der Plasminogenmangel des Blutes als vielmehr der des Gerinnsels entscheidend. Ein durch die Lysetherapie bedingter Plasminogenmangel (Plasminogenverarmung) verschlechtert daher i. allg. nicht die Erfolgschancen. Bei primärem Plasminogenmangel ist dagegen eine Plasminogensubstitution vor Beginn der Lysetherapie angezeigt.

Indiziert ist eine fibrinolytische Therapie v.a. bei jüngeren Patienten, zum einen wegen der hohen Wahrscheinlichkeit der Entwicklung eines postthrombotischen Syndroms, zum anderen wegen der geringeren Blutungsneigung [73]. Je jünger der Patient ist, desto höher ist die Wahrscheinlichkeit, daß er im Laufe seines Lebens ohne aktive fibrinolytische Therapie ein postthrombotisches Syndrom mit zunehmenden Beschwerden entwickelt [4, 26, 62, 148].

Deshalb neigt man bei jungen Patienten dazu – selbstverständlich unter Beachtung der Kontraindikationen –, trotz langer Anamnese und eines ungünstigen phlebographischen Befunds noch eine Fibrinolysebehandlung zu versuchen.

Bei der Durchführung der fibrinolytischen Therapie hängt die Wahl des Medikaments primär von den Kosten ab, welche bei der Urokinase deutlich höher als bei der Streptokinase liegen. Da bislang nur wenige Studien gelaufen sind, ist ein definitiver Effektivitätsvergleich zwischen Urokinase und Streptokinase noch nicht möglich [26, 108, 131, 137]. Im allgemeinen gibt man zuerst Streptokinase, sofern keine Kontraindikation vorliegt. Kommt es dabei zu keinem oder nur zu einem partiellen Lyseerfolg, so wird, wenn möglich, eine Urokinasetherapie angeschlossen. An erster Stelle wird Urokinase z.Z. nur dann eingesetzt, wenn Kontraindikationen gegen eine Streptokinasetherapie bestehen.

Streptokinasetherapie

Zu Dosierung der Streptokinasetherapie hat sich in der Praxis die sog. Schemalyse bewährt. Dabei werden als Initialdosis bei Erwachsenen 250000 IE, gelöst in physiologischer Kochsalzlösung, 5%iger Glukose, Lävuloselösung oder Ringer-Laktatlösung, mittels Infusionspumpe innerhalb von 30 min infundiert. Damit wird bei 90% der Patienten die im Blut vorhandene Antistreptokinase gebunden. Bei den übrigen Patienten tritt der Effekt lediglich verzögert ein, sodaß die routinemäßige Durchführung des Streptokinaseresistenztests nicht mehr er-

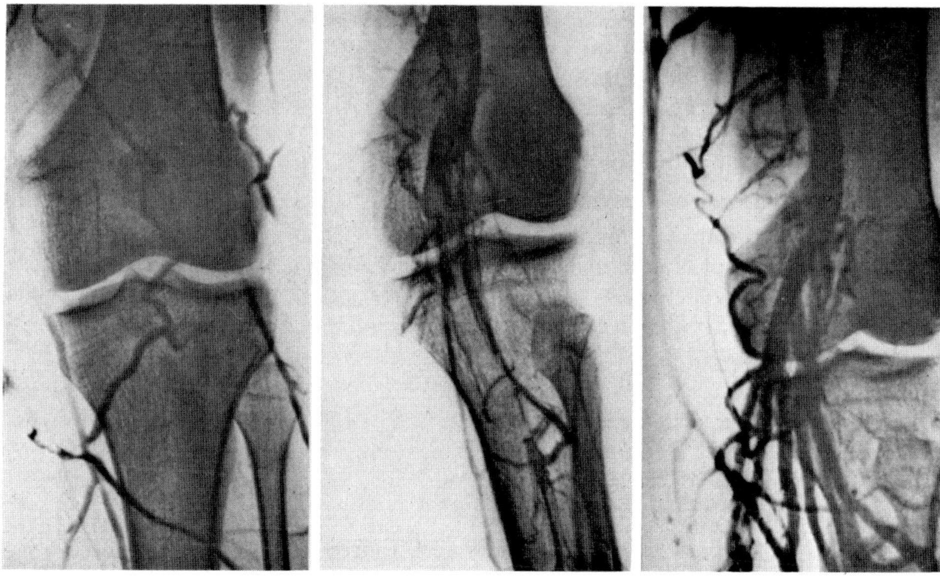

a b c

Abb. 7.30 a–c. Phlebographiebefunde zur Lysistherapie. **a** Vor Lysistherapie Verschluß der V. femoralis, der V. poplitea und der Unterschenkelvenen. **b** Unmittelbar nach Beendigung der Lyse partielle Wiedereröffnung der Strombahn. **c** 15 Monate nach Lyse vollständige Wiedereröffnung der Venen. (Aus Sigg [122])

forderlich ist. Bei einem Streptokinaseresistenztest von über 250000 IE ist die Streptokinasetherapie allerdings nicht erfolgversprechend und zudem mit allergischen Komplikationen behaftet. Der Initialdosis wird unmittelbar die Erhaltungsdosis angeschlossen mit ca. 100000 IE/h (bei Kindern 1000 IE/kg KG/h mit Bestimmung der Initialdosis durch den Resistenztest).

Die verschiedenen Therapievarianten [108] haben bislang gegenüber dieser schematischen Handhabung keine eindeutige Verbesserung erbracht. In Einzelfällen mit extremer Defibrinierung kann eine Dosiserhöhung (vollständige Umwandlung des Plasminogens in Streptokinaseplasminogenaktivator) oder der Abbruch der Therapie angezeigt sein. Im allgemeinen geht Hand in Hand mit einer ausgeprägten Plasminämie die Erschöpfung des Plasminogenpools einher, erkennbar an einer zunehmenden Normalisierung der Gerinnungstests. Die Blutungsgefährdung hängt weniger vom Ergebnis der Gerinnungstests als von der Dauer der Therapie ab. Es empfiehlt sich deshalb, die Streptokinasetherapie nur maximal 3–5 Tage lang durchzuführen. Mit einer Auflösung von Thromben ist innerhalb von 2–7 Tagen zu rechnen, also auch noch nach Absetzen der Therapie (Abb. 7.30).

Zur Überwachung der Streptokinasetherapie genügt die Bestimmung der Thrombinzeit, allenfalls noch des Fibrinogenspiegels zweimal täglich, da die Thrombinzeit die Schwankungen der fibrinolytischen Aktivität im Blut ausreichend widerspiegelt.

Tests zur Kontrolle der fibrinolytischen Therapie

Obligat
Thrombinzeit

Zusätzlich
Fibrinogenbestimmung
Reptilase- oder Thrombinkoagulasezeit
(z.B. bei gleichzeitiger Heparintherapie)

Diagnostik bei besonderen Fragestellungen
Bestimmung der Fibrinogenspaltprodukte
Euglobinlysezeit
Plasminogen
α_2-Antiplasmin
α_2-Makroglobulin

Die bei der systemischen Fibrinolyse anfallenden Fibrinogenspaltprodukte hemmen nämlich konzentrationsabhängig die Fibrinpolymerisation und verlängern somit die Thrombinzeit. Da im Regelfall die Streptokinase zunächst eine Plasminämie und damit einen Anstieg der Fibrinogenspaltprodukte hervorruft, wird die Thrombinzeit in den ersten Stunden der Therapie zunehmend länger, wobei das Maximum oft schon in den ersten 6 h erreicht wird, zumindest aber innerhalb der ersten 12 h. Bei Erschöpfung des Plasminogenpools, meist nach 24stündiger Lyse, nimmt die fibrinolytische Aktivität trotz fortlaufender Streptokinasetherapie wieder ab, erkennbar an der gleichzeitigen Verkürzung der Thrombinzeit (Abb. 7.29). Diese Testergebnisse haben aus den oben genannten Gründen keinen Einfluß auf die Dosierung der Streptokinase. Die Verlaufskontrolle wird lediglich durchgeführt, um rechtzeitig die Phase der ausklingenden Plasminämie zu erkennen, die mit einer erhöhten Rethrombosierungsgefahr einhergeht und der durch die zusätzliche Gabe von Heparin begegnet werden muß. Ein niedriger Fibrinogenspiegel hat nur dann therapeutische Konsequenzen, wenn gleichzeitig eine bedrohliche Blutung besteht. Statt der Thrombinzeit können auch Gerinnungstests mit thrombinähnlichen Enzymen eingesetzt werden, z.B. die Reptilase- oder die Thrombinkoagulsezeitbestimmung. Allerdings reagieren diese Testansätze empfindlicher als die Thrombinzeit auf Schwankungen der Fibrinogenkonzentration [121, 146].

Als Zusatzmedikation in der Phase der abklingenden Plasminämie mit erhöhter Rethrombosierungsgefahr wird Heparin kontinuierlich intravenös gegeben, und zwar bei Erwachsenen in einer Dosis von 800–1200 IE/h.

Da sich an eine Streptokinasetherapie fast immer eine mehrmonatige Behandlung mit Marcumar anschließt, wird Heparin üblicherweise so lange infundiert, bis der Quick-Wert im therapeutischen Bereich liegt (Abb. 7.24).

Mit der oralen Antikoagulation kann bereits am ersten Tag der Streptokinasetherapie begonnen werden, da der therapeutische Bereich des Quick-Werts erst nach 5 Tagen erreicht wird. Die Blutungsgefährdung des Patienten nimmt dadurch nicht zu.

Als Nebenwirkungen in der Initialphase der Streptokinasebehandlung können allergische „Frühreaktionen“ in Form von Fieber, Kopf- und Rückenschmerzen, Schüttelfrost und Kreislaufreaktionen auftreten.

Nebenwirkungen der Streptokinasebehandlung (in %) bei tiefen Beinvenenthrombosen. (Nach Burkhardt u. Heinrich [22])

Fieber	37
Leichte Blutungen und Hämatome	16
Schwere Blutungen und Hämatome	8,3
Leichte allergische Reaktion	8,4
Sonstiges	9
Absetzen der Streptokinase wegen Nebenwirkungen	14
Letaler Ausgang	3

Die von den Patienten angegebenen Beschwerden können aber gleichzeitig auch auf eine beginnende Blutungskomplikation hinweisen, z.B. Kopfschmerzen bei beginnender Hirnblutung. Deshalb müssen sie sorgfältig beachtet werden. Die Blutungsgefährdung hängt weniger vom Ausmaß der Plasminämie, der Fibrinogenverarmung oder der Konzentration und damit Hemmwirkung der fibrinogenen Spaltprodukte ab, als von „Orten des geringsten Widerstands“ und von der Lysisdauer. Innerhalb von 7 Tagen nach Beginn der Streptokinasetherapie kommt es zur Bildung von Antikörpern, welche eine weitere Streptokinasetherapie für einige Monate verhindern.

Zur Therapie der Nebenwirkungen, d.h. in erster Linie der Blutungskomplikationen und allergischen Reaktionen, müssen dem behandelnden Arzt folgende Fakten geläufig sein: Von den Blutungskomplikationen bedürfen kleinere Blutungen (Sugillationen) keiner hämostyptischen Behandlung oder gar eines Abbruchs der Therapie. Auch die Menstruation ist keine Kontraindikation gegen die fibrinolytische Therapie, wenngleich sie dadurch verstärkt werden kann. Blutungen im Bereich der venösen Zugänge können meist mittels Kompressionsverband, ggf. mit zusätzlicher lokaler Applikation von Antifibrinolytika (z.B. Aprotinin) zum Stehen gebracht werden.

Die Indikation zum Therapieabbruch richtet sich im Einzelfall nach Ausmaß und Bedrohlichkeit der Blutung, z.B. Augenhintergrundsblutungen, Gefahr der Nervenkompression u.ä. Je nach Dringlichkeit genügt entweder das einfache Absetzen der Therapie oder aber die zusätzliche Gabe eines Fibrinolysehemmers, bevorzugt Aprotinin, und schließlich die Fibrinogensubstitution. Bei letzterer ist das Risiko einer Non-A-Non-B-Serumhepatitis mit in Rechnung zu stellen, da kein Präparat mit absoluter Hepatitissicherheit verfügbar ist. Als Faustregel der Fibrinogensubstitution gilt, daß 3 g Fibrinogen genügen, um beim Erwachsenen einen Anstieg um 1 g Fibrinogen pro Liter Plasma zu erreichen und damit die Spiegel in den hämostyptisch wirksamen Bereich zu heben.

Die Behandlung allergischer Reaktionen richtet sich nach dem Schweregrad. Im Vordergrund steht die sofortige intravenöse Gabe von Kortikosteroiden. Einige Therapeuten empfehlen, prinzipiell vor jeder Streptokinasetherapie Kortikosteroide zu injizieren.

Urokinasetherapie

Gelöst in physiologischer Kochsalzlösung, 5%iger Glukoselösung, Lävuloselösung oder Ringer-Laktatlösung werden initial 40000–100000 IE Urokinase innerhalb von 30 min infundiert. Die z.Z. gebräuchlichste Erhaltungsdosis ist eine sog. mittlere Dosierung von 40000–50000 IE/h bzw. ca. 500 IE/kg KG/h. Die Dauer der Therapie reicht über 5–10 Tage, jedoch wurde auch schon über Urokinasebehandlungen von 3 Wochen Dauer mit anschließend erfolgreicher Lysis berichtet. Höhere Urokinasedosierungen haben weder den Lyseerfolg eindeutig verbessert [10, 26, 62] noch die Behandlungsdauer verkürzen können [102, 108], wenngleich die lytische Aktivität des Blutes mit der Erhöhung der Dosis zunimmt [26, 62].

Eine Verlaufskontrolle der Fibrinolyseparameter bei der Urokinasebehandlung ist nicht unbedingt erforderlich, da die lytische Aktivität des Blutes bei der oben genannten Dosierung nur schwach ist. Die Fibrinogenspaltprodukte steigen kaum meßbar an. Fibrinogen und Plasminogen sinken maximal um 25% ihres Ausgangswerts ab [10]. Im Gegensatz zu Streptokinasetherapie zeigen die Laborparameter bei der Urokinasebehandlung erst ab dem 3. bis 4. Tag die maximal mögliche Auswirkung. Erst dann wird ein steady state erreicht, der in den nachfolgenden Tagen beibehalten wird. Es empfiehlt sich trotzdem, die Thrombinzeit einmal täglich zu bestimmen, um die Effizienz der gleichzeitigen Heparintherapie zu überprüfen. Die Thrombinzeit sollte nur wenige Sekunden gegenüber dem Ausgangswert verlängert sein (Abb. 7.28).

Wegen der nur gering ausgeprägten Plasminämie und damit mäßigen Gerinnungshemmung ist die gleichzeitige kontinuierliche intravenöse Gabe von Heparin bei jeder Urokinasebehandlung unbedingt zu fordern. Im allgemeinen genügen beim Erwachsenen 800–1200 IE/h.

Als Nebenwirkung fallen allergische Reaktionen bei der Urokinasetherapie nicht ins Gewicht, obwohl bei 36% der Patienten zu Therapiebeginn [102] Temperaturen über 38° C beobachtet wurden. Blutungskomplikationen sind bei der schwachen lytischen Aktivität seltener als bei der Streptokinasetherapie. Mit andauernder Lyse nimmt aber auch hier die Blutungshäufigkeit ab der 2. Woche zu. Die nur schwach ausgeprägte Lyse geht u.U. mit einer Rethrombosierung bei gefährdeten Patienten einher.

7.3.4 Chirurgische Behandlung der tiefen Beinvenenthrombose. H. Strosche

Bei Verdacht auf tiefe Beinvenenthrombose ist vor jeder Therapie eine phlebographische Befundsicherung obligat [31, 35, 51, 59, 90, 98]. Da klinische Beschwerden und Thrombosezeichen erst verspätet und dann auch nur zum Teil auftreten, lassen Anamnese und Phlebographie häufig nur ungefähre Aussagen über das Thrombusalter zu. Im Hinblick auf die völlige Strombahnwiederherstellung unter Erhaltung schlußfähiger Venenklappen hat die venöse Thrombektomie ebenso wie die Fibrinolyse die besten Erfolge innerhalb der ersten 2 Tage nach Auftreten einer Phlebothrombose [7, 56, 130]. Auch die Spätergebnisse beider Verfahren unter diesen optimalen Voraussetzungen gleichen sich [51].

Die generelle Anwendung der Lysetherapie scheitert trotz früher Diagnosestellung an dem umfangreichen Katalog von Kontraindikationen (s. Übersicht S. 317): So sind häufig gerade jene Patienten in den ersten Tagen nach Auftreten der Thrombose nicht lysierbar, die eine besonders hohe Thrombosegefährdung aufweisen [23, 40, 41, 64, 120]. Es bleiben unter Beachtung sämtlicher Kontraindikationen höchstens 15–20% aller Patienten für eine Fibrinolysetherapie übrig [9].

Der Erfolg der venösen Thrombektomie ist auch von der Lokalisation der Thrombose abhängig [3]. Auch hier ähneln die Ergebnisse der venösen Thrombektomie denen der Lysebehandlung [12, 93].

Bei Verschlüssen der Vv. iliacae wird der mangelnde Erfolg auf mechanische Hindernisse, z.B. einen linksseitigen Beckenvenensporn zurückgeführt [59, 98]. Hinsichtlich des Desobliterationserfolgs im Bereich der Beckenvenen nach venöser Thrombektomie besteht ein deutlicher Links-rechts-Unterschied [98]: Innerhalb der Zeitgrenze gelingt eine volle Lumenwiederherstellung auf der rechten Seite in 80–90% der Fälle zuverlässig, auf der linken Seite nur in 25% der Fälle. Der Therapieerfolg bei der Phlebothrombose ist also abhängig vom Thrombusalter, von der Lokalisation der Thrombose und der Indikationsstellung.

Indikationen und Kontraindikationen

Die Phlebothrombose gefährdet den Patienten akut durch Auftreten einer Lungenembolie oder eine Phlegmasia coerulea dolens und chronisch durch das postthrombotische Syndrom. Die venöse Thrombektomie verfolgt 2 Ziele:

(1) Wiederherstellung der venösen Strombahnen unter Erhaltung schlußfähiger Klappen und somit Vermeidung eines postthrombotischen Syndroms;
(2) sofortige Ausschaltung eines potentiellen Emboliestreuherds, d.h. die Verhütung einer Lungenembolie.

Indikationen zur venösen Thrombektomie
- Phlegmasia coerulea dolens
- Ileofemorale, ileokavale Thrombosen
- Periphere Thrombose mit flottierendem Thrombus
- Unmittelbar postpartal, postoperativ, posttraumatisch
- Bei Kontraindikationen zur Lyse
- Nach erfolgloser Lysebehandlung

Es zeichnen sich also letztlich 2 Hauptindikationen ab:

(1) Phlegmasia coerulea dolens: Bretthartes Ödem, ausgeprägte Zyanose und persistierende Schmerzen charakterisieren das klinische Bild der seltenen, akut einsetzenden Phlegmasia coerulea dolens [55, 69, 79], die alsbald durch komplette Querschnittsverlegung sämtlicher Venen mit arteriellem Spasmus zur distalen Nekrose, der sog. venösen Gangrän führt [98]. Die gleichzeitig sich entwickelnde Schocksymptomatik ist auf Blutversacken und Flüssigkeitsextravasa-

tion zurückzuführen [13, 19, 55]. Im Vollbild der Phlegmasia coerulea dolens liegen Zeichen arterieller Ischämie vor, die auf einen reflektorischen Angiospasmus zurückzuführen sind, aber auch z.T. durch Druck der Faszienloge mechanisch bedingt sein können [16]. Bei schweren traumatischen Weichteilkontusionen mit Kompartmentsyndrom finden sich ähnliche Verhältnisse.

Aus vitalen Gründen ist eine rasche Wiedereröffnung der Strombahn notwendig – die Operationsindikation ist absolut.

Wegen der ausgedehnten epi- und subfaszialen Ödembildung sind in therapeutischer Hinsicht neben der venösen Thrombektomie ausgedehnte Faszienspaltungen erforderlich [16]. Haut, Subkutis und Faszie werden ausreichend und großzügig an mehreren Stellen gespalten (insbesondere die Loge des M. tibialis anterior), bis der ödematöse, gefiederte Muskel hervorquillt. Größere Inzisionen werden primär hautplastisch gedeckt, selbstverständlich ohne Verschluß der Faszie. Bei Phlegmasia coerulea dolens erfolgt die Thrombektomie von beiden Leisten aus unter Zuhilfenahme von Fogarty-Kathetern und gleichzeitigem strammen Auswickeln beider Beine.

Liegen bereits Nekrosen vor, kann durch Thrombektomie eine Amputation nicht vermieden werden.

(2) Undurchführbarkeit der Lysebehandlung: Wie oben ausgeführt, existieren zahlreiche Kontraindikationen gegen Lysebehandlung in den beiden ersten Tagen der Thrombusentstehung, sodaß sich hieraus die Indikation zur Thrombektomie ergeben kann.

Kontraindikation gegen die venöse Thrombektomie sind ältere Becken-Bein-Venenverschlüsse, fortgeschrittene Organisation und wandständige Fixierung der Thromben sowie das Thromboserezidiv auf dem Boden eines vorbestehenden postthrombotischen Syndroms [98]:

Kontraindikationen der venösen Thrombektomie
- Tumorinduzierte Thrombose
- Septische Thrombose
- Rezidivthrombose auf dem Boden eines postthrombotischen Syndroms
- Ältere Thrombose
- Gerinnungsstörungen
- Schwere Kardiopulmonale Erkrankungen
- Hohes Lebensalter

Die über Wochen ablaufende intravasale aszendierende und deszendierende Gerinnung führt dabei zur Ausbildung von thrombotischem Material unterschiedlichen Alters [16]. Mit dem Fogarty-Katheter gelingt es lediglich, die frischen, innersten Thrombusanteile zu entfernen, während die älteren wandadhärent bleiben.

Wie intraoperative phlebographische Kontrollen [90] zeigen, finden sich am häufigsten intramurale Restthromben im Bereich des linksseitigen Beckenvenensporns. Gelingt es, den Konfluens von V. femoralis superficialis und V. profunda femoris zur V. femoralis freizuhalten, ist in seltenen Fällen allerdings ein Teilerfolg möglich. Diese wenn auch unvollständige Thrombektomie bei isoliertem Beckenetagenverschluß ohne Kollateralisierung kann den Weg zur V. iliaca interna und damit über Kollateralen zur Gegenseite freimachen [92].

Septische Thrombosen stellen allerdings wegen der Gefahr der septischen Allgemeinaussaat eine Kontraindikation zur Thrombektomie dar [7]. Tumorinduzierte Thrombosen sind selbst beim Auftreten einer Phlegmasia coerulea dolens bestenfalls eine relative Indikation zur Thrombektomie, da die Prognose meist vom Grundleiden abhängig ist.

Operationstechnik

Die Thrombektomie erfolgt am häufigsten von der Leistenbeuge aus. Alle Patienten erhalten perioperativ als Bolus 10000 IE Heparin i.v. Der Eingriff kann bei Risikopatienten in Lokalanästhesie mit aktivem Valsalva-Manöver durchgeführt werden. Günstiger läßt er sich in Intubationsnarkose mit Überdruckbeatmung und Hochstellen des Kopfendes des Operationstisches, der sog. Anti-Trendelenburg-Lage (Abb. 7.31) durchführen, wobei ein genügend austreibender Effekt zustande kommt. Das Anheben des Oberkörpers bei der Anti-Trendelenburg-Lage bewirkt ein hydrostatisches Druckgefälle zwischen rechtem Vorhof und Ort der Venotomie. Zur Vermeidung einer intraoperativen Lungenembolie sollte prinzipiell ein spezieller Fogarty-Katheter mit 45 ml Fassungsvermögen (8–10 Charr.) von der gesunden Seite über die V. saphena magna kurz vor ihrer Einmündung in die distale V. cava inferior eingeführt werden (Abb. 7.32) [7, 16].

Bei Kavathrombosen sollte zusätzlich eine Blockade über die V. jugularis interna erfolgen (Abb. 7.33) [99]. Läßt sich die Lage des Blockadekatheters schlecht abschätzen, kann die Position des Ballons – mit Kontrastmittel statt mit Kochsalz gefüllt – mittels Bildwandler beurteilt werden. Eine operative Freilegung der V. cava ist i. allg. nicht notwendig. Zur Schonung der V. saphena magna (potentielles autologes Transplantat) kann der Blockadekatheter auch über einen Seitenast der Saphena vorgeschoben werden. Da die plötzliche Kavablockierung gelegentlich zum Blutdruckabfall führt, sollte sie zeitlich limitiert sein [16].

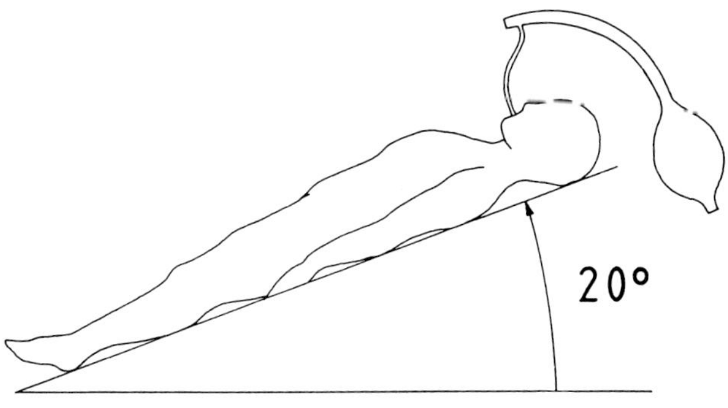

Abb. 7.31. Anti-Trendelenburg-Lage bei venöser Thrombektomie

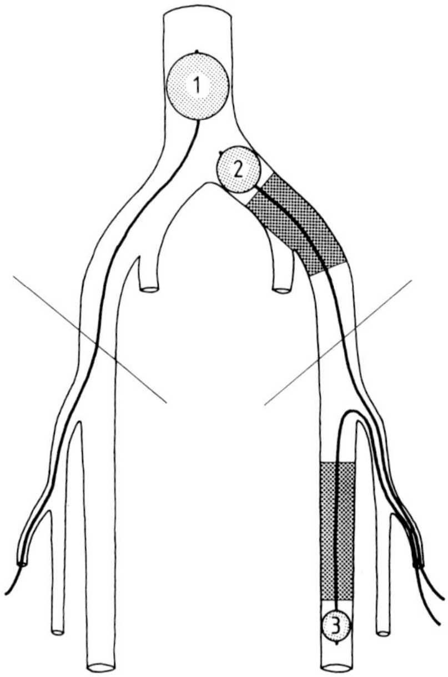

Abb. 7.32. Lage der Ballonkatheter bei venöser Thrombektomie von Becken- und Femoralvenenthrombosen. Näheres s. Text

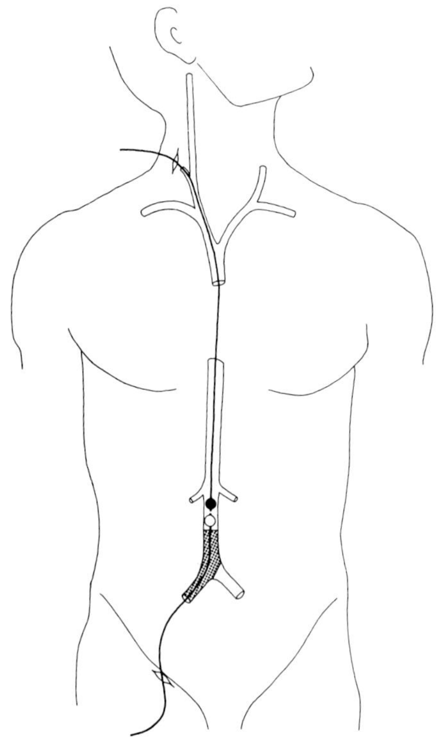

Abb. 7.33. Lage der Ballonkatheter bei Thrombektomie einer Beckenvenenthrombose mit Beteiligung der V. cava

Durch subinguinale Längsinzision wird auf der betroffenen Seite die V. femoralis communis freigelegt und am Ort des stärksten venösen Durchflusses, also der Femoralisgabel, venotomiert (Abb. 7.32). Liegt die spätere Venennaht im Bereich des schwächsten venösen Durchflusses, so besteht die Gefahr einer Rethrombosierung, da 2 von 3 Faktoren der Virchow-Trias gegeben wären (Wandschäden durch Naht, Strömungsverlangsamung).

Der 2. Fogarty-Katheter (Abb. 7.32) wird über die Thrombose nach zentral vorgeschoben, bis er an den Blockadekatheter anstößt, dann wird retrograd thrombektomiert. Damit bei diesem Manöver – wenn beim retrograden Thrombektomieren die Gerinnsel aus der Venotomie hervorquellen – die Inzision nicht einreißt, sollte durch Längsinzision venotomiert werden.

Die blinde Kanülierung von V. iliaca und V. cava bei diesem Manöver setzt selbstverständlich ein subtiles Manipulieren voraus; überhaupt sollte der Eingriff in Kenntnis gefäßchirurgischer Techniken ausgeführt werden.

Nach Extraktion des 2. Fogarty-Katheters wird kranial der Venotomie mit atraumatischer Gefäßklemme abgeklemmt und unter aktivem Valsalva-Manöver oder Überdruckbeatmung der nunmehr nach peripher vorgeschobene 3. Fogarty-Katheter zur antegraden Thrombektomie extrahiert. Die Einführung des 3. Katheters nach peripher ist wegen der Venenklappen schwierig und trans-

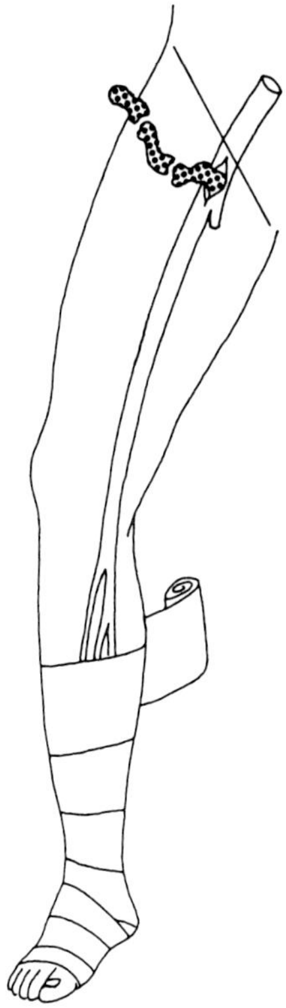

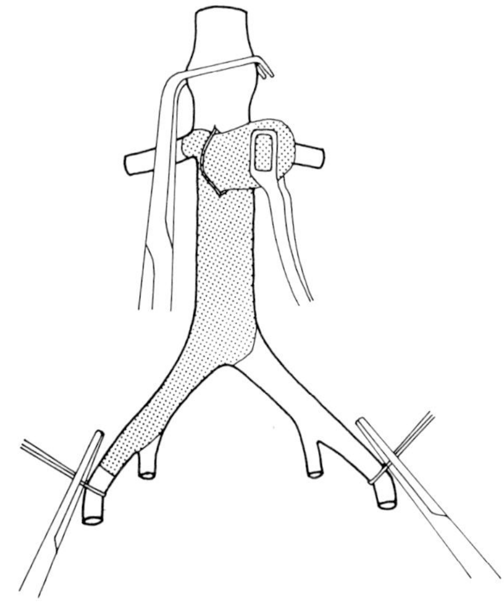

Abb. 7.35. Operatives Vorgehen bei Kavathrombose

◀ **Abb. 7.34.** Auswickeln von Unterschenkelthromben mit Eßmarch-Binde bei venöser Thrombektomie

popliteal fast unmöglich. So sollte die Thrombektomie der Gliedmaßenperipherie in jedem Fall durch strammes Auswickeln der Beine mit Esmarch-Gummibinden erfolgen (Abb. 7.34). Dabei werden die peripheren Gerinnsel aus den tiefen Venen bis zum Ort der Venotomie vorgeschoben. Aus diesem Grund erscheint bei allen Thromboselokalisationen v.a. auch der femorokruralen Etage, der subinguinale Zugang prinzipiell geeignet.

Liegt eine Thrombose der V. cava inferior vor, muß die V. cava retroperitoneal von rechts freigelegt werden (Abb. 7.35). Dabei sollte sie distal des Nierenarterienabgangs zur Vermeidung intraoperativer Lungenembolien transjugular blockiert werden (Abb. 7.33). Ein guter retrograder und antegrader Blutstrom einerseits sowie vollständig modelliertes extrahiertes Thrombusmaterial andererseits sind Zeichen für eine komplette Thrombektomie. Die vollständige Desobliteration soll in jedem Fall durch intraoperative Venographie überprüft werden [142]. Die routinemäßige Anwendung der intravasalen Endoskopie bleibt vorerst nur wenigen gefäßchirurgischen Zentren vorbehalten [143]. Bestehen Zweifel an der Vollständigkeit der Thrombektomie, führt das Anlegen einer temporären AV-Fistel als Korbhenkelshunt zu einer Verbesserung der Fließgeschwindigkeit und Zunahme des Stromzeitvolumens im desobliterierten Gefäßabschnitt und damit zu einer spontanen Rekanalisation. Der kurative und protektive Effekt einer AV-Fistel steht außer Zweifel [50], wogegen der protektive Effekt bei der Operation nach Palma wenig eindeutig ist [20, 49]. Zur Anlage einer AV-Fistel wird ein größerer Seitenast der V. saphena magna End-zu-Seit korbhenkelartig mit der A. femoralis superficialis anastomosiert. Der Korbhenkelshunt kann mit einem Faden oder dünnen Draht, der perkutan herausgeleitet wird, markiert werden, um die Präparation bei der Rückverlagerung 2–3 Monate später zu erleichtern.

Komplikationen

Die venöse Thrombektomie muß auch vor dem Hintergrund möglicher Komplikationen gesehen werden. Insbesondere ist die Abschätzung des intraoperativen Blutverlusts oft nicht exakt möglich; meistens ist er jedoch höher als angenommen.

Der Blutverlust kann mit 1–3 l veranschlagt werden. Es empfiehlt sich, eine Autotransfusion mit der Bentley-Pumpe und dem Autotransfusionsgerät ATS 100 durchzuführen [7].

Postoperative Nachblutungen mit Hämatombildungen im Wundbereich sind nicht immer Folge der postoperativen Antikoagulantienbehandlung, sondern auch Folge zu groben Manipulierens und intraoperativ gesetzter Gefäßverletzungen durch Fogarty-Katheter oder Ringstripper. Auch eine Nahtinsuffizienz der mit fortlaufender 6/0-Naht versorgten Venotomie kann Ursache einer Nachblutung sein.

Komplikationen der venösen Thrombektomie
- Nachblutung
- Tiefe Wundinfektion
- Rezidivthrombose
- Intraoperative Lungenembolie (iatrogen)

Da gerade die Leistenregion zu Infektionen prädisponiert ist, sollte der Eingriff unter strengsten sterilen Kautelen durchgeführt werden. Wenn möglich, wird der Patient früh mobilisiert.

Bei uns wird stets eine Antikoagulantientherapie, zunächst mit Heparin, nach 3–4 Tagen mit Übergang auf Cumarine durchgeführt. Marcumar wird für ein halbes Jahr postoperativ weiter verordnet. Das Tragen von angemessenen Kompressionsstrümpfen der Klasse II ist obligatorisch. Die Entwicklung eines postthrombotischen Syndroms scheint bei Spätkontrollen häufiger zu beobachten zu sein als bisher angenommen [10, 18, 19, 21, 54, 58, 115, 124]. Die angegebenen Häufigkeiten variieren so stark, daß eine abschließende Stellungnahme z.Z. noch nicht möglich ist.

7.3.5 Thromboseprophylaxe. Th. Wuppermann

Richterliche Entscheidungen haben bei stationären Patienten, zumindest denen der operativen Disziplinen, das Unterlassen einer Thromboseprophylaxe mit nachfolgender Thrombose und Embolie in die Nähe des ärztlichen Kunstfehlers gerückt. Da jede Art von Thromboseprophylaxe aber auch gewisse Risiken, z.B. vermehrte Blutungsneigung bei Heparin oder arterielle Gefäßspasmen bei Dihydroergotamin beinhaltet (ganz abgesehen von den Kostenunterschieden), stellt sich die Frage, welche Art der Thromboseprophylaxe die wirksamste, risikoärmste und zugleich preiswerteste ist.

Kriterien der Wirksamkeit

Die Flut der Publikationen und Symposien zum Thema Thromboseprophylaxe ist kaum zu überblicken. Ihr Ergebnis ist eine Vielzahl widersprüchlicher Meinungen. Die Nachweiskriterien selbst, nämlich die Senkung der Thrombose- oder Emboliefrequenz, machen jedoch einen überzeugend gesicherten Beweis für die Überlegenheit der einen oder anderen Art der Prophylaxe bisher schwierig.

Am häufigsten wird mit statistisch signifikanten Unterschieden der Thrombosehäufigkeit zwischen prospektiv verglichenen Patientengruppen mit unterschiedlicher Thromboseprophylaxe argumentiert. Als weiteres Kriterium wird die Frequenz der Lungenembolien in prospektiven Doppelblindstudien ins Feld geführt.

An alle diese statistischen Beweise und Gegenbeweise sind folgende grundsätzliche Fragen zu stellen:

(1) Sind Patientengruppen bezüglich ihrer Thromboserisiken wirklich stratifizierbar?

In den zuverlässigen prospektiven Doppelblindstudien auf dem Gebiet der Thromboseprophylaxe sind Alters- und Geschlechtsverteilung, thrombembolische Anamnese, Varizen sowie Schwere und Art des operativen Eingriffs in den Vergleichsgruppen statistisch nicht signifikant unterscheidbar. Da jedoch daneben noch eine Vielzahl von Risikofaktoren, wie die Art des Malignoms, Anzahl der transfundierten Konserven, Dauer der Operation, Art der Narkose, postoperative Infektionen, Übergewicht und vieles andere besteht, wird zwar eine parallele Risikoverteilung in den zu vergleichenden Gruppen behauptet. Ein Beweis dürfte derzeit jedoch außerhalb des Möglichen liegen.

Die Tatsache, daß in allgemeinchirurgischen Krankengruppen verschiedener Autoren, die alle mit DHE-Heparin behandelt wurden, die Thrombosefrequenz trotz gleicher Prophylaxe von 8,7% [76] bis 19,8% [68] reicht, spricht für die Annahme, daß die Gruppen bezüglich ihres Thromboserisikos ungleich zusammengesetzt sind, auch wenn sie den derzeitigen Kriterien der Stratifizierung voll genügen.

(2) Wie hoch ist die Irrtumsmöglichkeit der verwendeten Nachweismethoden für tiefe Beinvenenthrombosen?

Auch was die Treffsicherheit der Nachweismethoden tiefer Beinvenenthrombosen betrifft, müssen Einschränkungen gemacht werden. Vergleicht man antegrade Phlebographie und 125 J-Fibrinogentechnik als die einzig anerkannten

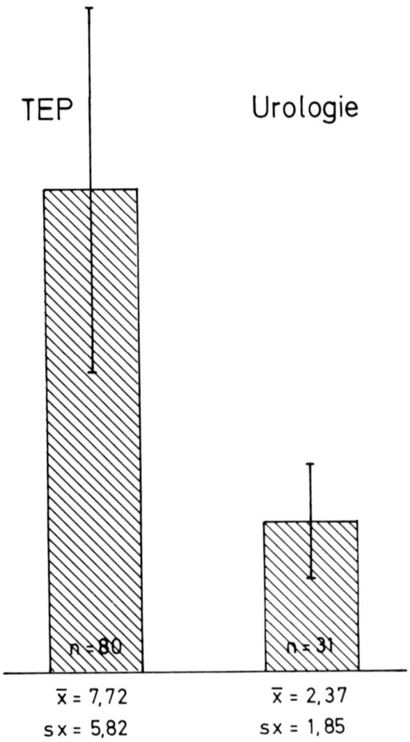

Abb. 7.36. Im Phlebogramm gemessene Thrombuslängen bei verschiedenen Krankheitsgruppen und Methoden der Prophylaxe (Totalendoprothese (*TEP*) der Hüfte mit DHE-Heparinprophylaxe; urologische Operationen mit intermittierender Kompression)

Methoden zur Thrombosefrühdiagnostik, so zeigen sich für diese Methoden folgende Versagerquoten: Die antegrade Phlebographie hat an den tiefen Unterschenkel- und Soleusvenen eine Fehlerquote zwischen 4 und 15%, an den Femoral- und Poplitealvenen von 2–4% und an den Beckenvenen von 13–22% [117]. Die 125 J-Fibrinogentechnik besitzt an den tiefen Unterschenkel- und Soleusvenen eine Fehlerquote zwischen 4 und 8, an den Femoral- und Poplitealvenen jedoch von rund 30% und an den Beckenvenen von 100% [61, 100, 111, 153]. Um die Schwächen beider Methoden auszugleichen, müßten alle Patienten in Thromboseprophylaxestudien ausnahmslos phlebographiert und nuklearmedizinisch untersucht werden, um eine optimale Aussagekraft der Thrombosediagnostik zu garantieren. Eine solche Untersuchung an einer ausreichend großen Zahl von Patienten existiert bisher nicht. Ob darüber hinaus weitere Kriterien, wie etwa die unterschiedliche Thrombusgröße, als Hilfe für die Auswahl einer bestimmten Art der Prophylaxe bedeutsam sein können, ist noch völlig offen (Abb. 7.36).

(3) Wie hoch ist die Irrtumsmöglichkeit der verwendeten Nachweismethoden für Lungenembolien?

Bei der Diagnose der Lungenembolie mittels Perfusionsszintigraphie verliert diese Nachweismethodik mit zunehmendem Alter der Patienten trotz hoher Sen-

Tabelle 7.3. Literaturangaben zur Thrombosefrequenz unter verschiedenen Arten der Prophylaxe bei allgemeinchirurgischen Patienten

Prophylaxeart	Thrombosefrequenz (%)
Intermittierende Kompression	6,5–11,3
Low-dose-Heparin	4,2–19,7
DHE-Heparin	2,5–17,1
Bettstrümpfe	15,4–23,0
Dextran 70	20,5–25,0

sitivität ihre Spezifität [29]. Die Spezifität der Annahme, daß ein segmentaler Perfusionsausfall einem „mismatch", d.h. einer Lungenembolie entspricht, fällt von über 95% bei der Altersgruppe bis zu 30 Jahren auf rund 40% bei den über 60jährigen ab. In Anbetracht der Prävalenz thromboembolischer Komplikationen gerade bei alten Patienten entspricht dies einem vernichtenden Urteil über den Wert der üblicherweise angewendeten Perfusionsszintigraphie zur Lungenemboliediagnostik.

Die kritischen Vorbehalte gegen die Überbewertung des derzeitigen Wissensstandes zur Thromboseprophylaxe sollen jedoch nicht dazu führen, ihren Wert zu negieren. Es muß aber festgehalten werden, daß noch zu viele Fragen offen sind, als daß eine endgültige Stellungnahme über die optimale Art der Thromboseprophylaxe derzeit möglich wäre.

Eine stationäre Behandlung ohne Thromboseprophylaxe bei chirurgischen und allen gynäkologischen, internistischen und neurologischen Patienten mit bekanntem hohem Thromboserisiko ist heute nicht mehr zu rechtfertigen. Die Wahl einer bestimmten Thromboseprophylaxeart ist allerdings z.Z. nur beschränkt logisch begründbar, und die Auswahl wird deshalb in der Mehrzahl der Kliniken eher von speziellen lokalen Gegebenheiten beeinflußt, als von sachlich zwingenden Argumenten diktiert.

Zwar ist der deutlich bessere Effekt einer Dihydroergotamin (DHE)-Heparin-Prophylaxe gegenüber einer Low-dose-Heparinprophylaxe bei Totalendoprotheseoperation der Hüfte mit Senkung der Thromboserate von 46–52% auf 20–24% [68, 113, 138] hochsignifikant gesichert, bei anderen Operationen ist dies jedoch keineswegs so deutlich. Bei Gegenüberstellung der in der Literatur berichteten Thrombosefrequenzen für Gruppen allgemeinchirurgischer Patienten, deren Homogenität doch etwas zweifelhaft erscheint, zeigen Vergleichsuntersuchungen bei Verwendung etablierter Nachweismethoden (Tabelle 7.3) zwischen großen Gruppen mit verschiedenen Prophylaxearten und Kontrollgruppen ohne Prophylaxe bei Dextran 70 eine Senkung von 34,7–43% auf 20,5–25% [14, 47, 84, 97], für Low-dose-Heparin von 16–36% auf 4,2–19,7% [1, 2, 5, 27, 42, 45, 64, 65, 76, 113] und für DHE-Heparin von 30–36% auf 8,0–17,1% [23, 76, 77, 96]. Für Bettstrümpfe mit ansteigender Kompression gibt es noch zu wenige verläßliche Studien [14, 57, 60]: Sie senken die Thromboserate von 20,8–48% auf 15,4–23%.

Die intermittierende Kompression scheint, wenn man sich überhaupt an Relativzahlen orientieren will, bei allgemeinchirurgischen Patienten die Thromboserate von 20,8–48% auf 6,5–11% ebenfalls sehr effektiv zu senken [14, 25, 46, 94, 95, 101, 112, 123, 139].

Als weiteres Argument in der Diskussion über die medikamentöse Thromboseprophylaxe wird die Senkung der Lungenemboliefrequenz ins Feld geführt. Die Prophylaxe mit Dextran 70 bewirkt eine eindeutige Senkung der Zahl tödlicher Lungenembolien [47]. DHE-Heparin scheint sich davon nicht eindeutig zu unterscheiden [47]. Auch Low-dose-Heparin vermindert die Anzahl der Lungenembolien beträchtlich [32].

Für die intermittierende Kompression und für „gradet stockets" liegen bisher noch keine ausreichenden statistischen Belege zur Senkung der Lungenemboliefrequenz vor [46].

Bei der geringen Zahl registrierter tödlicher Lungenembolien in den großen Studien – maximal 38 Patienten in einem Kontrollkollektiv von 1912 Patienten ohne Prophylaxe bzw. 15 Patienten bei 7413 Patienten, welche entweder mit DHE-Heparin oder mit Dextran 70 prophylaktisch behandelt wurden, um nur die größten Studien [48, 66] zu nennen – setzt die Bevorzugung eines der Prophylaktika aus Gründen der Verhütung von tödlichen Lungenembolien eines hohes Maß an Überzeugtheit voraus.

Komplikationen

Als Entscheidungshilfe interessieren den Chirurgen Unterschiede in der Häufigkeit von intra- und postoperativen Blutungen bei Patienten mit medikamentöser Thromboseprophylaxe.

Verstärkte intraoperative Blutungen, stärkere Drainageblutungen und große Wundhämatome sind als hämorrhagische Komplikationen bei 15–20% der Patienten beschrieben, wobei die Unterschiede zwischen DHE-Heparin, Low-dose-Heparin und Dextran 70 insgesamt nicht groß sind. Im Gegensatz dazu sind Bettstrümpfe und intermittierende Kompression frei von diesen Komplikationen [6, 47, 132].

Versucht man, Indikationen und Kontraindikationen an den Forderungen einer idealen Thromboseprophylaxe [73] zu messen, nämlich

(1) keine Beeinträchtigung der Hämostase, d.h. keine Notwendigkeit einer Gerinnungskontrolle,
(2) einfache Anwendung,
(3) vernünftiger Preis,

so scheint sich die intermittierende Kompression mit einer sehr niedrigen restlichen Thrombosefrequenz, dem völligen Fehlen von Nebenwirkungen, der Überflüssigkeit einer Kontrolle der Hämostase, narrensicherer Anwendung und der vom Preis her günstigsten Art der Thromboseprophylaxe [114] – natürlich unter Beachtung der wenigen Kontraindikationen – vom Feld der Konkurrenten abzusetzen. Entschieden ist das Rennen jedoch noch nicht.

Kontraindikationen der verschiedenen Methoden zur Thromboseprophylaxe

Low-dose-Heparinprophylaxe

- Heparinallergie
- Antithrombin-III-Mangel oder Faktor-X-Defekt
- Manifeste frische Beinvenenthrombose

DHE-Heparinprophylaxe

- Gefäßverletzungen
- Zustand nach Reimplantation
- Sepsis
- Heparinallergie
- Antithrombin-III- oder Faktor-X-Mangel
- Manifeste frische Beinvenenthrombose
- Ausgeprägte koronare Herzerkrankung
- Gravidität
- Arterielle Verschlußkrankheit

Dextranprophylaxe

- Dextranallergie
- Thrombozytopenie
- Faktor-VIII-Mangel
- Therapierefraktäre Herzinsuffizienz
- Anurie

Intermittierende Kompression

- Manifeste frische Beinvenenthrombose
- Oberflächliche Thrombophlebitis
- Erysipel
- Ausgeprägte Beindeformitäten
- Beinödeme bei Herzinsuffizienz
- Chronische oder akute Beinarterienverschlüsse

Techniken zur Thromboseprophylaxe

Die derzeit üblichen Methoden der Thromboseprophylaxe seien kurz dargestellt: Es sind dies die intermittierende Kompression, die Low-dose-Heparinprophylaxe, die DHE-Heparinprophylaxe, Bettstrümpfe in Form von „gradet stockets" und die Dextranprophylaxe (Abb. 7.37).

Präoperativ beginnend wird die intermittierende Kompression 1 h täglich bis zur vollen Mobilisierung durchgeführt.

Die Low-dose-Heparinbehandlung wird präoperativ begonnen mit einer subkutanen Injektion von 5000 IE und fortgesetzt mit 3 mal 5000 IE Heparin/Tag bis zur vollen Mobilisierung.

Die DHE-Heparinprophylaxe wird mit einer Injektion von 5000 IE Heparin und 0,5 mg Dihydroergotamin präoperativ begonnen und mit je 2 s.c.-Injektionen täglich bis zur vollen Mobilisierung weitergeführt.

Eine hämostaseologische Laborkontrolle ist per definitionem bei beiden Formen der Heparinprophylaxe nicht notwendig. Bei rund 20% der Patienten wird jedoch eine Verlängerung der Thrombinzeit beobachtet [73].

Bei der Dextranprophylaxe werden nach Gabe von Promit unmittelbar präoperativ 500 ml Dextran 70 sowie am ersten und zweiten postoperativen Tag

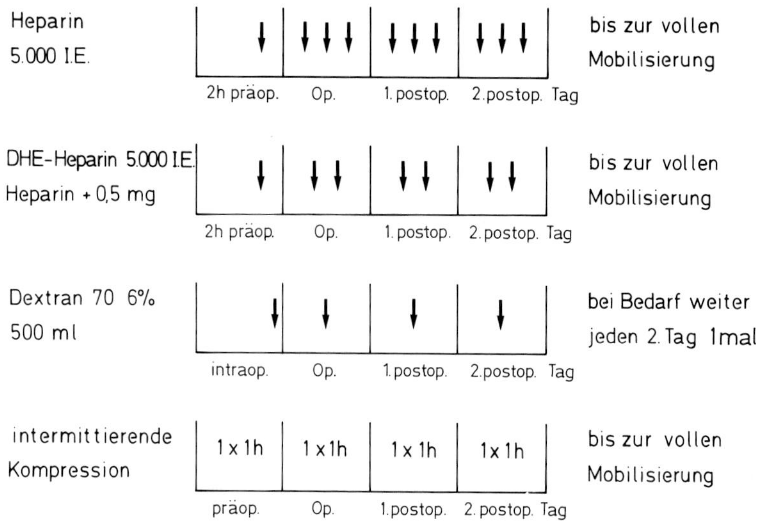

Abb. 7.37. Schema der 4 wichtigsten Methoden der Thromboseprophylaxe und ihrer Durchführung

je 500 ml Dextran 70 langsam infundiert. Bei Bedarf wird diese Prophylaxe jeden 2. Tag wiederholt bis zur vollen Mobilisierung. Meist reichen jedoch 3 Infusionen aus [47].

Bettstrümpfe („gradet stockets") werden präoperativ angelegt und bis zur vollen Mobilisierung getragen. Beim Aufstehen ist ihre Wirkung ungenügend, und sie müssen dabei durch einen zusätzlich angelegten Kompressionsverband verstärkt werden.

In Anbetracht der sich abzeichnenden Vorteile der intermittierenden Kompression sei auf deren Technik etwas ausführlicher eingegangen:

Sie wird durchgeführt mit den Unterschenkel oder das ganze Bein umhüllenden Ein- oder Mehrkammerstiefeln, welche in vorgewähltem Zeitabstand durch eine elektrische Pumpe mit Luft gefüllt und wieder entleert werden. Vor dem Anlegen der Stiefel sollte ein Gazeschlauch über den Unterschenkel gezogen werden (Abb. 7.38), damit die Neigung zur Schweißbildung unter dem Plastikmaterial nicht lästig wird. Die beste Art der Durchführung wird noch diskutiert, d.h. ob mit Ein- oder Mehrkammersystemen, mit welchem Kompressionsdruck, mit welcher Druckanstiegszeit, mit welcher Pause zwischen den Kompressionsphasen und wie lange die intermittierende Kompression täglich durchgeführt werden muß [24, 25, 94, 95, 101, 111, 123, 139]. Wahrscheinlich sind die verschiedenen Varianten ohne große Bedeutung (Tabelle 7.4).

Nach unserer Erfahrung reicht täglich eine einstündige intermittierende Kompression beider Unterschenkel mit einem Einkammersystem bei einem Druck von 65 mm Hg (8,7 kPa) aus, um die Thromboseraten gegenüber Low-dose-Heparin erheblich zu senken.

Das Thema Thromboseprophylaxe soll mit folgenden Überlegungen abgeschlossen werden:

Abb. 7.38 a, b. Intermittierende Kompressionstherapie. **a** Anlegen des aufblasbaren Stiefels; **b** wechselseitiges intermittierendes Aufblasen und Entleeren mittels elektrischer Pumpe

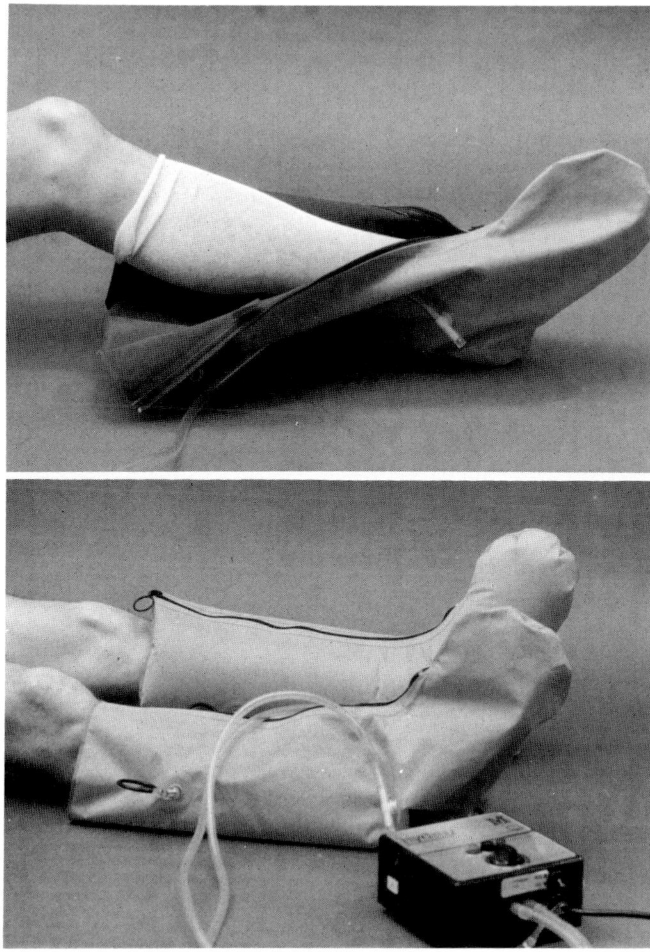

a

b

(1) Keine Methode kann Thrombosen sicher verhüten, sondern nur ihre Häufigkeit senken. Der behandelnde Arzt muß also trotz Prophylaxe auf verdächtige Symptome gefaßt sein und diagnostisch und therapeutisch reagieren. Der Verdacht auf Thrombose unter Thromboseprophylaxe bedeutet die Indikation zum Phlebogramm, der Verdacht auf Lungenembolie Vollheparinisierung und angemessene Diagnostik.

(2) Ältere Methoden, wie Frühmobilisierung unter ausreichender Kompressionsbehandlung, Bettgymnastik, Stuhlregulierung usw., sind weiterhin ein Fundament jeder Thromboseprophylaxe, auch wenn der zuverlässige Nachweis ihrer Wirksamkeit bisher nicht methodisch einwandfrei geführt wurde.

(3) Irgendeine der genannten Methoden zur Thromboseprophylaxe sollte bei jedem operativen Patienten und jedem mit hohem Thromboserisiko behafteten nichtchirurgischen stationären Patienten betrieben werden. Welche Methode aber die wirksamste ist, ist bislang nicht beweisbar. Bei allgemeinchir-

Tabelle 7.4. Übersicht über die verschiedenen Techniken der intermittierenden Kompression

Autor	Maximaler Kompressionsdruck (mm Hg)	Druckanstiegszeit (s)	Pause (s)	Dauer der Prophylaxe	Art der Kammer	Besonderheiten
Clark 1974	40	5	120	17–23 h durchgehend	1 Kammer	Einseitig
Roberts 1974	45	10	10	6 Tage durchgehend, stat. Aufenth.	1 Kammer	Beidseitig
Coe 1978	35	30	?	Durchgehend, ganze Zeit Bettruhe	1 Kammer	Beidseitig
Skillman 1978	40	10	10	Durchgehend, ganze Zeit Bettruhe	1 Kammer	Beidseitig
Turpie 1979	50	5	5	Durchgehend, stat. Aufenth.	4 Kammern	Beidseitig
Moser 1980	40	30	?	Täglich 1 h lang über 6 Tage	1 Kammer	Beidseitig
Nikolaides 1980	45	10	?	18–20 h postoperativ durchgehend	1 Kammer 6 Kammern	Beidseitig
Mühe 1982	40 90	?	?	3 mal tägl. 10 Zyklen	3 Kammern	Beidseitig

urgischen Patienten scheint die intermittierende Kompression mindestens den gleichen Effekt auf die Senkung der Thromboserate zu haben wie die anderen Prophylaxemethoden, jedoch ohne deren Komplikationen.

7.3.6 Thrombosetherapie und Thromboseprophylaxe in der Gravidität.

TH. WUPPERMANN

Bei der medikamentösen Therapie stehen im wesentlichen Cumarinderivate, Heparin und Streptokinase, bei den operativen Maßnahmen die venöse Thrombektomie und in seltenen Fällen von rezidivierenden Lungenembolien die Kavaligatur zur Diskussion. Die Notwendigkeit einer Antikoagulantienbehandlung, einer venösen Thrombektomie oder Kavaligatur ergibt sich jedoch in der Gravidität und im Wochenbett zum Glück nur relativ selten.

Ist sie aber erforderlich, so bringt besonders die Antikoagulantienbehandlung erhebliche Probleme für Mutter und Kind mit sich.

In der klinischen Praxis muß, bevor mit einer graviden Patientin über Risiken einer Antikoagulation gesprochen wird, ein bisher übliches starres Antikoagulationsschema wegen der Gefahr für Mutter und Kind in jedem Einzelfall überdacht werden; die Risiken des Absetzens der Therapie sind gegen die Risiken der Nebenwirkungen bei Mutter und Kind in jedem Einzelfall abzuwägen.

Zur Diskussion stehen eine Dauerantikoagulation, z.B. nach rezidivierenden Lungenembolien, die zu einer pulmonalen Hypertonie geführt haben. Hier kommt ein Absetzen der Therapie während der Gravidität nicht in Frage, sondern höchstens ein Wechsel des Medikaments, z.B. Übergang von Marcumar auf Heparin.

Bei der Langzeitantikoagulation, die in erster Linie Patientinnen nach venösen Thrombosen betrifft, ist durchaus eine Diskussion möglich, ob und wann das betreffende Antikoagulans abgesetzt werden kann. Die Kurzzeitantikoagulation über wenige Wochen umfaßt praktisch nur Patientinnen mit gering ausgeprägten venösen Thrombosen der Unterschenkelvenen, bei denen gegen eine kurzfristige Behandlung mit Heparin wenig einzuwenden ist.

Antikoagulation mit Cumarinderivaten (Abb. 7.39)

Da diese Substanzen völlig ungehindert die Plazentarschranke passieren, glaubte man bis vor wenigen Jahren, daß sie die einzigen teratogenen Antikoagulantien seien. Die retrospektive Analyse von 418 Graviditäten mit Cumarinexposition zeigte, daß zwei Drittel der exponierten Kinder gesund geboren wurden, während bei einem Drittel entweder Spontanabort, Frühgeburt, Tod direkt nach der Geburt oder Mißbildungen auftraten [35].

Es lassen sich 2 Gruppen von Cumarinfetopathien unterscheiden: Bei der ersten Gruppe handelt es sich um die Cumarinfetopathie im engeren Sinn mit der sensiblen Phase zwischen der 6. und 9. Schwangerschaftswoche. 36 Fälle sind bisher beschrieben worden. Sie sind charakterisiert durch hypoplastische Veränderungen der Nase, symmetrische Kalzifizierungspunkte in verschiedenen Skelettabschnitten, Atemwegsobstruktionen durch Unterentwicklung des Bronchialknorpels und eine mäßige geistige und körperliche Retardierung bei etwa 25% dieser Kinder [35, 36, 52, 53, 72, 99, 129]. Als Wirkungsmechanismus dieser Fetopathie werden eine Molekulardysplasie von Vitamin-K-abhängigen Proteinen mit zu geringer Ausbildung von Carboxyglutaminsäuregruppen und nachfolgenden Kalziumbindungsstörungen an diesem Protein diskutiert [43, 52, 129, 149, 150].

Die zweite, kleinere Gruppe der durch Cumarinderivate bedingten Mißbildungen [43, 53, 72] sind Fehlbildungen des Zentralnervensystems mit Agenesie des Corpus callosum, Kleinhirnatrophie, Enzephalozelen, Augenanomalien und Optikusatrophie. d.h. dorsaler oder ventraler Mittelliniendysplasie. Kritische Phasen für diese Mißbildungen des zentralen Nervensystems lassen sich nicht abgrenzen, da sie bei Cumarinexposition in allen Schwangerschaftsphasen beschrieben werden.

Die gefährliche Menge, welche zur Ausbildung von Fetopathien führt, soll bei über 5 mg Cumarinderivaten pro Tag liegen, wobei Warfarin besonders gefährlich zu sein scheint [72].

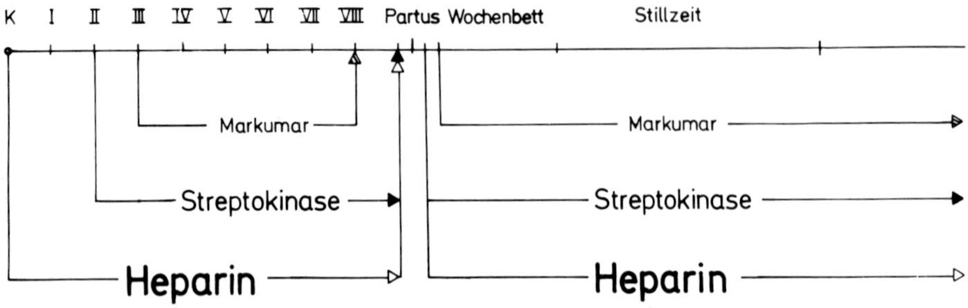

Abb. 7.39. Zeitgrenzen der Antikoagulantienbehandlung in Schwangerschaft, Wochenbett und Stillzeit

Ist eine Cumarinbehandlung nicht zu umgehen und die Patientin über die Risiken aufgeklärt, scheinen folgende Vorsichtsmaßnahmen das Risiko zu mindern:

(1) Eine Diät mit strikter Vermeidung Vitamin-K-reicher Nahrungsbestandteile, um die notwendige Menge von Cumarin zur Senkung des Quick-Werts möglichst niedrig zu halten;
(2) Verabreichung geteilter Dosen einer unter 5 mg liegenden Tagesmaximaldosis [72], d.h. nicht mehr als 2 mal 1/2 Tbl. Cumadin oder 2 mal 1/2 Tbl. Marcumar oder 2 mal 1/2 Tbl. Sintrom pro Tag;
(3) Beginn der Cumaringabe erst nach Ablauf des 1. Trimenons (Abb. 7.39).

Im Hinblick auf Blutungskomplikationen bei der Mutter ist Sintrom wegen der kürzeren Halbwertszeit zu bevorzugen. Selbst bei Einhaltung dieser Vorsichtsmaßnahmen ist jedoch eine sichere Vermeidung von kindlichen Komplikationen nicht garantiert.

Antikoagulation mit Heparin (Abb. 7.39)

Lange Zeit wurde Heparin, welches die Plazentaschranke nicht passiert [36, 145], zum ungefährlichen Ersatz für Cumarin in der Gravidität erklärt. In einer neueren retrospektiven Studie wird jedoch auch über Komplikationen bei der Verabreichung von Heparin in der Schwangerschaft berichtet [52]: Bei 135 retrospektiv erfaßten heparinbehandelten Graviditäten wurden 19 Frühgeborene, von denen 10 starben, 17 Totgeburten ohne kindliche Blutungen und 2 Spontanaborte verzeichnet. Die Summe der Tot-, Früh- und Fehlgeburten betrug somit 31%. Eine sensible Phase ließ sich nicht abgrenzen.

Als hypothetische Ursache für Nebenwirkungen der Heparintherapie auf den Fetus werden die Chelateigenschaften des Heparins beschuldigt, welche zu einem chronischen Kationendefizit bei der Mutter und damit indirekt zu Schäden beim Feten führen sollen [52, 89]. Auch bei Heparintherapie waren zwei Drittel der Kinder gesund und deren Geburt ohne Komplikationen [52]. Als Gefahren für die Mutter sind unter Heparinbehandlung neben Blutungskomplikationen in 10% der Fälle eine Osteoporose mit Frakturneigung der Rippen bzw. Impressionsfrakturen der Wirbelsäule zu nennen [52, 89, 125, 151].

Ist eine Heparinbehandlung unbedingt notwendig, empfiehlt es sich als Vorsichtsmaßnahme, eine niedrige Dosierung einzuhalten. Es wird vermutet, daß die Risikoschwelle bei einer Menge von rund 15000 IE/Tag liegt [89], welche wiederum in 2 Dosen geteilt zu verabreichen ist. Da gegen Ende der Gravidität der Heparinbedarf zunimmt, muß jedoch, um eine wirksame Antikoagulation zu erreichen, in der Regel die Dosis über diesen Bereich – bei häufiger Kontrolle der Thrombinzeit – erhöht werden [83].

Die früher praktizierte Heparinbehandlung bei oberflächlicher Thrombophlebitis in der Gravidität ist heute ebenso kontraindiziert wie die Behandlung mit Phenylbutazon [70, 105, 122].

Antikoagulation mit Streptokinase (Abb. 7.39)

Eine dritte Gruppe von Antikoagulantien im weiteren Sinn sind die Fibrinolyseaktivatoren, insbesondere Streptokinase [36, 63, 79, 80, 81, 87, 91, 105, 106, 144, 145). Es liegen ausreichend Berichte darüber vor, daß frische Phlebothrombosen und Lungenembolien in der Gravidität und im Wochenbett mit Streptokinase erfolgreich behandelt werden konnten. Als frühester Zeitpunkt für diese Therapie wurde bisher die 9. Schwangerschaftswoche angegeben [144].

Zu beachten sind hierbei die zahlreichen Kontraindikationen auf seiten der Mutter, wobei zu den üblichen Kontraindikationen gegen Streptokinase noch die geburtshilflichen Kontraindikationen kommen. Unserer Meinung nach ist eine zusätzliche strenge Kontraindikation gegen die Durchführung einer Streptokinasetherapie in der Gravidität oder im Wochenbett mangelhafte Erfahrung im Umgang mit diesem Pharmakon. Aus angiologisch-internistischer Sicht kann man eine weitere strenge Kontraindikation hinzufügen, die zumindest außerhalb der Gravidität gültig ist, nämlich das Fehlen eines Phlebogramms.

Bei Beachtung der Kontraindikationen und möglichen Komplikationen sowie nach Durchführung eines Phlebogramms kann in Kliniken, die in der Handhabung einer Streptokinasetherapie geübt sind, in enger Zusammenarbeit zwischen Geburtshelfer, Internisten und Radiologen eine Streptokinasebehandlung ab der 9. Schwangerschaftswoche riskiert werden. Berichte über Mißbildungen nach Streptokinasetherapie sind nicht bekannt geworden. Antidot bei Blutungen ist das nicht plazentagängige Trasylol. Der Ersatz des lysierten Fibrinogens ist notwendig.

Antikoagulation im Wochenbett

Die orale Antikoagulation mit Cumarinderivaten kann bei nichthospitalisierten Patientinnen und bei Wöchnerinnen, die nicht stillen, ohne Einschränkung durchgeführt werden. Über die Gabe von Cumarinderivaten in der Stillzeit sind zwar die Meinungen geteilt, da sie in Spuren in die Muttermilch übertreten [36, 80, 87, 141, 145]. Die Tendenz geht jedoch dahin, Spuren von Cumarinderivaten in der Muttermilch für den Säugling als unschädlich zu betrachten.

Ebenso kann die Heparinbehandlung im Wochenbett, ab 6 h nach der Entbindung [36] ohne Bedenken durchgeführt werden. Sie sollte jedoch bei einer gesicherten Thrombose stets durch gleichzeitige Beinhochlagerung und möglichst zusätzliche Kompressionsbehandlung ergänzt werden.

Venöse Thrombektomie und Kavaligatur

Auch die venöse Thrombektomie mit postoperativer Seitenlagerung [39] sollte nicht ohne vorherige Phlebographie durchgeführt werden, es sei denn, es handelt sich um eine Phlegmasia coerulea dolens, bei der die vitale Indikation zur Operation besteht.

Bei gesicherten rezidivierenden Lungenembolien ist auch in der Frühschwangerschaft die Sperroperation der V. cava inferior, am besten mittels Kavaclip zusätzlich zur Heparinbehandlung die Therapie der Wahl [28, 37, 71, 107, 109, 142].

Indikationen und Kontraindikationen der Thrombosebehandlung in der Gravidität

Es ist üblich, in der Geburtshilfe eine Thrombosebehandlung ohne vorhergehende phlebographische Sicherung allein aufgrund des klinischen Verdachts durchzuführen. Dies erscheint bei nüchterner, emotionsloser Betrachtung der Risiken eines Phlebogramms absolut unverständlich. Für die Durchführung eines Phlebogramms bei Verdacht auf tiefe Thrombose in der Gravidität spricht neben dem unter 7.2.6 Ausgeführten auch folgendes:

(1) Bei Durchführung dieser Untersuchung ab dem 4. Monat durch einen schnell arbeitenden, erfahrenen Radiologen mit Fernsehkette, kurzen Durchleuchtungszeiten und gründlicher Abdeckung des Beckens liegt die Belastung des Kindes bei Unterschenkelaufnahmen bei 10 mrem, bei Oberschenkelaufnahmen bei 20–30 mrem, während als kritische Strahlenbelastung des Fetus eine Dosis von 0,1 rem gilt.
(2) Für die Therapieplanung ist das Wissen um die Lokalisation des Thrombus im Bein entscheidend. Frische Unterschenkelthrombosen können nur zu 22–33%, frische Femoralvenenthrombosen zu 52–60% und Beckenvenenthrombosen zu 38% mit Streptokinase aufgelöst werden. In vielen Fällen ist eine Streptokinasetherapie also wenig erfolgversprechend [147]. Frische Femoral- oder Beckenvenenthrombosen können zumindest am rechten Bein durch eine venöse Thrombektomie mit anschließender Seitlagerung auch in der Gravidität erfolgreich behandelt werden.
(3) Die probatorische Behandlung einer Graviden mit Antikoagulantien aufgrund einer klinisch vermuteten Thrombosediagnose bringt für die Schwangere und das ungeborene Kind unkalkulierbare Gefahren und ist deshalb nicht zu vertreten.

Zusammenfassend kann gesagt werden:

(1) Die Indikation zur Antikoagulation in der Gravidität ist außerordentlich zurückhaltend zu stellen. Die Risiken sind für jede einzelne Patientin unter

Befragung erfahrener Konsiliarien abzuwägen und Alternativen, z.B. eine Kompressionsbehandlung, zu bedenken. In der Regel sollte der Geburtshelfer Entscheidungen zur Antikoagulation nicht allein fällen. Wenn antikoaguliert wird, sollte die Behandlung mit möglichst niedrigen Dosen und möglichst kurzzeitig durchgeführt werden.

(2) Die Antikoagulantienbehandlung in der Schwangerschaft ist in allen Fällen ein zweischneidiges Schwert: Sowohl bei der Verabreichung von Cumarinderivaten als auch bei Heparinbehandlung ist oberhalb einer niedrigen Gesamtdosis von 5 mg bzw. 15000 IE/Tag mit Abort, Totgeburt oder Mißbildung bei rund 30% der Kinder zu rechnen. Zwei Drittel der Kinder sind jedoch gesund. Risikofreie Zeiträume sind nicht gesichert, jedoch scheint bei Marcumarbehandlung eine Häufung von Komplikationen im ersten Trimenon der Gravidität zu bestehen.

(3) Bei der Behandlung von Beinvenenthrombosen in der Schwangerschaft ist ab dem 4. Monat ein Phlebogramm conditio sine qua non, um einerseits die optimale therapeutische Strategie rechtzeitig wählen zu können, andererseits im Falle einer klinischen Fehldiagnose das Kind vor den Gefahren einer unnötigen Antikoagulation zu bewahren.

(4) Jeder Konsiliarius sollte nicht nur mit der Schwangeren, sondern auch mit dem behandelnden Gynäkologen äußerst behutsam umgehen und ihn in die therapeutischen Vorschläge und Erwägungen bis ins Kleinste miteinbeziehen, denn dieser bleibt der behandelnde Arzt, und alle anderen sind ihm nachgeordnet.

Schwangerschaftsabbruch

Trotz der bewährten Therapiemaßnahmen stellen thromboembolische Komplikationen in der Gravidität immer noch rund 15% aller Indikationen zur Schwangerschaftsunterbrechung [82].

Als absolute Indikation gelten:

(1) Fortschreitende, therapieresistente Phlebothrombosen,
(2) Exazerbation von tiefen Thrombosen in der Gravidität,
(3) akute schwere Lungenembolie,
(4) schwere thromboembolische Komplikationen in einer vorangegangenen Gravidität.

Der Schwangerschaftsabbruch sollte in diesen Fällen vor der 16. Schwangerschaftswoche erfolgen, da danach das Risiko thromboembolischer Komplikationen durch die Abruptio per se erhöht ist [82].

Thromboseprophylaxe in Schwangerschaft und Wochenbett

Die Probleme der Thromboseprophylaxe bei gefährdeten Patientinnen in der Schwangerschaft vor einem klinischen Ereignis ebenso wie im Wochenbett scheinen noch selten diskutiert zu werden (Abb. 7.40).

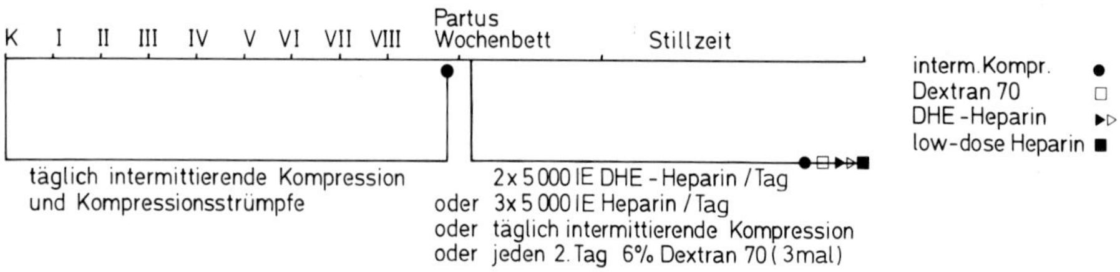

Zusätzlich bei stationärem Aufenthalt: pneumatische Kompression

Abb. 7.40. Empfehlungen zur Thromboseprophylaxe in Gravidität und Wochenbett

Zur Wahl stehen nur die Dextran-70- und Low-dose-Heparintherapie, während die DHE-Prophylaxe in der Gravidität wegen der uterustonisierenden Wirkung des Dihydroergotamins kontraindiziert ist.

Genaue Zahlen und Erfahrungen liegen hierzu jedoch in der Geburtshilfe bisher nicht vor. Eine manifeste Senkung der Thromboserate und Lungenemboliehäufigkeit durch beide Pharmaka ist in anderen Patientengruppen zur Genüge gesichert.

Auch eine wirksame Thromboseprophylaxe durch intermittierende pneumatische Unterschenkelkompression [14, 25, 46, 94, 95, 101, 112, 123, 139] ist nachgewiesen. Sie dürfte sich gerade in der Schwangerschaft, bei stationären wie ambulanten Patientinnen als die Prophylaxe mit den geringsten Nebenwirkungen besonders empfehlen. Im Wochenbett kann weder gegen eine DHE-Heparinprophylaxe, eine Low-dose-Heparinprophylaxe noch gegen eine Prophylaxe mit Dextran 70 oder durch intermittierende Kompression etwas eingewandt werden. Gerade bei Risikopatientinnen in der Geburtshilfe sollte eine dieser Methoden in der Regel angewandt werden.

7.3.7 **Thrombophlebitis.** TH. WUPPERMANN

Die Therapie der oberflächlichen Thrombophlebitis kann relativ schematisch gehandhabt werden und ist völlig risikolos.

(1) Bei der Varikophlebitis ist die Behandlung der Wahl die Stichinzision mit Exprimieren der Thrombusmasse und anschließendem gut sitzendem Kompressionsverband [75, 122]. Der Patient muß unbedingt mobilisiert werden. Eine Behandlung mit Antikoagulantien ist obsolet (Abb. 7.41).

(2) Die flächenhafte Thrombophlebitis sollte primär mit einem Kompressionsverband und lokaler Kühlung behandelt werden. Es empfiehlt sich auch hier eine sofortige Mobilisierung. Vor dem Verbot des Bundesgesundheitsamts erwies sich eine einmalige i.m.-Injektion von 1 Ampulle Phenylbutazon als außerordentlich wirksam zur Kupierung der sehr schmerzhaften Entzündungszeichen [122]. Auch hier ist die Behandlung mit Antikoagulantien obsolet.

(3) Bei der Thrombophlebitis saltans et migrans darf ein Kompressionsverband erst nach Ausschluß einer arteriellen Verschlußkrankheit angelegt werden.

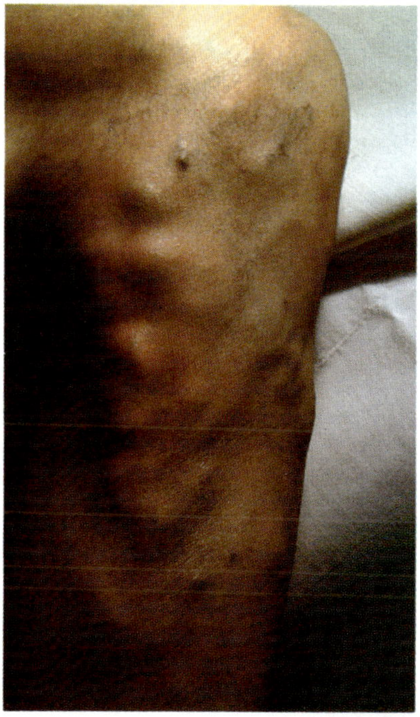

a

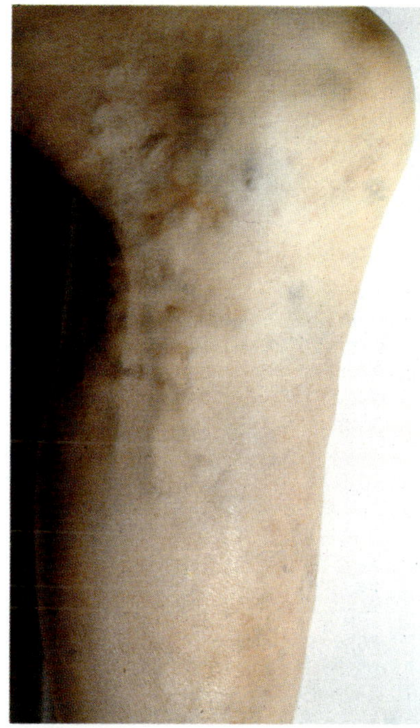

c

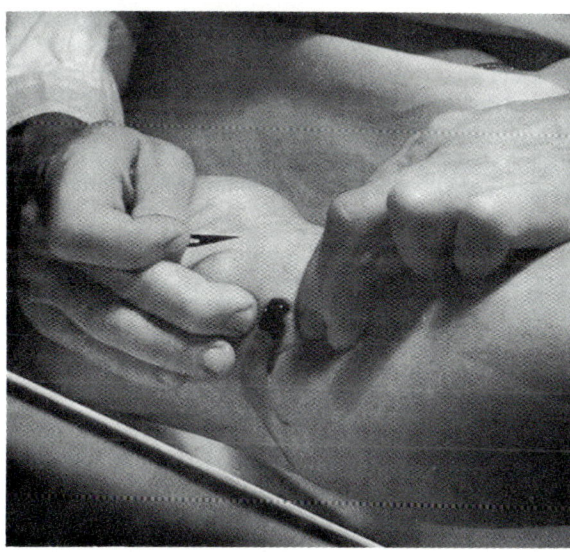

b

Abb. 7.41 a–c.
Varikophlebitis vor (**a**) während (**b**) und nach (**c**) Stichinzision und Exprimieren der Koagel. (Aus Sigg [122])

Als Medikation hat Acetylsalicylsäure einen gewissen Effekt. Unter Umständen führt jedoch erst der kombinierte Einsatz von Prednison und Azathioprin zur Limitierung des Beschwerdebildes [13].

(4) Die seltene Mondor-Thrombophlebitis ist selbstlimitierend, kann aber zusätzlich durch Exzision eines Teilstücks zum Stillstand gebracht werden.

(5) Die septische Thrombophlebitis muß in allen Fällen chirurgisch eröffnet und gezielt antibiotisch behandelt werden. Blutkulturen und lokaler Abstrich sind Bedingung vor Beginn einer antibiotischen Therapie. Von einer Kompressionstherapie ist wegen der Gefahr der Bakteriämie abzuraten [85].

Literatur

1. Adolf J, Buttermann G, Weidenbach A, Gmeineder F (1978) Optimierung der postoperativen Thromboseprophylaxe in der Gynäkologie. Geburtshilfe Frauenheilkd 38:98
2. Adolf J, Buttermann G, Peisinger W (1981) Wirksame Thromboembolieprophylaxe mit Heparin und Dihydroergotamin. Med Klin 76:457
3. Alemany J, Bissler H, Kurt R (1981) Früh- und Spätergebnisse der chirurgischen Therapie bei akuten Ileofemoralvenenthrombosen. In: Breddin K (Hrsg) Thrombose und Atherogenese. Witzstrock, Baden-Baden, S 215
4. Alexander K, Jester HG, Poliwoda H et al. (1971) Fibrinolytische Therapie chronischer Phlebothrombosen. Dtsch Med Wochenschr 96:1873
6. American Heart Association (1977) Council on thrombosis: Prevention of venous thromboembolism in surgical patients by low-dose-heparin. Circulation 55:423
6. Ammann JF, Aebi B (1983) Das Blutungsrisiko der Thromboembolie-Prophylaxe in der Allgemeinchirurgie: Vergleich von low-dose Heparin mit Heparin-Dihydergot 2500. Chirurg 54:29
7. Ammann JF, Blessing H (1979) Tiefe Venenthrombose der unteren Extremitäten: Erfahrungen mit der Thrombektomie inner- und außerhalb des iliakofemoralen Bereichs. Helv Chir Acta 46:69
8. Arnesen H, Hoiseth A, Ly B (1982) Streptokinase or heparin in the treatment of deep vein thrombosis. Acta Med Scand 211:65
9. Baumann G (1980) Venenthrombose und Thromboseprophylaxe. In: Zenker R, Dencker L, Schink W (Hrsg) Allgemeine Chirurgie. Urban & Schwarzenberg, München (Chirurgie der Gegenwart, Bd 1, S 211)
10. Baur HG, Hureyseck G, Allenberg JR, Schwarz H (1981) Klinische und phlebographische Spätergebnisse nach Thrombektomie tiefer Bein- und Becken-Venenthrombose. In: Breddin K (Hrsg) Thrombose und Atherogenese. Witzstrock, Baden-Baden, S 219
11. Bentley P (1980) S.c. or i.v. application of heparin. Preliminary results. In: Breddin K, Marx R (Hrsg) Prophylaxe und Therapie thromboembolischer Erkrankungen. Schattauer, Stuttgart, S 36
12. Böhme H (1982) Indikationen zur Lysebehandlung der tiefen Bein- und Beckenvenenthrombosen. Angio 6:223
13. Bollinger A (1979) Funktionelle Angiologie. Thieme, Stuttgart
14. Borow M, Goldson H (1981) Postoperative venous thrombosis. Evaluation of five methods of treatment. Am J Surg 141:245
15. Brandenberg E, Widmer MT, Schmitt HE, Widmer LK (1983) Venenthrombose und postthrombotisches Syndrom: 5-Jahres-follow-up bei 278 Patienten. In: Trübestein G, Etzel F (Hrsg) Fibrinolytische Therapie. Schattauer, Stuttgart, S 295
16. Brecht T (1981) Erkennung und Behandlung venöser Erkrankungen. Therapiewoche 31:3362
17. Breddin HK, Krzywanek HJ (1982) Die thrombolytische Behandlung tiefer Bein- und Beckenvenenthrombosen. Internist (Berlin) 23:410
18. Bruhn HO (1980) Thrombolyse, Heparin oder Thrombektomie bei akuten tiefen Beinvenenthrombosen. Diagn Intensivther 5:126
19. Brunner U (1974) Chirurgie der akuten Femoroiliatkalvenenthrombose. In: May R, (Hrsg) Chirurgie der Bein- und Beckenvenen. Thieme, Stuttgart, S 115
20. Brunner U (1976) Chirurgische Behandlungsmöglichkeiten des postthrombotischen Syndroms. Chirurg 47:118

21. Bürger K (1977) Chirurgische Therapie bei tiefen Bein- und Beckenvenenthrombosen. Zentralbl Chir 102:459
22. Burkhardt H, Heinrich F (1979) Praxis der Streptokinasetherapie: Ergebnisse einer Fragebogenaktion. Diagn Intensivther 4:102
23. Buttermann G (1979) Aktuelle Diagnostik tiefer Venenthrombosen und Lungenembolien. Therapiewoche 29:2567
24. Clark WB, McGregor AW, Prescot RI, Ruckley CM (1974) Prevention of early postoperative vein thrombosis by compression of the leg during and after operations. Vasa 3:148
25. Coe NP, Collins REC, Klein LA, Battman MA, Skillman JJ, Shapiro RM, Salzman EW (1978) Prevention of deep vein thrombosis in urological patients: A controlled, randomized trial of low-dose heparin and external pneumatic compression boots. Surgery 83:230
26. Common HH, Ziemen AJ, Rösch J, Porter JN, Dotter CH (1976) Deep vein thrombosis treated with streptokinase or heparin. Angiology 27:645
27. Corrigan IP, Kakkar VV, Vosard DP (1974) Low dose subcutanous heparin: Optimal dose regiment. Br J Surg 61:320
28. Crane C (1975) Venous interruption for pulmonary embolism: Present status. Prog Cardiovasc Dis 17:329
29. Creutzig H (1983) Das „normale“ Ventilations-Perfusionsszintigramm bei Patienten ohne Verdacht auf Lungenembolie. Nuklearmediziner 6:387
30. D'Angelo A, Mannucci PM (1984) Outcome of treatment of deep-vein thrombosis with urokinase: Relationship to dosage, duration of therapy, age of the thrombus and laboratory changes. Thromb Haemost 51:236
31. Denck H, Partsch H, Mostbeck H, Obert F, Weidinger P (1981) Gedanken zur venösen Thrombektomie bei akuter Ileofemoralvenenthrombose. In: Breddin K (Hrsg) Thrombose und Atherogenese. Witzstrock, Baden-Baden, S 211
32. Duckert F (1983) Heparin. In: Koller F, Duckert F (Hrsg) Thrombose und Embolie. Schattauer, Stuttgart, S 290
33. Duckert F (1983) Orale Antikoagulantien. In: Koller F, Duckert F (Hrsg) Thrombose und Embolie. Schattauer, Stuttgart, S 308
34. Duckert F, Müller G, Nyman D et al. (1975) Treatment of deep vein thrombosis with streptokinase. Br Med J I:479
35. Editorial (1968) Oral contraceptives, pregnancy and veins. Circulation 37:627
36. Editorial (1975) Venous thromboembolism and anticoagulants in pregnancy. Br Med J 4:421
37. Ellis PR, Del Rosario VC (1966) Plication and thrombectomy in the treatment of acute iliofemoral thrombosis. Surg Gynecol Obstet 23:1075
38. Flörkemeier V (1980) Praxis der Cumarinbehandlung. MT Verlag, Wiesbaden
39. Fogarty TJ, Wood JA, Krippaehme WW, Dennis DL (1969) Management of ileofemoral venous thrombosis in the ante partum state. Surg Gynecol Obstet 128:546
40. Franke D (1980) Thromboseprophylaxe in der Chirurgie, Orthopädie und Unfallchirurgie. Krankenhausarzt 53:465
41. Freick H (1979) Zur Thromboembolieprophylaxe bei hüftgelenksnahen Osteosynthesen und totalem Gelenkersatz. Zentralbl Chir 104:1280
42. Gallus AS, Hirsh J, O'Brian SE, McBright IA, Tudle RI, Gent M (1976) Prevention of venous thrombosis with small subcutaneous dosis of heparin. JAMA 235:1980
43. Galopp PM, Liane JB, Hauschka PV (1980) Carboxylated calcium-binding proteins and vitamin K. N Engl J Med 302:1460
44. Griffin IP, D'Arcy PF (1981) Handbuch der Arzneimittelinteraktionen. Oldenbourg, München
45. Groote Schuur Hospital (1979) Thromboembolus study-group: Failure of low-dose heparin to prevent significant thromboembolic complications in high-risk surgical patients. Interim report of prospective-trial. Br Med J I:1447
46. Gruber UF (1983) Intermittierende pneumatische Kompression zur Thromboseprophylaxe. Dtsch Med Wochenschr 108:1767
47. Gruber UF (1983) Dextran. In: Koller F, Duckert F (Hrsg) Thrombose und Embolie. Schattauer, Stuttgart, S 355

48. Gruber UF, Gorgerat I-F, Kraan P et al. (1982) Prevention of fatal postoperative pulmonary embolism by heparin-dihydergotamin or dextran. Br J Surg [Suppl] 69:54
49. Gruss JD (1976) Chirurgische Behandlungsmöglichkeiten beim postthrombotischen Syndrom. Zentralbl Chir 101:1551
50. Gruss JD, Bartels D, Tsafandakis E, Karadedos C, Straubel H, Ohta T (1981) Unser Vorgehen bei der akuten Becken- und Beinvenen-Thrombose: Behandlungsergebnisse. In: Breddin K, (Hrsg) Thrombose und Atherogenese. Witzstrock, Baden-Baden, S 213
51. Gutschi S (1982) Die chirurgische Behandlung der akuten Beckenvenenthrombose. Zentralbl Chir 107:1447
52. Hall JG, Pauli RM, Wilson KM (1980) Maternal and fetal sequelae of anticoagulation during pregnancy. Am J Med 68:122
53. Harrod MJE, Sherrod PS (1981) Warfarin embryopathy in siblings. Obstetric Gynecol 57:673
54. Heinrich P, Rinke W (1976) Chirurgische Therapie der tiefen venösen Abflußbehinderung in den unteren Extremitäten. Zentralbl Chir 101:118
55. Heinrichs C (1983) Behandlungsergebnisse nach akuter Phlebothrombose. Zentralbl Chir 108:718
56. Hoffmeister HE (1978) Diagnostik und chirurgische Therapie thromboembolischer Komplikationen. Therapiewoche 28:2341
57. Holford CP (1976) Graded compression for preventing deep venous thrombosis. Br Med J II:969
58. Hutschenreiter S, Loeprecht H, Heiden B (1981) Spätergebnisse nach transfemoraler venöser Thrombektomie bei akuten Ileofemoralvenenthrombosen. In: Breddin K (Hrsg) Thrombose und Atherogenese. Witzstrock, Baden-Baden, S 221
59. Hutschenreiter S, Vollmar JF, Loeprecht H, Voss EU (1982) Die Bedeutung der temporären AV-Fistel in der rekonstruktiven Venenchirurgie. Angiologica 6:237
60. Ishak MA, Morley KD (1981) Deep venous thrombosis after total hip replacement. Br J Surg 68:429
61. Jeffery PC, Omelman FJ, Smith S, Morton P (1982) The accuracy of 125jodfibrinogen uptake compared with phlebography in the prospective identification of deep vein thrombosis. S Afr J Surg 20:164
62. Johannsson L, Nylander G, Hedner U, Nilsson IM (1979) Comparison of streptokinase with heparin: Late results in the treatment of deep venous thrombosis. Acta Med Scand 206:93
63. Joswig EH, Joswig-Priewe H, Koestering H, Walter C (1975) Zur thrombolytischen Behandlung der Schwangerschaftsthrombose. Geburtshilfe Frauenheilkd 35:932
64. Kakkar VV (1971) Low doses of heparin in prevention of deep-vein thrombosis. Lancet II:669
65. Kakkar VV (1975) Deep vein thrombosis – detection and prevention –. Circulation 51:8
66. Kakkar VV (1983) Prevention of post-operativ venous thromboembolism by a low molecular weight heparin fraction. Thromb Haemost 50/91/269
67. Kakkar VV, Idonwe CT, Iaws JW, Flanc C (1969) Late results of treatment of deep vein thrombosis. Br Med J I:810
68. Kakkar VV, Stamatakis JD, Bentley PG, Lawrence D, De Haas HA, Wand VP (1979) Prophylaxis for postoperative deep-vein-thrombosis. JAMA 241:39
69. Kappert A (1981) Lehrbuch und Atlas der Angiologie. Huber, Bern
70. Keller J (1967) Intracutane Heparinverabfolgung zur Behandlung der oberflächlichen Thrombophlebitis in der Gravidität. Z Ärztl Fortbild 61:820
71. Kencheloe BW, Benitone JD, Marshall MR, Lawrence RF, Schneider PC (1976) Thrombophlebitis and pulmonary embolism with surgical intervention in the third trimester. South Med J 69:1615
72. Kleinebrecht J (1982) Zur Teratogenität von Cumarin-Derivaten. Dtsch Med Wochenschr 107:1929
73. Koller F, Duckert F (1983) Thrombose und Embolie. Schattauer, Stuttgart
74. Koller F, Löliger EA (1983) Nebenwirkungen der Antikoagulantien. In: Koller F, Dukkert F (Hrsg) Thrombose und Embolie. Schattauer, Stuttgart, S 335

75. Kolmorgen K, Köpke E (1977) Stichinzisionsbehandlung der oberflächlichen Phlebo- bzw. Varikothrombose in der Schwangerschaft und im Wochenbett. Zentralbl Gynäkol 99:120
76. Koppenhagen K, Matthes M (1982) Heparin-Dihydergot oder Heparin allein zur Thromboseprophylaxe. Med Welt 33:216
77. Koppenhagen K, Wichmann A, Frey E et al. (1977) Klinisch-experimentelle Ergebnisse mit Heparin-Dihydroergotamin. Dtsch Med Wochenschr 102:1374
78. Löhnert J, Witthaut H (1976) Erfahrungen mit dem Vena-Cava-Schirmfilter nach Mobin-Uddin. Aktuel Chir 11:147
79. Ludwig H (1966) Experimentelle Untersuchungen zum diaplacentaren Übertritt von Streptokinase. Geburtshilfe Frauenheilkd 26:736
80. Ludwig H (1966) Prophylaxe thromboembolischer Komplikationen und Behandlung der akuten Lungenembolie. MMW 108:1035
81. Ludwig H (1973) Results of streptokinase therapie in deep venous thrombosis during pregnancy. Postgrad Med J [Suppl] 13:65
82. Ludwig H (1976) Thromboembolische Erkrankung als Indikation zum Schwangerschaftsabbruch. Demeter, Gräfelfing, S 50
83. Ludwig H (1983) Venenthrombosen in der Schwangerschaft und im Wochenbett. In: Koller F, Duckert F (Hrsg) Thrombose und Embolie. Schattauer, Stuttgart, S 182
84. McIntyre JMC, Vasicescu C, Jones DBJ et al. (1974) Heparin versus dextran in the prevention of deep-vein-thrombosis. Lancet II:118
85. Maki DG (1982) Septische Thrombophlebitis. Klinikjournal 12:12
86. Marx R (1958) Thrombose. Dtsch Med Wochenschr 83:2062
87. Marx R (1965) Die Durchführung der Antikoagulantientherapie. Wien Med Wochenschr 115:599
88. Marx R (1973) Zur Heparin-Therapie der tiefen Bein- und Beckenvenenthrombose. MMW 115:2195
89. Marx R, Wuppermann Th (1981) Venenthromboseprophylaxe in der Gravidität. Vom Standpunkt der Nebenwirkungen von Antithrombotika aus betrachtet. Hämostaseologie 1:17
90. May R, Nissl R (1973) Die Phlebographie der unteren Extremität. Thieme, Stuttgart
91. Merrill LK, Werburg DJ (1976) The choice of long-term anticoagulants for the pregmant patients. Obstet Gynecol 47:711
92. Metz L, Weber H (1980) Die chirurgische Behandlung der akuten Becken-Beinvenenthrombose. Zentralbl Chir 105:1211
93. Minar E (1984) Thrombolyse mit Urokinase bei akuter Phlebothrombose. Vasa 13:41
94. Moser G, Krayenbühl B, Donath A (1980) Prevention des thromboses veineuse profondes et des embolies pulmonaires. Swiss Med 2:63
95. Mühe E (1982) Ein neuer Weg in der Thromboseprophylaxe. Intermitterende sequentielle Beinkompression mit hohen Drucken. Dtsch Med Wochenschr 107:1092
96. The Multicenter Trial Committee (1984) Dihydroergotamine-heparin prophylaxis of postoperative deep vein thrombosis. A multi-center trial. JAMA 251:2960
97. Myhre HO, Hollen A (1969) Thromboseprophylaxe, dextran versus warfarin natrium. Nord Med 82:1534
98. Nedjabat T (1975) Klinik und chirurgische Therapie der unteren Vena-cava-Thrombose. MMW 117:751
99. Nedjabat T (1979) Ätiologie, Diagnostik und operative Behandlung der akuten Bein- und Becken- und unteren Hohlvenenthrombose. Zentralbl Chir 104:529
100. Nicolaides AN (1975) Thromboembolism: Aethiology, advances in prevention and management. MTP, Lancaster
101. Nicolaides AN, Fernandez E, Fernandez J, Pollock AV (1980) Intermittend sequential pneumatic compression of the legs in the prevention of venous stasis and postoperativ deep venous thrombosis. Surgery 87/1:69
102. Niessner H, Lechner K, Thaler E (1982) Laboratory and clinical evaluation of five urokinase schemes in acute and subacute deep vein thrombosis: A non-randomized study in 34 patients. In: Mannucci PM, D'Angelo A (eds) Urokinase: Basic and clinical aspects. Academic Press, London New York, p 111

103. O'Sullivan JF (1968) Puerperal venous thrombosis treated with phenylbutazone. Br J Clin Pract 22:427
104. O'Sullivan IF (1972) Duration of anticoagulant therapy in venous thromboembolism. Med J Aust 2:1104
105. Pfeifer GW (1965) Experimentelle Untersuchungen zur Frage eines diaplazentaren Effekts von Streptokinase. Klin Wochenschr 43:775
106. Pfeifer GW (1966) Untersuchungen zur Thrombolysebehandlung der akuten Lungenembolie in der Frauenheilkunde. Geburtshilfe Frauenheilkd 26:1394
107. Pizarro AR, Roth O (1968) Inferior vena cava ligation in early pregnancy. Am J Obstet Gynecol 101:265
108. Rahmer H, Wahl S, Stunkat R, Hertel K (1979) Akute tiefe Bein- und Beckenvenenthrombose: Thrombolytische Therapie. Diagn Intensivther 4:65
109. Reed TP, Wasylenski M, Brod RC, Marchant DF (1967) Vena cava plication during pregnancy. Obstet Gynecol 29:838
110. Rosenberger R (1975) Actions and interactions of antithrombin and heparin. N Engl J Med 292:146
111. Roberts VC (1975) Fibrinogen uptake scanning for diagnosis of deep vein thrombosis, a plea for standardization. Br Med J II:3455
112. Roberts VC, Cotton LT (1974) Prevention of postoperative deep vein thrombosis in patients with malignant disease. Br Med J 1:358
113. Sagar S, Stamatakis JD, Higgins AF, Nairn D, Maffei FH, Thomas DP, Kakkar VV (1976) Efficacy of low-dose heparin in prevention of extensive deep-vein-thrombosis in patients undergoing total-hip replacement. Lancet I:1151
114. Salzmann EW, Davies GC (1980) Prophylaxis of venous thromboembolism: Analysis of cost effectiveness. Ann Surg 191:207
115. Satter P (1981) Chirurgische Behandlung der akuten Beckenvenenthrombosen. In: Breddin K (Hrsg) Thrombose und Atherogenese. Witzstrock, Baden-Baden, S 202
116. Schmidt HE (1974) Möglichkeiten und Grenzen der antegraden Phlebographie. Vasa 3:440
117. Schmidt HE (1977) Ascendierende Phlebographie bei tiefer Venenthrombose. Huber, Bern
118. Schmidt HE (1983) Der prognostische Wert der Phlebographie für die Therapie der tiefen Venenthrombose. In: Trübestein G, Ethel F (Hrsg) Fibrinolytische Therapie. Schattauer, Stuttgart, S 131
119. Schmitz-Hübner U, Freise G, Reers B, Rüschemeyer C, Scherer R, Schönleben K, van de Loo J (1983) Low molecular weight heparin in postoperative thrombosis prophylaxis. Thromb Haemost 50/10, Nr. 4
120. Schnyder M, Gruber UF (1977) Prophylaxe popstoperativer tiefer Venenthrombosen in der elektiven Hüftchirurgie. Aktuel Traumatol 7:275
121. Sharma GVRK, Cella G, Parisi AF, Sasahara AA (1982) Thrombolytic therapy. N Engl J Med 306:1268
122. Sigg K (1976) Varizen, Ulcus cruris und Thrombose. Springer, Heidelberg
123. Skillman JJ, Collins REC, Coe NP et al. (1978) Prevention of deep vein thrombosis in neurosurgical patients: A controlled randomized trial of external pneumatic compression boots. Surgery 83:354
124. Söhnlein B, Raithel D (1981) Ergebnisse der operativen Therapie der tiefen Bein-Beckenvenenthrombose. In: Breddin K (Hrsg) Thrombose und Atherogenese. Witzstrock, Baden-Baden, S 224
125. Squires JW, Pinch LW (1979) Heparin-induced spinal fractures. JAMA 241:2417
126. Stenflo J (1976) A new vitamin-K-dependent protein. J Biol Chem 251:355
127. Stenflo I, Ganrot P (1972) Vitamin K and the biosynthesis of prothrombin I identification and purification of an dicoumarol iduneed abnormal prothrombin from bovine plasma. J Biol Chem 247:8160
128. Stenflo IP, Fernlund W, Egan P, Roebstorff P (1974) Vitamin K dependent modifications of glutamic acid residues in prothrombin. Proc Nat Acad Sci USA 71:2730
129. Stevenson RE, Burton M, Ferlauto GJ, Taylor HA (1980) Hazards of oral anticoagulants during pregnancy. JAMA 243:1549
130. Stiegler H, Sunder-Plassmann L (1984) Akute Bein-Beckenvenenthrombose: nur Früherkennung verringert die „Veneninvaliden". Notfallmedizin 10:602

131. Stunkat R (1978) Diagnostik und Therapie der tiefen Phlebothrombose. Z Allg Med 54:909
132. Theisinger W (1977) Chirurgische Erfahrung mit Heparin-Dihydergot. In: Pabst HW, Maurer G (Hrsg) Postoperative Thrombembolieprophylaxe. Schattauer, Stuttgart, S 118
133. Theiss W, Kriessmann A (1980) Fibrinolytische Therapie tiefer Venenthrombosen. Dtsch Med Wochenschr 105:243
134. Theiss W, Schlund J, Kriessmann A, Lutilsky L, Sauer E, Wirtzfeld A (1980) Die Behandlung tiefer Venenthrombosen mit Urokinase. Klin Wochenschr 58:521
135. Thrombolytic Therapy in Thrombosis (1980) A National-Institutes of Health Consensus Development Conference. Ann Intern Med 93:141
136. Tilsner V (1974) Spätlyse von Venenthrombosen. Vasa 3:458
137. Trübestein G, Brecht T, Ludwig M, Brecht G, Etzel F (1983) Fibrinolytische Therapie mit Streptokinase und Urokinase bei tiefer Venenthrombose. In: Trübestein G, Etzel F (Hrsg) Fibrinolytische Therapie. Schattauer, Stuttgart, S 193
138. Tscherne H, Westermann K, Trentz O, Pretschner P, Mellmann J (1978) Thromboembolische Komplikationen und ihre Prophylaxe bei Hüftgelenksersatz. Unfallheilkunde 81:178
139. Turpie AP, Gallus A, Batty WS, Hirsh J (1977) Prevention of venous thrombosis in patients with intracranial disease by intermittend pneumatic compression of the cava. Neurology 27:435
140. Vanderbroek MD (1980) Heparin: Coagulation and lysis. In: Breddin K, Marx R (Hrsg) Prophylaxe und Therapie thromboembolischer Erkrankungen. Schattauer, Stuttgart, S 27
141. Villasanta U (1965) Therapy in antepartum thrombophlebitis. Obstet Gynecol 26:534
142. Vollmar J (1974) Prophylaxe der Lungenembolie durch Unterbrechung der V. cava. MMW 116:1441
143. Vollmar J (1982) Eingriffe am Gefäßsystem. In: Vosschulte K, Kümmerle F, Peiper HJ, Weller S (Hrsg) Lehrbuch der Chirurgie. Thieme, Stuttgart, S 87
144. Walther C, Köstering H (1969) Therapeutische Thrombolyse in der 9. Schwangerschaftswoche. Dtsch Med Wochenschr 94:32
145. Weil A, Freund R (1978) Thrombose veineuse profonde durant la grossesse::Etat actuel des possibilités diagnostiques et thérapeutiques. Praxis 67:966
146. Wenzel E, Ochs HG, Pusztai Markos S et al. (1974) Zuverlässigkeit des Fibrinogens (Fibrin-)Spaltproduktnachweises im Plasma mit Thrombinkoagulase-, Reptilase- und Thrombin-Gerinnungszeit. Dtsch Med Wochenschr 99:746
147. Widmer LK, Madar G, Schmitt HE, Duckert F, Da Silva MA, Müller G (1974) Heparin oder Thrombolyse in der Behandlung tiefer Beinvenenthrombosen. Vasa 3:422
148. Widmer LK, Brandenburg E, Widmer MT, Schmidt HE, Duckert F, Madar G, Ritz R (1982) Late sequelae of deep venous thrombosis. Int Angiol 1:31
149. Wilding G, Vessel ES (1977) Genetic control of interindividuel variations in racemic warfarin binding to plasma and albumin of twins. Clin Pharmacol Ther 22:831
150. Wilding G, Blumenberg BS, Vessel ES (1977) Reduced warfarin binding of albumin variants. Science 195:991
151. Wise PH, Hall AJ (1980) Heparin induced osteopenia in pregnancy. Br Med J 281:110
152. Wuppermann Th, Marx R (1969) Zur Frage der Überwachung der Heparin-Therapie mit der Partialthromboplastin-time-Methode. Fortschr Med 87:1150
153. Wuppermann Th, Rath NF, Zielonka J, Iben M, Rienhoff O, Pretschner P, Mellmann J (1979) Die Früherkennung der tiefen Unterschenkelthrombophlebitis. Untersuchungen zum Radiojod-markierten Fibrinogen. Vasa 8:247

8 Lungenembolie

P. NISSEN

Selbst beträchtliche diagnostische (Lungenszintigraphie, Pulmonalisangiographie) und therapeutische (Fibrinolyse, Embolektomie) Fortschritte und auch das Verständnis des pathophysiologischen Ablaufs der Lungenembolie können nicht darüber hinwegtäuschen, daß die Lungenembolie und ihre Folgen weiterhin ein dominierendes medizinisches Problem darstellen [50]. Die Lungenembolie ist in den USA die dritthäufigste Todesursache, wobei diese Schätzung die häufig verkannten Lungenembolien miteinbezieht [12]. In den USA erleiden jährlich 630000 Menschen eine Lungenembolie. Nur bei 6,5% der 200000 tödlich verlaufenden Embolien wurde eine sinnvolle Therapie eingeleitet. Die bisher offensichtlich unzureichende therapeutische Beeinflußbarkeit des Verlaufs der Lungenembolie ist aber nicht nur ein diagnostisches, sondern v.a. ein präventives Problem [2, 12, 59].

8.1 Epidemiologie, pathologische Anatomie, Spontanverlauf

Es gibt kaum eine Publikation über Lungenembolien, die diesen Sachverhalt der zu seltenen Diagnose nicht durch den Aphorismus des Pathologen unterstreicht, daß unverändert seit Jahren die Lungenembolie vom Kliniker genauso häufig verkannt wie auch nicht erkannt wird. Die Lungenembolie ist nach wie vor in den Mortalitätsstatistiken der Pathologen der Spitzenreiter unter den klinischen Fehldiagnosen.

Drechsler et al. [14] findet in seinem Sektionsgut 52% nicht diagnostizierte Lungenembolien und 58% klinisch diagnostizierte Lungenembolien, die sich pathologisch-anatomisch nicht bestätigen ließen. Vollmer u. Rüdiger [77] finden sogar nur 19% klinisch richtig erkannte Lungenembolien. So sehr diese Zahlenangaben durch andere Autoren bestätigt werden [29] und den Kliniker in seinen diagnostischen Anstrengungen nicht eben ermutigen, so sehr zwingen sie ihn aber auch wegen der eminent wichtigen therapeutischen Konsequenzen zu einer Differenzierung, da diese Befunde allzu leicht ein falsches Bild von der klinischen Wirklichkeit vortäuschen. Die Lungenembolie ist nämlich häufig eine terminale Komplikation, die im Verlauf anderer, schicksalhafter Erkrankungen, insbesondere bei Malignomen, auftritt.

Schwarz et al. [63] stellten bei 1350 Obduktionen in 23,6% der Fälle eine Lungenembolie fest, die zu 7,8% als fulminant, d.h. als direkte Todesursache eingestuft wurden. Die Aufschlüsselung der Thrombosefälle, die bei 40% der

Obduktionen festgestellt wurden, zeigt, daß ihnen 41,7% maligne Tumoren, 22% Herz-Kreislauf-Erkrankungen, 9,3% Unfälle, 5,9% postoperative Zustände und 18,2% sonstige Erkrankungen zugrunde lagen. Thrombosehäufigkeit und Häufigkeit von Lungenembolien laufen in Sektionsstatistiken parallel.

Auch Drechsler et al. [14] unterstreicht die Bedeutung der Lungenembolie als tödliche Komplikation bei hospitalisierten Patienten, und zwar sowohl bei unerwartetem plötzlichem Todeseintritt, als auch als letales Ergebnis bei fortgeschrittenen Stadien schwerer Erkrankungen. So konnten eingehende diagnostische Maßnahmen einerseits wegen der Plötzlichkeit des Ereignisses, andererseits wegen des fatalen Krankheitsverlaufs nicht mehr durchgeführt werden. Die terminalen, oft nicht diagnostizierten Lungenembolien weisen aber auch darauf hin, daß die ursächliche Venenerkrankung ebenfalls klinisch nicht zu diagnostizieren war. In 6,5–11,5% der Fälle geht die Lungenembolie der Diagnose einer Phlebothrombose sogar als erster klinischer Hinweis voraus.

Wichtig ist außerdem, daß unter den bei Obduktion festgestellten fulminanten tödlichen Lungenembolien, die Häufigkeit entweder eines kompletten Verschlußes des Conus pulmonalis und/oder beider Hauptäste der A. pulmonalis bis hin zur Verlegung mehrerer großer Äste in beiden Lungen, von 0,5% im Jahre 1890 auf 7,8% im Jahre 1974 gestiegen ist [63, 77], wobei andere Autoren sogar eine noch stärkere Zunahme bis 14% beschreiben [12]. Im internationalen Schrifttum liegt der Anteil tödlich verlaufender Lungenembolien an den Gesamtsektionen zwischen 1,5 und 4% [37].

An diesem Punkt sei einschränkend darauf hingewiesen, daß sich die Lungenembolieinzidenz je nach Sektionstechnik wechselt. Schwarz et al. [63] gehen in ihrer Untersuchung auf das Problem ein, daß sämtliche retrospektive Untersuchungen über Lungenembolien und Thrombosen an Sektionsstatistiken nicht kontrollierbaren Einflüssen unterworfen sind. Sowohl die stark schwankende Obduktionsrate als auch die voneinander abweichenden Auswahlkriterien und die Präparationsgenauigkeit müssen deshalb bei der Analyse von Sektionsstatistiken zur Häufigkeit von Thrombose und Lungenembolie berücksichtigt werden.

Die Geschlechtsverteilung zeigt eine geringere Belastung des männlichen Geschlechts, was sich in einem Verhältnis von 37:63 bei den tödlich verlaufenden Lungenembolien ausdrückt. Übergewicht und höheres Lebensalter mit einem Häufigkeitsgipfel bei 65–70 Jahren sind mit einer signifikanten Häufung von Lungenembolien verbunden [63].

Die Lungenembolien stammen in 80–90% der Fälle aus den Venen des Beckens und der unteren Extremität. Betrachtet man Bein- und Beckenvenen für sich, so stammen 55–85% der Lungenembolien aus der Ileofemoralvenenregion, 15–45% aus Popliteal- und Unterschenkelvenen. Fulminant tödlich verlaufende Lungenembolien finden sich häufiger bei Bein- als bei Beckenvenenthrombosen [63]. Jahres- und tageszeitliche Beziehungen zum Eintritt der Lungenembolie werden beschrieben, sind aber ebenso wie Angaben über Wetter- und Klimaeinflüsse umstritten.

Auch Informationen über die Häufigkeit von Rezidivembolien sowie über die Größe des Embolus stammen vorwiegend aus der Pathologie. Insgesamt wird das thrombotische Material der Bein- und Beckenvenen auf bis zu 100 ml geschätzt. Je nach Konsistenz der Thrombose kommt es zu großen bzw. kleinen Embolien, wobei letztere häufig in mehreren Schüben verlaufen. Aber auch große Thrombusstücke können als kleine Embolien imponieren, da bei Passage des rechten Ventrikels, tierexperimentell belegt [3, 26], eine Fragmentierung des Embolus, insbesondere bei frischer Thrombose, eintritt.

45–55% der Lungenemboliefälle gehen mit Lungeninfarkten einher, die bei fehlender Erkennung und Behandlung zur Entstehung von zentralen Einschmelzungen, Abszessen, Infarktpneumonien und schließlich Infarktkavernen führen können [37].

8.2 Pathophysiologie

Das Schicksal eines Lungenemboliekranken hängt von verschiedenen Faktoren ab: dem Ausmaß der mechanischen Blockade, der Erhöhung des pulmonalarteriellen Widerstands mit der daraus resultierenden pulmonalarteriellen Hypertonie und der arteriellen Hypoxämie. Pathophysiologische Untersuchungen im akuten Ablauf sind beim Menschen nur bedingt möglich. Unsere jetzigen Kenntnisse beruhen daher im wesentlichen auf tierexperimentellen Studien sowie auf Messungen der Hämodynamik beim Patienten innerhalb von 24 h nach dem Ereignis [43, 50]. Die aus diesen Untersuchungen gewonnenen, z.T. widersprüchlichen Ergebnisse lassen sich zu folgendem Bild vom Neben- und Nacheinander des pathophysiologischen Ablaufs der Lungenembolie zusammenfassen: Im Vordergrund steht die mechanische Blockade der Lungenstrombahn, deren Ausmaß letztlich über das Schicksal des betroffenen Patienten entscheidet. Eine akute Verlegung des Truncus pulmonalis im Sinne einer fulminanten Embolie führt zum plötzlichen Herztod. Es darf als gesichert angenommen werden, daß eine akute Erhöhung des pulmonalarteriellen Mitteldrucks bei primär herz- und lungengesunden Patienten auf über 40 mm Hg (5,3 k Pa) den sofortigen akuten Rechtsherztod zur Folge hat [13, 50]. Ein Verschluß der Pulmonalarterienstrombahn von über 80% führt zum schweren kardiogenen Schock, in dem 50% der Patienten innerhalb 1 h sterben. Eine Okklusion zwischen 50 und 80% geht ebenfalls mit schwerer Schocksymptomatik einher. Eine Verlegung unter 50% bedeutet in der Regel eine Erhöhung des pulmonalarteriellen Mitteldrucks bis auf ca. 30 mm Hg (4 k Pa), wobei es im klinischen Verlauf sehr schnell zu einer Erholung kommt. Zwischen der Erhöhung des pulmonalarteriellen Mitteldrucks und der angiographisch bestimmten Gefäßverlegung besteht eine hochsignifikante direkte Korrelation [43].

Dem Einteilungsversuch in fulminante, größere und kleinere Verschlüsse der pulmonalarteriellen Strohmbahn, welche angiographisch nach dem Score von Miller [45] bestimmt werden, wird eine nach hämodynamischen Gesichtspunkten geordnete Einteilung gegenüber gestellt [4]:

(1) Die Lungenembolie mit hämodynamisch irrelevanter Hämodynamik zeichnet sich durch keine wesentliche Veränderung des pulmonalarteriellen Gefäßwiderstands aus. Der arterielle pO_2 ist leicht gesenkt. Der Herzindex ist unverändert, wobei bei diesen Zuständen sogar ein gesteigertes Herzzeitvolu-

men gefunden wird, welches durch die hohe Adrenalinausschüttung zu erklären ist [28, 50].

(2) Die hämodynamisch relevante Gefäßobstruktion zeichnet sich durch einen erhöhten pulmonalarteriellen Gefäßwiderstand aus. Der Herzindex fällt ab, ebenso der arterielle pO_2 und der systemische Blutdruck.

(3) Die hämodynamisch relevante, instabile Lungenembolie zeichnet sich durch einen erheblich gesteigerten pulmonalarteriellen Gefäßwiderstand aus. Das Herzzeitvolumen ist massiv vermindert, ebenso der Systemdruck und der arterielle Sauerstoffdruck. Bei dem Patienten bestehen Zeichen des Schocks mit kaltschweißiger Haut und Oligo-/Anurie.

Auch 24 h nach dem Embolieereignis läßt sich bei Verlegung von weniger als 50% des Pulmonalarterienlumens eine Druckerhöhung messen [45, 50], wobei die angiographisch quantitative Auswertung der Gefäßblockade methodisch nicht ganz unproblematisch ist, da Mikroverlegungen der Untersuchungsmethode entgehen.

Daneben müssen jedoch noch andere Ursachen der pulmonalen Hypertonie bestehen. So wurde beobachtet, daß einseitige Okklusionen mit dem Ballonkatheter oder eine Pneumektomie keine pulmonale Hypertonie bewirken, da es sich bei der Lungenstrombahn um eine kapazitive, dem Niederdrucksystem zuzurechnende Gefäßprovinz handelt, die durch die außerordentliche Anpassungsbreite der Regulation des Gefäßsystems auch bei hohem Herzzeitvolumen ohne Druckerhöhung auskommt. Auch die Beobachtung, daß kleinere Lungenembolien eine starke Erniedrigung des arteriellen pO_2 bewirken, lenkt von der rein mechanistischen Theorie auf die humoral oder reflektorisch begründbare und letztlich polyvalente Entstehung des pathophysiologischen Profils der Lungenembolie hin [24–28, 66].

Hierbei sind wir in hohem Maße auf Analogieschlüsse zu Tierexperimenten angewiesen. Stein u. Levy [66] entwerfen ein schlüssiges und überzeugendes Konzept der parallel zu den mechanischen Okklusionen verlaufenden pathophysiologischen Vorgänge, welche die veränderte Atemmechanik, die Dyspnoe und die Veränderung der Blutgase zu erklären vermögen. Wenn auch nicht unwidersprochen und in einigen Punkten unzureichend, kann dieses Konzept dem Kliniker doch eine wissenschaftlich begründbare Grundlage für Diagnostik und Therapie vermitteln:

Die Lungenembolie hat zunächst eine Totraumventilation zur Folge. Je nach Größe des Ausfalls kommt es zu einer Vergrößerung der alveoloarteriellen CO_2-Differenz und damit zur vermehrten Atemarbeit, da die normal perfundierte Lunge die pathologische Totraumventilation übernehmen muß. Weiterhin stellt sich eine Tachypnoe mit schneller, flacher Atmung ein, die auf ein durch den N. vagus übermitteltes verändertes Entladungsmuster der medullären respiratorischen Neuronen zurückzuführen ist. Als die für diese Aktion verantwortlichen Rezeptoren sind die in der Alveolarwand aufzufindenden juxtapulmonal-kapillären Rezeptoren (J-Rezeptoren) anzusehen, deren Auslösungsmechanismen (evtl. humoral durch Histamin und Serotonin oder mechanisch durch Austritt von interstitieller Flüssigkeit) ebenso unbekannt sind wie weitere zu diskutierende Rezeptoren (Irritant- und Dehnungsrezeptoren).

Die Dyspnoe ist das häufigste Symptom der Lungenembolie. Sie findet ihre Erklärung durch die gesteigerte Aktivität der peripheren Rezeptoren und eine erhöhte Entladungsaktivität der zentralen Neuronen bzw. als „air hunger" bei erniedrigtem Auswurf des Herzens [56]. Wie auch immer, die Totraumventilation, die gesteigerte Atemfrequenz und das gesteigerte Atemvolumen, welches nicht im Verhältnis zur metabolischen Notwendigkeit steht, werden angeschuldigt, das Gefühl der Dyspnoe zu erzeugen [66].

Stark pathologische arterielle Blutgaswerte mit ausgeprägter Hypoxämie, die sich bei kleineren Lungenembolien nicht mechanistisch durch den Ausfall eines Teils der Lungenstrombahn erklären lassen, weisen auf eine veränderte Lungenmechanik während und nach der Embolie hin. Auch hier sind wir aus verständlichen Gründen angewiesen auf tierexperimentelle Untersuchungsergebnisse und Messungen, da entsprechende Untersuchungen beim Menschen erst in der Postemboliephase durchgeführt werden können [50, 66]. Patienten, die vor dem Embolieereignis herz- und lungengesund waren und die eine Lungenembolie länger als 24 h überleben, zeigen eine signifikante lineare Korrelation des pulmonalarteriellen Mitteldrucks mit dem systemarteriellen pO_2, wobei die erstere Größe wiederum der angiographisch ermittelten pulmonalen Obstruktion mit einem statistisch hohen Bestimmtheitsmaß zugeordnet ist [43]. Daraus läßt sich folgern, daß Gefäßobstruktion und Hypoxämie eng korrelieren, ohne daß es dafür pathophysiologische Erklärungen gibt. Zwar bietet die sich aus der Gefäßblockade ableitende Totraumventilation eine Erklärung für die hohe alveoloarterielle CO_2-Differenz, jedoch nicht für die hohe alveoloarterielle O_2-Differenz mit arterieller Hypoxämie. Die häufiger gefundene Normo- bzw. Hypokapnie bei Lungenembolie schließt eine alveoläre Hypoventilation aus. Angeschuldigt wird eine Diffusionsstörung aufgrund der verringerten Kontaktzeit des Blutes beim häufig gesteigerten Herzzeitvolumen bei kleineren Lungenembolien und schließlich eine ausgeprägte Ventilations-Perfusions-Störung, wobei die Entstehung letzterer auf die veränderte Lungenmechanik mit fehlender Abstimmung auf die Lungenperfusion hinweist [26]. Diese zu erklären fällt wiederum schwer, da direkte Messungen fehlen und tierexperimentelle Untersuchungen nur bedingt übertragbar sind.

Experimentell gesichert sind folgende Befunde:

Lungenembolien bewirken eine schwerwiegende Veränderung der Lungenmechanik. Es kommt zu einer Verminderung der dynamischen Lungencompliance, wobei eine irreguläre, durch Serotonin ausgelöste Konstriktion der kleinen Atemwege als unmittelbare Antwort auf die Lungenembolie zu beobachten ist und eine später einsetzende, sowohl vagal als auch humoral auslösende Verengung der großen Bronchien zu einer Erhöhung des Atemwegswiderstandes führt. So spielen humorale Faktoren derzeit in der Diskussion über das pathophysiologische Verständnis der Lungenembolie eine große Rolle. Insbesondere kommt dem Serotonin als Triggermechanismus eine zentrale Stellung zu: Thrombin wird an der Oberfläche des Embolus aktiviert und setzt Plättchenserotonin und andere Amine frei. Dies erklärt auch den mildernden Effekt der Gabe von Heparin und antiserotoninwirksamer Medikamente auf die akuten Veränderungen der Atemmechanik nach Lungenembolie.

8.3 Klinik und Diagnostik

Der klinische Verlauf einer Lungenembolie ist entscheidend von der Größe des Embolus und dem Ausmaß der kardiopulmonalen Depression abhängig [74, 75, 76]. Fulminante Embolien führen zum sofortigen Herztod. Patienten mit einer großen Embolie (Verlegung von 50–80%) sterben zur Hälfte in der ersten Stunde, Patienten mit kleineren Embolien zeigen häufig nur kurzfristig Symptome. Größere Embolien, insbesondere wenn sie aus frischen Thrombosequellen stammen, zerbrechen bei Passage des rechten Ventrikels und führen zu multiplen Perfusionsdefekten. Der Vielzahl mechanischer Einwirkungen auf den Embolus entspricht eine ebensolche der klinischen Sensationen. Die niedrige Spezifität der Angaben des Patienten sowie das akute Auftreten der Beschwerden, ebenso aber das häufige Fehlen jeglicher dramatischer und akuter Symptomatik erklärt die Schwierigkeiten der richtigen Diagnosestellung durch den Kliniker [7, 16, 29, 31, 37, 44, 50, 67].

8.3.1 Symptome und klinische Befunde

Aufgrund der Befunde des Urokinase Pulmonary Embolism Trial des National Heart and Lung Institute in USA verfügen wir über eine statistisch gut abgesicherte Aufstellung der Symptome der Lungenembolie [50]. Nach Häufigkeit geordnet steht die Dyspnoe mit 81% an erster Stelle, es folgt der Pleuraschmerz mit 72%, Angst mit 59% und Husten bei 54% der Patienten. Hämoptysen werden bei 34%, Schweißausbruch bei 26% und Synkopen bei 14% der Patienten beschrieben (Abb. 8.1).

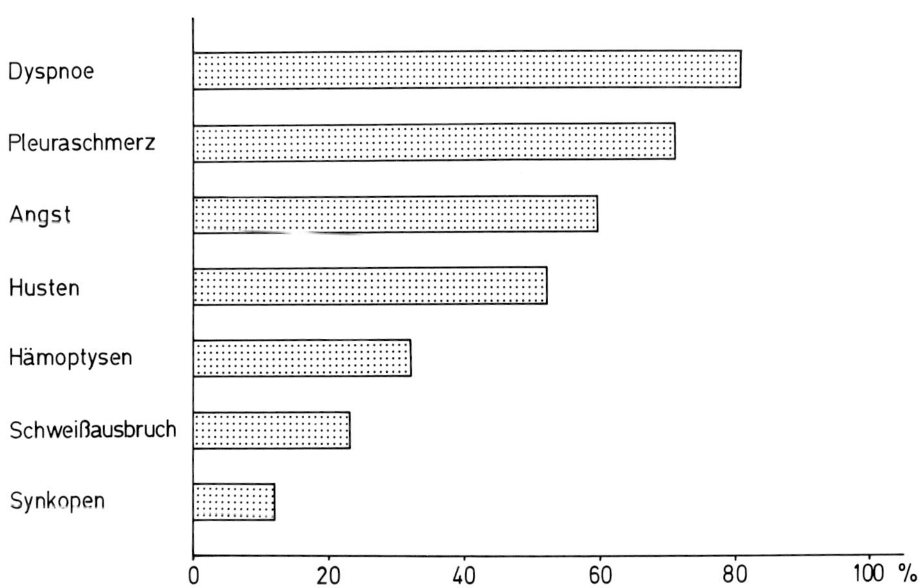

Abb. 8.1. Leitsymptome bei Lungenembolie. (Nach [50])

Außerdem wechselt das Beschwerdebild in Abhängigkeit vom zeitlichen Abstand zu dem Akutereignis. So können z. B. Synkopen einer kurzfristigen Verlegung des Conus pulmonalis entsprechen, der dann nach Fragmentierung des Embolus wieder frei wird. Der vorübergehende Druckabfall im Systemkreislauf hat die Synkope ausgelöst. Das Fehlen von Folgesymptomen läßt die richtige Diagnose verkennen.

Während der Akutphase kann es zu einer Steigerung des Herzzeitvolumens kommen, aber auch zum kardiogenen Schock. Bei der Bewertung der genannten Symptome muß deshalb darauf hingewiesen werden, daß begleitende kardiopulmonale Erkrankungen die Beurteilung und Bewertung einzelner Symptome erheblich erschweren. Die niedrige Spezifität aller genannten Symptome, die häufig Anlaß zu Fehldiagnosen gibt, z. B. Myokardinfarkt, Aortenaneurysma, Pneumonie, Verschlechterung einer chronischen Lungenerkrankung, erklärt den eingangs dargelegten pathologisch-anatomischen Tatbestand der „underdiagnosis“.

Das diagnostische Fazit für den Kliniker muß deshalb lauten: „Daran denken ist wichtig, weil der Beweis nicht schwierig ist [29].“

Noch unergiebiger und unspezifischer als die Symptome des Patienten sind die klinischen Befunde bei einer Lungenembolie [50]. Tachypnoe ist das häufigste Symptom mit 87%. Es folgen Rasselgeräusche und betonter P_2 (2. Herzton über dem Pulmonalareal) mit je 53%. Tachykardie wird bei 44% und Fieber bei 42% der Fälle beschrieben. Ein dritter Herzton oder ein Schweißausbruch mit je 34%, eine oberflächliche Thrombophlebitis bei 33% und Zyanose bei 18% der Fälle sind eher seltene Befunde (Abb. 8.2).

Ähnliche Beobachtungen [7] über die Inzidenz von Symptomen und Befunden wurden an den 327 Patienten der beiden Urokinasestudien gemacht: Danach

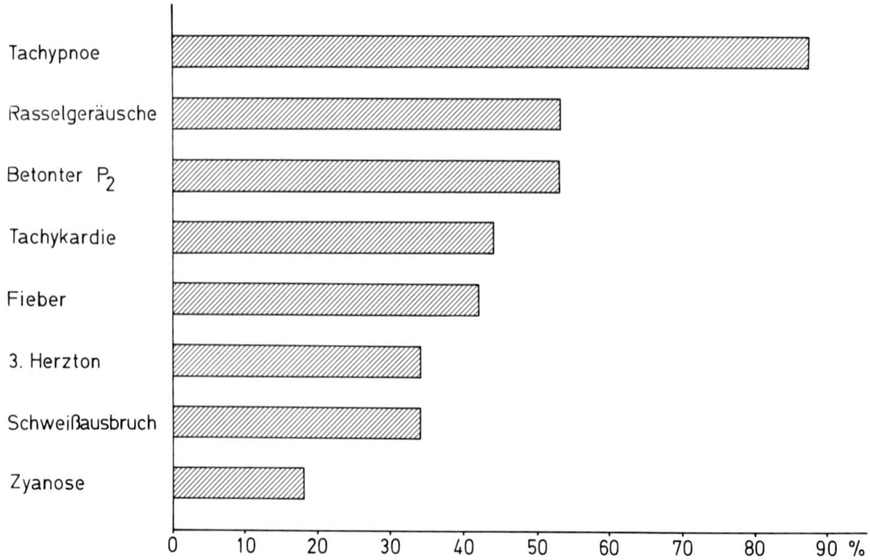

Abb. 8.2. Klinische Befunde bei Lungenembolie. (Nach [50])

sind Brustschmerzen mit 88%, Dyspnoe mit 84% und Angst mit 59% die häufigsten Symptome. Die klinische Befunderhebung fand bei 92% eine Tachypnoe von über 16/min, Rasselgeräusche bei 58% der Patienten und einen betonten P_2 bei 53% der Fälle.

Da diese Befunde mehr einer suggestiven als einer spezifischen Symptomatik entsprechen, sollte bei der Symptomkombination von Tachypnoe, Brustschmerz und Angstgefühl stets an das Vorliegen einer Lungenembolie mit allen diagnostischen Konsequenzen gedacht werden.

8.3.2 Diagnostik

Laboruntersuchungen

Ein Grund für die erhebliche Unsicherheit bei der Diagnosestellung einer Lungenembolie ist mit Sicherheit auch das Fehlen aussagekräftiger beweisender Laborbefunde. Im Gegensatz zum Myokardinfarkt oder zur Pankreatitis mit spezifischen biochemischen Laborparametern fehlen diese bei der Lungenembolie völlig. Veränderungen der Serumenzymaktivitäten von LDH und GOT spielen bei der Akutdiagnostik keine Rolle und sollten daher keine weitere Beachtung mehr finden. Der wichtigste physikalisch-chemische Befund ist nach Sasahara et al. [50] der erniedrigte arterielle pO_2 in der Blutgasanalyse, vorausgesetzt, andere pulmonale oder kardiale Ursachen bestehen nicht. Allerdings scheint der von ihm angegebene Grenzwert von 80 mm Hg (10,7 k Pa) für hospitalisierte Patienten zu hoch angesetzt. So sollte bei Vorliegen der oben erwähnten klinischen Symptom- und Befundtrias der erste diagnostische Schritt die arterielle Blutgasanalyse sein, weil damit, wenn auch bei geringer Sensitivität, ein sehr spezifischer Parameter zur Verfügung steht: Der normale arterielle pO_2 schließt eine schwere Lungenembolie aus.

EKG

Die weithin am häufigsten veranlaßte Untersuchung ist allerdings das EKG mit der Suche nach dem traditionellen MacGinn-White-Syndrom [1, 42] des S_IQ_{III} Typs mit T-Streckenalteration. Einer Studie von Stein et al. [65] verdanken wir eine genaue Zuordnung von EKG-Veränderungen zur Lungenembolie, wobei vorweg erwähnt werden sollte, daß 23% der Patienten bei submassiver und 6% bei massiver Embolie ein normales EKG aufweisen [17, 65]. Die häufigsten zu beobachtenden Veränderungen im EKG sind T-Welleninversionen bei 42%, ST-Depressionen und ST-Elevationen bei 44%, S_IQ_{III}-Typ bei 12%, kompletter Rechtsschenkelblock bei 9% und P-pulmonale bei 6% der Patienten (Abb. 8.3). Die als klassisch angesehenen Zeichen einer akuten Rechtsherzbelastung, d.h. das Auftreten eines P-pulmonale, S_IQ_{III}-Typ, Rechtsschenkelblock und Rechtsabweichung des R-Vektors, finden sich insgesamt nur bei 23% der Patienten. Man kann sich also kaum der Einsicht verschließen, daß das EKG zur Beurteilung der Schwere der Lungenembolie, des Ausmaßes der Hypoxämie und auch der Höhe des pulmonalarteriellen Mitteldrucks nicht geeignet ist.

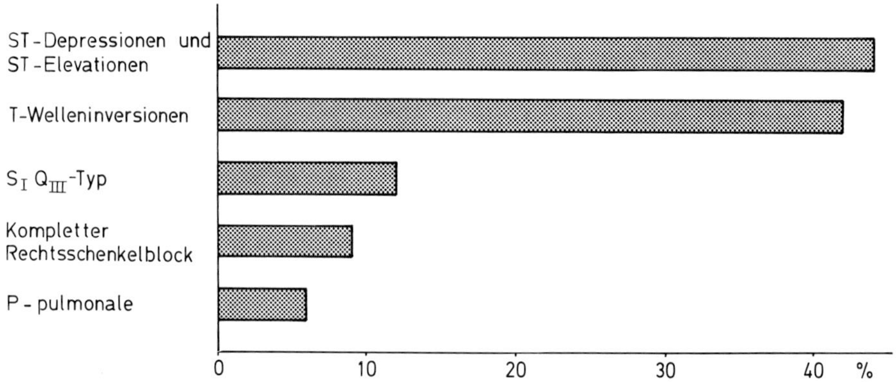

Abb. 8.3. EKG-Veränderungen bei Lungenembolie. (Nach [65])

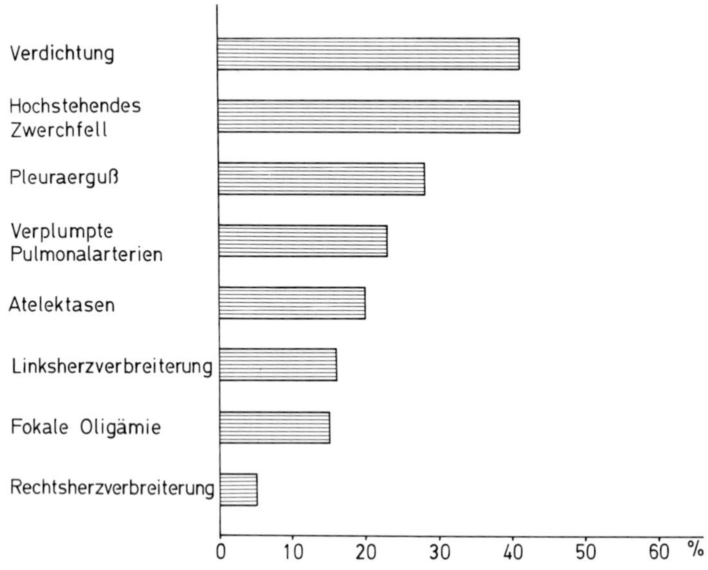

Abb. 8.4. Veränderungen im Röntgenthoraxbild bei Lungenembolie. (Nach [50])

Thoraxröntgen

Eine Neubewertung der Röntgenthoraxbefunde bei Lungenembolie erfolgte ebenfalls durch die UPET-Studie [75, 76], nach der mit folgender Häufigkeitsverteilung röntgenmorphologischer Kriterien zu rechnen ist: Verdichtung und hochstehendes Zwerchfell in der Röntgenaufnahme werden bei 41% der Patienten mit Lungenembolien gefunden. Ein Pleuraerguß ist bei 28%, verplumpte Pulmonalarterien sind bei 23% und Atelektasen bei 20% der Patienten nachweisbar. Linksherzverbreiterung und fokale Oligämie sind bei 16 bzw. 15% im Röntgenbild nachweisbar, Rechtsherzverbreiterung nur bei 5% (Abb. 8.4 und 8.5a).

Wenn man sich vergegenwärtigt, daß 70% aller tödlichen Embolien Rezidivembolien sind, der kleinen Embolie also eine entscheidende Signalwirkung zukommt [20, 29, 50], so kann kein Zweifel bestehen, daß bei begründetem Verdacht auf Vorliegen einer Lungenembolie die absolute Notwendigkeit zur endgültigen Diagnosesicherung besteht.

Entscheidend für die diagnostische Treffsicherheit bei Lungenembolien sind heute 2 Verfahren: Die Lungenszintigraphie und die Pulmonalisangiographie, wobei letztere mit der Pulmonalisdruckmessung gekoppelt werden muß.

Lungenszintigraphie

Die nichtinvasive Lungenszintigraphie (Abb. 8.5b und 8.6b) hat den Nachteil, mit zunehmendem Lebensalter in steigendem Prozentsatz falsch-positive Befunde zu ergeben, da diese Methode keinen unmittelbaren Hinweis auf die mechanische Verlegung größerer Gefäße bringt, sondern lediglich einen Hinweis auf Perfusionsdefekte im Bereich der Mikrozirkulation. Letztere können aber nicht nur durch eine mechanische Blockade größerer Gefäße, sondern auch durch funktionelle Veränderungen bei anderen Lungenerkrankungen verursacht sein. Dieses Handicap der Methode läßt sich zwar mit der gleichzeitigen Beurteilung des Röntgenthoraxbilds, der klinischen Zeichen begleitender Lungenerkrankungen und einem Ventilationsszintigramm mindern, jedoch nicht völlig beseitigen. Zusätzlich muß die Methode dahingehend eingeschränkt werden, daß die Perfusionsszintigraphie nicht immer über das wahre Ausmaß des embolischen Verschlusses informiert, da ein zentraler Embolus an den Aufzweigungen der Gefäße hängen und ausreichend Blut vorbeifließen lassen kann, so daß in der Perfusionsszintigraphie falsch-negative Befunde entstehen. Dies ist jedoch seltener, als theoretisch zu vermuten ist [58, 70].

Zur Durchführung der Perfusionsszintigraphie werden ca. 2–4 mCi an aggregiertes Humanalbumin gebundenes ^{99m}Tc injiziert. Durch die Injektion von ca. 60000–150000 Partikeln kommt es zur Verteilung entsprechend der regionalen pulmonalen Durchblutung.

Mit einer biologischen Halbwertszeit von 3–4 h erfolgt die Elimination des injizierten Albumins ins retikuloendothelialen System. Die Aufnahme mit einem Scanner oder einer mobilen γ-Kamera sollte nach Möglichkeit in 6 Ebenen, einschließlich der schrägen posterioren vorgenommen werden. Die schräge Darstellung ermöglicht die Aufdeckung von Perfusionsdefekten, welche bei den lateralen Projektionen durch die Aktivität der gegenüberliegenden Seite überstrahlt werden.

Als Referenzmethode der Szintigraphie dient die Pulmonalisangiographie. Beim Vergleich von 296 Pulmonalisangiogrammen mit Lungenszintigrammen wurde eine hohe Übereinstimmung bei der Beurteilung der Perfusionsdefizite festgestellt [70]. Nur bei höhergradigem Ausfall im Pulmonalisangiogramm zeigte die Lungenszintigraphie zu kleine Perfusionsdefekte. Bei 5 beobachteten Fällen mit Hauptstammbefall wurde kein falsch-negatives Bild gefunden. Die Grenze für das Auflösungsvermögen der Perfusionsszintigraphie liegt bei Perfusionsdefekten von ca. 3–5 cm Durchmesser. Mit einem Versagen der Methode

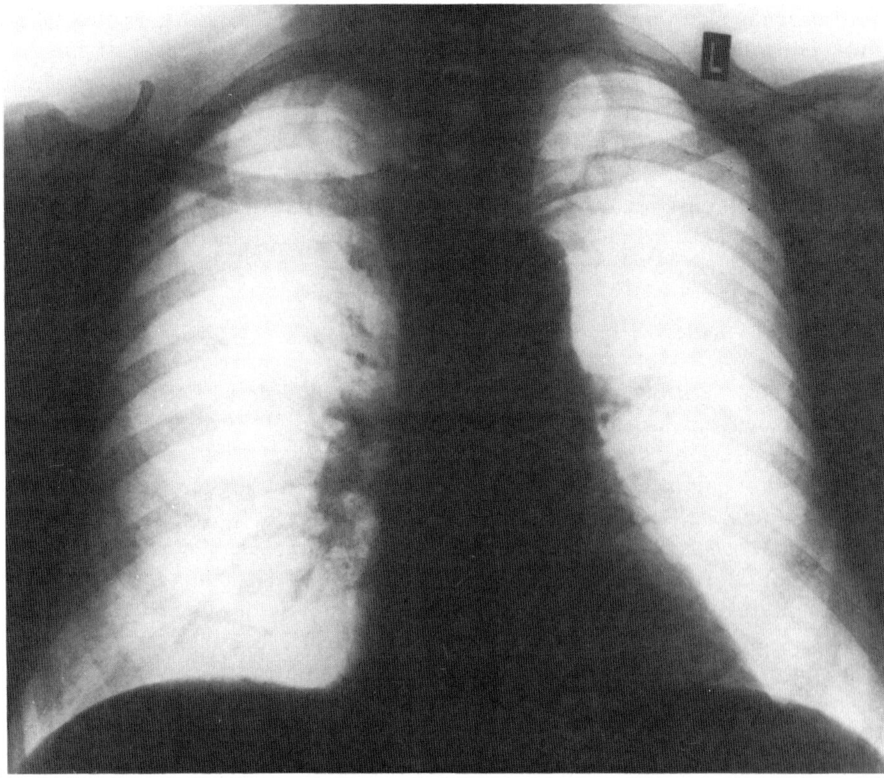

a

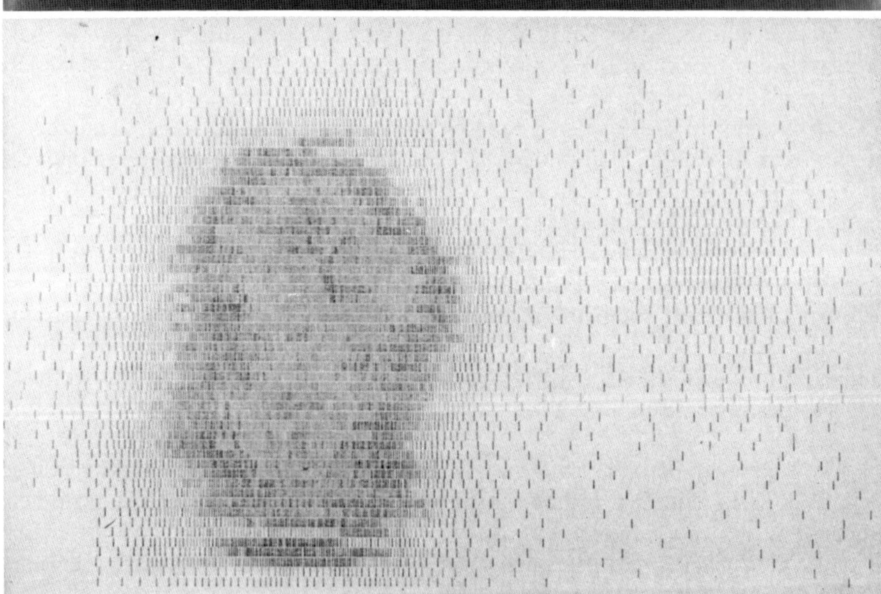

b

Abb. 8.5. **a** Typischer Röntgenthoraxbefund bei 73jährigem Patienten mit nephrotischem Syndrom und akuter Lungenembolie Stadium 3 (kompletter Ausfall der linken Lunge). **b** Perfusionszintigramm der linken Lunge beim gleichen Patienten: kompletter Ausfall der Perfusion der linken Lunge

wird bei Mikroembolien gerechnet, dies gilt allerdings ebenso bei der Pulmonalisangiographie. Im direkten Vergleich ist das Auflösungsvermögen der Lungenszintigraphie bei peripheren Embolien größer als das der Pulmonalisangiographie. Demnach hat die Szintigraphie folgende Vorteile: Sie ist nicht invasiv, bietet keine nennenswerten Risiken und ist so spezifisch, daß sich eine hämodynamisch relevante Lungenembolie mit über 90%iger Wahrscheinlichkeit ausschließen läßt. Ausreichend sensitiv ist sie jedoch nur in der Kombination mit Ventilationsszintigraphie, Röntgenthorax und klinischen Befunden, da indirekte Perfusionsausfälle das Merkmal vieler anderer parenchymatöser Lungenerkrankungen sein können. Die Sensitivität fällt mit dem Alter stark ab und liegt ab dem 60. Lebensjahr unter 40%. Als grobe Faustregel mag gelten, daß bei normalem Röntgenthoraxbild eine hohe Sensitivität, bei pathologischem Röntgenbild eine verminderte Sensitivität besteht. Die Szintigraphie sollte möglichst früh nach dem akuten Ereignis durchgeführt werden. Bei späterer Veranlassung muß die Spontanlyse des Embolus bei der Beurteilung in Rechnung gestellt werden.

Pulmonalisangiographie

Die Pulmonalisangiographie (Abb. 8.6a) ist weniger methodenaufwendig als die Lungenszintigraphie und bietet zusätzlich den Vorteil der Messung des pulmonalarteriellen Mitteldrucks. Allerdings ist sie etwas personalintensiver und bei schweren Fällen mit einem gewissen Risiko behaftet, das jedoch unterschiedlich eingeschätzt wird [16, 31, 61]. Als sichere Emboliezeichen im Pulmonalisangiogramm gelten folgende röntgenmorphologische Kriterien: Füllungsabbruch, Füllungsdefekte, Kaliberschwankung und Oligämie. Anstelle der Katheterangiographie scheint sich in letzter Zeit bei gleicher Aussagekraft zunehmend die angiographische Darstellung mittels digitaler Subtraktionsangiographie durchzusetzen (Abb. 8.7). Als Maß für den angiographisch geschätzten Perfusionsausfall sollte die Scoremethode nach Miller [45, 46] benutzt werden. Der bei der Pulmonaliskatheterangiographie mitgemessene pulmonalarterielle Mitteldruck erlaubt eine gute Aussage über die Größe der Lungengefäßobstruktion bei primär herz- und lungengesunden Patienten, wobei bei einem Druck von 20 mm Hg (2,7 k Pa) mit einer ca. 30%igen, bei einem Mitteldruck von 30 mm Hg (4 k Pa) mit einer ca. 40%igen und bei einem Mitteldruck von 40 mm Hg (5,3 k Pa) mit einer ca. 60%igen Gefäßobstruktion zu rechnen ist [43].

Da ca. 50% aller Lungenembolien bei klinisch unerkannter Thrombose auftreten, muß parallel zur Emboliesuche immer nach einer Thrombose gefahndet werden.

Diagnostisches Vorgehen

Zahlreiche Untersuchungen beschäftigen sich mit den diagnostischen Sofortmaßnahmen bei Lungenembolie [22, 29, 50, 59]. Je nach Schwere der Erkrankung zwingt die Plötzlichkeit des Ereignisses häufig zu therapeutischen Sofortmaßnahmen (Abb. 8.8). In diesem Zusammenhang sei darauf hingewiesen, daß

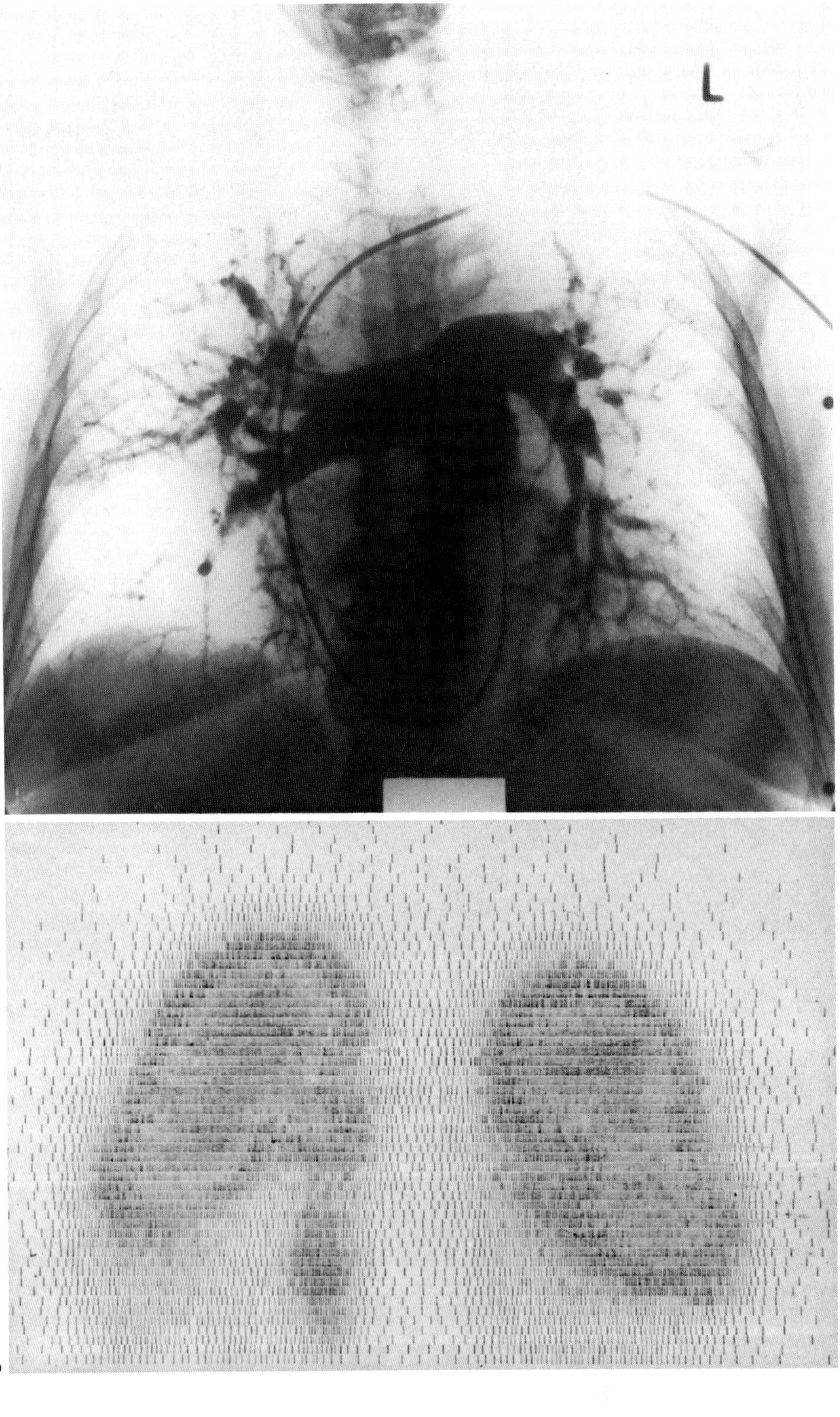

a

b

Abb. 8.7. Digitale Subtraktionsangiographie bei Lungenembolie

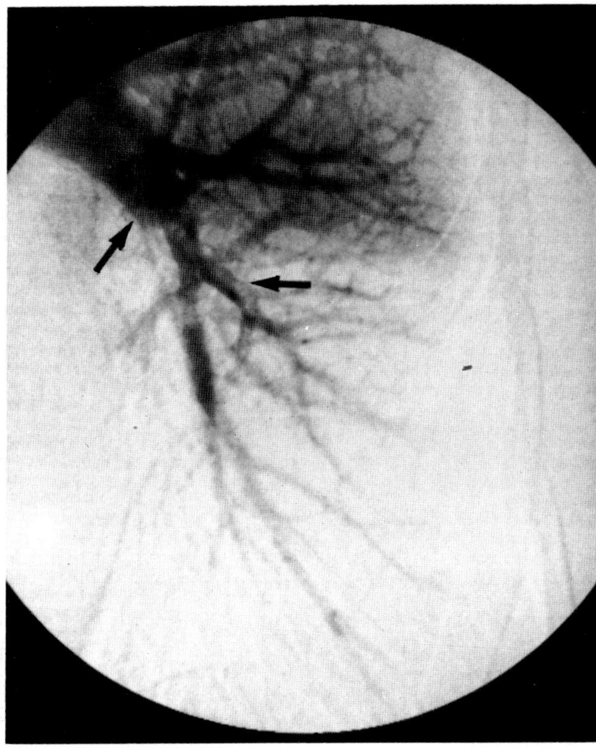

nicht alle diagnostischen und therapeutischen Maßnahmen in jedem Krankenhaus gleichermaßen zur Verfügung stehen [30].

Der Schweregrad der Lungenembolie sollte sowohl nach dem Ausmaß der Pulmonalisobstruktion als auch nach dem Pulmonalisdruck sowie nach der klinischen Beeinträchtigung beurteilt werden. Leider existiert z. Z. kein einheitliches akzeptiertes Konzept für die Beurteilung der Schwere der Lungenembolie. Pragmatischen Bedürfnissen wird am ehesten folgende Einteilung gerecht:

Stadium 1: keine Beeinträchtigung – kleine Embolie
Stadium 2: deutliche Beeinträchtigung – Obstruktion 50% (submassiv)
Stadium 3: Schock, schwere Beeinträchtigung – Obstruktion 50–80% (massiv)
Stadium 4: schwerster Schock, Herzstillstand – Obstruktion 80–100% (fulminant)

◀ **Abb. 8.6. a** Typisches Pulmonalisangiogramm bei 70jährigem Patienten mit Herzinsuffizienz und akuter Lungenembolie: Gefäßabbruch rechts dorsal. **b** Lungenperfusionszintigramm des gleichen Patienten: Perfusionsausfall rechts dorsal

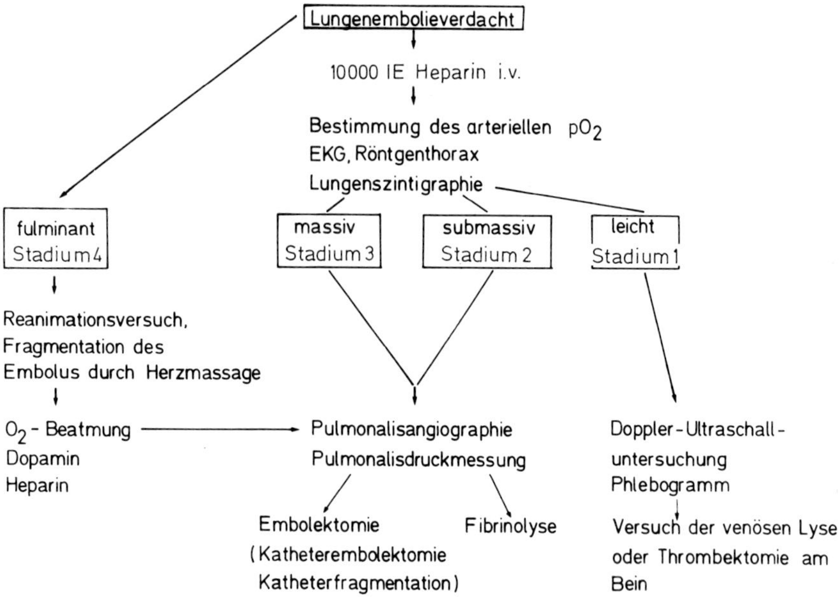

Abb. 8.8. Vorgehen bei Verdacht auf Lungenembolie

8.4 Therapie

Das Spektrum der therapeutischen Möglichkeiten erstreckt sich von der Gefäßrekanalisation (pulmonale Embolektomie, Thrombolyse) über die Therapie mit Antikoagulantien (Heparin, Marcumar) bis zur operativen Unterbrechung der V. cava [4, 5, 44, 59] (Abb. 8.8).

Die zentrale Stellung in der Behandlung der Lungenembolie nimmt zweifelsohne *Heparin* ein [69]. Dies ergibt sich aus folgenden therapeutischen Ansatzpunkten: Das appositionelle Thrombuswachstum in der Lungengefäßbahn und damit die weitere Gefäßobstruktion werden vermieden, die Freisetzung von vasoaktiven Substanzen, z. B. Serotonin, aus den Thrombozytenanlagerungen wird eingedämmt und damit die funktionelle Gefäßobstruktion und auch die Bronchialobstruktion gemildert, die Ventilations-Perfusions-Verteilungsstörung ($\dot{V}/\dot{Q}$-Imbalance) gebessert und der arterielle pO_2 angehoben. Gleichzeitig wird das Wachstum der zugrundeliegenden Phlebothrombose gehemmt, so daß das Risiko von Rezidivembolien verringert wird. Schon der klinische Verdacht, nicht erst die durch Lungenszintigraphie oder Pulmonalisangiogramm erhärtete Diagnose zwingen zur sofortigen Gabe von 10000 IE Heparin i.v. Manche Autoren fordern sogar den Einsatz von thrombolytischen Agentien bei Verdachtsdiagnose [35]. Die Einleitung der Heparintherapie ist so wichtig, daß schon der einweisende Arzt sie beginnen sollte. Eventuelle Kontraindikationen sind gegen das Risiko einer tödlich verlaufenden Lungenembolie abzuwägen [22, 38, 48].

An die Gabe von Heparin schließen sich folgende *Sofortmaßnahmen* an:

(1) Transport des Patienten in eine Klinik unter möglichst geringer Mobilisierung,
(2) Anreicherung der Atemluft mit Sauerstoff,
(3) Schmerzbekämpfung,
(4) Ruhigstellung des Patienten (evtl. Kompression und Hochlagerung der Beine),
(5) Digitalisierung,
(6) unbedingtes Vermeiden von i.m.-Injektionen,
(7) bei schlechtem Allgemeinzustand Schockbekämpfung.

Nach diesen Sofortmaßnahmen und den sich anschließenden diagnostischen Schritten ist die Entscheidung für die weitere Therapie zu treffen. Zweifelsohne ist für Patienten mit einer fulminanten Lungenembolie (über 80% Okklusion, Score über 24) die *Embolektomie* die einzige lebensrettende Maßnahme. Auch bei Patienten mit einer Okklusion von 50–80% (Score 17–24) und Schocksymptomatik sowie einer progredienten Verschlechterung ist die Embolektomie indiziert. Unter extrakorporaler Zirkulation zeigt sie gute Ergebnisse. Leider ist diese Möglichkeit nur wenigen apparativ und personell entsprechend ausgestatteten Kliniken vorbehalten. Der Ausgang der Embolektomie ist ganz entscheidend dadurch geprägt, inwieweit die zentrale Embolie durch zusätzliche periphere Embolien kompliziert wird und wie lange ein Schockzustand bestanden hat [11, 41, 51, 52, 53, 56, 57, 60, 71].

Der gegenwärtige Stand der Embolektomie [51, 52, 53] läßt sich wie folgt beschreiben: Hohe Letalität bei Patienten, die ohne Embolektomie ebenfalls sterben, und niedrigere Letalität bei denjenigen, die ohne Embolektomie überleben würden. Dies erklärt die unterschiedlichen Angaben über Letalitätsraten von 23 bis 80%, je nach Autor [5, 51–53]. Die am häufigsten angegebene Mortalitätsrate liegt bei ca. 50% und beruht auf den Angaben von 38 Zentren [68]. Diese Mortalitätsrate muß vor dem Hintergrund gesehen werden, daß in 2 Studien Patienten mit massiver Embolie bei intensiver Betreuung eine Mortalität von nur 8% hatten [2, 44]. Die Kriterien zur Embolektomie, die bei fulminanter Embolie (Stadium 4) unumstritten sind, sind bei massiver Embolie (Stadium 3) von Sasahara et al. [50] folgendermaßen formuliert worden: Blutdruck unter 90 mmHg (12 k Pa), Urinproduktion unter 20 ml/h arterieller pO_2 unter 60 mmHg (8 k Pa) nach 1 h intensiver medizinischer Betreuung.

Als Notfallmaßnahme bei fulminanter oder massiver Embolie gilt die extrathorakale Herzmassage [49], bei welcher der Embolus fragmentiert werden kann, sowie die bolusartige Applikation von Urokinase oder Streptokinase unter der Vorstellung, daß die Spontanlyse beschleunigt wird, wie dies unter Angiographie beobachtet werden konnte [8, 13, 17, 32, 35]. Schließlich seien auch die Rekanalisation mittels Saugkatheter und die Katheterfragmentation erwähnt [20, 21, 68].

Nicht nur weil die Embolektomie häufig aus logistischen Gründen undurchführbar ist, sondern auch wegen der guten Ergebnisse der Urokinase- und Streptokinasebehandlung [75, 76] gilt die *thrombolytische Therapie* heute als eine echte therapeutische Alternative, die bei massiver und submassiver Embolie eingesetzt werden sollte [6, 9, 13, 15, 17, 19, 34, 36, 46, 54, 55, 62, 72, 75, 76]. Der durch Fragmentation, Spontanlyse und periphere Bewegung gekennzeichnete Spontanverlauf der Lungenembolie bei primär Überlebenden wird durch ein thrombolytisches Agens wesentlich verbessert, insbesondere im Vergleich zur reinen Heparintherapie, deren lebensrettende Wirkung als Basistherapie allerdings unbestritten ist. Die erste randomisierte Studie, welche diesen Beweis erbrachte, belegte überzeugend die schnellere Auflösung des embolischen Materials und die Verbesserung der hämodynamischen Parameter [69]. Die behandelten Patienten hatten im Mittel einen Scoreausfall von 20 sowie eine Erhöhung des pulmonalarteriellen Mitteldrucks auf 34,4 mm Hg (4,5 k Pa) und stellten somit ein Kollektiv von Lungenembolien, die als submassiv bis massiv (Stadium 2 und 3) einzustufen waren. Diese Ergebnisse wurden durch die UTEP- und USET-Studie untermauert [75, 76], die beide an insgesamt 327 Patienten überzeugend nachwiesen, daß eine schnelle Auflösung des Embolus mit Verbesserung der hämodynamischen Situation erfolgt. Die lytische Therapie hat neben dem Vorteil der schnellen Auflösung auch weitere Vorteile, wie die der Verbesserung der Mikrozirkulation, insbesondere im Schock, und zusätzlich der ursächlichen Behandlung der zugrundeliegenden Thrombose.

Die herkömmliche fibrinolytische Therapie mit Streptase, welche bei Beachtung der Kontraindikationen mit einer initialen Gabe von 250000 IE möglichst über den Pulmonaliskatheter beginnt und mit 100000 IE/h fortgesetzt wird, sollte derart überwacht werden, daß eine ständige Verlängerung der PTT und Thrombinzeit um den Faktor 2–3 erfolgt. Bei Normalisierung dieser Werte muß Heparin zugesetzt werden. Die Streptasetherapie sollte sich auf einen Zeitraum von 24–36 h beschränken. In dieser Zeit muß die lebensbedrohliche Situation behoben sein. Der weitere Verlauf ist dann durch die Spontanlyse gekennzeichnet. Es ist eindeutig belegt, daß nach Ablauf eines Jahres bei über 80% aller Erkrankten eine komplette Auflösung des Embolusmaterials erfolgt ist und keine chronische pulmonale Hypertension resultiert [18, 23, 49, 54, 64]. Wie auch bei anderen Erkrankungen wird in zunehmendem Maße bei der Lungenembolie die direkte regionale Lyse über einen Katheter angewandt [72].

Beim Auftreten von rezidivierenden Lungenembolien infolge Versagens der Antikoagulantientherapie mit Marcumar oder Heparin oder unter fibrinolytischer Therapie sind die operative *Kavaunterbrechung* mittels Kavaclip bzw. die transjugulare Plazierung von Kavafiltern (Greenfield) [20, 21, 47] indiziert. Bei der Indikationsstellung müssen die möglichen Komplikationen dieser Maßnahmen berücksichtigt werden [33, 40, 47].

Die relativ genaue Kenntnis der prädisponierenden Faktoren, welche einen Patienten dem Risiko der Lungenembolie aussetzen, lenken die Aufmerksamkeit des Klinikers auf *präventive Maßnahmen,* nicht zuletzt wegen der weitgehenden therapeutischen Unbeeinflußbarkeit der fulminanten Lungenembolie, die innerhalb von Minuten das Schicksal des Patienten besiegelt. Nach Schlosser [59] ist bei operativ behandelten Patienten mit einer Lungenembolie-Letalität von 0,2–0,5% zu rechnen, d.h. von 1000 operierten Patienten sterben 5 Patienten völlig unvorhergesehen durch eine fulminante Lungenembolie. Je nach klinischem Standpunkt [44] ergibt sich folgende Verteilung der für eine Lungenembolie prädisponierenden Faktoren: Kardiovaskuläre Erkrankung 75%, chronische obstruktive Lungenerkrankung 50%, Bettruhe 40%, Adipositas 20%, Thrombophlebitis 20%, Diabetes 20% und maligne Erkrankungen 15%. Zumindest die Patienten, welche eine Häufung solcher Risikofaktoren aufweisen, sollten einer konsequenten primären Prophylaxe unterzogen werden [73], die identisch mit der Thromboseprophylaxe ist.

Literatur

1. Ahonen A (1977) Electrocardiographic changes in massive pulmonary embolism. Acta Med Scand 201:539
2. Alpert JS, Smith R, Carlson J, Ockene IS, Dexter L, Dalen JE (1976) Mortality in patients treated for pulmonary embolism. JAMA 236:1477
3. Austin JHM, Willner GD, Dominguez C (1975) Natural history of pulmonary thromboemboli in dogs. Radiology 116:519
4. Baitsch G, Grädel E (1983) Lungenembolie. In: Koller F, Duckert F (Hrsg) Thrombose und Embolie. Schattauer, Stuttgart S 545
5. Bartels O (1979) Therapie der tiefen Beinvenen-Thrombose und Lungenembolie. Fortschr Med 97:1295
6. Bell WR (1983) Thrombolytic agents: Indications and guidelines for use. In: Trübestein G, Etzel F (Hrsg) Fibrinolytische Therapie. Schattauer, Stuttgart, S 369
7. Bell WR, Simon TL, De Mets DL (1977) The clinical features of submassive und massive pulmonary emboli. Am J Med 62:355
8. Borst RH, Wolf H (1976) Rasche i.v. Injektion einer hohen Initialdosis Streptokinase zur Therapie der fulminanten Lungenembolie. Anaesthesist 25:398
9. Brochier M, Griguer P, Raynaud P, Charbonnier B (1983) Our way of pulmonary embolism management. In: Trübestein G, Etzel F (Hrsg) Fibrinolytische Therapie. Schattauer, Stuttgart S 357
10. Crane C (1975) Venous interruption for pulmonary embolism Present status. Prog Cardiovasc Dis 17:320
11. Cross FS, Mowlem A (1967) A survey of the current status of pulmonary embolectomy for massive pulmonary embolism. Circulation [Suppl I] 35:86
12. Dalen JE, Alpert JS (1975) Natural history of pulmonary embolism. In: Sasahara AA, Sonnenblick EH, Lesch M (1975) Pulmonary emboli. Grune & Stratton, New York, S 171
13. Dickie KJ, de Groot WJ, Cooley RN, Bond TP, Guest MM (1974) Hemodynamic effects of bolus infusion of urokinase in pulmonary thromboembolism. Am Rev Respir Dis 109:48
14. Drexler H, Staeudinger M, Sandritter W (1979) Autopsie und klinische Diagnose. Med Welt 30:1177
15. Edwards IR, MacLean KS, Dow JD (1973) Low-dose urokinase in major pulmonary embolism. Lancet I:409
16. Ferlinz R (1976) Diagnostik und Therapie der Lungenembolie. Prax Klin Pneumol 30:199
17. Fratantoni JC, Ness P, Simon TL (1975) Thrombolytic therapy: Current status. N Engl J Med 293:1073
18. Fred HL, Axelrad MA, Lewis JM, Alexander JK (1966) Rapid resolution of pulmonary thromboemboli in man. JAMA 196:121
19. Genton E, Hirsch J (1975) Observations and anticoagulant and thrombolytic therapy in pulmonary embolism. Prog Cardiovasc Dis 17:335
20. Greenfield LJ (1978) Intraluminal techniques for vena cava interruption and pulmonary embolectomy. World J Surg 2:45
21. Greenfield LJ, Zocco JJ (1979) Intraluminal management of acute massive pulmonary thromboembolism. J Thorac Cardiovasc Dis 77:402
22. Grosser KD (1978) Sofortmaßnahmen bei akuter Lungenembolie. Verh Dtsch Ges Inn Med 84:334
23. Hall RJC, Sutton GC, Kerr IH (1977) Long-term prognosis of treated acute massive pulmonary embolism. Br Heart J 39:1128
24. Hartmann W (1978) Diagnostik der Lungenembolie. Atemw.-Lungenkrankh. 4:330

25. Hartmann W (1980) Lungenembolien. Intensivbehandlung 5:113
26. Hartmann W, Fabel H (1981) Pathophysiologie der Lungenembolie Atemwegs Lungenkrankh 7:94
27. Hartmann W, Langhorst P, Lunkenheimer P, Ruge W, Wrabetz W (1980) Hemodynamic reaction and reaction of autonomic nervous system to pulmonary embolization in dogs. Prog Respir Res 23:30
28. Hartmann W, Wrabetz W, Leonhardt L et al. (1979) Pathophysiology in pulmonary embolism. Anaesthesiol Intensivmed 116:194
29. Heinrich F (1976) Lungenembolie. Phlebol Proktol 5:232–239
30. Heinrich F (1977) Zum Stand der Diagnostik und Therapie der Lungenembolie in der Bundesrepublik Deutschland und West-Berlin. Krankenhausarzt 50:734
31. Heinrich F, Klink K (1981) Lungenembolie. Springer, Heidelberg
32. Hermann W, Stenzl W, Tscheliessbrugg KH, Rigler B, Justich E (1978) Spontane Lyse einer Pulmonalarterienembolie unter Angiographie. Thoraxchirurgie 26:83
33. Herzog H, Perruchoud A, Dalquen P, Tschau M (1978) Chronisch rezidivierende Lungenembolien. Verh Dtsch Ges Inn Med 84:319
34. Hirsch J, Hale GS, McDonald JG, McCarthy RA, Pitt A (1968) Streptokinase therapy in acute major pulmonary embolism: Effectiveness and problems. Br Med J II:729
35. Jester HG, Langheinrich WC, Plieninger M (1977) Streptokinase-Therapie bei fulminanter Lungenembolie. Gelbe Hefte 17:76
36. Kakkar VV, Raftery EB (1970) Selection of patients with pulmonary embolism for thrombolytic therapy. Lancet I:237
37. Könn G (1978) Morphologie und formale Genese der Lungenthrombembolie. Verh Dtsch Ges Inn Med 84:269
38. Lanziger G, Mörl H (1976) Lungenembolie-Diagnostik und Therapie: Dtsch Ärztebl 48:3101
39. Lasch HG (1978) Pathophysiologie der Lungenembolie. Verh Dtsch Ges Inn Med 84:287
40. Leitz KH, Frölich H, Borst HG (1978) Embolisation eines Mobin-Uddin Filters. Chirurg 49:41
41. Limbourg P, Just H, Lang KF, Satter P (1977) Ergebnisse der Embolektomie bei massiver Lungenembolie. Dtsch Med Wochenschr 102:649
42. McGinn S, White PD (1935) Acute cor pulmonale resulting from pulmonary embolism. JAMA 104:1473
43. McIntyre KM, Sasahara AA (1974) Hemodynamic and ventricular responses to pulmonary embolism. Prog Cardiovasc Dis 17:175
44. McIntyre KM, Sasahara AA, Sharma GVRK (1972) Pulmonary thromboembolism: Current concepts. Adv Intern Med 18:199
45. Miller GAH (1972) The diagnosis and management of massive pulmonary embolism. Br J Surg 59:837
46. Miller GAH, Sutton GC, Kerr IH, Gibson RV, Honey M (1971) Comparison of streptokinase and heparin in treatment of isolated acute massive pulmonary embolism. Br Med J II:681
47. Mobin-Uddin K, Utley JR, Bryant LR (1975) The inferior vena cava umbrella filter. Prog Cardiovasc Dis 17:391
48. Nissen P (1978) Therapie der akuten Lungenembolie. Atemwegs Lungenkrankh 4:333
49. Oakley CM (1968) Conservative management of pulmonary embolism. Br J Surg 55:801
50. Sasahara AA, Sonnenblick EH, Lesch M (1974) Pulmonary emboli. Grune & Stratton, New York
51. Satter P (1977) Operative Therapie und Prophylaxe der Lungenarterienembolie. Intensivmedizin 14:243
52. Satter P (1978) Die Embolektomie bei Lungenembolie. Verh Dtsch Ges Inn Med 84:356
53. Satter P (1980) Pulmonary embolectomy-indication and results. Ann Radiol 23:321
54. Sautter RD, Fletcher FW, Ousley JL, Wenzel FJ (1967) Extremely rapid resolution of a pulmonary embolus. Dis Chest 52:825
55. Sautter RD, Myers WO, Wenzel FJ (1972) Implications of the urokinase study concerning the surgical treatment of pulmonary embolism. J Thorac Cardiovasc Surg 63:54

56. Sautter RD, Myers WO, Ray JF, Wenzel FJ (1975) Pulmonary embolectomy: Review and current status. Prog Cardiovasc Dis 17:371
57. Scheele J, v d Emde J, Shanahau RJ (1979) Indikationsgrenzen der Pulmonalisembolektomien. Chirurg 50:151–157
58. Schicha H, Emrich D (1979) Nuklearmedizinische Diagnostik der Lungenembolie. Röntgenblätter 32:621
59. Schlosser V (1977) Klinik, Prophylaxe und Therapie der Lungenembolie aus chirurgischer Sicht. Med Klin 72:1947
60. Schlosser V (1983) Die chirurgische Therapie der massiven Lungenembolie. Dtsch Ärztebl 80:21
61. Schmitt HE (1983) Pulmonalis-Angiographie. In: Koller F, Duckert F (Hrsg) Thrombose und Embolie. Schattauer, Stuttgart S 184
62. Schwartz JM, Friedmann SA, Schreiber ZA, Tsao LL, Richter JH (1973) Problems with streptokinase therapy in acute pulmonary embolism. Surgery 74:727
63. Schwarz N, Feigl W, Neuwirth E, Holzner JH (1976) Venöse Thrombosen und Lungenembolien im Obduktionsgut. Wien Klin Wochenschr 88:423
64. Sinner WN (1978) Verlaufskontrollen von Lungenembolien/infarkten mittels Datortomographie. ROEFO 129:13
65. Stein PD, Dalen JE, McIntyre KM, Sasahara AA, Wenger NK, Willis PW (1975) The electrocardiogramm in acute pulmonary embolism. Progr Cardiovasc Dis 17:247
66. Stein M, Levy SE (1974) Reflex und humoral responses to pulmonary embolism. Prog Cardiovasc Dis 17:167
67. Sutton GC, Honey M, Gibson RV (1969) Clinical diagnosis of acute massive pulmonary embolism. Lancet I:271
68. Tebbe U, Köstering H, Sauer G, Kreuzer H, Neuhaus K-L (1983) Modifizierte Diagnostik und Therapie der akuten massiven Lungenembolie. In: Trübestein G, Etzel F (Hrsg) Fibrinolytische Therapie. Schattauer, Stuttgart, S 393
69. Tibbutt DA, Davies JA, Anderson JA et al. (1974) Comparison by controlled clinical trial of streptokinase and heparin in treatment of life-threatening pulmonary embolism. Br Med J I:343
70. Town DE, Simon AL (1974) Comparison of lung scanning and pulmonary angiography in the detection and follow-up of pulmonary embolism: The urokinase-pulmonary embolism trial experience. In: Sasahara AA, Sonnenblick EH, Lesch M (eds) Pulmonay emboli. Grune & Stratton, New York, S 248
71. Trendelenburg F (1908) Über die operative Behandlung der Embolie der Lungenarterie. Arch Klin Chir 86:686
72. Trübestein G, Etzel F (1983) Fibrinolytische Therapie. Schattauer, Stuttgart
73. Tscherne H, Westermann K, Frentz O, Pretschner P, Mellmann J (1978) Thromboembolische Komplikationen und ihre Prophylaxe beim Hüftgelenksersatz. Unfallheilkunde 81:178
74. Ulmer WT, Kowalski J, Islam MS (1978) Klinik und Diagnostik der akuten Lungenembolie. Verh Dtsch Ges Inn Med 84:293
75. Urokinase Pulmonary Embolism Trial (1970) Phase 1 results – a cooperative study. JAMA 214:2163
76. Urokinase-Streptokinase Embolism Trial (1974) Phase 2 results – a cooperative study. JAMA 229:1606
77. Vollmer F, Rüdiger K-D (1972) Statistische Untersuchungen zur Häufigkeit von Lungenembolien und hämorrhagischen Lungeninfarkten im Obduktionsgut. Zentralbl Allg Pathol 115:138

9 Lymphologie des Beines, Diagnostik und Therapie

M. FÖLDI

9.1 Morphologie

9.1.1 Histologie

Hinsichtlich der Lymphkapillaren unterscheidet sich das Lymphgefäßsystem der unteren Gliedmaßen nicht von denjenigen anderer Körpergebiete. Lichtmikroskopisch sind die Lymphkapillaren handschuhfingerartig blind beginnende, d.h. geschlossene, aus flachen Endothelzellen bestehende, meist basalmembranlose Gebilde; elektronenoptisch sind sie hingegen gegenüber den prälymphatischen Kanälen – der Entleerungs- bzw. Füllungsphase entsprechend – aufgrund der miteinander über zonulae adhaerentes und über sich überlappende langgestreckte Fortsätze verbundenen Lymphkapillarenendothelzellen, geschlossen oder geöffnet. Die endothellosen prälymphatischen Kanäle („tissue channels") verbinden – in die solide Bindegewebegrundsubstanz eingebettet – Blut- und Lymphkapillaren. Zarte, von dicken kollagenen Fasern des Interstitiums abzweigende Ankerfilamente sind an die Außenseite der Lymphkapillarendothelzellen angeheftet; diese sind bei der Öffnung der Lymphkapillaren, d.h. bei der Bildung der Lymphe aus der Gewebsflüssigkeit unerläßlich [6].

9.1.2 Anatomie

Lymphgefäße

Man unterscheidet in der unteren Extremität ein oberflächliches und ein tiefes Lymphgefäßsystem. Das oberflächliche System folgt dem Verlauf der größeren Hautvenen und drainiert Kutis und Subkutis, sowie – über den Knöcheln und der Schienbeinkante – auch die Knochenhaut. Das tiefe System drainiert die Knochen, die Gelenke, die Muskeln, die Nerven und die Blutgefäße.

Die mediale Hälfte des kutanen Lymphgefäßnetzes der Fußsohle mündet in mediale, die laterale Hälfte in laterale Lymphgefäße am Fußrücken. Ein mittlerer Lymphkollektor am Fußrücken drainiert v.a. die Zehen. Nach Kubik [5] ändert sich infolge wiederholter Teilungen und Wiedervereinigungen die Zahl der Lymphkollektoren am Fußrücken: Im vorderen Metatarsalbereich beträgt die Zahl der Kollektoren 6–8, in der Mitte des Fußrückens 12–15, in Knöchelhöhe 10–12.

Aus der Anatomie der Lymphgefäße des Fußes muß die wichtige Schlußfolgerung gezogen werden, daß die Freilegung der Lymphgefäße am Fußrücken für eine Lymphographie niemals mit einem transversalen Schnitt vorgenommen werden darf, weil hierdurch Lymphkollektoren unnötigerweise verletzt werden und ein iatrogener Lymphstau herbeigeführt wird.

Die Fortsetzung der Lymphkollektoren des Fußrückens bildet das auf der Streckseite verlaufende ventromediale Bündel. Dieses dehnt sich am Unter- und Oberschenkel breit aus. Die Kollektoren verlaufen in Knöchelhöhe hinter dem medialen Kondylus, an der Beugeseite des Femur „flaschenhalsartig“. Die Kenntnis dieser „Flaschenhälse“ ist für die Chirurgie wichtig: durch eine unvorsichtige Querinzision kann hier ein Lymphödem verursacht werden.

Die einzelnen Hauptkollektoren des ventromedialen Bündels sind miteinander durch „Kollateraläste“ verbunden. Diese verlaufen parallel zu den Hauptkollektoren; man findet sie vorwiegend in Kniehöhe, sowie im proximalen Oberschenkelbereich. Sogenannte „Anastomosenäste“ verbinden Hauptkollektoren miteinander [5].

Das zweite oberflächliche Bündel trägt die Bezeichnung „dorsolateral“. Es besteht aus 1–3 Sammelgefäßen, verläuft entlang der V. saphena parva und drainiert das Haut- und Unterhautgewebe der hinteren Hälfte des seitlichen Fußrandes und des Malleolus lateralis.

Nach Wirth u. Kubik [9] beträgt die Zahl der oberflächlichen Kollektoren am Unterschenkel 2–8, am Oberschenkel 8–20. Im „Flaschenhals“ der Kniekehle beträgt die Zahl der Sammelgefäße lediglich 4–6.

Aus diesen anatomischen Gegebenheiten zieht Kubik die folgenden Schlußfolgerungen:

(1) Zu einer normalen Transportkapazität des Lymphgefäßsystems der unteren Gliedmaße ist die Existenz von 4–6 Hauptkollektoren erforderlich.
(2) Die lymphographische Diagnose einer „Stenolymphangie“ (Tabelle 9.1) muß auf seitlichen Aufnahmen und in Kniehöhe erfolgen.

Tabelle 9.1. Lymphpflichtige Last, Transportkapazität des Lymphgefäßsystems und Lymphzeitvolumen

Insuffizienzform	Lymphpflichtige Last		Transportkapazität des Lymphgefäßsystems	Lymphzeitvolumen	Ödemform	Eiweißkonzentration der Ödemflüssigkeit	Ulkus
	H_2O	Eiweiß					
Dynamische Insuffizienz	Erhöht	Normal	Normal	Erhöht	Hypoproteinämisch Phlebolymphodynamisch	Niedrig	0
	Erhöht	Erhöht	Normal	Erhöht	Entzündung, Mikroangiopathie	Hoch	0
Organische Insuffizienz	Normal	Normal	Erniedrigt	Erniedrigt	Lymphödem	Hoch	0
Sicherheitsventilinsuffizienz	Erhöht	Erhöht	Erniedrigt	Erniedrigt	Phlebolymphostatisch	Hoch	+

Das tiefe Lymphgefäßsystem besteht aus Haupt- und Nebenkollektoren. Die ersten begleiten die Arterienstämme, die zweiten die Arterienäste der Nerven, Muskeln, Knochen und Gelenke. Die Zahl der Hauptkollektoren schwankt am Fuß und am Unterschenkel zwischen 1 und 3, am Oberschenkel zwischen 2 und 5. Einen gesonderten Verlauf nehmen 2 Sammelgefäße: das eine begleitet die A. obturatioria, das andere die A. comitans nervi ischiadici.

Zwischen dem oberflächlichen und dem tiefen Lymphgefäßsystem der unteren Gliedmaße bestehen Verbindungen am Fuß und am Oberschenkel, die Strömungsrichtung verläuft aus der Tiefe in Richtung Oberfläche.

Lymphovenöse Anastomosen wurden bis jetzt nicht nachgewiesen.

Regionale Lymphknoten

Die tiefen Sammelgefäße des Unterschenkels sowie des dorsolateralen Bündels münden in die in der Fossa poplitea liegenden poplitealen Lymphknoten; sie können durch Interskalarknoten unterbrochen sein. Die efferenten Lymphgefäße der poplitealen Lymphknoten münden in die sich unter der Fascia lata in der Fossa iliopectinea befindliche, entlang der A. und V. femoralis kettenförmig angeordneten tiefen Leistenlymphknoten. Zu dem Tributargebiet der tiefen inguinalen Lymphknoten gehören außer Glans und Corpus penis bzw. der Klitoris die oberflächlichen Leistenlymphknoten. Die efferenten Lymphgefäße der tiefen inguinalen Lymphknoten münden meist in die Nodi lymphatici lacunares mediales, gelegentlich in höher gelegene Lymphknoten des kleinen Beckens.

Zum Tributargebiet der zwischen der Fascia lata und der subkutanen Pseudofaszie in das subkutane Fettgewebe eingebetteten oberflächlichen Leistenlymphknoten gehören: das ventromediale Lymphgefäßbündel der unteren Gliedmaße; Haut und Subkutis der homolateralen, unter der Nabellinie befindlichen Rumpfquadranten; Haut des Penis bzw. das Praeputium clitoridis sowie die äußeren Geschlechtsteile; das untere Drittel der Scheide bzw. der Haut des Skrotums, gelegentlich auch der Tubenwinkel des Uterus; Perineum und Pars analis recti.

Die efferenten Lymphgefäße der oberflächlichen Leistenlymphknoten sind afferente Lymphgefäße der folgenden Lymphknoten:

a) tiefe Leistenlymphknoten,
b) Nodi lymphatici lacunares,
c) Nodi lymphatici iliaci externi,
d) Nodi lymphatici iliaci communes,
e) die kontralateralen Leistenlymphknoten.

Von praktischer Bedeutung ist die Tatsache, daß sich der kraniale Teil der oberflächlichen Leistenlymphknoten durch die übliche pedale Lymphographie nicht darstellen läßt. Diese Lymphknoten drainieren die äußeren Geschlechtsteile und den Anus; bei Karzinomen dieser Körperteile entstehen hier Metastasen und führen zu einem trotz des negativen Lymphographiebefunds positiven Palpationsbefund. [5].

Über die in Nabelhöhe horizontal verlaufende „lymphatische Wasserscheide" bestehen wichtige Verbindungen zwischen den Lymphknoten der homolateralen Axilla und der Leiste.

Primäre Lymphstämme

Die Lymphe der unteren Gliedmaßen fließt – zusammen mit derjenigen der Beckenorgane – über die lumbalen Lymphknoten in die beiden Trunci lumbales. Die Trunci lumbales münden – zusammen mit den Trunci intestinales und dem Truncus coeliacus – in die Cisterna chyli.

9.2 Physiologie und Pathologie

9.2.1 Physiologie

Für die unteren Gliedmaßen gelten die allgemeinen Gesetze der Physiologie des Lymphgefäßsystems. Unter Ruhebedingungen sind die lymphpflichtige Wasserlast – der pro Zeiteinheit über die Blutkapillaren nicht resorbierte Kapillarfiltratüberschuß – sowie die lymphpflichtige Eiweißlast – die die normalen Blutkapillaren pro Zeiteinheit verlassende Plasmaproteinmenge – und dementsprechend das Lymphzeitvolumen gering. Die Transportkapazität des Lymphgefäßsystems – das unter dem vollen Einsatz der Lymphangiomotorik erreichbare maximale Lymphzeitvolumen – ist wesentlich größer als das normale Ruhelymphzeitvolumen. Wie bekannt, wird der Lymphfluß im Gegensatz zum venösen Blut nicht durch eine Vis a tergo, sondern durch aktive Lymphangionpulsationen aufrecht erhalten. (Unter Lymphangion verstehen wir ein durch eine proximale und eine distale Klappe begrenztes Segment eines Lymphgefäßes.) Als Hilfsmechanismus spielt u.a. die Wadenmuskelpumpe eine Rolle. Der Unterschied zwischen dem Ruhelymphzeitvolumen und der Transportkapazität des Lymphgefäßsystems ist die funktionelle Reserve der Lymphdrainage. Kommt es zu einem Anstieg der lymphpflichtigen Last, so wird die Lymphangiomotorik automatisch angekurbelt. Das Lymphgefäßsystem kann mit Hilfe seiner Sicherheitsventilfunktion Gleichgewichtsstörungen der zwischen effektivem ultrafiltrierendem Druck und effektivem kolloidosmotischem Sog bestehenden Starling-Kräfte so lange kompensieren und dadurch ein Ödem verhindern, bis die lymphpflichtige Last die Transportkapazität des Lymphgefäßsystems überschritten hat (Tabelle 9.1). Eine Besonderheit des Lymphgefäßsystems der Beine hängt mit der aufrechten Körperhaltung des Menschen zusammen: Trotz der bekannten hämodynamischen Regulationsmechanismen kann es bei längerem unbeweglichem Stehen infolge des Anstiegs des venösen bzw. kapillären Druckes in den Beinen zum lokalen Anstieg der lymphpflichtigen Wasserlast kommen. Das Lymphgefäßsystem springt mit seiner Sicherheitsventilfunktion ödemprotektiv ein.

9.2.2 Pathophysiologie

Ist das Lymphgefäßsystem nicht in der Lage, die aktuelle lymphpflichtige Last zu bewältigen, sprechen wir von einer Insuffizienz des Lymphgefäßsystems. Als Folge dieser Insuffizienz entsteht ein Ödem und umgekehrt: jedes Ödem bedeutet eine Insuffizienz des Lymphgefäßsystems. Das heißt, bei normaler lymphpflichtiger Last ist die Transportkapazität des Lymphgefäßsystems unter das Niveau der normalen lymphpflichtigen Last herabgesunken, gleichzeitig hat auch der Hilfsmechanismus der extralymphatischen zellulären Plasmaproteinbewältigung (Aufnahme bzw. proteolytischer Abbau der rückgestauten Proteine vorwiegend durch Makrophagen) versagt. Der Plasmaproteinrückstau im Interstitium hat ein eiweißreiches Ödem zur Folge.

9.2.3 Pathologie

Beim chronischen Lymphödem kommt es infolge zellulärer Mechanismen unweigerlich zu einer Fibrose und Sklerose, in manchen Fällen zu einer lipödematösen Gewebsumwandlung. Die Lymphknoten erfahren eine „vaskuläre Transformation" [7]. Das pathologische Bild entspricht dem einer chronischen Entzündung [2]. Infektionen (Bakterien-Erypsipel, Pilze) sind jedoch häufige Komplikationen und beschleunigen das Voranschreiten des Lymphödems von Stadium zu Stadium:

Stadium 1: reversibles Lymphödem,
Stadium 2: spontan irreversibles Lymphödem,
Stadium 3: lymphostatische Elefantiasis.

9.3 Klassifikation

Wir unterscheiden benigne und maligne Lymphödeme und phlebolymphostatische Ödeme. Wird die Transportkapazität des Lymphgefäßsystems durch einen bösartigen Prozeß herabgesetzt, sprechen wir von einem malignen Lymphödem. Kommt es gleichzeitig zu einer venösen Abflußbehinderung, so handelt es sich um ein malignes phlebolymphostatisches Ödem. Alle anderen Lymphödeme und phlebolymphostatischen Ödeme sind gutartig.

Nachdem die Diagnose Lymphödem bzw. phlebolymphostatisches Ödem erstellt ist, ist die erste und ausschlaggebende Aufgabe die Beantwortung der Frage, ob es sich um ein benignes oder um ein malignes Lymphödem bzw. phlebolymphostatisches Ödem handelt. Im Laufe der diagnostischen Arbeit erfolgt auch die Klassifizierung sowie die Bestimmung des Stadiums:

Klassifikation der Lymphödeme und Phlebolymphödeme

Primäre benigne Lymphödeme

- *Lymphangiektasie*
  - Lymphangiopathia dilatans
  - Hyperplasie
- *Stenolymphangie*
  - Lymphangiopathia obliterans
  - Hypoplasie
  - Lymphadenopathia fibrosa
- Prälymphatikopathie

Sekundäre benigne Lymphödeme

- *Traumatische Lymphangiopathie*
- *Lymphangitis*
  - Bakterien, Pilze, Parasiten, Insekten, Viren
  - Geochemische Irritanzien
  - Angeborenes Ringband
- *Iatrogene Lymphödeme*
  - Postoperativ, strahlentherapeutische Krebsbehandlung
  - Postrekonstruktives Ödem
  - Falsche operative Eingriffe
  - Inguinale Lymphadenektomien
  - Entfernung von Lipomen, Fibromen

Sekundäre maligne Lymphödeme und Phlebolymphödeme

- *Primäres Malignom*
  - Intralymphvaskuläre Propagation
  - Kompression der Lymphgefäße von außen
  - Lymphangiosarkom
- *Tumorrezidiv*
  - Intralymphvaskuläre Propagation
  - Kompression der Lymphgefäße von außen
  - Lymphangiosarkom

Benigne Phlebolymphödeme

- Spontan
- Iatrogen
- Artifiziell

Die folgenden Tatsachen sind von besonderer Wichtigkeit:

(1) Hinter jedem Lymphödem und phlebolymphostatischen Ödem kann sich ein Malignom verbergen.
(2) Bei malignen Formen steht die onkologische Therapie im Vordergrund, die lymphologische Behandlung kommt erst an zweiter Stelle [3].
(3) Bei sämtlichen benignen Lymphödemen und phlebolymphostatischen Ödemen ist – in jedem Stadium bis hin zur Elefantiasis – eine komplexe physikalische Entstauungstherapie die Methode der ersten Wahl [3].

Kinmonth klassifizierte ursprünglich die primären Lymphödeme, bei denen keine nachweisbare erworbene Ursache der Lymphangiopathie vorliegt, als Aplasie, Hypoplasie, Lymphangiektasie. In seiner 1982 veröffentlichten Arbeit hat er die Aplasie fallen gelassen und führte als neue Form eine Fibrose der Leistenlymphknoten ein [4]. Die Eliminierung der Aplasie aus der klinischen Lymphödemklassifikation ist tatsächlich erforderlich: Aus tierexperimentellen Untersuchungen [1] wissen wir, daß das völlige Fehlen der Lymphdrainage einer einzigen Gliedmaße mit dem Leben unvereinbar ist. Kinmonth betrachtete es früher als Aplasie, wenn beim Versuch einer Lymphographie keine Lymphgefäße zu finden waren. Das Nichtauffinden von Lymphgefäßen ist freilich mit einem Nichtvorhandensein nicht identisch: der Grund hierfür kann genausogut ein ungeübter Untersucher sein oder ein Lymphangiospasmus.

Korrekturbedürftig ist die alte Klassifikation auch aus sprachlichen Gründen: Eine Hypoplasie bedeutet eine Entwicklungsstörung, eine mangelhafte Ausbildung von Lymphgefäßen, eine Hyperplasie, das Gegenteil. Bei einem angeborenen Lymphödem ist ein lymphographisches Bild mit zu spärlichen Lymphkollektoren sicherlich als Hypoplasie zu akzeptieren, v.a. wenn zusätzlich auch andere Entwicklungsstörungen vorliegen. Hinter dem Bild eines von Kinmonth [4] als Hypoplasie bezeichneten Zustands kann sich auch eine Lymphangiopathia obliterans verbergen – ob es sich hierbei um Folgen unerkannt gebliebener Lymphangitiden handelt oder um degenerative Prozesse, sei dahingestellt. Aus diesem Grunde haben wir den unverbindlichen neuen Begriff Stenolymphangie geprägt (stenos = eng) und zählen zu dieser Gruppe neben einer Hypoplasie und einer obliterierenden Lymphangiopathie auch Kinmonths neue Form der fibrösen Lymphadenopathie [4].

Die mit Lymphangiektasien einhergehenden Formen der primären Lymphödeme können auf einer Entwicklungsstörung beruhen (Hyperplasie). Wir müssen jedoch davon ausgehen, daß auch erworbene Lymphangiektasien vorerst unbekannter Ursache vorkommen; für diese haben wir die Bezeichnung Lymphangiopathia dilatans geprägt.

Daneben gibt es klinische Erscheinungsbilder primärer Lymphödeme mit völlig negativem lymphographischem Befund; diese bezeichnen wir als „Prälymphatikopathien". Die Störung muß vor den lymphographisch erfaßbaren Lymphsammelgefäßen, d.h. in den Lymphkapillaren oder/und im Interstitium liegen.

9.4 Diagnostik

9.4.1 Anamnese

Ein familiäres Vorkommen spricht genau so für ein primäres Lymphödem auf der Basis einer Entwicklungsstörung, wie angeborene, in der Pubertät schleichend oder schlagartig in Erscheinung tretende Formen, sowie das gleichzeitige Bestehen von verschiedenen anderen Entwicklungsstörungen. Ein angeborenes Ringband verursacht jedoch ein sekundäres Lymphödem. Es wird immer wieder betont, daß die Diagnose eines „Lymphoedema tardum" (Zeitpunkt des Auftretens nach dem 35. Lebensjahr) nur nach Ausschluß eines vielleicht im Hintergrund liegenden malignen Prozesses gestellt werden darf, aber auch diejenige eines „Lymphoedema praecox" darf nur per exclusionem gestellt werden. Folgende Fragen sind in der Anamnese zu klären:

- Aufenthalt in tropischen Ländern? (Filaris)
- Aufenthalt in Äthiopien?

- Krankheiten von Kindheit an? (Viele verschlimmern Lymphödeme)
- Bei Patienten mit operativen und strahlentherapeutischen Krebsbehandlungen in der Anamnese:
- gründliche Information über Operationsbefund, Operationsmethode, Bestrahlung, Nachsorgeuntersuchungen.

Bei Patienten mit einer Operation in der Vorgeschichte:
- tiefe Thrombose
- Verletzungen?
- Beurteilung der Psyche, sowie einer eventuellen „Rentenneurose“

9.4.2 Physikalische Untersuchung

Auch bei einem lediglich auf einen Fuß oder/und eine Hand lokalisiertem Lymphödem muß sich der Patient grundsätzlich ganz entkleiden. Die Untersuchung erfolgt im Stehen, Sitzen und Liegen.

Inspektion und Palpation

Sie wird wie bei jeder internistischen Untersuchung vorgenommen. Besonders zu beachten sind Zyanose (stehend, sitzend, Gliedmaßen hochhebend), erweiterte Venen, Geschwüre, Tumoren, Mykosen, Lymphangiosis carcinomatosa, Stewart-Treves-Syndrom, Fettsucht. Von ganz wesentlicher Bedeutung ist das Stemmer-Zeichen bzw. eine lymphostatische Hyperkeratose (Abb. 9.1). Das Stemmer-Zeichen ist positiv, wenn am Ansatz des 2. Zeh eine Hautfalte durch Verdickung der Subcutis schlecht abhebbar ist.

Das Stemmer-Zeichen ist nie falsch-positiv, es kann jedoch falsch-negativ sein. Dies bedeutet, daß es sich bei einem positiven Stemmer-Zeichen bestimmt um ein Lymphödem bzw. um ein phlebolymphostatisches Ödem handelt, ein

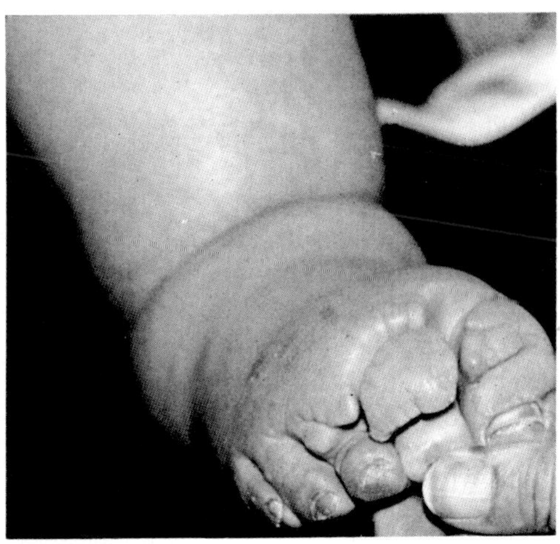

Abb. 9.1. Übergang eines positiven Stemmerschen Zeichens in eine lymphostatische Hyperkeratose.

negatives Stemmer-Zeichen jedoch ein Lymphödem bzw. ein phlebolymphostatisches Ödem nicht ausschließt.

Nach einer allgemein-internistischen Palpation untersucht man die Gliedmaße, deren Wurzel und das Hautgewebe des Rumpfes sowie die Konsistenz der Schwellung: weich – hart, Eindrückbarkeit von Dellen, und die Ausdehnung des Ödems: epifascial oder/und subfaszial. Es folgen:

- Rektale Untersuchung, bei Frauen zusätzlich gynäkologische Untersuchung;
- vergleichende Umfangsmessungen (zur Therapiekontrolle sind Volumenmessungen erforderlich);
- Prüfung von aktiver und passiver Beweglichkeit der Gliedmaße;
- neurologische Untersuchung.

Tastet man generalisiert Lymphome, so erfolgt eine gründliche hämatologische Untersuchung. Zur Biopsie entnimmt man am besten einen Lymphknoten vom Hals, falls erforderlich auch aus der Achselhöhle. Wenn nur in einer Leiste Lymphome oder eine unklare Resistenz zu tasten sind, so wird das gesamte diagnostische Arsenal eingesetzt. In diesem Fall kann auch eine Lymphographie durchgeführt werden. Ist eine histologische Untersuchung unumgänglich, so macht man zunächst eine Feinnadelbiopsie. Eine Lymphknotenexzision aus der Leiste sollte nur im äußersten Notfall und – zur Schonung der Lymphgefäße – unter der Kontrolle einer Patent-Blau-Violett-Lymphoskopie vorgenommen werden. Die Leiste darf nicht „ausgeräumt“ werden.

Doppler-Ultraschall-Untersuchung zum Ausschluß venöser Thrombosen

Laborchemische Untersuchungen. Quantitatives und qualitatives Blutbild, BSG, Gesamteiweiß, Elektrophorese, Harnsäure, Kreatinin, GOT, GPT, LDH, Phosphatasen, Serumeisen und -kupfer, Eiweiß im Urin und Urinsediment sind zu bestimmen.

Phlebographie und Lymphographie

Da die Behandlung der benignen Lymphödeme und der benignen phlebolymphostatischen Ödeme identisch ist – sie besteht aus einer komplexen physikalischen Entstauungstherapie – da die Phlebographie gelegentlich Schwellungen verschlimmert und da beim Lymphödem keine Venolyse durchzuführen ist, führen wir zur Differenzierung zwischen Lymphödem und Phlebolymphödem eine Phlebographie nur dann durch, wenn physikalische Untersuchung und nichtinvasive Methoden (Doppler-Ultraschall etc.) keine endgültigen Aussagen ermöglichen und ein phlebographischer Befund das therapeutische Vorgehen beeinflussen würde.

Die Lymphographie hat bei einem Beinlymphödem zur Tumorsuche ihren Platz, wenn im Laufe einer Stufendiagnostik die nichtinvasiven Verfahren keine Klärung herbeigeführt haben. Wir führen sie auch dann durch, wenn der lymphographische Befund im Laufe eines Konsiliums zwischen dem klinischen Lymphologen und dem lymphologisch versierten Chirurgen zur Entscheidung über das therapeutische Vorgehen gebraucht wird.

9.5 Therapie

Selbstverständlich muß die Therapie des Lymphödems mit den theoretischen Grundlagen in Einklang stehen. Wir sahen, daß es sich beim Lymphödem um ein quantitatives Problem handelt: Die Transportkapazität des Lymphgefäßsystems ist bei normaler lymphpflichtiger Last kleiner als die normale lymphpflichtige Last. Die kausale Behandlung kann nur in der Wiederherstellung des gestörten Gleichgewichts zwischen lymphpflichtiger Last und Transportkapazität bestehen. Da die normale lymphpflichtige Last nicht herabgesetzt werden kann, muß die Transportkapazität des Lymphgefäßsystems erhöht werden. Dies gelingt mit einer komplexen physikalischen Entstauungstherapie. Voraussetzung für eine solche Therapie ist das Vorhandensein klinischer Lymphologen und entsprechend ausgebildeter Physiotherapeuten.

Mittels Spezialmassagen wird zunächst das an das lymphödematöse Gebiet angrenzende Normalgebiet behandelt. Normale Lymphgefäße reagieren auf milde mechanische Reize mit einem Anstieg der Frequenz und der Amplitude der Lymphangionpulsationen. Die Tatsache, daß sich in der Mehrzahl der Fälle ein Beinlymphödem nicht auf das Bein beschränkt, sondern den unteren homolateralen Körperquadranten mit erfaßt, ist bei der Behandlung unbedingt zu berücksichtigen. Der zweite Schritt der Behandlung besteht darin, daß das Ödem aus dem am weitesten zentral liegenden lymphödematösen Gebiet in das normale manuell hochgeschoben wird. Mit der Massagebehandlung wird gleichzeitig eine regelmäßige Bandagierung eingeleitet. Die Patienten führen Entstauungsgymnastik durch. In Ruheperioden wird das Bein hochgelagert. Zur Therapiekontrolle werden regelmäßig Volumenmessungen vorgenommen. Nach Beendigung der komplexen physikalischen Entstauungstherapie werden entsprechende Kompressionsteile angemessen. Die nach Hause entlassenen Patienten müssen sich an gewisse Verhaltensmaßregeln halten:

Empfehlungen für Patienten mit Beinlymphödem sowie für Beinlymphödemgefährdete

(1) Keine Verletzungen:
Tragen sie kein enges hochhackiges Schuhwerk und keinen einschneidenden Pumpsabschluß. Wenn sie orthopädisch angepaßte, gepolsterte Schuhe verordnet bekamen, tragen sie nur diese.
Gehen sie nicht außerhalb der Wohnung barfuß (Verletzungsgefahr)
Vorsicht bei der Fußpflege; den Nagelfalz nicht schneiden
Keine reizenden, allergisierenden Kosmetika verwenden
Keine Injektion (weder in die Haut, noch in die Muskeln oder in die Gelenke) auf der geschwollenen Seite geben lassen
Keine Akupunkturbehandlung, keine Blutegelbehandlung
Bei der Urlaubsplanung insektenverseuchte Gebiete meiden
Keine Frostschäden (bei kalter Witterung warme Socken tragen)

(2) Im Fall einer Fußpilzerkrankung (Einrisse zwischen den Zehen, gelbe, brüchige Nägel) sofort zum Arzt

(3) Im Fall bakterieller Infektion bzw. eines infektiösen Schubes (Fieber, Rötung, Schüttelfrost) sofort zum Arzt
(4) Sollten sie am geschwollenen Bein rötlich-blaue, blutergußartige Hautveränderungen bemerken, suchen sie sofort den Arzt auf
(5) Die in der Klinik erlernten gymnastischen Übungen im Kompressionstrumpf bzw. in der Kompressionsstrumpfhose regelmäßig fortführen; tagsüber immer den vom Arzt verordneten Kompressionsstrumpf (Kompressionsstrumpfhose) tragen
(6) Keine Sauna
(7) Kein Sonnenbaden
(8) Fußbodenheizung in der Wohnung ist nicht zu empfehlen
(9) Knetende Massage des ödematösen Beines und des entsprechenden Rumpfquadranten ist nicht gestattet
(10) Keine Anstrengung
Ruhiges Schwimmen gehört zu den therapeutischen Maßnahmen
(11) Bei der Ernährung:
Sollgewicht halten
Ausgewogenheit (Fleisch, Gemüse, frisches Obst)
Kochsalzzufuhr einschränken
(12) Bei der Kleidung:
Bei der Unterwäsche sollten keine Slips mit in die Haut einschneidenden Abschlußrändern, die sichtbare Rillen hinterlassen, getragen werden. Unterhosen mit Bein bevorzugen, keine engen Gürtel tragen
(13) Während der Nachtruhe:
Das ödematöse Bein hochlagern; Kompressionsstrumpf tragen oder bandagieren
(14) Frauen: bei der Familienplanung den Lymphologen konsultieren
(15) Bei Platt- und Spreizfüßen: die vom Orthopäden verordneten Einlagen tragen
(16) Nicht mit überschlagenen Beinen sitzen

Bei sekundärem Beinlymphödem nach Unterleibskrebsoperationen mit nachfolgender Bestrahlung ist das Hautgewebe der Leiste und des Mons pubis oft fibrotisch verhärtet. In diesen Fällen ist eine manuelle Narbenlockerung erforderlich und möglich. Mit Hilfe der komplexen physikalischen Entstauungstherapie können selbst Lymphödeme elefantiastischen Ausmaßes mit Erfolg und auf Dauer behandelt werden (Abb. 9.2).

Apparative Ödemexpressionen (Lympha-press; Lympha-mat; Hydroven; Jobst) sollten nur als Bestandteil einer komplexen physikalischen Entstauungstherapie vorgenommen werden. Da der homolaterale untere Rumpfquadrant genauso zum Tributargebiet der inguinalen Lymphknoten gehört wie das Bein selbst, widerspricht eine in isolierter Form vorgenommene Expression des Beines den anatomischen Gegebenheiten. Ein gewaltsames Hochpressen des Ödems in das Hautgewebe des Rumpfes führt lediglich zu dessen Verlagerung und verschlimmert auf lange Sicht das Lymphödem des Beines. Aus diesem Grunde ist auch das „Auswickeln“ nach Van der Molen [8] v.a. mit Gummischläuchen, entschieden abzulehnen. Zu den zur Pathophysiologie im Widerspruch stehenden konservativen Therapieformen gehört auch die Verordnung von Diuretika als Dauermedikation: Eiweißkörper werden durch Diuretika aus dem lymphödematösen Bein nicht entfernt.

Eine absolute Operationsindikation bei einem benignen Beinlymphödem gibt es nicht. Selbst nach einer gelungenen Operation ist dieselbe konservative Weiterbehandlung erforderlich wie nach einer komplexen physikalischen Entstauungstherapie. Bleiben nach einer komplexen physikalischen Entstauungsthe-

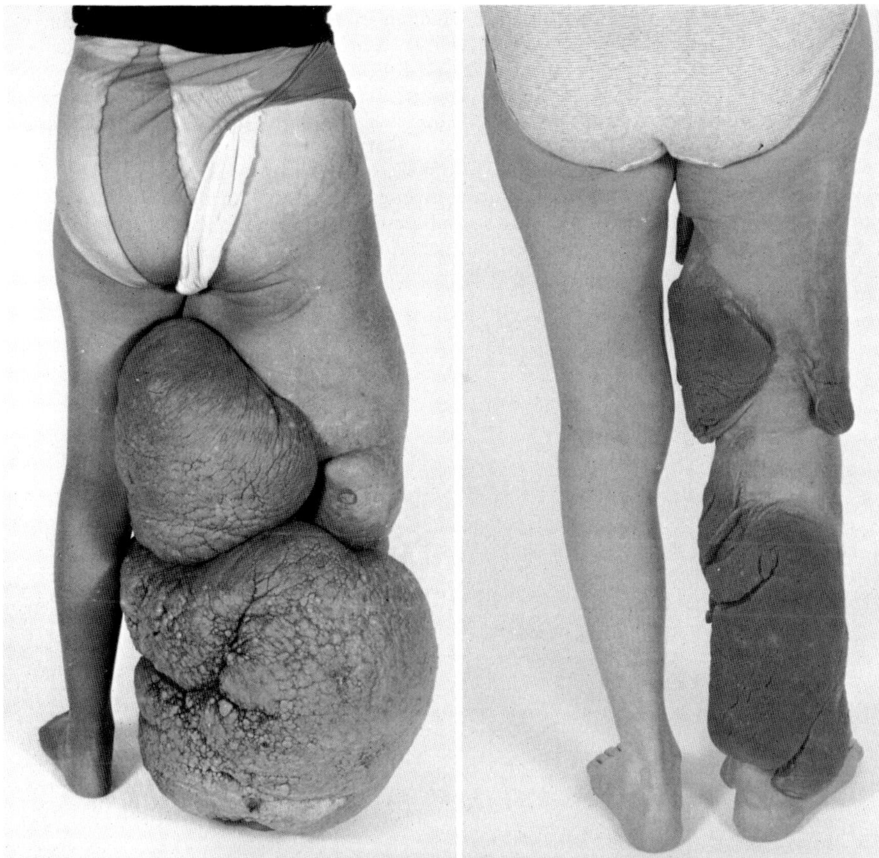

a b

Abb. 9.2 a, b. Lymphostatische Elefantiasis vor (**a**) und nach (**b**) komplexer physikalischer Entstauungstherapie

rapie schlaffe Hautsäcke zurück, so ist deren Resektion zu empfehlen. Mißlungene Operationen lassen ausgedehnte Narben zurück und können zum Verlust der Beine führen.

Literatur

1. Clodius L (1977) Lymphedema. Thieme, Stuttgart
2. Földi M (1984) Lymphoedema. Past, present and future. Immunol Hematol Res 2:117
3. Földi M, Földi E (1984) Die komplexe physikalische Entstauungstherapie des Lymphödems. Phlebol Proktol 13:79
4. Kinmonth JB (1982) The lymphatics, surgery, lymphography and diseases of the chyle and lymphe systems. Arnold, London
5. Kubik S (1980) Visceral lymphatic system. In: Viamonte M jr, Rüttimann A (eds) Atlas of lymphography. Thieme, Stuttgart New York, p 91

6. Leak LV (1972) The fine structure and function of the lymphatic vascular system. In: Altmann HW, Buchner F, Cottier H et al. (Hrsg) Lymphgefäß-System. Springer, Heidelberg (Handbuch der allgemeinen Pathologie, Bd 3/6, S 121)
7. Steinmann G, Földi E, Földi M, Racz P, Lennert K (1982) Morphologic findings in lymph nodes after occlusion of the efferent lymphatic vessels and veins. United States – Canadian Division Int Acad Pathol 47:43
8. Van der Molen HR (1962) Anthologia Phlebologica. Varitex, Brüssel
9. Wirth W, Kubik S (1980) Lymphographic roentgen anatomy, roentgen anatomy of the extremities. The pelvis, the lumbar region and the thoracic duct. In: Viamonte M jr, Rüttimann A (eds) Atlas of lymphography. Thieme, Stuttgart New York, p 19

Sachverzeichnis